OCCUPATIONAL THERAPIST

작업치료사
최종모의고사

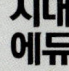

끝까지 책임진다! 시대에듀!
QR코드를 통해 도서 출간 이후 발견된 오류나 개정법령, 변경된 시험 정보, 최신기출문제, 도서 업데이트 자료 등이 있는지 확인해 보세요!
시대에듀 **합격 스마트 앱**을 통해서도 알려 드리고 있으니 구글 플레이나 앱 스토어에서 다운받아 사용하세요.
또한, 파본 도서인 경우에는 구입하신 곳에서 교환해 드립니다.

편집진행 노윤재 · 장다원 | **표지디자인** 조혜령 | **본문디자인** 박지은 · 장성복

머리말 PREFACE

기나긴 COVID-19로 인해 학습에 지장을 받았던 시절은 2024년에 국가고시를 치렀던 학생들을 끝으로 마무리된 것 같습니다. 시대에듀의 〈작업치료사 최종모의고사〉는 보건의료분야에서 중요한 역할을 하는 작업치료학과 학생들의 국가고시를 대비하기 위한 연습의 장이 될 것이라 생각합니다.

시대에듀의 〈작업치료사 최종모의고사〉는 1회차부터 순차적인 난이도로 문제를 풀이하고, 해답지로 학생들의 학습과정을 돕기 위해 발간하였습니다. 현재의 국가고시 트렌드에 맞추어 회차별 문제의 유형을 배치하였고, 우리말 의학용어를 기준으로 집필하였습니다. 앞으로도 많은 독자분들의 사랑을 받기 위해 해마다 국가고시의 트렌드를 확인하고, 여러 차례 개정하여 작업치료사를 희망하는 학생들을 위한 보다 나은 문제집이 되도록 노력하겠습니다.

본서를 집필하며 아쉬운 부분이 많다는 것을 느꼈습니다. 부족한 부분이나 미처 챙기지 못한 오류가 있을 경우 알려주시면, 저희는 더 연구하고 노력하여 이러한 부분을 보완할 수 있도록 하겠습니다. 부디 이 문제집이 학습 시 좋은 길잡이가 되길 바라며, 학생분들의 보다 나은 성적을 기원하겠습니다. 끝으로 이 책이 나오기까지 임상적인 부분을 도와주신 스타트요양병원 작업치료 팀원분들과 애정 어린 시선으로 도와주신 시대에듀의 모든 분들께 깊은 감사의 뜻을 전합니다.

2025년 7월 저자 일동

편저자 약력 PROFILE

최봉근
- 오산 스타트요양병원 작업치료 팀장
- 가톨릭상지대학교 작업치료과 겸임교수
- 청주대학교 작업치료학과 박사수료
- (사)대한작업치료사협회 경기, 인천 대의원
- 방문재활협회 교육이사

박한글
- 오산 스타트요양병원 작업치료 팀장
- 경북전문대학교 작업치료과 겸임교수
- 강원대학교 작업치료학과 석사

시험안내 INFORMATION

❖ 다음 사항은 시행처인 한국보건의료인국가시험원에 게시된 시험정보를 바탕으로 작성되었습니다. 시험 전 최신 공고사항을 반드시 확인하시기 바랍니다.

◎ 시험일정

구 분	일시 및 방법	비 고
응시원서 접수	• 일시(인터넷 접수) : 2025년 8월 예정 • 방법 : 국시원 홈페이지 [원서접수] ※ 외국대학 졸업자로 응시자격 확인서류를 제출하여야 하는 자는 접수기간 내에 반드시 국시원 별관(2층 자격관리부)에 방문하여 서류 확인 후 접수 가능함	• 응시수수료 : 110,000원 • 접수시간 : 해당 시험직종 원서 접수 시작일 09:00부터 접수 마감일 18:00까지
시험시행	• 일시 : 2025년 11월 예정 • 방법 : 국시원 홈페이지 [직종별 시험정보] → [작업치료사] → [시험장소(필기/실기)]	응시자 준비물 : 응시표, 신분증, 컴퓨터용 흑색 수성사인펜, 필기도구
최종합격자 발표	• 일시 : 2025년 12월 예정 • 방법 : 국시원 홈페이지 [합격자 조회]	휴대전화번호가 기입된 경우에 한하여 SMS 통보

◎ 시험과목

시험종별	시험과목수	문제수	배 점	총 점	문제형식
필기시험	3	190	1점/1문제	190점	객관식 5지선다형
실기시험	1	50		50점	

◎ 시험시간표

구 분	시험과목(문제수)	시험형식	입장시간	시험시간
1교시	• 작업치료학 기초(70) • 의료관계법규(20)	객관식	~08:30	09:00~10:10(70분)
2교시	작업치료학(100)		~10:30	10:40~12:20(100분)
3교시	실기시험(50)		~12:40	12:50~13:55(65분)

※ 의료관계법규 : 「의료법」, 「의료기사 등에 관한 법률」, 「장애인복지법」, 「노인복지법」, 「정신건강증진 및 정신질환자 복지서비스 지원에 관한 법률」과 그 시행령 및 시행규칙

시험안내 INFORMATION

◉ 응시자격

❶ 취득하고자 하는 면허에 상응하는 보건의료에 관한 학문을 전공하는 대학·산업대학 또는 전문대학을 졸업한 자. 단, 졸업예정자의 경우 이듬해 2월 이전 졸업이 확인된 자이어야 하며 만일 동기간 내에 졸업하지 못한 경우 합격이 취소됨

❷ 보건복지부장관이 인정하는 외국에서 취득하고자 하는 면허에 상응하는 보건의료에 관한 학문을 전공하는 대학과 동등 이상의 교육과정을 이수하고 외국의 해당 의료기사 등의 면허를 받은 자. 다만, 1995.10.6. 당시 보건사회부장관이 인정하는 외국의 해당 전문대학 이상의 학교에 재학 중인 자는 그 해당 학교 졸업자이어야 함

◉ 인터넷 접수

❶ 대상자 : 방문접수 대상자를 제외하고 모두 인터넷 접수만 가능

❷ 회원가입 등
- ▶ 회원가입 : 약관 동의(이용약관, 개인정보 처리지침, 개인정보 제공 및 활용)
- ▶ 아이디/비밀번호 : 응시원서 수정 및 응시표 출력에 사용
- ▶ 연락처 : 연락처 1(휴대전화번호), 연락처 2(자택번호), 전자우편 입력
  ※ 휴대전화번호는 비밀번호 재발급 시 인증용으로 사용됨

❸ 응시원서 : 국시원 홈페이지 [시험안내 홈] → [원서접수] → [응시원서 접수]에서 직접 입력
- ▶ 실명인증 : 성명과 주민등록번호를 입력하여 실명인증을 시행, 외국국적자는 외국인등록증이나 국내거소신고 증상의 등록번호 사용. 금융거래 실적이 없을 경우 실명인증이 불가능함. 코리아크레딧뷰로(02-708-1000)에 문의
- ▶ 공지사항 확인
  ※ 원서접수 내용은 접수기간 내 홈페이지에서 수정 가능(주민등록번호, 성명 제외)

❹ 사진파일 : jpg 파일(컬러), 276×354픽셀 이상 크기, 해상도는 200dpi 이상

◉ 응시수수료 결제

❶ 결제 방법 : 국시원 홈페이지 [응시원서 작성 완료] → [결제하기] → [응시수수료 결제] → [시험선택] → [온라인계좌이체/가상계좌이체/신용카드] 중 선택

❷ 마감 안내 : 인터넷 응시원서 등록 후 접수 마감일 18:00까지 결제하지 않았을 경우 미접수로 처리

응시원서 기재사항 수정

❶ 방법 : 국시원 홈페이지 [시험안내 홈] → [마이페이지] → [응시원서 수정]
❷ 기간 : 시험 시작일 하루 전까지만 가능
❸ 수정 가능 범위
- ▶ 응시원서 접수기간 : 아이디, 성명, 주민등록번호를 제외한 나머지 항목
- ▶ 응시원서 접수기간~시험장소 공고 7일 전 : 응시지역
- ▶ 마감~시행 하루 전 : 비밀번호, 주소, 전화번호, 전자우편, 학과명 등
- ▶ 성명이나 주민등록번호 수정 시 : 국시원 홈페이지(PC로 접속) [마이페이지] → [나의 정보관리] → [개인정보 정정신청] → [개인정보 정정 온라인 신청] → 주민등록초본 또는 기본증명서 파일 업로드

응시표 출력

❶ 방법 : 국시원 홈페이지 [시험안내 홈] → [응시표출력]
❷ 기간 : 시험장 공고 이후 별도 출력일부터 시험시행일 아침까지 가능

※ 흑백으로 출력하여도 관계없음

합격기준

❶ 필기시험 : 매 과목 만점의 40% 이상, 전 과목 총점의 60% 이상 득점
❷ 실기시험 : 만점의 60% 이상 득점

※ 응시자격이 없는 것으로 확인된 경우에는 합격자 발표 이후에도 합격을 취소함

검정현황

차 수	응시인원(명)	합격인원(명)	합격률(%)
제52회	1,774	1,591	89.7
제51회	2,162	1,939	89.7
제50회	1,995	1,577	79.0
제49회	2,142	1,950	91.0
제48회	2,073	1,935	93.3

이 책의 구성과 특징 STRUCTURES

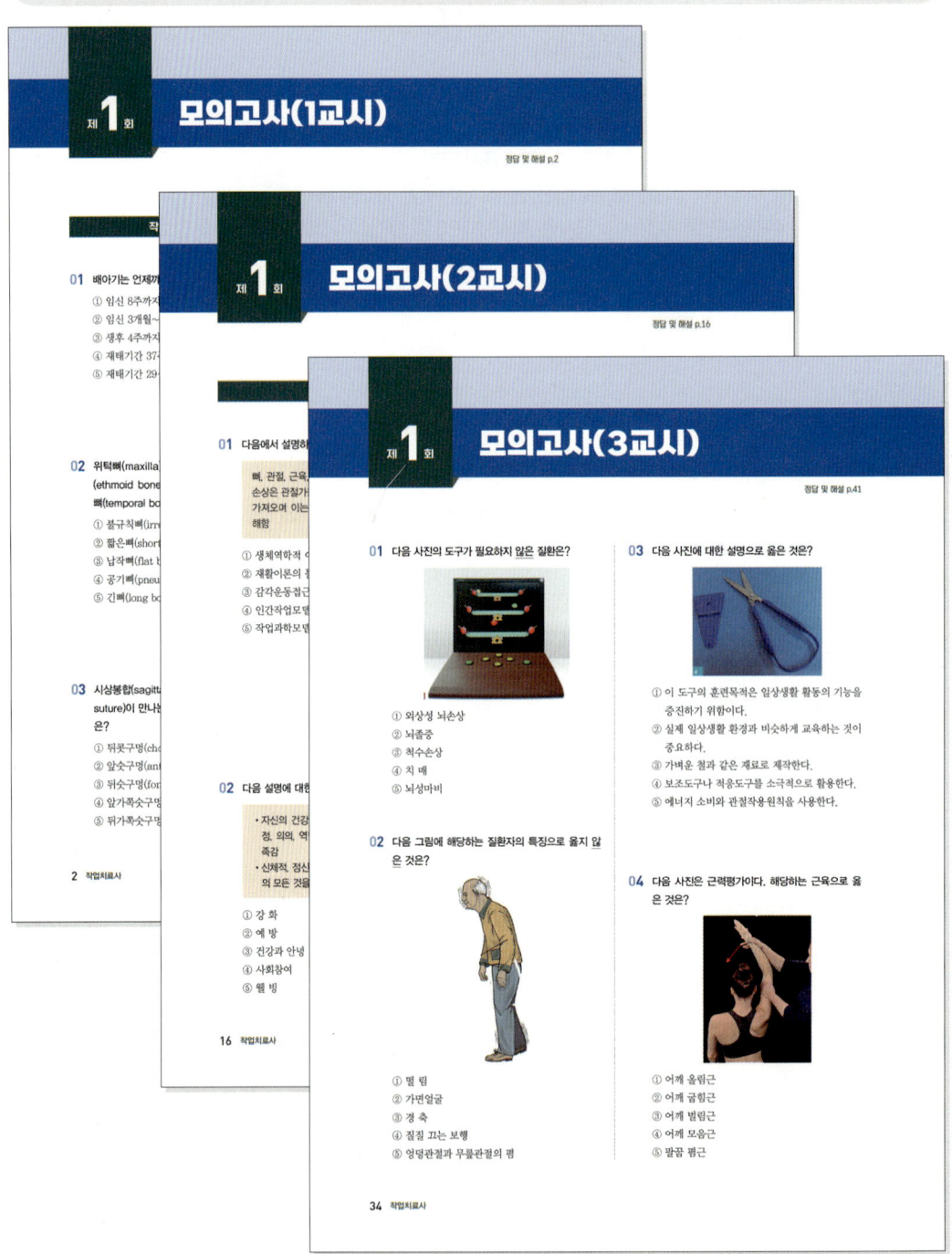

역대 작업치료사 국가고시의 난이도, 유형, 이론 등을 완벽하게 분석하여 전문가가 직접 출제한 5회분의 모의고사를 만나보세요. 과거부터 현재까지 높은 빈도로 출제되었던 문제, 앞으로 출제될 가능성 높은 문제들을 선별하여 효율적인 학습이 가능하도록 하였습니다.

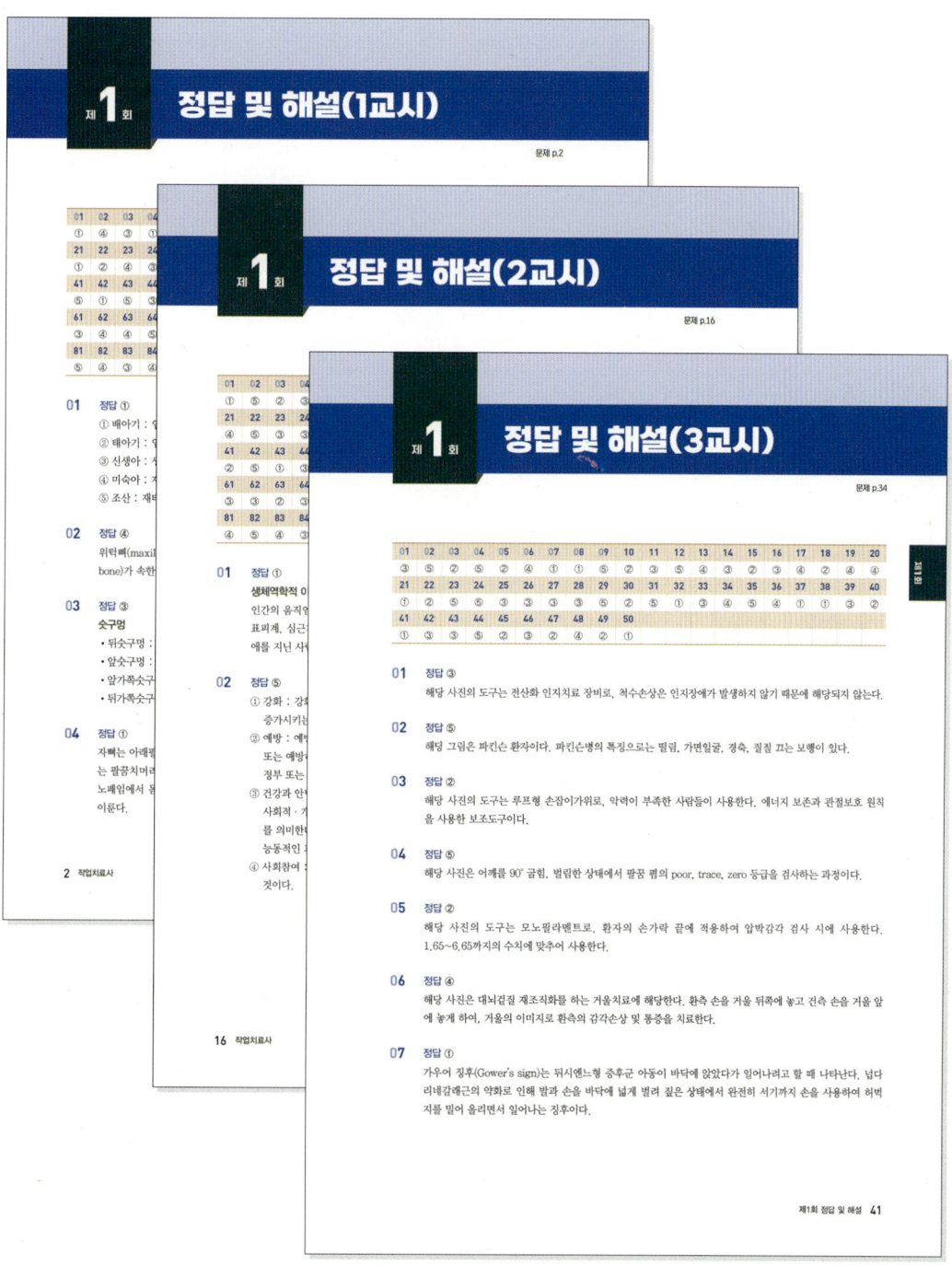

정답을 한눈에 확인할 수 있는 정답표로 간편하게 채점하고, 저자진의 전문적인 해설로 부족한 부분을 보완하세요. 별도의 이론서가 필요 없는 꼼꼼하고 정확한 해설이 틀렸던 문제, 헷갈렸던 문제를 모두 내 것으로 만들 수 있도록 돕습니다.

이 책의 차례 CONTENTS

문 제 편   최종모의고사

제1회 최종모의고사	**002**
제2회 최종모의고사	**046**
제3회 최종모의고사	**088**
제4회 최종모의고사	**128**
제5회 최종모의고사	**168**

해 설 편   정답 및 해설

제1회 정답 및 해설	**002**
제2회 정답 및 해설	**048**
제3회 정답 및 해설	**092**
제4회 정답 및 해설	**132**
제5회 정답 및 해설	**172**

2025
최신개정판

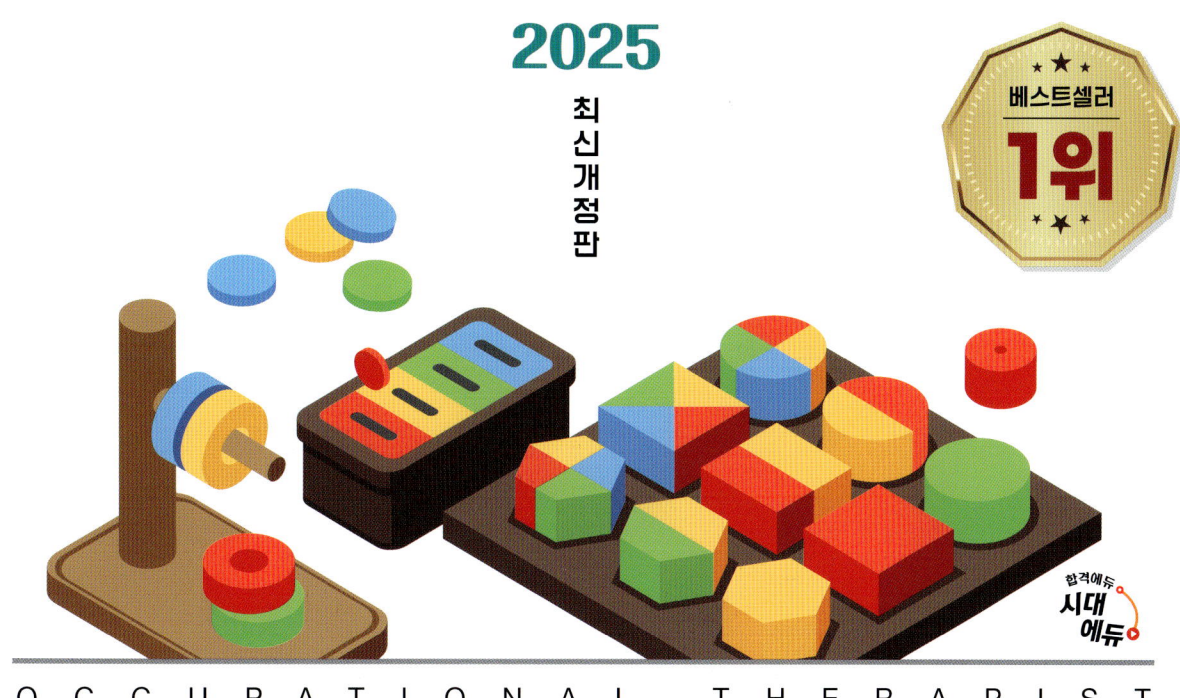

OCCUPATIONAL THERAPIST

작업치료사
최종모의고사

베스트셀러 1위

문제편

시대에듀 작업치료사 최종모의고사

제1회
최종모의고사

1교시 1과목 작업치료학 기초
2과목 의료관계법규

2교시 작업치료학

3교시 실기시험

제1회 모의고사 (1교시)

정답 및 해설 p.2

작업치료학 기초

01 배아기는 언제까지를 뜻하는가?

① 임신 8주까지
② 임신 3개월~출생 전
③ 생후 4주까지
④ 재태기간 37주
⑤ 재태기간 29~38주

02 위턱뼈(maxilla), 이마뼈(frontal bone), 벌집뼈(ethmoid bone), 나비뼈(sphenoid bone), 관자뼈(temporal bone)는 어떤 뼈에 속하는가?

① 불규칙뼈(irregular bone)
② 짧은뼈(short bone)
③ 납작뼈(flat bone)
④ 공기뼈(pneumatic bone)
⑤ 긴뼈(long bone)

03 시상봉합(sagittal suture)과 시옷봉합(lambdoid suture)이 만나는 부분이며 가장 일찍 닫히는 구멍은?

① 뒤콧구멍(choana)
② 앞숫구멍(anterior fontanelle)
③ 뒤숫구멍(fonticulus minor)
④ 앞가쪽숫구멍(fonticulus anterolateralis)
⑤ 뒤가쪽숫구멍(fonticulus posterolateralis)

04 노패임(radial notch)은 어떤 뼈의 구조물인가?

① 자뼈(ulna)
② 노뼈(radius)
③ 손목뼈(carpal bone)
④ 손허리뼈(metacarpal bone)
⑤ 손가락뼈(phalanges)

05 C1-C2 관절은 어느 관절에 속하는가?

① 평면관절(plane joint)
② 경첩관절(hinge joint)
③ 중쇠관절(pivot joint)
④ 타원관절(ellipsoidal joint)
⑤ 두융기관절(bicondylar joint)

06 다음 중 목뿔아래근육(infrahyoid muscles)은?

① 두힘살근(digastric muscle)
② 붓목뿔근(stylohyoid muscle)
③ 턱목뿔근(mylohyoid muscle)
④ 방패목뿔근(thyrohyoid muscle)
⑤ 턱끝목뿔근(geniohyoid muscle)

07 아래팔 근육 중 정중신경(median nerve)과 자신경(ulnar nerve)의 신경지배를 받는 것은?

① 원엎침근(pronator teres muscle)
② 깊은손가락굽힘근(flexor digitorum profundus muscle)
③ 긴엄지굽힘근(flexor pollicis longus muscle)
④ 긴손바닥근(palmaris longus muscle)
⑤ 손가락폄근(extensor digitorum muscle)

08 소뇌(cerebellum)의 기능장애인 것은?

① 정지시떨림(resting tremor)
② 운동못함증(akinesia)
③ 무정위운동(athetosis)
④ 안구진탕(nystagmus)
⑤ 발리즘(ballism)

09 사이뇌에서 청각을 대뇌겉질로 중계하는 신경세포체가 모여있는 곳은?

① 안쪽무릎체(medial geniculate body)
② 가쪽무릎체(lateral geniculate body)
③ 유두체(mammillary body)
④ 솔방울샘(pineal gland)
⑤ 뇌하수체(hypophysis)

10 정중신경 손상 시 주로 나타나는 변형은?

① 갈퀴손 변형(claw hand deformity)
② 성호긋기손 변형(benediction hand deformity)
③ 손목 처짐(wrist drop)
④ 백조목 변형(swan-neck deformity)
⑤ 발목 처짐(foot drop)

11 다음 중 뇌반사(cranial reflex)는?

① 뻗침반사(stretch reflex)
② 굽힘반사(flexor reflex)
③ 교차폄반사(crossed extension reflex)
④ 접칼반사(clasp-knife reflex)
⑤ 깨물근반사(masseteric reflex)

12 피부의 표피 중 손바닥과 발바닥에서만 관찰되며 반유동성 엘라스틴이 함유되어 있는 층은?

① 각질층(horny layer)
② 투명층(clear layer)
③ 과립층(granular layer)
④ 가시층(spinous layer)
⑤ 바닥층(basal layer)

13 탄수화물 소화효소는 무엇인가?

① 레닌(renin)
② 펩신(pepsin)
③ 리파아제(lipase)
④ 트립신(trypsin)
⑤ 아밀라아제(amylase)

14 소변이 배출되는 과정은?

① 콩팥 → 요관 → 방광 → 요도
② 콩팥 → 요도 → 방광 → 요관
③ 콩팥 → 방광 → 요도 → 요관
④ 방광 → 콩팥 → 요도 → 요관
⑤ 방광 → 요관 → 콩팥 → 요도

15 토리곁장치(juxtaglomerular apparatus)에서 Na^+의 농도변화를 감지하는 것은?

① 요도(urethra)
② 요관(ureter)
③ 콩팥(kidney)
④ 치밀반(macula densa)
⑤ 방광(urinary bladder)

16 혈청 성분 중 면역의 중요한 역할을 하는 것은?

① 감마글로불린(gamma globulin)
② 알부민(albumin)
③ 피브리노겐(fibrinogen)
④ 히스타민(histamine)
⑤ 프로트롬빈(prothrombin)

17 호흡기관(respiratory apparatus)이 아닌 것은?

① 코(nose)
② 코안(nasal cavity)
③ 코담뱃갑(snuffbox)
④ 후두(larynx)
⑤ 기관(trachea)

18 혈중 칼슘농도를 저하시키는 호르몬은?

① 칼시토닌(calcitonin)
② 부갑상샘호르몬(parathyroid hormone)
③ 티록신(thyroxine)
④ 알도스테론(aldosterone)
⑤ 코르티솔(cortisol)

19 레닌(renin), 알도스테론(aldosterone), 안지오텐신 II(angiotensin II)는 어떤 기능을 하는 호르몬인가?

① 혈당 상승
② 혈당 저하
③ 혈압 상승
④ 혈압 저하
⑤ 혈중 Ca^{2+} 저하

20 정자(sperm)를 생성하는 곳은?

① 전립샘(prostate gland)
② 부고환(epididymis)
③ 정관(vas deferens)
④ 고환(testis)
⑤ 요도(urethra)

21 여성의 생리 중 월경기(menstrual phase)는 언제를 말하는가?

① 1~4일
② 5~14일
③ 11~17일
④ 15~26일
⑤ 27~28일

22 중간뇌(midbrain)에서 시각전달의 중계역할을 하는 부위는?

① 아래둔덕(inferior colliculus)
② 위둔덕(superior colliculus)
③ 청색반점(locus ceruleus)
④ 적색핵(red nucleus)
⑤ 흑색질(substantia nigra)

23 위팔두갈래근(biceps brachii muscle) 단두(short head)의 이는 곳(origin)과 작은가슴근(pectoralis minor muscle)의 닿는 곳(insertion)은?

① 봉우리(acromion)
② 붓돌기(styloid process)
③ 꼭지돌기(mastoid process)
④ 부리돌기(coracoid process)
⑤ 갈고리돌기(coronoid process)

24 운동언어상실증(motor aphasia), 쓰기언어상실증(anorthography)과 관계가 깊은 것은?

① 일차감각영역(primary sensory area)
② 일차청각영역(primary auditory area)
③ 브로카영역(Broca's area)
④ 베르니케영역(Wernicke's area)
⑤ 몸감각통합영역(somatosensory association area)

25 앞정강근(tibialis anterior muscle)의 지배신경은?

① 폐쇄신경(obturator nerve)
② 넙다리신경(femoral nerve)
③ 궁둥신경(sciatic nerve)
④ 얕은종아리신경(superficial peroneal nerve)
⑤ 깊은종아리신경(deep peroneal nerve)

26 아킬레스힘줄(Achilles tendon)을 거쳐 발꿈치뼈(calcaneus)에 융기하는 근육은?

① 긴발가락굽힘근(flexor digitorum longus muscle)
② 긴엄지굽힘근(flexor hallucis longus muscle)
③ 긴종아리근(peroneus longus muscle)
④ 뒤정강근(tibialis posterior muscle)
⑤ 장딴지근(gastrocnemius muscle)

27 둘째손가락과 셋째손가락의 모음을 하는 근육은?

① 손바닥쪽뼈사이근(palmar interossei)
② 손등쪽뼈사이근(dorsal interossei)
③ 벌레근(lumbricals)
④ 집게폄근(extensor indicis muscle)
⑤ 엄지모음근(adductor pollicis muscle)

28 축삭에서 활동전위 발생부위는?

① 가지돌기(dendrite)
② 축삭둔덕(axon hillock)
③ 수초층(myelin lamella)
④ 신경섬유마디(node of ranvier)
⑤ 축삭종말(axon terminal)

29 셋째뇌실(third ventricle)을 둘러싸고 있는 뇌는?

① 끝뇌(telencephalon)
② 사이뇌(diencephalon)
③ 중간뇌(midbrain)
④ 뒤뇌(metencephalon)
⑤ 숨뇌(medulla oblongata)

30 하지의 의식적 고유감각과 분별성 촉각을 대뇌로 정보를 전달하는 신경로는?

① 앞척수시상로(anterior spinothalamic tract)
② 앞척수소뇌로(anterior spinocerebellar tract)
③ 가쪽겉질척수로(lateral corticospinal tract)
④ 쐐기다발(cuneate fasciculus)
⑤ 널판다발(gracile fasciculus)

31 Leavell & Clark의 질병 자연사 5단계에 대한 설명으로 옳은 것은?

① 비병원성기 : 감염은 되었으나 증상이 밖으로 나타나지 않음
② 초기병원성기 : 질병에 걸리게 되는 초기로 특수예방, 예방접종 등 소극적인 예방이 필요함
③ 불현성 감염기 : 질병에 걸리지 않은 시기로 건강한 사회구성원을 대상으로 함
④ 발현성 감염기 : 질병으로부터 회복되거나 장애를 얻거나 사망에 이름
⑤ 회복기 : 대책방법으로 진단과 치료를 진행하는 임상의학이 필요함

32 질병 발생의 3요인 중 병인요인에 해당하는 것은?

① 박테리아
② 성
③ 연령
④ 지형
⑤ 인구밀도

33 다음 중 소화기계 감염병인 것은?

① 백일해
② 홍역
③ 디프테리아
④ 콜레라
⑤ 유행성이하선염

34 진폐증에 대한 설명으로 옳은 것은?

① 고온작업 시의 비타민 B_1의 결핍으로 발생한다.
② 다량의 발한으로 인한 체내의 수분과 염분의 손실로 생긴다.
③ 전신권태, 두통, 현기증, 구토 등의 증상을 보인다.
④ 분진의 화학적 조성, 입자의 크기 등이 발생에 관여하는 인자이다.
⑤ 터널굴착, 교각건설, 연돌건설, 잠수작업 등에 폭로될 때 자주 발생한다.

35 페스트에 대한 설명으로 옳은 것은?

① 병원체 : 리케치아 프로와제키
② 병원소 : 야생설치류
③ 전파 : 모기에 의해서 매개전파
④ 감수성 : 감수성은 보통이며 면역은 형성되지 않음
⑤ 예방대책 : 선제적 항바이러스제 투여와 예방접종

36 다음에 해당하는 지역적 특성은?

> 어느 일정한 지역이나 전국적 현상이 아니라 일부 한정된 지역에서 발생하는 질병 양상으로 렙토스피라증 등이 있음

① 팬데믹
② 전국적
③ 지방적
④ 산발적
⑤ 엔데믹

37 집단모형에 대한 설명으로 옳은 것은?

① 일정한 시점에서 결정되는 정책은 사회집단 간의 투쟁·경쟁·상호작용의 산물이다.
② 엘리트들의 가치나 이해관계에 의해 결정된다.
③ 일반 대중의 욕구를 반영하지 않는다.
④ 정책의 변화는 혁신적이지 않다.
⑤ 정책의 변화는 점증모형으로 이루어진다.

38 다음에서 설명하는 것은?

> • 기본성분은 아미노산으로 신체조직의 구성물질임
> • 효소와 호르몬의 성분, 면역과 항독물질의 성분, 체내 생리작용의 조절 기능 및 열량 공급원인 열량소임

① 탄수화물
② 단백질
③ 지질
④ 무기염류
⑤ 비타민

39 다음 설명에 해당하는 것은?

> 이 법은 국민의 질병, 부상에 대한 예방, 진단, 재활, 출산, 사망 및 건강증진에 대하여 보험급여를 실시함으로써 국민보건 향상과 사회보장의 증진이 목적임

① 국민건강보험법
② 의료급여법
③ 국민연금법
④ 기초연금법
⑤ 국민기초생활보장법

40 대사증후군 진단을 위한 증상으로 옳은 것은?

① 혈압 : 120/80mmHg 이상
② 허리둘레 : 남자 100cm, 여자 95cm 이상
③ 중성지방 : 200mg/dL 이상
④ 공복혈당 : 120mg/dL 이상
⑤ HDL 콜레스테롤 : 남자 40mg/dL, 여자 50mg/dL 미만

41 다음 설명에 해당하는 병원소로부터 병원체의 탈출은?

> 흡혈성 곤충에 의한 탈출과 주사기 등에 의한 탈출을 말하며, 발진열, 발진티푸스, 말라리아 등이 있음

① 호흡기계 탈출
② 소화기계 탈출
③ 비뇨생식기계 탈출
④ 개방병소로 직접 탈출
⑤ 기계적 탈출

42 측정값의 크기 순서에서 가운데 순위에 위치하며, 표본수가 적고 극단값이 있을 때 그 표본을 잘 표현할 수 있는 대푯값은?

① 중앙값
② 평균값
③ 최빈값
④ 표준편차
⑤ 평균편차

43 MMT 근력검사 등급체계 중 Poor minus(P-)에 대한 설명으로 옳은 것은?

① 중력과 함께 약간의 저항을 이기고 full ROM 가능함
② 중력을 이기고 full ROM 가능함
③ 중력을 이기고 50% 이상의 ROM 가능함
④ 중력을 제거한 자세에서 full ROM 가능함
⑤ 중력을 제거한 자세에서 full ROM 어려움

44 다음 근력검사 시 대상근육이 맞게 짝지어진 것은?

- 시작 자세 : 의자에 앉아 위팔뼈(humerus) 90° 굽힘과 외부지지 제공
- 지시 : '팔을 천장을 향해 뻗으세요.'
- 저항 : 대상자의 팔꿈(elbow)을 잡고 바닥으로 밀어줌
- 행동 : 어깨뼈 벌림(scapular abduction)

① rhomboid
② middle trapezius
③ serratus anterior
④ lower trapezius
⑤ latissimus dorsi

45 어깨관절의 수평모음 동작의 MMT 'G등급' 측정자세는?

① 바로 누운 자세(supine)
② 엎드려 누운 자세(prone)
③ 옆으로 누운 자세(side lying)
④ 바로 앉은 자세(sitting)
⑤ 선 자세(standing)

46 어깨(shoulder)관절의 굽힘(Flexion)에 대한 MMT 측정 결과와 내용의 연결로 옳은 것은?

① F : 중력에 대항해 0~140° 움직임
② F- : 중력에 대항해 0~100° 움직임
③ P+ : 중력에 대항해 0~100° 움직임
④ P : 중력이 감소된 상태에서 0~140° 움직임
⑤ T : 관찰되거나 촉지되는 근수축이 없음

47 다음 관절가동범위를 측정하는 동작으로 옳은 것은?

- 대상자의 자세 : 똑바로 선 자세
- 측정도구 : 줄자
- 측정위치 : 경추에서 첫 번째 엉치뼈까지의 거리 측정
- 정상 관절가동범위 : 0~80°, 4인치(10cm)

① 목 굽힘
② 몸통 굽힘
③ 몸통 폄
④ 몸통 가쪽굽힘
⑤ 목 폄

48 정상 관절의 가동범위가 가장 큰 것은?

① 목 굽힘
② 목 폄
③ 목 가쪽굽힘
④ 손목 노쪽치우침
⑤ 손목 폄

49 다음은 상지손상 관련 특수검사에 대한 내용이다. 이 검사의 목적은?

> • 자극 : 양팔을 90° 벌림, 가쪽돌림, 팔꿈치 굽힘 90° 상태에서 15회 정도 주먹을 폈다, 구부렸다 하며 유지함
> • 양성반응 : 손의 경련, 약화, 주먹 쥐기 수행의 어려움을 보임

① 노신경 검사
② 어깨관절탈구 불안검사
③ 가슴우리출구증후군 검사
④ 자신경 검사
⑤ 자동맥과 노동맥혈류 검사

50 엎드려 누운 자세에서 머리를 뒤로 들거나 어깨를 뒤로 젖히거나, 양팔을 쭉 펼 수 없으며, 오히려 상체를 움츠리는 반사는?

① 긴장성 미로반사(tonic labyrinthine reflex)
② 연합반응(associated reaction)
③ 목정위반사(neck righting reflex)
④ 모로반사(Moro reflex)
⑤ 란다우반사(Landau reflex)

51 다음 내용에 해당하는 뇌신경 검사는?

> • 각막, 이마, 뺨, 턱의 표재통각
> • 관자근과 깨물근을 촉진한 채 치아를 꽉 다물었다 벌리도록 함

① 전정달팽이신경(vestibulocochlear nerve)
② 얼굴신경(facial nerve)
③ 갓돌림신경(abducens nerve)
④ 삼차신경(trigeminal nerve)
⑤ 미주신경(vagus nerve)

52 말초신경의 압박 여부와 변화정도를 확인할 수 있는 민감도가 넓은 검사이며, 모노필라멘트와 면봉·손끝·지우개 달린 연필의 지우개 부분을 사용하는 평가는?

① Light touch & Pressure sensation
② Sharp & Dull test
③ Tactile Localization
④ Two point Discrimination
⑤ Moberg Pick-up Test

53 물체나 기하학적 모양을 시각적 단서 없이 촉각지각에 의해 인식하는 지각기술은?

① 입체지각(stereognosis)
② 피부그림감각(graphesthesia)
③ 신체도식(body schema)
④ 인식불능증(agnosia)
⑤ 얼굴지각(facial perception)

54 자극의 다른 종류에 반응할 수 있는 집중력은?

① 지속적 주의력(sustained attention)
② 선택적 주의력(selective attention)
③ 교대적 주의력(alternating attention)
④ 분리적 주의력(divided attention)
⑤ 초점적 주의력(focused attention)

55 다음 설명에 해당하는 상지 검사는?

- 먼쪽노자관절 안정성 검사
- 자뼈와 노뼈를 한 손씩 잡고 위, 아래로 움직임
- 딸그락거림, 통증이 유발되면 양성증상

① 피아노키 검사
② 번넬-리틀러 검사
③ 니어충돌 검사
④ 핀켈스타인 검사
⑤ 왓슨 검사

56 자신의 인지과정에 대한 인식과 조절능력은?

① 재인(recognition)
② 조직화(organization)
③ 메타인지(metacognition)
④ 문제해결(problem solving)
⑤ 개념형성(concept formation)

57 다음 시각적 기술에 대한 개념에 해당하는 것은?

형태와 물체를 다양한 환경, 위치, 크기에서 똑같은 것으로 인식하는 능력

① 형태항상성(form constancy)
② 시각적 폐쇄(visual closure)
③ 전경-배경구분(figure-ground discrimination)
④ 공간 내 위치(position in space)
⑤ 공간관계성(spatial relation)

58 다음 내용에 해당하는 시각수용 요소는?

- 흐릿한 영상을 보상하기 위한 눈의 능력
- 다양한 거리에서 물체에 초점을 맞추기 위해 선명한 시각을 획득하기 위해 이용되는 과정

① 시각고정
② 시각추적
③ 단속성 눈움직임
④ 수렴과 확산
⑤ 원근조절

59 다음 OTPF에 대한 설명에 해당하는 것은?

- 사람에게 있어 휠체어가 지나다닐 수 없는 문의 너비
- 집단 내 알코올 섭취를 자제하는 사람들의 건강한 사회적 기회의 부재

① 개인적 요소
② 환경적 요소
③ 신체기능
④ 신체구조
⑤ 운동기술

60 프로이드(Freud)의 심리적 이론 중 초자아가 형성되면서 성 정체감 형성을 하는 시기는?

① 구강기
② 항문기
③ 남근기
④ 잠복기
⑤ 생식기

61 다음 내용에 해당하는 정신건강 장애는?

> 현실감각과 인식의 왜곡, 혼란된 사고 및 감정 등을 포함하는 심각한 정신분열증

① 우울장애
② 조울증
③ 조현병
④ 공황장애
⑤ 강박장애

62 다음 내용은 에릭슨의 심리사회적 발달 단계 중 무엇인가?

> • Freud의 잠복기에 해당함
> • 아동이 속한 사회에서 성공적으로 생활하고 경쟁하는 데 필요한 기술습득

① 신뢰감 대 불신감
② 자율성 대 수치심/의심
③ 주도성 대 죄책감
④ 근면성 대 열등감
⑤ 자아정체감 대 역할혼란

63 아동에게서 나타나면 안 되는 비정상적인 구강반사는?

① 먹이 찾기 반사
② 물기 반사
③ 빨고 삼키기 반사
④ 혀 내밀기 반사
⑤ 구토 반사

64 다음은 매슬로(Maslow)의 인간 욕구이론 중 무엇인가?

> 개인의 잠재력을 실현하고자 하는 욕구로, 창의성과 자기발전 추구

① 생리적 욕구
② 안전의 욕구
③ 애정과 소속의 욕구
④ 존중의 욕구
⑤ 자아실현의 욕구

65 다음은 인간의 생애주기 중 어느 단계인가?

> 독립성이 생기고 언어의 이해와 발달이 일어나며, 기본적인 식생활 습관이 형성되는 시기

① 영아기
② 유아기
③ 아동기
④ 청소년기
⑤ 노년기

66 피아제의 인지이론 중 대상영속성 개념을 형성하는 단계는?

① 감각운동기
② 전조작기
③ 구체적 조작기
④ 형식적 조작기
⑤ 남근기

67 1인의 작업치료사가 2인 이상의 환자를 상대로 동시에 10분 이상의 훈련을 실시하는 작업치료 보험수가는?

① 단순작업치료
② 복합작업치료
③ 특수작업치료
④ 일상생활동작훈련치료
⑤ 연하장애재활치료

68 다음은 치료적 관계형성에 대한 내용이다. 옳은 것은?

> 환자가 표현하는 불안이나 걱정에 대해 "그런 느낌이 드실 수 있겠어요"라고 말로 표현

① 존중
② 진실성
③ 공감능력
④ 적극적 경청
⑤ 역할모델링

69 임상적 추론(clinical reasoning) 중 화술적 추론(narrative reasoning)에 대한 설명으로 옳은 것은?

① 클라이언트의 진단과 관련된 다음 문제를 밝혀내고 문제를 해결하기 위한 적절한 중재방법을 선택하는 과정이다.
② 작업치료 서비스에 영향을 주는 현실적 문제에 대해 고려한다.
③ 클라이언트의 작업과 활동의 경험을 바탕으로 한 스토리텔링이다.
④ 치료의 방향과 결과에 영향을 주는 다양한 변수들과 작업배경을 고려한다.
⑤ 클라이언트에게 적용하는 중재방법의 위험성과 윤리적 측면을 고려한다.

70 다음과 관련된 방어기제는?

> • 받아들일 수 없는 감정이 다른 사람에 의한 것이라고 믿어버리는 것
> • 예 스스로 고립된 학생이 다른 친구들이 자기와 말하기 싫어한다고 한다.

① 부정(denial)
② 투사(projection)
③ 합리화(rationalization)
④ 승화(sublimation)
⑤ 대치(substitution)

의료관계법규

71 「의료법」상 보건복지부장관의 면허를 받은 의료인이 <u>아닌</u> 자는?

① 의사
② 조산사
③ 한의사
④ 간호사
⑤ 작업치료사

72 「의료법」상 100병상 이상 300병상 이하 종합병원을 기준으로 전속해야 하는 진료과목이 <u>아닌</u> 것은?

① 소아청소년과
② 산부인과
③ 치과
④ 외과
⑤ 영상의학과

73 「의료법」상 의료기관에서 나오는 세탁물을 처리하고자 할 때 신고대상은?

① 대통령
② 보건복지부장관
③ 보건소장
④ 경찰서장
⑤ 시장·군수·구청장

74 「의료법」상 빈칸에 들어갈 내용으로 옳은 것은?

> 의료인은 임신 (　　) 이전에 태아나 임부를 진찰하거나 검사하면서 알게 된 태아의 성을 임부, 임부의 가족, 그 밖의 다른 사람이 알게 하여서는 아니 된다.

① 14주
② 24주
③ 32주
④ 36주
⑤ 38주

75 「의료법」상 감염관리실 근무 인력의 연 최소 교육 이수 시간은?

① 4시간 이상
② 8시간 이상
③ 12시간 이상
④ 16시간 이상
⑤ 20시간 이상

76 「의료법」상 진단용 방사선 발생장치를 설치·운영하고자 할 때의 절차는?

① 보건복지부장관의 허가를 받아야 한다.
② 보건소장에게 신고해야 한다.
③ 보건소장에게 허가받아야 한다.
④ 시장·군수·구청장에게 신고해야 한다.
⑤ 시장·군수·구청장의 허가를 받아야 한다.

77 「의료법」상 의료인의 면허 자격정지에 해당하는 내용은?

① 의료기관의 개설자가 될 수 없는 자에게 고용되어 의료행위를 한 경우
② 면허 조건을 이행하지 않은 경우
③ 면허를 대여한 경우
④ 금고 이상의 실형 결격사유에 해당하는 경우
⑤ 일회용 의료기기의 재사용으로 신체에 중대한 위해를 발생하게 한 경우

78 「의료기사 등에 관한 법률」상 작업치료사의 면허증을 발급받기 위해 제출해야 하는 서류가 아닌 것은?

① 졸업증명서
② 성적확인서
③ 마약류 중독자가 아님을 증명하는 의사의 진단서
④ 응시원서의 사진과 같은 사진 1장
⑤ 정신질환자가 아님을 증명하는 의사의 진단서

79 「의료기사 등에 관한 법률」상 의료기사의 면허 취소에 해당하지 <u>않는</u> 것은?

① 피성년후견인
② 의료기사의 면허증을 빌려준 자
③ 치과기공물제작의뢰서를 보존하지 않은 자
④ 3회 이상 면허자격정지 처분을 받은 자
⑤ 마약류 중독자

80 「의료기사 등에 관한 법률」상 500만 원 이하의 벌금에 해당하는 경우는?

① 2개소 이상의 치과기공소를 개설한 자
② 다른 사람에게 면허를 대여한 자
③ 면허를 대여받거나 면허 대여를 알선한 자
④ 안경사의 면허 없이 안경업소를 개설한 자
⑤ 치과의사가 발행한 치과기공물제작의뢰서에 따르지 않고 치과기공물제작 등을 한 자

81 「장애인복지법」상 보건복지부장관은 장애인의 권익과 복지증진을 위해 장애인정책종합계획을 몇 년마다 수립·시행하여야 하는가?

① 1년
② 2년
③ 3년
④ 4년
⑤ 5년

82 「장애인복지법」상 장애인 복지정책의 수립에 필요한 기초자료로 활용하기 위한 장애실태조사의 기준연도와 실시시기는?

① 2002년, 3년마다 1회씩
② 2002년, 3년마다 2회씩
③ 2005년, 2년마다 1회씩
④ 2005년, 3년마다 1회씩
⑤ 2008년, 3년마다 2회씩

83 「장애인복지법」상 장애인 보조견에 대하여 장애인 보조견표지를 발급받으려면 누구에게 신청해야 하는가?

① 시·도지사
② 시장·군수·구청장
③ 보건복지부장관
④ 한국장애인협회장
⑤ 보건소장

84 「장애인복지법」상 장애인 직업적응훈련시설을 이용하는 훈련장애인의 최소 인원은?

① 5명
② 10명
③ 15명
④ 20명
⑤ 25명

85 「정신건강증진 및 정신질환자 복지서비스 지원에 관한 법률」상 정신건강의 중요성을 환기하고 정신질환에 대한 편견을 해소하기 위한 정신건강의 날은 언제인가?

① 1월 15일
② 2월 24일
③ 6월 15일
④ 4월 20일
⑤ 10월 10일

86 「정신건강증진 및 정신질환자 복지서비스 지원에 관한 법률」상 정신건강증진시설에 대한 평가의 주기는?

① 1년마다
② 2년마다
③ 3년마다
④ 4년마다
⑤ 5년마다

87 「정신건강증진 및 정신질환자복지서비스 지원에 관한 법률」의 목적에 해당하지 않는 것은?

① 정신질환의 예방
② 정신질환의 치료
③ 정신질환자의 재활 · 복지 · 권리보장
④ 국민의 정신건강증진
⑤ 수준 높은 치료 제공

88 「노인복지법」상 노인요양시설에서 작업치료사를 배치하는 입소자의 기준 인원은?

① 5명
② 10명
③ 20명
④ 30명
⑤ 50명

89 「노인복지법」상 정당한 사유 없이 신고하지 않고 실종 노인을 보호하였을 때 해당하는 벌칙은?

① 7년 이하의 징역 또는 7천만 원 이하의 벌금
② 5년 이하의 징역 또는 5천만 원 이하의 벌금
③ 3년 이하의 징역 또는 3천만 원 이하의 벌금
④ 2년 이하의 징역 또는 2천만 원 이하의 벌금
⑤ 1년 이하의 징역 또는 1천만 원 이하의 벌금

90 노인복지상담원의 직무가 아닌 것은?

① 노인 및 그 가족 또는 관계인에 대한 상담 및 지도
② 노인복지에 필요한 가정환경 및 생활실태에 관한 조사
③ 노인의 단체활동 및 취업의 상담
④ 노인일자리사업에 참여하는 노인의 교육훈련
⑤ 노인의 복지증진에 관한 사항

제1회 모의고사(2교시)

작업치료학

01 다음에서 설명하는 이론의 틀은?

> 뼈, 관절, 근육, 힘줄, 말초신경, 심근, 폐, 피부의 손상은 관절가동범위와 근력, 근지구력에 제한을 가져오며 이는 작업적 활동이나 과제수행을 방해함

① 생체역학적 이론의 틀
② 재활이론의 틀
③ 감각운동접근
④ 인간작업모델
⑤ 작업과학모델

02 다음 설명에 대한 용어는?

> • 자신의 건강, 자존감, 소속감, 안정감, 자기결정, 의의, 역할, 타인을 돕는 기회들을 통한 만족감
> • 신체적, 정신적, 사회적 측면을 포함한 인간 삶의 모든 것을 아우르는 일반적 용어

① 강 화
② 예 방
③ 건강과 안녕
④ 사회참여
⑤ 웰 빙

03 다음에서 설명하는 배경과 환경은?

> • 사회의 구성원으로서의 관습·신념·활동패턴·행동규범·기대
> • 개인의 정체성과 활동 선택에 영향을 미침

① 물리적 환경
② 문화적 배경
③ 개인적 배경
④ 사회적 환경
⑤ 가상적 배경

04 다음에서 설명하는 내용으로 옳은 것은?

> 클라이언트의 일상적인 작업이 일어나는, 그리고 클라이언트를 둘러싼 외적인 물리적, 사회적 상황을 의미하는 용어임

① 클라이언트 요인
② 수행기술
③ 환 경
④ 배 경
⑤ 수행패턴

05 다음에서 설명하는 ICF 구성요소는?

> • 개인이 생활의 상황에 관여하는 동안 경험할 수 있는 문제
> • 예 저상버스가 없을 때 휠체어를 이용하는 사람은 버스를 이용하지 못함

① 손 상
② 활동제한
③ 참여제약
④ 참 여
⑤ 신체기능

06 다음 증상을 보이는 뇌졸중 환자의 손상혈관은?

> • 팔, 얼굴, 혀 등의 광범위한 마비가 관찰됨
> • 좌대뇌 반구 손상으로 실어증 증상도 보임

① 앞대뇌동맥(ACA)
② 중간대뇌동맥(MCA)
③ 뒤대뇌동맥(PCA)
④ 소뇌동맥(CA)
⑤ 속목동맥(ICA)

07 다음 외상성 뇌손상 환자의 Rancho Los Amigos 인지기능 수준은?

> • 단순한 구두지시에 반응을 하나, 복잡한 지시에는 혼동하는 모습이 관찰됨
> • 구조화된 환경에서는 학습된 과제를 수행하나 새로운 정보를 학습하지는 못함

① 부분적 반응(localized response)
② 혼돈-흥분 반응(confused-agitated response)
③ 혼돈-부적절 반응(confused-inappropriate response)
④ 혼돈-적절 반응(confused-appropriate response)
⑤ 자동-적절 반응(automatic-appropriate response)

08 다음 기능을 성공한 환자의 브룬스트롬(Brunnstrom) 회복단계는?

> 측면 잡기를 통해 열쇠를 잡았음

① 1단계
② 2단계
③ 3단계
④ 4단계
⑤ 5단계

09 다음의 행동을 보이는 왼쪽 편마비 환자에게 평가해야 할 도구는?

> • 보행 시 왼쪽 어깨가 자주 부딪힘
> • 보호자가 왼쪽에 있으면 찾지를 못함

① Mini Mental State Examination(MMSE)
② Assessment of Motor and Process Skills (AMPS)
③ Moberg Pick-up Test
④ Loewenstein Occupational Therapy Cognitive Assessment(LOTCA)
⑤ Cancellation Test

10 외상성 뇌손상 환자에게 MAS(Modified Ashworth Scale)를 이용하여 근긴장도 평가를 진행하였다. 뇌졸중 환자의 점수는?

> • 검사 : 치료사가 환자의 팔꿉관절을 수동적으로 굽힘
> • 반응 : 굽힘근 편근에 강직(Rigidity) 발생

① 0
② 1
③ 2
④ 3
⑤ 4

11 다음 MBI(Modified Barthel Index) 평가에서 옷 입기(Dressing) 항목의 점수는?

> - 옷을 입고 벗는 과정에서 타인의 도움이 필요함
> - 입을 옷을 준비하거나 의상부속품의 치장 또는 옷을 입고 벗는 시작과 마무리 단계에서 타인의 도움이 필요함

① 0점
② 2점
③ 5점
④ 8점
⑤ 10점

12 다음에서 설명하는 실어증은?

> 발성에 관여하는 근육을 조절하는 중추신경계 기전의 기능장애 때문에 말을 만드는 데 어려움이 있는 상태

① 언어실행증(apraxia of speech)
② 조음장애(dysarthria)
③ 전도실어증(conduction aphasia)
④ 명칭실어증(anomic aphasia)
⑤ 완전실어증(global aphasia)

13 다음에서 설명하는 동작수행 시 나타나는 양측 패턴(bilateral patterns)은?

> - 높은 선반의 큰 물건을 들기 위해 손을 뻗음
> - 자리에서 일어나기 위해 의자를 밀면서 일어남

① 교차 패턴(reciprocal patterns)
② 대칭 패턴(symmetric patterns)
③ 비대칭 패턴(asymmetric patterns)
④ 대각선상반 패턴(diagonal reciprocal patterns)
⑤ 동측성 패턴(ipsilateral patterns)

14 다음에서 설명하는 비정상 근긴장은?

> - 증상
> - 상지 : 어깨관절 폄, 안쪽돌림 / 팔꿈치관절 폄 / 손목관절, 손가락관절 굽힘

① 겉질제거경축(decorticate rigidity)
② 대뇌제거경축(decerebrate rigidity)
③ 무정위운동(athetosis)
④ 무도병(chorea)
⑤ 근육긴장이상(dystonia)

15 다음 사례의 글래스고혼수척도(Glasgow Coma Scale)의 운동반응 점수는?

> - 치료사 : 팔을 꼬집음
> - 환자 : 통증에 대해 비정상적으로 폄 자세가 나타남

① 6점
② 5점
③ 4점
④ 2점
⑤ 1점

16 다음 상황에서 사용한 인출방법은?

> A 씨는 모르는 사람에게 초코파이를 받았는데 초코파이를 보니 모르는 사람이 군대동기라는 것을 떠올렸음

① 재인(recognition)
② 회상(recall)
③ 시공간 메모장(visuospatial sketch pad)
④ 음운루프(phonological loop)
⑤ 중앙집행장치(central executive)

17 혀의 운동제한이 있는 근육위축가쪽경화증(ALS) 환자의 식사중재는?

① 고개 돌리기
② 턱 당기기
③ 고개 뒤로 기울이기
④ 고개 건측으로 기울이기
⑤ 고개 앞으로 기울이기

18 편마비 환자가 바닥에 있는 옷을 집을 때 사용 가능한 보조도구는?

① swivel spoon
② button hook
③ reacher
④ built-up handle
⑤ universal cuff

19 다음 행동을 보이는 뇌졸중 환자에게 필요한 중재는?

- 눈을 안 보고 사물이 무엇인지를 구분하지 못함
- 주머니 속의 동전의 크기를 구별하지 못함

① 기억력 훈련
② 시각탐색 훈련
③ 전경-배경 훈련
④ 입체감각인식 훈련
⑤ 지리적 지남력 훈련

20 형태항상성에 관한 적응적 중재접근은?

① 전산화 장비를 활용하여 형태항상성 증진프로그램을 한다.
② 환자에게 비슷한 나무블록들을 모아 연결하도록 한다.
③ 환자에게 주방도구와 같은 기능적인 사물을 구분하는 연습을 시킨다.
④ 모양이 똑바른 형태에서 일상생활에 필요한 품목들을 바로 놓는다.
⑤ 비슷한 물건끼리 구분하는 훈련을 진행한다.

21 집중력이 떨어지는 환자를 위해 산토끼 동요를 부르는 동안 '토끼'라는 단어가 나올 때마다 박수 치기를 하였다. 이 활동에서 환자가 사용하고 있는 집중력은?

① 초점적 집중력(focused attention)
② 지속적 집중력(sustained attention)
③ 변환적 집중력(shift attention)
④ 선택적 집중력(selective attention)
⑤ 분리된 집중력(divided attention)

22 다음 상황에서 사용한 기억회복 전략은?

- 처음 1단계에는 모든 정보(전화번호)를 보여줌
- 1분 뒤 2단계 때는 숫자가 하나 지워진 정보(전화번호)를 보여줌

① 연습과 반복(exercise and drills)
② 회상치료(reminiscence therapy)
③ 오류배제학습(errorless learning)
④ 시간차 회상훈련(spaced retrieval training)
⑤ 점진적 단서소실(vanishing cues)

23 다음 외상성 뇌손상 환자의 외상후기억상실증(PTA ; Post Traumatic Amnesia) 평가진행 시 손상정도는?

외상 후 기억상실 기간이 6일 정도 됨

① 경미(mild)
② 중증도(moderate)
③ 심각(severe)
④ 매우 심각(very severe)
⑤ 극도로 심각(extremely severe)

24 다음 사례의 글래스고혼수척도(Glasgow Coma Scale)의 총 점수는?

> • 눈 뜨기 : 큰 소리로 불렀을 때만 눈을 뜸
> • 운동반응 : 통증자극에 대해 부분적으로 회피하는 반응이 관찰됨
> • 언어반응 : 부정확한 짧은 담화로 표현을 하며, 문장보다는 단어를 사용함

① 8점
② 9점
③ 10점
④ 11점
⑤ 12점

25 다음 설명하는 침습-흡인 척도(PAS)는?

> 음식이 기도로 들어가 성대주름에 닿았으며, 밖으로 배출되지도 않음

① 3점
② 4점
③ 5점
④ 6점
⑤ 7점

26 다음에서 설명하는 척수증후군은?

> • 가장 흔하며 척수 중심부의 파괴로 회색질 및 백색질이 모두 손상됨
> • 퇴행성 경추증이 있는 노령층에서 과한 폄에 의해 발생하며, 소아는 굽힘손상에 의해 발생함
> • 노인에게 주로 발생함

① 뒤척수증후군(Posterior Cord Syndrome)
② 중심척수증후군(Central Cord Syndrome)
③ 브라운-세카르증후군(Brown-sequard Syndrome)
④ 앞척수증후군(Anterior Cord Syndrome)
⑤ 말총증후군(Cauda Equina Syndrome)

27 다음에서 설명하는 신경로는?

> 내림신경로이며, 자발적 운동조절에 관여하는 역할을 함

① lateral corticospinal tract
② dorsal column
③ lateral spinothalamic tract
④ spinocerebellar tract
⑤ vestibulospinal tract

28 다음 사례에 해당하는 ASIA 척도는?

> 환자는 T1을 진단받았으며, 불완전손상이며, 운동기능이 신경학적 레벨 이하에서 있으며, 신경학적 레벨 이하의 key muscle이 3등급보다 낮음

① A
② B
③ C
④ D
⑤ E

29 다음 환자의 감각 정상부위는?

손상부위	Light touch	Pinprick
C5	2	2
C6	2	2
C7	1	2
C8	2	1
T1	1	1
T2	0	0

① 엄지손가락
② 가운뎃손가락
③ 새끼손가락
④ 팔꿈치 부분
⑤ 젖꼭지 부분

30 다음 환자의 운동 레벨수준은?

-	Lt.	Rt.
elbow flexors	5	5
elbow extensors	5	4
wrist extensors	4	4
finger flexors	3	3
small finger abductors	2	3

① C6 / C5
② C5 / C6
③ C6 / C6
④ C7 / C8
⑤ T1 / T1

31 T5 척수손상 환자에게 다음과 같은 증상이 나타났을 때 작업치료사의 대처방법은?

- 돌발적으로 수축기 혈압이 상승함
- 심한 두통을 호소하며, 과도한 땀 분비 및 안면 홍조 증상

① 도뇨관이 꼬여 있는지 확인하기
② 혈압이 올라가도록 활동 증가시키기
③ 실내온풍기를 이용하여 온도 높이기
④ 탄력스타킹 착용시키기
⑤ 머리를 심장보다 낮게 위치시키기

32 사지마비 환자의 휠체어 등받이에 부착된 고리에 팔을 끼우거나 휠체어 손잡이에 한쪽 팔꿈치를 걸치고 몸을 앞으로 굽힘으로써 엉덩이 압박을 감소시킬 때, 환자의 양쪽 어깨세모근과 위팔두갈래근의 근력은 몇 이상 되어야 하는가?

① F
② F-
③ P+
④ F+
⑤ N

33 척수손상 환자의 평가 시 사용하며, 환자의 우선순위 및 목표를 파악하는 데 도움이 되는 평가도구는?

① SCIM(Spinal Cord Independence Measure)
② COPM(Canadian Occupational Performance Measure)
③ QIF(Quadriplegia Index of Function)
④ Modified HY scale(Modified Hoehn & Yahr scale)
⑤ MBI(Modified Barthel Index)

34 다음에서 설명하는 질환은?

- 중추신경계의 말이집(수초, myelin sheath)을 손상시키는 진행성 질환
- 정확한 원인은 알려져 있지 않지만 환경적 요소, 유전적 요인, 자가면역, 바이러스 감염 등으로 인해 수초에 이상이 생기는 것으로 추정
- 전형적인 피로도 호소, 복시, 구음장애 등 증상이 나타남

① 헌팅톤병(Huntington's Disease ; HD)
② 다발성경화증(Multiple Sclerosis ; MS)
③ 근육위축가쪽경화증(Amyotrophic Lateral Sclerosis ; ALS)
④ 알츠하이머병(Alzheimer's Disease ; AD)
⑤ 파킨슨병(Parkinson's Disease ; PD)

35 파킨슨병 환자의 병적보행은?

① 실조보행(Ataxic gait)
② 가속보행(Festinating gait)
③ 계상보행(Steppage gait)
④ 근이상성 보행(Myopathic gait)
⑤ 편마비보행(Hemiplegic gait)

36 다음에서 설명하는 임상치매평가(CDR ; Clinical Dementia Rating) 점수 결과는?

> - 기억력 : 경미하지만 지속적인 건망증
> - 지남력 : 시간에 대한 경미한 장애가 있는 것 외에는 정상
> - 판단력과 문제해결능력 : 문제해결능력, 유사성, 상이성 해석에 대한 경미한 장애

① 0
② 0.5
③ 1
④ 2
⑤ 3

37 다음에서 설명하는 근육위축가쪽경화증 단계는?

> - 증 상
>   - 어깨통증과 손의 부종 / 휠체어에 의존
>   - 심한 하지 약화 / ADL 수행이 가능하나 피로를 쉽게 느낌
> - 운동기능 유지활동
>   - 수동관절운동이나 능동보조운동 시행
>   - 경직 조절을 위해 마사지나 열치료
>   - 통증 관리 및 부종마사지
> - 보조도구
>   - 팔걸이, 오버핸드 슬링, 팔지지대(MAS)
>   - Cock-up/resting splint
>   - 타이핑 보조도구

① 1단계
② 2단계
③ 3단계
④ 4단계
⑤ 5단계

38 의수의 말단장치인 후크와 핸드의 비교로 옳은 것은?

① 후크가 외관상 보기 좋다.
② 후크가 더 기능적이다.
③ 후크가 더 무겁다.
④ 핸드가 더 튼튼하다.
⑤ 핸드가 쥐기에 유리하다.

39 치료사는 절단 환자의 의수가 제작되기 전 8자 모양으로 붕대 감기를 교육하였다. 중재 목적으로 타당한 것은?

① 절단부위의 상처 치유
② 피부의 탈감각
③ 혈액순환 증가
④ 남겨진 사지의 부피 감소
⑤ 남겨진 사지의 흉터유착 예방

40 한쪽 위팔 의수에서 말단장치 조작방법은?

① 팔꿉관절 잠긴 상태에서 어깨뼈 가쪽 돌림
② 팔꿉관절 잠긴 상태에서 어깨관절 폄, 어깨뼈 벌림
③ 팔꿉관절 잠긴 상태에서 어깨관절 굽힘, 어깨뼈 벌림
④ 팔꿉관절 잠긴 상태에서 어깨관절 폄, 어깨뼈 모음
⑤ 팔꿉관절 잠긴 상태에서 어깨관절 굽힘, 어깨뼈 모음

41 관절염 환자를 대상으로 일상생활 활동방법을 교육할 때 옳은 내용은?

① 굽기보다는 볶기로 조리한다.
② 작은 관절보다 큰 관절을 사용한다.
③ 가능한 한, 한 자세로 오랫동안 일한다.
④ 신발은 신고 벗기 편한 슬리퍼를 착용한다.
⑤ 국을 휘저을 때 오른손잡이는 시계방향으로 젓는다.

42 백조목 변형에 대한 설명으로 옳은 것은?

① 외재근의 당김이 원인이 된다.
② PIP 관절에 굽힘이 나타난다.
③ DIP 관절에 폄이 나타난다.
④ MCP 관절에 폄이 나타난다.
⑤ FDS(Flexor Digitorum Superficialis)가 손상된다.

43 엉덩관절치환술(THR) 환자의 일어나기 및 앉기 시 올바른 동작은?

① 앉을 때는 수술한 다리는 앞으로 뻗는다.
② 앉을 때는 빠르게 앉으며 수술한 다리를 편다.
③ 일어날 때는 몸을 앞으로 기울이며 일어난다.
④ 일어날 때는 수술하지 않은 다리는 편다.
⑤ 일어날 때는 지지 없이 일어난다.

44 다음에 제시된 화상의 유형은?

- 표피와 진피의 일부분 손상, 물집이 터지고 통증이 심함
- 2주 이상의 회복기간 소요

① 얕은 화상
② 얕은 부분 화상
③ 깊은 부분 화상
④ 전층 화상
⑤ 피부밑 화상

45 Heberden's node에 대한 설명으로 옳은 것은?

① 조조강직이 1시간 이상 나타난다.
② 면역반응으로 발병한다.
③ 신체 한쪽에서만 발생한다.
④ 50세 미만에서는 남성이 더 많이 발병한다.
⑤ 노인보다는 50대에서 더 많이 발병한다.

46 신경학적 손상과 손에 나타나는 증상이 바르게 연결된 것은?

① 정중신경 – 원숭이손(Ape's hand)
② 정중신경 – 손목 처짐(wrist drop)
③ 노신경 – 까마귀손(claw hand)
④ 노신경 – 원숭이손(Ape's hand)
⑤ 자신경 – 손목 처짐(wrist drop)

47 다음 증상이 나타나는 신경손상 시 착용해야 하는 스플린트는?

- 까마귀손(claw hand)의 발생
- 프로멘트 징후(Froment's sign)에서 양성반응이 나타남
- 감각 상실로 인해 자뼈 쪽에 손상이 생길 수 있음(화상 위험)

① thumb stabilization splint
② blocking splint
③ dynamic ulnar nerve splint
④ finger splint
⑤ cock up splint

48 요통 환자의 들기 방법으로 올바른 자세는?

① 등을 약간만 굽히고 다리를 이용한다.
② 하지보다는 상지의 힘을 이용해 물건을 든다.
③ 물건은 몸에서 멀게 위치시켜 들어야 한다.
④ 허리의 사용을 최대화하고 상지를 사용해야 한다.
⑤ 아이를 차에서 내릴 때 거리를 최대한 가깝게 한다.

49 RA 환자에게 ROM, 근력, 지구력 등을 평가하고 회복시키기 위해 치료를 진행했다. 어떤 FOR인가?

① 발달적 FOR
② 생체역학적 FOR
③ 재활적 FOR
④ 작업행동적 FOR
⑤ 정신역동적 FOR

50 관절염으로 인해 발생한 문제와 해결방안이 옳게 연결된 것은?

① 감소된 에너지 - built up handle
② 손상된 쥐기 - reacher
③ 불안정성 - non-slip mats
④ 관절변형의 가능성 - 긴 구둣주걱
⑤ ROM 감소 - universal cuff

51 다음에서 알 수 있는 조현병 환자의 망상의 종류는?

- 자신이 누군가에게 괴롭힘당하고 있다는 신념을 가진 상태
- 예) '누군가가 나를 미행한다.' '도청장치가 내 몸 안에 장치되었다.'

① 과대망상
② 관계망상
③ 조종망상
④ 피해망상
⑤ 연애망상

52 다음 설명하는 방어기제로 옳은 것은?

- 자기 욕망을 사회적으로 받아들일 수 있는 것으로 바꿈
- 가장 건전하고 바람직한 기제

① 금욕주의
② 조현성 공상
③ 고 착
④ 승 화
⑤ 지식화

53 우울증 환자에게 적용하는 작업치료 중재로 옳은 것은?

① 결과물은 비교적 느리게 산출되는 작업
② 본인의 템포보다 조금 더 어려운 과제
③ 구체적인 지시와 함께 잘못된 인식을 교정을 위한 단호한 언어
④ 여러 가지 도구(칼, 가위, 실)를 이용한 활동
⑤ 대동작활동을 통한 긴장 완화, 초조한 경우 손을 활용한 활동

54 다음과 같은 특징을 보이는 정신질환은?

- 증상 : 과거 전쟁 중 동료의 죽는 모습들이 매일 밤 꿈속에 나타남
- 치료 : 불안이나 공포를 덜 느끼는 상황에서 점차 더 강한 자극을 주어 특정 자극에 대한 불안과 공포를 제거함

① 외상후스트레스장애
② 우울장애
③ 강박장애
④ 사회불안장애
⑤ 조현병

55 다음은 알코올 중독자에게 사용하는 변화단계 모델이다. 모델의 단계는?

> • 아무것도 변화할 필요가 없음
> • 아무런 문제가 없다고 여기고 술을 마시는 이유를 합리화함

① 숙고전단계
② 숙고단계
③ 준비단계
④ 실행단계
⑤ 유지단계

56 프로이드는 정신역동적 발달단계에서 욕구 불충족 시 고착이 발생한다고 하였다. 다음은 정신역동적 발달단계에서 어느 단계에 대한 고착인가?

> 완고함, 인색, 정리정돈, 청결, 지저분한 성향, 지나친 무질서, 파괴성

① 구강기
② 항문기
③ 남근기
④ 잠복기
⑤ 생식기

57 다음은 Yalom의 그룹치료적 요소 중 하나에 대한 설명이다. 설명하는 요소로 옳은 것은?

> 집단 내에서 자신이 인정받고 수용됐다는 소속감은 그 자체로 집단구성원의 긍정적인 변화에 영향을 미침

① 보편성
② 이타주의
③ 모방행동
④ 집단응집력
⑤ 정화

58 다음은 정신질환의 진단기준이다. 해당하는 정신질환은?

> • 적어도 1회의 경조증삽화와 1회의 주요우울삽화의 진단기준을 만족시킴
> • 조증삽화는 1회도 없어야 함
> • 우울증의 증상 또는 우울증과 경조증의 잦은 순환으로 인한 예측 불가능성이 사회적·직업적 또는 다른 중요한 기능영역에서 임상적으로 현저한 고통이나 손상을 초래함

① Ⅰ형 양극성장애
② Ⅱ형 양극성장애
③ 순환성 장애
④ 주요우울장애
⑤ 지속성 우울장애

59 다음 설명하는 중재적 모델로 옳은 것은?

> 사람들은 자신의 신념(beliefs)에 따라 선행(activating event)을 보고 경험하고, 결과(consequence)를 만들어 냄

① 분노교육
② 사회적 모델링
③ ABC 이론
④ 행동형성
⑤ 역할획득

60 다음은 불안장애에 대한 중재법에 대한 설명이다. 해당하는 중재법은?

> • 불안 또는 공포가 비현실적이고 비합리적인 인지적 왜곡에 근거한 것이므로 잘못된 인식을 교정하는 것
> • 예 엘리베이터 공포증이 있는 사람의 경우 정기적으로 안전점검을 시행함으로써 엘리베이터가 갑자기 멈추는 사고는 일어나지 않으며, 엘리베이터가 갑자기 멈춘다 하더라도 비상벨을 통해 도움을 요청할 수 있으며 안전하게 구출될 수 있다는 것을 인식하도록 돕는 것이다.

① 체계적 둔감법
② 정동홍수법
③ 인지적 재구조화
④ 노출요법
⑤ 소크라테스식 물음

61 5세 아동이 다음과 같은 활동에 대한 어려움을 호소한다. 이 아동의 손기능 평가도구로 적합한 것은?

> • 공을 던져 1m 거리에 있는 목표물을 맞히기 어려움
> • 가위로 종이를 원 모양으로 자르기가 어려움

① MAP(Miller Assessment for Preschoolers)
② SFA(School Function Assessment)
③ PDMS Ⅱ(Peabody Developmental Motor Scales Ⅱ)
④ AMPS(Assessment of Motor and process Skills)
⑤ SP(Sensory Profile)

62 다음 상황은 어떤 사회적 수준에 따른 놀이의 유형인가?

> 두 아동이 다양한 블록을 방안에 쏟아두고 각자가 원하는 것을 만들고 있음

① 방관자적 놀이
② 혼자놀이
③ 평행놀이
④ 연합놀이
⑤ 협동놀이

63 다음에서 설명하는 뇌성마비 유형은?

> • 주로 뇌 안쪽에 있는 바닥핵 부위의 손상
> • 근긴장도가 수시로 변화
> • 불수의적 움직임이 나타나며, 몸의 안정성이 부족함

① 경직형 뇌성마비
② 무정위형 뇌성마비
③ 운동이상형 뇌성마비
④ 실조형 뇌성마비
⑤ 저긴장형 뇌성마비

64 자폐스펙트럼장애 아동에 대한 작업치료중재 중 '옷 입기'에 대한 감각전략으로 옳은 것은?

① 고유감각 – 패턴이 있는 옷이나 산만한 패턴의 옷 가급적 피하기
② 고유감각 – 옷의 상표를 제거하기
③ 전정감각 – 앉아서 옷 입히기
④ 촉각 – 관절압박, 점핑, 벽 밀기 등의 활동하기
⑤ 시각 – 몸을 압박시킬 수 있는 속옷 입히기

65 자폐스펙트럼장애 아동이 보이는 사회적 손상 유형 중 다음 설명에 해당하는 것은?

> • 자신이 관심을 갖고 있는 물건을 가리키는 일이 없음
> • 놀이나 욕구를 자발적으로 찾지 않음

① 무관심
② 혼 란
③ 수동적 태도
④ 상황에 적절하지 않은 행동
⑤ 지나치게 형식적인 유형

66 지적장애의 분류에 대한 설명으로 옳은 것은?

① 경도에 해당하는 지능지수(IQ)는 50~65이다.
② 중등도에 해당하는 지능지수(IQ)는 20~30이다.
③ 중도에 해당하는 지능지수(IQ)는 10~21이다.
④ 최중도에 해당하는 지능지수(IQ)는 10 미만이다.
⑤ DSM-5에서 지적장애는 신경발달장애의 하나로 분류한다.

67 다음에서 설명하는 질환은?

> • 6~18개월까지 정상발달
> • 이후 머리발달의 빠른 퇴화, 손기술 상실, 움직임 협응장애
> • X 관련 단백질 유전자 이상 : 우성 진행성 신경질환(주로 여아에게 발생)

① 아스퍼거증후군
② 다운증후군
③ 파타우증후군
④ 레트증후군
⑤ 터너증후군

68 출산예정일이 2024년 1월 1일이었으나 2023년 10월 1일에 출생한 아동이 2024년 11월 1일에 DDST-2를 검사하기 위해 교정연령을 계산하려 한다. 이 아동의 교정연령은?

① 0세 8개월
② 0세 10개월
③ 1세 1개월
④ 1세 4개월
⑤ 1세 7개월

69 다음은 아동에게서 나타나는 반사를 설명한 것이다. 반사의 수준은?

> • 검사자세 : 환자를 네발로 엎드리게 하거나 검사자의 무릎에 걸침
> • 자극 : 머리를 들어 올림
> • 음성반응 : 팔 혹은 다리에 아무런 변화가 없음
> • 양성반응 : 팔이 펴지거나 폄 긴장도가 증대되며, 다리는 구부러지거나 굽힘 긴장도가 올라감

① TLR
② AR
③ ATNR
④ STNR
⑤ PSR

70 다음에서 설명하는 에릭슨의 성격발달 단계는?

> 기술을 습득하고 또래와 자신을 비교하며 선생님과 부모, 다른 아이들의 태도가 자신의 능력에 대한 감각에 기여하는 시기

① 주도성 대 죄책감
② 근면성 대 열등감
③ 자율성 대 수치심/의심
④ 생산성 대 침체감
⑤ 자아통합 대 절망

71 다음과 관련된 질환은?

> • 동료관계 발달의 어려움, 지연되거나 부적절한 얼굴표정
> • 앵무새와 같은 구절의 반복 또는 지연된 후에 구절 반복
> • 특정 물건에 대한 희귀한 집착 발생

① 자폐증
② 레트증후군
③ 주의력결핍 과잉행동장애
④ 뚜렛증후군
⑤ 다운증후군

72 다음은 정신지체 아동에 대한 설명이다. 아동의 정신지체 수준은?

> • 사회적 기능을 위하여 지지가 필요함
> • 학업적으로 초등학교 2학년 이상으로 발전할 가능성이 낮지만 대부분 반복적 일상기능을 할 수 있음
> • 보호작업장에서 기술이 필요하지 않은 또는 반 기술 수준의 일을 할 수 있음

① 경 도
② 중등도
③ 중 도
④ 최중도
⑤ 경계성

73 자폐스펙트럼 아동에게 실제 환경에서의 활동에 대한 참여를 반영하고 복잡한 일상생활의 생태학적인 측면을 반영한 접근법으로, Goal · Plan · Do · Check을 사용하는 것은?

① 운동학습이론
② 인지기반작업수행
③ 신경발달치료이론
④ 심리사회적이론
⑤ 인지발달이론

74 발달지연 아동이 계단 내려가기 활동에서 발 위치 놓기의 어려움이 발생할 때 문제가 되는 지각기능은?

① 입체인지
② 시각완성
③ 깊이지각
④ 서화감각
⑤ 전경-배경

75 다음 아동에게 사용한 행동관리 기법은?

> 문제행동을 나타낼 때마다 벌로써 아동을 지정된 특정 공간으로 보내서 일정시간 동안 머물게 하는 결과 유발 행동임

① 벌
② 촉 구
③ 모델링
④ 타임아웃
⑤ 강화 상실 또는 소멸

76 다음은 유전 및 염색체질환에 대한 설명이다. 해당 질환은?

> • 5번 염색체 짧은 팔 부분이 잘려 생기는 선천적 유전병
> • 머리가 작고, 넓게 배치된 아래로 기울어진 눈, 심장이상, 발육부진 및 소두증

① 다운증후군
② 터너증후군
③ 묘성증후군
④ 윌리엄스 증후군
⑤ 애드워드 증후군

77 다음은 매슬로(Maslow)의 욕구 중 무엇인가?

> 강점 포텐셜을 최대로 이끌어내는 자기개발, 목표성취를 위한 끝없는 자세

① 생리적 욕구
② 소속과 사랑욕구
③ 안전욕구
④ 존중 욕구
⑤ 자아실현 욕구

78 뇌성마비 아동이 긴 옷을 좋아하고, 자신을 만지는 것을 싫어하고, 누군가 만질 수도 있다는 두려움이 있다. 이때 적합한 접근법은?

① 신경발달적 접근
② 감각통합적 접근
③ 인지행동적 접근
④ 생체역학적 접근
⑤ 발달적 접근

79 실조형 뇌성마비에서 나타나는 증상은?

① 느린 움직임이 어렵다.
② 정적인 자세가 많다.
③ 협응의 어려움을 보인다.
④ 일반적인 반응감소가 나타난다.
⑤ 과운동적인 움직임이 나타난다.

80 다음은 근이영양증 아동에 대한 설명이다. 해당하는 근이영양증 분류는?

> • 가장 흔하고 심각한 근이영양증
> • X염색체 열성유전으로 나타나며, 주로 남아에게서 2~6세에 나타남
> • 진행속도는 빠르며, 대부분 20대 전에 사망함

① 듀센형
② 베커형
③ 팔다리이음형
④ 얼굴어깨위팔형
⑤ 근육긴장퇴행위축형

81 다음은 정신사회작업치료에서 사용되는 그룹유형에 대한 설명이다. 해당하는 그룹의 유형은?

> • 의지, 습관화와 수행의 하위체계들의 통합체계로 인간을 이해하고 있음
> • 이 이론에서 상위수준은 하위수준을 지배하며, 따라서 인간의 가치나 흥미는 환경적·신체적·심리적 장애물을 극복하는 데 도움을 줄 수 있다고 설명하고 있음

① 활동 그룹
② 인지장애 그룹
③ 행동 그룹
④ 인간작업 그룹
⑤ 역할지향 그룹

82 스노젤렌의 치료적 효과로 옳은 것은?

① 상호작용 저하
② 상동행동의 증가
③ 에너지 및 적극성 저하
④ 의사소통 및 주의집중의 저하
⑤ 중증장애인들에게 레저의 역할

83 다음은 그룹구성원의 역할 중 무엇인가?

> - 개별역할(자기-중심적 역할)에 포함된 역할자
> - 냉소적이고 무관심하여 그룹에 속하지 않으려 하는 자

① 공격자
② 방해자
③ 군림하려는 자
④ 플레이보이
⑤ 주목요구자

86 다음에서 설명하는 노화이론은?

> - 노화를 통해 사회활동에서 물러나면서 활동수준과 사회적 참여가 줄어들게 됨
> - 예 사회와 자신과의 상호작용을 축소시킴, 스포츠 경기를 경기장보다 집에서 중계방송으로 시청하는 것을 선호하게 됨

① 지속성이론
② 활동이론
③ 사회교환이론
④ 분리이론
⑤ 성장발달이론

84 다음 내용에 해당하는 콜버그의 도덕 발달단계는?

> - 인습적 단계
> - 책임 있는 시민으로서 사회의 질서유지를 위해 규범을 지킴

① 벌과 복종 도덕
② 목적과 상호교환 도덕
③ 법과 질서 도덕
④ 사회계약 도덕
⑤ 보편원리 도덕

87 다음은 MMSE-K 평가 일부이다. 설명하는 검사영역은?

> - 왼손으로 종이를 뒤집은 다음 머리 위에 올려 주세요.
> - 치료사는 환자에게 "백문이 불여일견"을 따라 하도록 지시한다.

① 집중력
② 기억력
③ 언어기능
④ 이해력
⑤ 지남력

85 노인의 근골격계 변화를 고려한 건축을 설계할 때 주의사항으로 옳은 것은?

① 출입구와 가구 사이 공간은 넓지 않고 딱 맞게 한다.
② 자주 쓰는 물건의 수납과 장식물은 높은 위치에 배치한다.
③ 바퀴가 있어 이동성이 좋은 의자를 사용한다.
④ 욕실은 미끄럼방지매트를 깔고 좌변기 옆에는 손잡이를 배치한다.
⑤ 거실에는 미끄럼 방지를 위해 카펫·러그를 깔아준다.

88 다음은 알렌인지단계를 설명한 것으로, 적합한 치료적 활동은?

> - 실수를 인식하도록 단서를 주면 실꼬임과 X형태의 실수를 인식함(고치려는 시도는 없)
> - 홈질로 잘못 수행한 것을 인식하고 고침

① 보드게임을 배워 다른 사람과 게임하기
② 빨래 정리하기
③ 음악 감상
④ 준비된 재료를 이용하여 호떡 만들기
⑤ 거친 물건 만지기

89 다음에서 설명하는 보편적 설계(유니버설 디자인)의 7대 원칙은?

> 사용자의 경험, 지식, 언어능력, 일반적인 집중도에 관계없이 사용 가능

① 단순하고 직관적인 사용
② 적은 신체노력
③ 융통성 있는 사용
④ 공평한 사용
⑤ 인식 가능한 정보

90 휠체어를 사용하는 환자에 주택개조에 대한 내용으로 옳은 것은?

① 경사로의 유효폭은 110cm 이상으로 한다.
② 경사로의 시작과 끝 그리고 꺾인 부분에는 150×120cm 이상의 공간을 확보한다.
③ 현관문의 유효폭은 85cm로 한다.
④ 현관의 신발장은 이동에 불편하므로 설치하지 않는다.
⑤ 경사로의 기울기는 1/10로 하는 것이 좋다.

91 다음 설명에 해당하는 주택개조의 일반적 원칙은?

> 노인이나 장애인만 거주하는 주택에 국한하는 것이 아니라 함께 하는 다른 가족의 사용성도 고려하여 개조함

① 범용성
② 정주성
③ 자립성
④ 편리성
⑤ 쾌적성

92 다음과 같이 지역사회 이동을 위해 운전 시 사용되는 보조도구는?

> 한 손으로 핸드컨트롤러를 조절하며 이 보조도구를 사용하기 위해서는 지속적인 잡기와 일정한 근력이 요구됨

① 손바닥 스피너
② tri-pin
③ amputee ring
④ steering wheel extension
⑤ 스피너 손잡이

93 다음은 학교작업평가에 대한 설명이다. 설명하는 평가도구는?

> - 학교생활에서 학업적, 사회적 과제에 참여하는 능력을 평가함
> - 유치원부터 6학년까지의 학생을 대상으로 함
> - 정규 또는 특별수업, 체육시간 또는 쉬는 시간, 통학, 화장실 가기, 학교 내에서의 이행, 간식시간이나 점심시간으로 구성된 6가지 학교생활에 대한 참여수준을 평가함

① 조기발달 진단목록
② 학교기능평가
③ 적응행동평가
④ 사회성숙도검사
⑤ 시각-운동종합발달검사

94 다음은 보건소에서 시행하는 재활프로그램에 대한 설명이다. 해당하는 재활프로그램은?

- 방문건강관리사업으로의 의뢰대상자 조건에 해당할 경우 방문재활로 연계함
- '방문건강관리사업의 연계서비스 기록지'를 사용함

① 조기적응 프로그램
② 장애인 사회참여 프로그램
③ 유관기관 통합서비스 프로그램
④ 통합건강증진사업의 연계 프로그램
⑤ 가옥 내 편의시설 지원 프로그램

95 직업상담의 구체적 목표로 옳지 <u>않은</u> 것은?

① 자아개념을 구체화하고 자아이미지를 현실적으로 형성한다.
② 직업정보를 통해 일의 세계를 이해하고 탐구한다.
③ 스스로 결정하기보다는 타인의 도움을 구한다.
④ 협동적 사회행동을 추구하고 집단의 구성원으로서 활동할 수 있도록 한다.
⑤ 위기관리능력을 배양한다.

96 다음 설명하는 노화로 인한 시각질환은?

- 중심시야 범위에서 왜곡 발생
- 시야중앙에서 흐릿함과 흑점을 경험하게 됨

① 백내장
② 황반변성
③ 녹내장
④ 노안
⑤ 당뇨망막병증

97 다음은 임상치매척도(Clinical Dementia Rating)의 기억력과 지남력에 대한 내용이다. 기억력과 지남력에 대한 점수로 옳은 것은?

- 최근 일에 대한 기억장애가 심각함
- 사람·장소에 대한 지남력은 검사상 정상이나 실생활에서 길 찾기에 어려움을 보임

① 불확실(0.5)
② 경도(1)
③ 중등도(2)
④ 중증(3)
⑤ 심각(4)

98 심장동맥우회술을 받은 환자에게 METs에 관한 교육을 하려고 한다. 자기관리영역에서 METs가 가장 큰 활동은?

① 머리 빗기
② 목욕의자에 앉아 미지근한 물로 목욕하기
③ 변기에 앉아 대변보기
④ 옷 입고 벗기
⑤ 식사하기

99 COPD 환자에게 적용하는 다음과 같은 기법은?

- 호기 시의 저항을 통해 기도가 좁아지는 것을 방지하는 방법
- 휘파람을 불 듯이 입을 오므려서 숨을 내쉬며 코로 숨을 들이쉼. 이때 호기를 흡기의 2배 이상 길게 함

① 호흡곤란 조절자세
② 입술 오므리기 호흡
③ 가로막 호흡
④ 이완기법
⑤ 일 단순화와 에너지 보존

100 만성폐쇄성 폐질환 환자가 3~4METs에 대한 활동을 하려고 할 때 해당되는 활동은?

① 밀가루 반죽하기
② 침대보 교체하기
③ 평지에서 자전거 타기
④ 등 산
⑤ 정원 손질하기

제1회 모의고사(3교시)

정답 및 해설 p.41

01 다음 사진의 도구가 필요하지 <u>않은</u> 질환은?

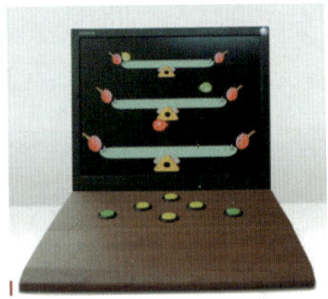

① 외상성 뇌손상
② 뇌졸중
③ 척수손상
④ 치 매
⑤ 뇌성마비

02 다음 그림에 해당하는 질환자의 특징으로 옳지 <u>않</u>은 것은?

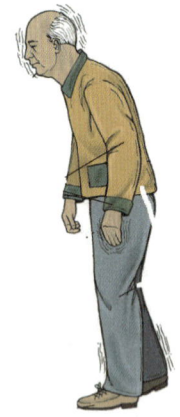

① 떨 림
② 가면얼굴
③ 경 축
④ 질질 끄는 보행
⑤ 엉덩관절과 무릎관절의 폄

03 다음 사진에 대한 설명으로 옳은 것은?

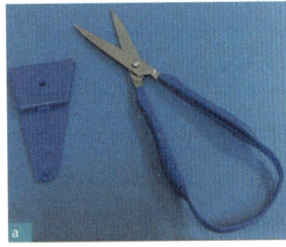

① 이 도구의 훈련목적은 일상생활 활동의 기능을 증진하기 위함이다.
② 실제 일상생활 환경과 비슷하게 교육하는 것이 중요하다.
③ 가벼운 철과 같은 재료로 제작한다.
④ 보조도구나 적응도구를 소극적으로 활용한다.
⑤ 에너지 소비와 관절작용원칙을 사용한다.

04 다음 사진은 근력평가이다. 해당하는 근육으로 옳은 것은?

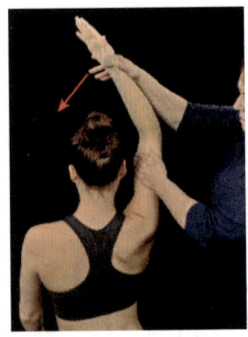

① 어깨 올림근
② 어깨 굽힘근
③ 어깨 벌림근
④ 어깨 모음근
⑤ 팔꿉 폄근

05 다음은 감각평가를 하는 도구이다. 이 도구를 통해 평가하는 것은?

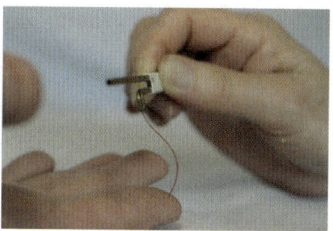

① 두점식별
② 촉각압박
③ 고유감각
④ 입체감각
⑤ 온도감각

07 다음 그림처럼 일어나기를 보이는 질환은 근이영양증이다. 해당하는 징후의 이름은?

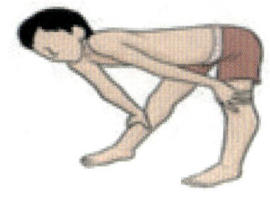

① 가우어 징후
② 트렌델렌버그 징후
③ 중심시력 저하 징후
④ 베커 징후
⑤ 뒤시엔느 징후

06 다음 사진을 이용한 치료방법의 이름은?

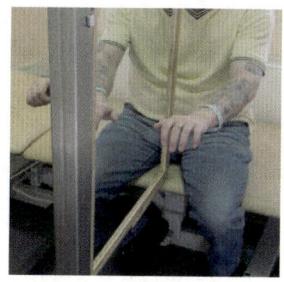

① 고유감각 치료
② 편측무시 치료
③ 구별감각 치료
④ 거울치료
⑤ 국소화감각 치료

08 다음 사진에서 필요한 볼펜을 못 찾는 증상은?

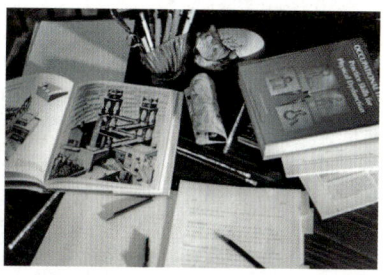

① 전경-배경 구별장애
② 형태항상성 장애
③ 공간 내 위치장애
④ 입체지각장애
⑤ 신체도식 지각장애

09 다음 사진의 도구를 사용하는 목적은?

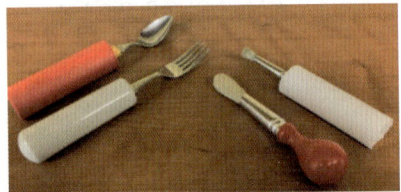

① 협응력을 증진하여 식사 시 돕기 위함이다.
② 지구력을 증진하여 식사시간을 늘리기 위함이다.
③ 눈에 띄는 색을 이용하여 도구를 쉽게 찾기 위함이다.
④ 근력을 증진하여 먹기를 돕기 위함이다.
⑤ 제한된 ROM을 도와 쉽게 잡아서 먹기 위함이다.

10 다음 사진의 도구를 사용하는 질환은?

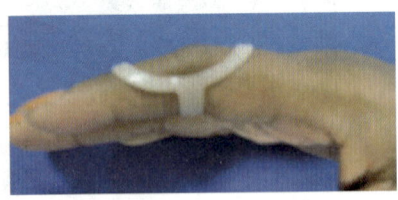

① 단추목관절 변형
② 백조목관절 변형
③ 망치손가락
④ 정중신경 압박
⑤ 골 절

11~13. 사례를 읽고 각 문항에 가장 적절한 답을 고르시오.

> 최○○ 환자는 50세 때 손과 발에 힘이 없어지면서 서서히 팔과 다리 쪽으로 마비가 진행되면서 근육약화와 위축이 진행되었다. 걷다가 넘어지는 경우가 많아져서 51세 이후로는 휠체어를 타고 있고, 사지의 근력이 서서히 약해지면서 보행은 완전히 불가능하다. 밥을 먹고 삼키는 것에 어려움이 있고 일상생활을 거의 스스로 하지 못하지만 감각과 인지는 거의 정상이다. 검사결과 척수 운동신경에 퇴행성 변화가 진행되고 있는 것으로 나타났다.

11 환자의 진단명은?

① Poliomyelitis
② Personality Disorder
③ Amyotrophic Lateral Sclerosis
④ Cerebral Vascular Accident
⑤ Spinal Cord Injury

12 환자의 식사를 도와주기 위한 작업치료 중재방법은?

① 손잡이가 긴 수저를 제공한다.
② 물기반사를 억제시킨다.
③ 얼굴의 안면근육운동을 시행한다.
④ 고개를 옆으로 돌리고 음식을 삼키도록 한다.
⑤ 농도를 걸쭉하게 해서 제공한다.

13 환자가 6단계라면 적절한 작업치료 중재방법은?

① 지구력 향상 운동
② 에너지 보존방법 교육
③ 일의 단순화 기술교육
④ 수동적 관절운동
⑤ 독립적인 운전을 위한 자동차 개조

14~16. 사례를 읽고 각 문항에 가장 적절한 답을 고르시오.

> ■ 증상
> • 구개반사(palatal reflex) 저하
> • 앞쪽 구개활(anterior faucial arch)의 감각 저하
> • 음식물을 씹는 동안의 숨 막힘과 잦은 기침
> • 삼킨 후 발성 시 탁한 목소리
> ■ 치료법
> 바로 누운 자세에서 고개를 들어 발끝을 쳐다보는 운동 반복 실시

14 환자의 증상 고려 시 손상이 의심되는 뇌신경은?

① CN 5 : 삼차신경
② CN 7 : 안면신경
③ CN 10 : 미주신경
④ CN 11 : 더부신경
⑤ CN 12 : 설하신경

15 증상들은 어느 단계의 문제인가?

① 구강 전 단계와 구강기 단계
② 구강기 단계와 인두기 단계
③ 인두기 단계와 식도기 단계
④ 구강 전 단계와 인두기 단계
⑤ 구강기 단계와 식도기 단계

16 치료에 해당하는 방법은?

① 멘델슨법(Mendelsohn's maneuver)
② 온도촉각자극(Thermal-tactile stimulation)
③ 두부거상운동(Shaker's exercise)
④ 중복삼킴(Multiple swallowing)
⑤ 혀-유지기법(Masako's maneuver)

17~18. 사례를 읽고 각 문항에 가장 적절한 답을 고르시오.

> A 씨는 23세 남성으로 건강한 대학생이다. 그는 2개월 전 스키장에서 스키를 타고 내려오다 미끄러져 스키장의 가드레일에 부딪혀 외상성 뇌손상을 당해 병원에 입원하였다. 응급실에 도착하였을 때 의식이 없는 상태였으나 지금은 스스로 눈을 뜨고, 통증부위를 인식하지는 못하고 꼬집었을 때 반사적으로 신체부위를 당긴다. 검사자가 말을 이해할 수는 있지만 내용이 상식을 벗어나고 말하기가 어눌하여 언어장애가 남을 것으로 예상되는 상태이다. 단기기억의 결핍이 있고, 전반적으로 집중력이 짧으며, 치료 도중 울거나 소리 지르기 등의 공격적인 행동을 보인다. 도움이 없이는 self-care를 수행할 수 없는 정도로 많은 도움이 필요한 정도이다.

17 사례의 Glasgow Coma Scale의 총 점수는?

① 8점
② 9점
③ 10점
④ 11점
⑤ 12점

18 사례의 Rancho Los Amigos scale의 단계는?

① 국부적 반응(localized response)
② 혼돈-흥분 반응(confused-agitated response)
③ 혼돈-적절 반응(confused-appropriate response)
④ 자동-적절 반응(automatic-appropriate response)
⑤ 목적-적절 반응(purposeful-appropriate response)

19~21. 사례를 읽고 각 문항에 가장 적절한 답을 고르시오.

- 성별 / 나이 : 남자 / 25세
- 화상상처 관찰내용
  - P 제철소에서 작업 도중 뜨거운 금속 및 액체에 의하여 burns을 당함
  - 홍반 및 손바닥과 발바닥의 큰 물집 관찰됨
  - 손 등 견고한 부위의 물집은 정상이며 가벼운 접촉에도 심한 통증을 느낌
  - 회복시간은 2주 이상 예상
- 신체의 손상부위
  - 양쪽 팔 앞면
  - 양쪽 다리 앞면
  - 회음부

19 환자의 화상 깊이는 어느 정도인가?

① 표면부분화상
② 표면화상
③ 피하화상
④ 심부부분화상
⑤ 완전화상

20 Rule of nine을 이용하여 신체의 손상부위 비율 평가 시 환자의 신체손상 비율은?

① 24%   ② 26%
③ 27%   ④ 28%
⑤ 29%

21 환자에게 특정 신체부위의 변형 예방자세를 교육하려고 한다. 올바른 예방자세는?

① 겨드랑이 : 90~100° 벌림자세 유지
② 팔꿈치와 아래팔 : 팔꿈치는 약간 굽힘을 유지하고 아래팔은 중립상태 유지
③ 겨드랑이 : 60~80° 벌림자세 유지
④ 엉덩관절과 대퇴부 : 중립상태에서 엉덩관절의 5° 바깥돌림 유지
⑤ 목 : 약간 굽힘시킨 상태로 중립 위치

22~23. 사례를 읽고 각 문항에 가장 적절한 답을 고르시오.

- 클라이언트 정보
  - 성별 / 나이 / 발병시기 : 여 / 80세 / 2024.05.16.
  - 진단명 / 의뢰사유 : Rt. Hemi d/t CVA / 연하치료
- 관찰내용
  - 동기부여 감소된 상태
  - 반사는 정상적으로 나타나며 혀 움직임도 양호함
  - VFSS 영상촬영 결과 요플레 식이 시 (가), (나)에 음식물 다량 관찰됨
  - 오른쪽 얼굴감각 및 얼굴근육 움직임은 정상적으로 나타남
- 연하 치료 중

(중략)

치료사 : 환자분 혀를 내미시고 윗니와 아랫니로 살짝 물고 꿀꺽 삼켜보시겠어요?
환　자 : (혀를 조금 내밀며 꿀꺽…)
치료사 : 환자분 혀를 좀 더 내미셔야 돼요. 약 3/4 정도 내미셔야 합니다.
환　자 : (3/4만큼 내밀며 꿀꺽 후…) 너무 힘들어요.
치료사 : 조금만 힘내셔서 진행할게요.

22 위 환자의 관찰내용 중 (가), (나)에 들어갈 내용은?

① vallecula / epiglottis
② vallecula / pyriform sinus
③ pyriform sinus / epiglottis
④ laryngeal vestibule / epiglottis
⑤ laryngeal vestibule / pyriform sinus

23 치료사가 연하치료 시간에 적용 중인 치료는?

① Mendelsohn maneuver
② Shaker exercise
③ Lee Silverman voice treatment
④ Vocal cord adduction exercise
⑤ Masako's maneuver

24~26. 사례를 읽고 각 문항에 가장 적절한 답을 고르시오.

정신과 환자인 H 씨는 망상 및 환각 등이 1개월 이상 지속되고 있다. H 씨는 (가) 연상활동이 지나치게 빨라 대화가 한 주제에서 다른 주제로 빠르게 진행되고, 사고의 논리성이 없어 앞뒤의 말이 맞지 않고 있다. 또한, (나) 화제를 바꾸려는 노력과 새로운 자극에도 불구하고 떠올랐던 생각이 계속해서 떠오르는 문제와 외계의 현실에 대해 무관심하고 무심하다. 반면, 자신만의 세계를 구축하고 자기중심적 사고를 가지고 행동하려고 한다.

24 예상되는 H 씨의 진단은?

① 공황장애
② 알츠하이머병
③ 알코올 중독
④ 외상후스트레스장애
⑤ 조현병

25 (가)의 문제를 정의한 용어는?

① 지연(retardation)
② 우회증(circumstantiality)
③ 사고의 비약(flight of idea)
④ 사고의 박탈(deprivation of thinking)
⑤ 연상의 이완(looseness of association)

26 (나)의 문제를 정의한 용어는?

① 실어증
② 음송증
③ 보속증
④ 연 상
⑤ 고도의 추상적 사고

27~29. 사례를 읽고 각 문항에 가장 적절한 답을 고르시오.

- 이름 : 최OO   의뢰날짜 : 2024년 06월 15일
- 출산일 : 2023년 04월 04일
- 출산예정일로부터 8주 조산함
- 출생 시 체중 : 2,100g
- 최OO 아동은 뇌실주위 백질연화증으로 인한 뇌손상 진단을 받았고, 신생아집중치료실(NICU)에 한 달 보름을 입원하였다. 해당 아동은 발달 과정 중 대동작, 미세동작 발달, 감각처리 등의 문제를 보였고 이러한 문제를 해결하기 위해 작업치료가 의뢰되었다. 최OO은 현재 기기 및 서기 등의 대동작의 어려움을 보인다.

27 최OO 아동의 출생 체중에 따른 분류방법으로 옳은 것은?

① 초극소저출생체중아(ultra low birth weight)
② 극소저출생체중아(extremely low birth weight)
③ 저출생체중아(low birth weight)
④ 정상출생체중아(normal birth weight)
⑤ 고출생체중아(high birth weight)

28 최OO 아동에게 발달평가를 실시할 때 교정연령으로 옳은 것은?

① 1세 2개월 11일   ② 1세 2개월 13일
③ 1세 11일   ④ 1세 13일
⑤ 11개월 13일

29 최OO 아동이 뇌손상과 조산이 없는 정상아동인 경우 가능한 미세운동은?

① 연필을 잡을 때 성인과 비슷하게 엄지와 손가락을 이용하여 잡을 수 있다.
② 블록 쌓기를 보여주면 자발적으로 3~4개의 블록을 쌓을 수 있다.
③ 책을 볼 때 관심 있는 그림의 세밀한 부분을 인식할 수 있고, 책장을 한 장씩 넘길 수 있다.
④ 장난감 상자에서 물건을 뺄 수 있으며, 정확하게 제자리에 다시 놓을 수 있다.
⑤ 손바닥 잡기(palmar grasp)로 크레용을 잡아 낙서하듯 필기를 모방할 수 있다.

30~32. 사례를 읽고 각 문항에 가장 적절한 답을 고르시오.

> 38세 남자 이OO 씨는 쓰러지기 며칠 전부터 좌측 다리의 저림과 어지럼증이 있었다. 쓰러진 당일엔 음주 도중 갑작스러운 좌안시력 저하와 함께 쓰러지면서 Lt. hemiplegia 진단을 받고 1개월 전 병원에 내원하였다. 현재 환자의 상태는 팔 쪽에서 경직이 나타나면서 공동운동과 약간의 수의적 운동이 나타나고 있으며, 왼쪽을 무시하는 모습을 보이고 있다. 환자는 평소 왼손잡이로 왼손으로 스스로 밥을 먹기를 원하고 있는 상태이다.

30 환자의 브룬스트롬 회복단계는?

① 브룬스트롬 1단계
② 브룬스트롬 2단계
③ 브룬스트롬 3단계
④ 브룬스트롬 4단계
⑤ 브룬스트롬 5단계

31 환자는 현재 왼쪽을 무시하고 있는 상태이다. 이러한 편측을 무시하는 증상을 평가하기 위한 도구는?

① LOTCA
② Fugl-Meyer
③ Allen Cognitive Level Screen
④ Box & Block test
⑤ Cancellation test

32 환자는 평소 왼손잡이로 왼손을 사용하는 데 어려움을 겪고 있으며, 왼손으로 스스로 밥을 먹기를 원하고 있는 상태이다. 이러한 상태를 치료하기 위한 PNF 기법 중 적절한 것은?

① U/E D1 flex
② U/E D2 flex
③ U/E D1 extension
④ U/E D2 extension
⑤ U/E D1 flex + U/E D2 flex

33~34. 사례를 읽고 각 문항에 가장 적절한 답을 고르시오.

> 50대 성 씨는 신경섬유의 말단이 손상된 축삭절단 환자이다. 현재 성 씨는 엄지손가락 부근 손바닥에 위축이 나타나고 있고, 엄지와 다른 손가락의 맞섬이 어려운 상태이다.

33 환자의 손상된 신경으로 옳은 것은?

① 자신경
② 노신경
③ 정중신경
④ 겨드랑신경
⑤ 근육피부신경

34 환자에게 예상되는 손의 변형은?

① radial deviation
② ulnar deviation
③ wrist drop
④ ape hand
⑤ claw hand

35~36. 사례를 읽고 각 문항에 가장 적절한 답을 고르시오.

> 치료사 : ○○○ 님 오늘은 몇 년, 몇 월, 며칠인가요?
> K 씨 : 2014년 9월 10일이요.
> 치료사 : ○○○ 님 지금은 어떤 계절입니까?
> K 씨 : 가을입니다.
> 치료사 : 지금은 몇 시쯤 되었습니까?
> K 씨 : 오후 1시 정도요.
> 치료사 : 병원에 입원하신 지 얼마나 되셨습니까?
> K 씨 : 약 한 달 정도요.

35 사례에서 사용된 평가도구는?

① COPM
② MMSE
③ DDST
④ AMPS
⑤ LOTCA-2

36 대상자인 K 씨의 대답이 모두 옳다면 이 항목의 점수는?

① 2점
② 4점
③ 6점
④ 8점
⑤ 10점

37~39. 사례를 읽고 각 문항에 가장 적절한 답을 고르시오.

- 나이 : 33세 / M
- 진단명 : 여섯째 경수 손상
- 병전직업 : 작업치료사

37 환자가 가능한 움직임으로 옳은 것은?

① Shoulder flex.
② Elbow ext.
③ Wrist flex.
④ Finger abd.
⑤ Finger ext.

38 환자의 기대기능 수준에 가장 적절한 보조도구는?

① button hook
② mouth stick
③ mobile arm support
④ power lift with sling
⑤ long opponens splint

39 환자가 독립적으로 가능한 일상생활활동은?

① 스스로 목욕하기가 가능하다.
② 혼자서 바지 입기가 가능하다.
③ 핸드림(hand rim)이 있는 휠체어가 필요하다.
④ 편평하지 않은 곳에서 이동이 가능하다.
⑤ 보조도구 없이 스스로 치장하기가 가능하다.

40~42. 사례를 읽고 각 문항에 가장 적절한 답을 고르시오.

> ■ 검사자세
> 네발 기기 자세로 검사자의 무릎 위에 엎드려 있다.
> ■ 검사자극 제공
> 머리를 뒤로 젖힌다.
> ■ 아동의 반응
> • 양쪽 팔에 폄근의 긴장도가 증가한다.
> • 양쪽 다리에 굽힘근의 긴장도가 증가한다.

40 사례에서 사용한 검사방법은?

① ATNR
② STNR
③ TLR
④ AR
⑤ 란다우 검사

41 검사의 음성반응은?

① 양쪽 팔과 다리에 아무런 변화가 없다.
② 양쪽 팔과 다리에 폄근 긴장이 증가한다.
③ 한쪽 팔과 다리에만 근긴장도 변화가 있다.
④ 양쪽 팔과 다리에 굽힘근의 긴장도가 증가한다.
⑤ 팔에는 굽힘근의 긴장이 다리에는 폄근의 긴장이 증가한다.

42 검사의 정상 범주는?

① 2개월까지만 정상
② 3개월까지만 정상
③ 4~6개월까지만 정상
④ 8~10개월까지만 정상
⑤ 11~12개월까지만 정상

43~44. 사례를 읽고 각 문항에 가장 적절한 답을 고르시오.

> A 씨는 60세 여자 환자로, 뇌졸중으로 인한 왼쪽 편마비 증상을 보이며 음식물을 삼킬 때 기침을 주호소로 하여 내원하였다. 연하장애가 의심되어 임상평가 시 구강기에서는 문제가 관찰되지 않았으며, 비디오투시 조영술 시행에서 점도가 묽은 액체를 삼킬 때 직접 액체가 기도로 들어가거나, 삼킴 전 후두개곡(vallecula)과 조롱박오목(pyriform sinus)에 음식을 삼키지 못해 입 안에 음식물이 고여있는 상태(pooling)가 되어 음식물의 넘침(overflow)에 의해 기도흡인이 관찰되었다.

43 환자에게 의심되는 삼킴장애의 원인은?

① premature bolus loss
② oral transit time delay
③ pharyngeal transit time delay
④ vallecula residue
⑤ pyriform sinus residue

44 위와 같은 증상을 가진 환자에게 적용하는 치료방법은?

① Oral Motor Facilitation
② Tongue-strengthening
③ Lt. head tilt
④ Lt. head rotation
⑤ Thermal Tactile Stimulation

45~47. 사례를 읽고 각 문항에 가장 적절한 답을 고르시오.

- 나이 / 성별 : 77세 / 남
- 의학기록
  MRI : 흑색질 퇴행성 위축
- 작업치료 평가
  · MBI : 87점
  · Berg Balance Scale : 46점
- 손기능 평가
  · purdue pegboard : n/t
  · box & block test : Rt./Lt. 15/13
    : tremor 관찰
- 작업치료 중재계획
  퇴원 전 가옥변경 권고

45 환자를 통해 유추할 수 있는 Hoehn & Yahr의 단계는?

① 1단계
② 2단계
③ 3단계
④ 4단계
⑤ 5단계

46 환자에게 적합한 가정수정 및 교육은?

① 신고 벗기 편한 실내슬리퍼를 신는 것을 추천한다.
② 화장실 손잡이는 바닥에서 100cm 높이에 부착한다.
③ 출입구에는 팔걸이 의자를 비치하여 앉아서 신발을 신도록 한다.
④ 화장실 입구에는 발매트를 놓아 수건 없이 발을 닦을 수 있도록 한다.
⑤ 부엌에는 이동이 용이한 가볍고 높은 의자를 비치하여 사용하도록 한다.

47 환자에게 적합한 작업치료 중재활동은?

① 작은 글씨 따라 쓰기
② 몸통 회전과 함께 고리 옮겨 끼우기
③ 엉덩관절 전략을 활용하는 균형훈련
④ 몸통 굽혀서 바닥에 볼링공 굴리기
⑤ PNF 대칭패턴의 굽힘과 폄 운동

48~50. 사례를 읽고 각 문항에 가장 적절한 답을 고르시오.

- 성별 / 나이 : 여 / 55세
- 진단명 : Tetraplegia d/t SCI
- 55세의 환자는 총기사고로 인하여 작업치료를 방문하게 되었다. 손상된 측에서는 손상된 수준 이하 운동기능의 마비와 고유수용성감각이 소실되었고, 손상된 반대 측에서는 통각과 온도감각이 소실되었다고 한다. 특히, 척수손상의 (가) 합병증으로 인하여 체중부하를 자주 바꾸어 주거나 체위변화 등 하는 것이 힘들다고 하였다.

48 환자의 척수손상 증상은?

① Central Cord Syndrome
② Posterior Cord Syndrome
③ Anterior Cord Syndrome
④ Brown-Sequard Syndrome
⑤ Cauda Equina Syndrome

49 환자의 반대 측 감각문제가 발생되는 해부학 구조물은?

① corticospinal tract
② spinothalamic tract
③ vestibulospinal tract
④ dorsal column
⑤ spinocerebellar tract

50 (가)에 들어갈 합병증은?

① 욕 창
② 자율신경반사부전
③ 경 직
④ 이소성골화증
⑤ 기립성저혈압

시대에듀 작업치료사 최종모의고사

제2회
최종모의고사

1교시   1과목 작업치료학 기초
            2과목 의료관계법규

2교시   작업치료학

3교시   실기시험

제2회 모의고사(1교시)

정답 및 해설 p.48

작업치료학 기초

01 아미노산을 단백질로 합성하는 세포질(cytoplasm)은?

① 사립체(mitochondria)
② 리소좀(lysosome)
③ 리보솜(ribosome)
④ 미세소관(microtubule)
⑤ 골지체(golgi body)

02 뼈(bone)의 길이를 성장해주는 구조는?

① 골수공간(marrow cavity)
② 뼈끝판(epiphyseal plate)
③ 치밀뼈(compact bone)
④ 해면뼈(spongy bone)
⑤ 뼈막(periost)

03 가시돌기가 이분되어 있으며 가로구멍을 통해 척추동맥과 척추정맥이 통과하는 척추뼈(vertebrae)는?

① 목뼈(cervical vertebra)
② 등뼈(thoracic vertebra)
③ 허리뼈(lumbar vertebra)
④ 엉치뼈(sacral vertebra)
⑤ 꼬리뼈(coccyx)

04 앉을 때 체중이 지지되는 부분은?

① 궁둥뼈결절(ischial tuberosity)
② 궁둥뼈가시(ischial spine)
③ 궁둥뼈가지(ischial ramus)
④ 두덩뼈(pubic bone)
⑤ 넙다리뼈(femur)

05 다음 중 턱을 벌리는 근육은?

① 깨물근(masseter muscle)
② 관자근(temporal muscle)
③ 안쪽날개근(medial pterygoid muscle)
④ 가쪽날개근(lateral pterygoid muscle)
⑤ 두힘살근(digastric muscle)

06 어깨관절의 수평모음(horizontal adduction)과 안쪽돌림(internal rotation)에 관여하는 근육은?

① 작은마름근(rhomboid minor muscle)
② 큰마름근(rhomboid major muscle)
③ 큰가슴근(pectoralis major muscle)
④ 넓은등근(latissimus dorsi muscle)
⑤ 큰원근(teres major muscle)

07 이 지점이 손상되면 알츠하이머 치매(Alzheimer's dementia)의 증상이 나온다. 해당 지점은?

① 해마(hippocampus)
② 편도체(amygdaloid body)
③ 해마곁이랑(parahippocampal gyrus)
④ 치아이랑(dentate gyrus)
⑤ 띠이랑(cingulate gyrus)

08 심장의 중추는 어디에 있는가?
① 중간뇌(midbrain)
② 사이뇌(diencephalon)
③ 다리뇌(pons)
④ 숨뇌(medulla oblongata)
⑤ 소뇌(cerebellum)

09 통각과 온도감각을 담당하고 바로 교차되어 올라가며, 손상 시 반대쪽이 손상되는 신경로는?
① 쐐기다발(cuneate fasciculus)
② 널판다발(gracile fasciculus)
③ 앞척수시상로(anterior spinothalamic tract)
④ 가쪽척수시상로(lateral spinothalamic tract)
⑤ 가쪽겉질척수로(lateral corticospinal tract)

10 피부의 진피 중 지문, 손금, 족문을 형성하는 층은?
① 각질층(horny layer)
② 투명층(clear layer)
③ 과립층(granular layer)
④ 바닥층(basal layer)
⑤ 유두층(papillary layer)

11 위샘세포 중 펩시노겐을 분비하는 것은?
① 먼지세포(dust cell)
② 쿠퍼세포(kupffer's cell)
③ 으뜸세포(chief cell)
④ 벽세포(oxyntic cell)
⑤ 목점액세포(mucous neck cell)

12 콩팥에서 혈액이 여과되는 곳은?
① 토리(glomerulus)
② 토리주머니(glomerular capsule)
③ 토리쪽곱슬세관(proximal convoluted tubule)
④ 콩팥세관고리(Henle's loop)
⑤ 먼쪽곱슬세관(distal convoluted tubule)

13 산소운반을 하는 혈구의 세포는?
① 혈청(serum)
② 섬유소원(fibrinogen)
③ 적혈구(erythrocyte)
④ 백혈구(leukocyte)
⑤ 혈소판(platelet)

14 후두연골(laryngeal cartilage)은 총 몇 개인가?
① 7개
② 8개
③ 9개
④ 10개
⑤ 11개

15 혈중 칼슘농도를 상승시키는 호르몬은?
① 칼시토닌(calcitonin)
② 부갑상샘호르몬(parathyroid hormone)
③ 티록신(thyroxine)
④ 알도스테론(aldosterone)
⑤ 코르티솔(cortisol)

16 과잉 시 뼈엉성증(osteoporosis), 결핍 시 테타니증(tetany)이 나타나는 호르몬은?
① 티록신(thyroxine)
② 부갑상샘호르몬(parathyroid hormone)
③ 칼시토닌(calcitonin)
④ 인슐린(insulin)
⑤ 코르티솔(cortisol)

17 글루카곤(glucagon), 에피네프린(epinephrine)의 기능은?
① 혈당 상승
② 혈당 저하
③ 혈압 상승
④ 혈압 저하
⑤ 혈중 Ca^{2+} 저하

18 여성의 생리주기 중 분비기는?
① 1~4일
② 5~14일
③ 11~17일
④ 15~26일
⑤ 27~28일

19 DNA의 특징으로 옳은 것은?
① 이중나선 구조
② 단일가닥 구조
③ 단백질 합성
④ C,U 피리미딘
⑤ 정보 전달

20 혈관의 분포가 없으며 후두덮개연골(epiglottic cartilage)과 같은 것은?
① 유리연골(hyaline cartilage)
② 섬유연골(fibrocartilage)
③ 탄력연골(elastic cartilage)
④ 뼈(bone)
⑤ 혈액(blood)

21 귓속뼈(auditory ossicles)는 몇 개인가?
① 3개
② 4개
③ 5개
④ 6개
⑤ 7개

22 얼굴뼈(facial bones) 중 한 개만 존재하는 뼈는?
① 눈물뼈(lacrimal bone)
② 코뼈(nasal bone)
③ 광대뼈(zygomatic bone)
④ 보습뼈(vomer)
⑤ 위턱뼈(maxilla)

23 뇌신경 Ⅲ, Ⅳ, Ⅵ, Ⅴ이 통과하는 머리뼈의 주요통로는?
① 시각신경관(optic canal)
② 위눈확틈새(superior orbital fissure)
③ 원형구멍(foramen rotundum)
④ 타원구멍(foramen ovale)
⑤ 속귀길(internal acoustic meatus)

24 중간뇌(midbrain)에서 시각전달에 있어서 중요한 중계핵이며, 눈에서부터 전달된 시각신호는 이 부위를 지나 대뇌의 뒤통수엽(occipital lobe)의 시각중추로 전달된다. 이 부위는?
① 아래둔덕(inferior colliculus)
② 위둔덕(superior colliculus)
③ 에딩거-베스트팔핵(Edinger-Westphal nucleus)
④ 적색핵(red nucleus)
⑤ 흑색질(substantia nigra)

25 중추신경계의 발생과정은?
① 외배엽 → 신경판 → 신경주름 → 신경고랑 → 신경관
② 외배엽 → 신경판 → 신경주름 → 신경관 → 신경고랑
③ 외배엽 → 신경판 → 신경고랑 → 신경주름 → 신경관
④ 신경판 → 외배엽 → 신경고랑 → 신경주름 → 신경관
⑤ 신경판 → 외배엽 → 신경주름 → 신경고랑 → 신경관

26 대뇌의 오른쪽대뇌반구와 왼쪽대뇌반구를 연결하는 것은?

① 대뇌엽(lobes)
② 뇌섬엽(insular lobe)
③ 뇌들보(corpus callosum)
④ 중심고랑(central sulcus)
⑤ 가쪽고랑(lateral sulcus)

27 브로드만영역(Brodmann area)에서 운동앞영역(premotor area)은 어디에 있는가?

① 이마엽(frontal lobe)
② 마루엽(parietal lobe)
③ 관자엽(temporal lobe)
④ 뒤통수엽(occipital lobe)
⑤ 중간뇌(midbrain)

28 뇌의 신경전달물질 중 하나로, 기분을 조절하며 식욕과 수면·사고기능에 관여하고, 결핍 시 우울증과 불안장애·수면장애가 발생하는 것은?

① 도파민(dopamine)
② 아세틸콜린(acetylcholine)
③ 엔도르핀(endorphine)
④ 세로토닌(serotonin)
⑤ 감마-아미노부티르산(GABA)

29 기억과 감정의 회로인 파페츠회로(papez circuit)를 지니고 있으며 본능적 행동과 정서, 학습과 기억 등을 조절하는 기관은?

① 중간뇌(midbrain)
② 시상하부(hypothalamus)
③ 바닥핵(basal ganglia)
④ 그물체(reticular formation)
⑤ 둘레계통(limbic system)

30 엉덩관절(hip joint), 무릎관절(knee joint)을 모두 굽히는 근육은?

① 넙다리빗근(sartorius muscle)
② 넙다리곧은근(rectus femoris muscle)
③ 안쪽넓은근(vastus medialis)
④ 넙다리네갈래근(quadriceps femoris muscle)
⑤ 두덩근(pectineus muscle)

31 질병 발생의 3요인에 대한 설명으로 옳은 것은?

① WHO(World Health Organization)는 질병 발생 삼원론을 주장하였다.
② 병인·숙주·환경의 3요소가 서로 의존적이며 하나 또는 그 이상의 변화로 평행상태가 깨질 때 질병이 발생할 수 있다.
③ 병인은 질병 발생의 간접적인 원인으로서, 생물학·물리·환경적 인자이다.
④ 숙주는 질병의 대상자로서, 질병 발생에 영향을 주는 인체내부의 요인이다.
⑤ 환경은 질병 발생에 영향을 주는 인체내부의 요인이다.

32 고대기의 히포크라테스가 주장한 4액체설의 체액에 해당하는 것은?

① 뇌척수액
② 흑담즙
③ 위 액
④ 췌장소화액
⑤ 림프액

33 호흡기계 감염병에 해당하는 것은?

① 세균성이질
② 장티푸스
③ 폴리오
④ 파라티푸스
⑤ 디프테리아

34 고려시대 보건행정의 부서로 알맞게 연결된 것은?

① 상약국 – 빈민구호 및 질병치료 담당
② 혜민국 – 빈민의료 담당
③ 제위보 – 왕실의료 담당
④ 대의감 – 의약관청
⑤ 대비원 – 서민의료 담당

35 인구감소형에 해당하는 인구 피라미드형의 설명으로 옳은 것은?

① 출생률과 사망률이 높다.
② 14세 이하 인구가 65세 이상 인구의 2배 정도이다.
③ 생산층 인구가 전체 인구의 50%이다.
④ 출생률이 사망률보다 낮다.
⑤ 대도시 지역의 전형적인 인구구조이다.

36 다음 설명에 해당하는 시간적 특성은?

> 외래감염병의 국내 침입 시 돌발적으로 유행하는 경우를 말하며, 콜레라 등 검역감염병이 그에 속함

① 추세변화
② 주기변화
③ 계절변화
④ 단기변화
⑤ 불규칙변화

37 다음 설명에 해당하는 표본추출방법은?

> • 모집단에 일련번호를 부여한 후 표본추출간격을 정하고 첫 번째 표본은 단순무작위추출법으로 뽑은 후 이미 정한 표본추출간격으로 표본을 뽑는 것
> • 전화번호부 등을 이용한 여론조사 등에 가장 많이 사용되는 방법

① 단순무작위추출법
② 층화추출법
③ 계통추출법
④ 집락추출법
⑤ 계획추출법

38 다음에서 설명하는 것은?

> 무기염류 중에서 가장 필요량이 많은 것으로 근육 및 신경의 자극, 전도, 삼투압의 조절 등 조절소의 기능을 담당함

① 칼슘(Ca)
② 철분(Fe)
③ 인(P)
④ 요오드(I)
⑤ 식염(NaCl)

39 비타민 C 부족 시 나타날 수 있는 결핍증은?

① 야맹증
② 구순염
③ 각기병
④ 구루병
⑤ 괴혈병

40 다음에서 설명하는 것은?

> 혈액순환계가 정상기능을 발휘하지 못해 혈관신경의 부조절, 심박출량의 감소, 피부혈관의 확장, 탈수 등으로 인해 전신권태, 두통, 현기증, 구토 등의 증상이 나타남

① 열사병
② 열허탈증
③ 열경련증
④ 열쇠약증
⑤ 진폐증

41 다음에 설명에 해당하는 것은?

> 노인에게 지급하여 안정적인 소득기반을 제공함으로써 생활안전을 지원하는 목적이 있음

① 기초연금법
② 국민연금법
③ 장애인연금법
④ 국민기초생활보장법
⑤ 고용보험법

42 다음 설명에 해당하는 병원체는?

> 세균보다 작고 살아 있는 세포 안에서만 기생하는 특성이 있으며 발진티푸스, 쯔쯔가무시증 등의 질병을 일으킴

① 바이러스
② 리케치아
③ 기생충
④ 진 균
⑤ 클라미디아

43 MMT 근력검사 등급체계 중 Fair plus(F+)에 대한 설명으로 옳은 것은?

① 중력과 함께 약간의 저항을 이기고 full ROM 가능함
② 중력을 이기고 full ROM 가능함
③ 중력을 이기고 50% 이상의 ROM 가능함
④ 중력을 제거한 자세에서 full ROM 가능함
⑤ 중력을 제거한 자세에서 full ROM 어려움

44 다음 근력검사 시 대상근육에 해당하는 것은?

> • 시작자세 : 배를 바닥에 대고 누워 어깨관절의 90° 벌림, 팔꿈관절의 90° 굽힘 자세
> • 지시 : "천장을 향해 팔꿈치를 들어 올리세요."
> • 저항 : 대상자의 위팔뼈의 먼 끝에 손을 대고 수평모음 방향으로 저항을 줌
> • 행동 : 어깨 수평벌림(shoulder horizontal abduction)

① posterior deltoid
② anterior deltoid
③ teres minor
④ latissimus dorsi
⑤ serratus anterior

45 어깨관절의 수평벌림 동작의 MMT 'F+ 등급' 측정 자세는?

① 바로 누운 자세(supine)
② 엎드려 누운 자세(prone)
③ 옆으로 누운 자세(side lying)
④ 바로 앉은 자세(sitting)
⑤ 선 자세(standing)

46 팔꿉(elbow)관절 굽힘(flexion)의 정상 가동범위가 0~150°일 때 MMT 측정 결과와 내용의 연결로 옳은 것은?

① F : 중력에 대항해 0~100°까지 움직임
② F- : 중력에 대항해 0~50°까지 움직임
③ P+ : 중력에 대항해 0~50°까지 움직임
④ P : 중력이 감소된 상태에서 0~100°까지 움직임
⑤ P- : 관찰되거나 촉지되는 근수축이 있으나 움직임은 없음

47 다음 설명하는 관절가동범위를 측정하는 동작은?

- 대상자의 자세 : 바로 누운 자세
- 각도기 축 : 엉덩관절의 가쪽 넙다리뼈의 큰 돌기
- 고정막대기 : 골반 가쪽 정중선
- 이동막대 : 넙다리뼈의 긴축과 평행

① 엉덩관절 벌림
② 엉덩관절 폄
③ 엉덩관절 굽힘
④ 엉덩관절 모음
⑤ 엉덩관절 안쪽돌림

48 정상 관절가동범위가 가장 작은 것은?

① 목 굽힘
② 목 폄
③ 목 가쪽굽힘
④ 손목 노쪽치우침
⑤ 손목 폄

49 다음 설명에 해당하는 특수검사는?

- 가시위근 힘줄의 충돌검사
- 팔꿈치를 90° 굽힌 상태에서 검사자가 피검자의 어깨관절을 안쪽으로 돌림

① 니어충돌 검사
② 호킨스-케네디 검사
③ 깡통비우기 검사
④ 프로망 징후
⑤ 요르가손 검사

50 앉아서 상체를 반쯤 뒤로 젖히고 머리를 뒤쪽으로 갑자기 젖히게 되면 양팔은 벌림, 폄, 바깥돌림이 되고 손가락은 벌림, 폄이 되는 반사는?

① 긴장성 미로반사(tonic labyrinthine reflex)
② 연합반응(associated reaction)
③ 목정위반사(neck righting reflex)
④ 모로반사(Moro reflex)
⑤ 란다우반사(Landau reflex)

51 눈동자의 바깥쪽 움직임 평가를 하는 뇌신경은?

① 전정달팽이신경(vestibulocochlear nerve)
② 얼굴신경(facial nerve)
③ 갓돌림신경(abducens nerve)
④ 삼차신경(trigeminal nerve)
⑤ 미주신경(vagus nerve)

52 표재통각을 평가하며, 보호감각 상실과 감각과민으로 해석을 할 수 있는 평가는?

① Light touch & Pressure Sensation
② Sharp & Dull test
③ Tactile Localization
④ Two-point Discrimination
⑤ Moberg's Pick-up Test

53 감각에 의해 받아들여진 낯익은 물건을 잘 알아차리지 못하는 지각결손은?

① 입체지각(stereognosis)
② 피부그림감각(graphesthesia)
③ 신체도식(body schema)
④ 인식불능증(agnosia)
⑤ 얼굴지각(facial perception)

54 주의집중 수준을 일정기간 유지하는 능력은 어떤 주의력인가?

① 지속적 주의력(sustained attention)
② 선택적 주의력(selective attention)
③ 교대적 주의력(alternating attention)
④ 분리적 주의력(divided attention)
⑤ 초점적 주의력(focused attention)

55 다음 설명에 해당하는 균형평가는?

> 피검자 측면 벽면에서 발을 떼지 않고 평행하게 팔을 최대한 앞으로 뻗었을 때 최대로 뻗은 손허리손가락관절 끝의 위치를 측정함

① 롬베르그 검사
② 기능적 팔뻗기 검사
③ 버그균형 검사
④ TUG(일어서서 걷기 검사)
⑤ 일자 롬베르그 검사

56 단어나 개념을 범주화하여 기억하는 인지기능은?

① 재인(recognition)
② 조직화(organization)
③ 메타인지(metacognition)
④ 문제해결(problem solving)
⑤ 개념형성(concept formation)

57 다음 시각적 기술에 대한 개념에 해당하는 것은?

> 물체 상호 간의 위치를 인식하는 능력

① 형태항상성(form constancy)
② 시각적 폐쇄(visual closure)
③ 전경-배경구분(figure-ground discrimination)
④ 공간 내 위치(position in space)
⑤ 공간관계성(spatial relation)

58 다음 내용에 해당하는 시각수용 요소는?

> • 움직이는 물체를 지속적으로 따라보기 위해 망막중심오목에 영상을 유지하는 능력
> • 정보의 효율적인 진행을 위해 중요한 기술

① 시각고정
② 시각추적
③ 단속성 눈움직임
④ 수렴과 확산
⑤ 원근조절

59 다음 OTPF 설명에 해당하는 것은?

> 시작하고 끝내기, 생산하기, 신체적으로 지지하기, 내용을 형성하기, 흐름을 유지하기, 언어적으로 지지하기, 얼마나 효율적으로 언어적 및 비언어적 기술을 모두 사용하여 의사소통을 하는지

① 개인적 요소
② 환경적 요소
③ 사회적 상호작용기술
④ 처리기술
⑤ 운동기술

60 프로이드(Freud)의 심리적 이론 중 배변활동을 통한 쾌락이 있고 자기통제에 대한 자율성을 확립하는 단계는?

① 구강기
② 항문기
③ 남근기
④ 잠복기
⑤ 생식기

61 다음 내용에 해당하는 정신건강 장애는?

> 공공장소나 열린 공간에 있을 때, 도망칠 수 없는 상황에서 과도한 불안을 경험하는 것을 특징으로 함

① 범불안장애
② 공황장애
③ 사회불안장애
④ 광장공포증
⑤ 특정공포증

62 다음 내용은 에릭슨의 심리사회적 발달단계 중 무엇인가?

> • Freud의 남근기에 해당함
> • 활동, 호기심, 탐색의 방법으로 세상을 향해 돌진, 또는 두려움이나 죄책감으로 인해 주저가 생김
> • 가족과 중요관계

① 신뢰감 대 불신감
② 자율성 대 수치심/의심
③ 주도성 대 죄책감
④ 근면성 대 열등감
⑤ 자아정체감 대 역할혼란

63 아동이 가장 일찍 나타나는 자세조절은?

① 가슴을 든다.
② 턱을 든다.
③ 잡으려고 하지만 놓친다.
④ 혼자 앉는다.
⑤ 잡아주면 선다.

64 다음은 매슬로(Maslow)의 인간 욕구이론 중 무엇인가?

> 자신감, 성취감, 타인으로부터의 인정과 존경을 받고자 하는 욕구

① 생리적 욕구
② 안전의 욕구
③ 애정과 소속의 욕구
④ 존중의 욕구
⑤ 자아실현의 욕구

65 다음 설명에 해당하는 인간의 생애주기 단계는?

> 활동량이 증가하고 독립적인 성향이 발달하며, 식습관이 확립되는 시기

① 영아기
② 유아기
③ 아동기
④ 청소년기
⑤ 노년기

66 다음 설명에 해당하는 피아제의 인지이론 단계는?

- 타인의 관점을 이해함
- 보존개념을 가짐
- 환경의 조직화 가능

① 감각운동기
② 전조작기
③ 구체적 조작기
④ 형식적 조작기
⑤ 남근기

67 작업치료 보험수가 중 특수작업치료(Special Occupational Therapy)에 대한 설명으로 옳은 것은?

① 1인의 작업치료사가 다수의 환자를 상대로 동시에 20분 이상 치료한 경우
② 1인의 작업치료사가 다수의 환자를 상대로 동시에 10분 이상 치료한 경우
③ 1인의 작업치료사가 1대 1로 중심적으로 10~30분 정도 실시한 경우
④ 1인의 작업치료사가 1대 1로 중심적으로 20분 치료한 경우
⑤ 1인의 작업치료사가 1대 1로 중심적으로 30분 이상 치료한 경우

68 다음은 치료적 관계형성에 대한 내용이다. 옳은 것은?

환자의 이름을 사용하여 호칭하고, 사생활을 보장하며, 환자의 의견을 반영하는 것

① 존중
② 진실성
③ 공감능력
④ 적극적 경청
⑤ 역할모델링

69 임상적 추론(clinical reasoning) 중 절차적 추론(procedural reasoning)에 대한 설명으로 옳은 것은?

① 클라이언트의 진단과 관련된 다음 문제를 밝혀내고 문제를 해결하기 위한 적절한 중재방법을 선택하는 과정이다.
② 작업치료 서비스에 영향을 주는 현실적 문제에 대해 고려한다.
③ 클라이언트의 작업·활동의 경험을 바탕으로 한 스토리텔링이다.
④ 치료의 방향과 결과에 영향을 주는 다양한 변수들과 작업배경을 고려한다.
⑤ 클라이언트에게 적용하는 중재방법의 위험성과 윤리적 측면을 고려한다.

70 부정(denial)과 관련된 방어기제에 대한 설명으로 옳은 것은?

① 정의 : 받아들일 수 없는 행동이나 감정에 대해 변명함
② 정의 : 반대행동을 통해 전에 했던 일을 만회하려고 노력하는 것
③ 정의 : 성취할 수 없을 만한 것을 실제적인 목표나 사물로 대신하는 것
④ 예시 : 엄마가 지적장애가 있는 아이를 의사로 만들 계획을 세움
⑤ 예시 : 경찰시험에 떨어진 젊은 남자가 경호원이 됨

의료관계법규

71 「의료법」상 병원급 의료기관이 아닌 것은?
① 치과병원
② 종합병원
③ 정신병원
④ 한의원
⑤ 요양병원

72 「의료법」상 보건복지부장관은 병원급 의료기관 중에서 특정 진료과목이나 특정 질환 등에 대하여 난이도가 높은 의료행위를 하는 병원을 지정 및 재지정할 수 있는데 이에 대한 평가는 몇 년마다 실시하는가?
① 2년
② 3년
③ 4년
④ 5년
⑤ 6년

73 「의료법」상 부득이한 사유를 포함하여 출생·사망 또는 사산 증명서를 발급할 수 없는 의료인은?
① 의 사
② 한의사
③ 조산사
④ 간호사
⑤ 같은 의료기관의 다른 의사

74 「의료법」상 가정간호의 범위가 아닌 것은?
① 수 술
② 간 호
③ 검체의 채취
④ 주 사
⑤ 상 담

75 「의료법」상 폐업 또는 휴업의 신고를 하는 의료기관 개설자가 진료기록부 등을 직접 보관하고자 할 때 누구의 허가가 필요한가?
① 보건복지부장관
② 관할 보건소장
③ 대통령
④ 시·도지사
⑤ 시장·군수·구청장

76 「의료법」상 의료인의 면허 취소에 해당하는 내용은?
① 의료인의 품위를 심하게 손상시키는 행위를 한 경우
② 자격정지 처분기간 중에 의료행위를 한 경우
③ 일회용 의료기기를 재사용한 경우
④ 32주 이전의 태아의 성을 임부의 가족에게 알려준 경우
⑤ 부당하게 금품을 수수하는 경우

77 「의료기사 등에 관한 법률」상 보건복지부 장관은 의료기사 등 면허증의 발급 신청받았을 때 며칠 이내에 면허증을 발급하여야 하는가?
① 7일
② 10일
③ 14일
④ 15일
⑤ 20일

78 「의료기사 등에 관한 법률」상 면허 없이 의료기사 업무를 할 수 있는 사람은?
① 친구에게 스케일링해 준 치위생과 학생
② 방학 중 요양원에서 운동치료를 한 물리치료과 학생
③ 지인이 근무하는 병원에서 방사선촬영을 한 방사선과 학생
④ 할아버지에게 의치를 해준 치과기공과 학생
⑤ 실습 중 환자의 보조기 착용을 도와준 작업치료과 학생

79 「의료기사 등에 관한 법률」상 작업치료사 국가시험 응시 중 부정행위를 한 경우 최대의 응시자격 제한 횟수는?

① 1회
② 2회
③ 3회
④ 4회
⑤ 5회

80 다음 중 작업치료사의 업무범위가 아닌 것은?

① 감각 · 지각 · 활동 훈련
② 운전 재활훈련
③ 도수근력 · 관절가동범위 검사
④ 팔보조기 제작 및 팔보조기를 사용한 훈련
⑤ 직업 재활훈련

81 「장애인복지법」상 장애인정책조정위원회에서 심의 · 조정하는 내용이 아닌 것은?

① 장애인복지정책의 기본방향에 관한 사항
② 여성 장애인의 권익을 보호하는 사항
③ 장애인복지 향상을 위한 제도개선
④ 장애인 고용촉진정책의 중요한 조정에 관한 사항
⑤ 장애인 이동보장 정책조정에 관한 사항

82 「장애인복지법」상 대통령령으로 정하는 교육기관 및 공공단체의 장이 소속직원 또는 학생을 대상으로 장애인에 대한 인식개선을 위한 교육을 시행해야 하는 최소 횟수는?

① 1년에 1회 이상
② 1년에 3회 이상
③ 2년에 1회 이상
④ 2년에 3회 이상
⑤ 2년에 4회 이상

83 「장애인복지법」상 장애수당의 지급 대상 · 기준 및 방법과 심사 대상 · 절차 · 방법 등을 정하는 사람은?

① 대통령
② 보건복지부장관
③ 시장 · 군수 · 구청장
④ 국민연금공단
⑤ 한국장애인협회

84 「장애인복지법」상 보건복지부장관은 장애인의 권익과 복지증진을 위하여 5년마다 장애인정책종합계획을 수립 · 시행한다. 종합계획에 해당하지 않는 내용은?

① 장애인의 이동보장 정책조정에 관한 사항
② 장애인의 복지에 관한 사항
③ 장애인의 경제활동에 관한 사항
④ 장애인의 사회참여에 관한 사항
⑤ 장애인의 안전관리에 관한 사항

85 「정신건강증진 및 정신질환자 복지서비스 지원에 관한 법률」상 정신질환자의 보호의무자가 될 수 있는 사람은?

① 피한정후견인
② 미성년자
③ 행방불명자
④ 해당 정신질환자를 상대로 소송한 사실이 있는 자의 배우자
⑤ 성년후견인

86 「정신건강증진 및 정신질환자 복지서비스 지원에 관한 법률」상 정신건강증진시설의 종사자가 정신건강증진시설에 입원한 사람을 폭행하였을 때 해당하는 벌칙은?

① 7년 이하의 징역 또는 7천만 원 이하의 벌금
② 5년 이하의 징역 또는 5천만 원 이하의 벌금
③ 3년 이하의 징역 또는 3천만 원 이하의 벌금
④ 2년 이하의 징역 또는 2천만 원 이하의 벌금
⑤ 1년 이하의 징역 또는 1천만 원 이하의 벌금

87 「정신건강증진 및 정신질환자 복지서비스 지원에 관한 법률」상 보건복지부장관은 정신건강증진 및 정신질환자 복지서비스 지원에 관한 국가의 기본계획을 몇 년마다 수립하여야 하는가?

① 1년
② 2년
③ 3년
④ 4년
⑤ 5년

88 「노인복지법」상 노인에 대한 사회적 관심과 공경의식을 높이기 위한 날은?

① 1월 15일
② 2월 24일
③ 6월 15일
④ 4월 20일
⑤ 10월 2일

89 「노인복지법」상 국가 또는 지방자치단체에서 비용을 보조받을 수 없는 기관은?

① 노인일자리전담기관
② 노인요양시설
③ 노인여가복지시설
④ 재가노인복지시설
⑤ 노인보호전문기관

90 「노인복지법」상 인권교육에 대한 설명이 아닌 것은?

① 대통령령으로 정하는 노인복지시설을 설치·운영하는 자와 그 종사자는 인권에 관한 교육을 받아야 한다.
② 보건복지부장관은 인권교육을 효율적으로 실시하기 위하여 인권교육기관을 지정할 수 있다.
③ 부정한 방법으로 인권교육기관을 지정받은 경우 1년간 업무를 정지할 수 있다.
④ 노인복지시설 중 경로당 및 노인교실을 제외한 시설이 인권교육의 대상시설이다.
⑤ 대면 또는 인터넷 교육을 통하여 매년 4시간 이상 인권교육을 받아야 한다.

작업치료학

01 다음에서 설명하는 수행기술은?

> • 필요한 구두 또는 서면정보를 얻기 위해 질문을 하거나 설명서 또는 라벨을 읽음
> • 과제와 환경에 대해 충분히 익숙해져 있고, 답변에 대한 사전인식을 가지고 있어 불필요한 정보에 대해 질문하지 않음

① 요구하기
② 다루기
③ 눈치채고 반응하기
④ 조직화하기
⑤ 조절하기

02 다음에서 설명하는 작업의 영역은?

> 즐거움, 여흥, 재미 및 기분전환을 위한 자발적인 활동 또는 조직화된 활동

① 놀 이
② 휴식과 수면
③ 여가활동
④ 사회참여
⑤ 교 육

03 다음에서 설명하는 내용은 SOAP 중 어디에 속하는가?

> • 클라이언트의 치료경과에 대한 언급 및 회복잠재력에 대해 기술함
> • 차후평가와 치료에 대해 제안을 함

① Dx
② DM
③ S
④ A
⑤ P

04 서양의 작업치료 중 예술과 수공예 운동이 발달하게 된 시기는?

① 산업혁명
② 1차 세계대전
③ 1930년대 경제대공황
④ 2차 세계대전
⑤ 프랑스 시민혁명

05 수행기술 중 처리기술에 해당하는 것은?

① 조정하기(calibrates)
② 견디기(endures)
③ 위치시키기(positions)
④ 유연하게 사용하기(flows)
⑤ 지속하기(continues)

06 다음 증상을 보이는 뇌졸중 환자의 손상혈관은?

> 실독증, 입체실인증, 같은 쪽 반맹증, 시각실인증

① 앞대뇌동맥(ACA)
② 중간대뇌동맥(MCA)
③ 뒤대뇌동맥(PCA)
④ 소뇌동맥(CA)
⑤ 속목동맥(ICA)

07 우반구 병변 시 나타날 수 있는 증상은?

① 브로카실어증
② 의사소통 결손
③ 실행증
④ 오른쪽 편마비
⑤ 편측무시

08 다음 환자의 하지 브룬스트롬 단계는?

> • 선 자세에서 발목 발등굽힘 수행
> • 선 자세에서 무릎을 구부릴 수 있음

① 1단계 ② 2단계
③ 3단계 ④ 4단계
⑤ 5단계

09 다음에서 설명하는 평가도구는?

> • 목적 : 일상생활에서의 손 사용능력을 평가하여 장애정도를 객관적으로 평가하기 위함
> • 대상 : 아동 및 성인의 손 기능장애 환자
> • 유의사항 : 비우세손 → 우세손 순으로 검사함

① Fugl-Meyer Assessment of Motor Function
② Arnadottir OT-ADL Neurobehavioral Evaluation
③ Jebsen-Taylor Hand Function Test
④ Box & Block Test
⑤ Manual Function Test

10 뇌졸중 환자에게 MAS(Modified Ashworth Scale)를 이용하여 근긴장도 평가를 진행하였다. 뇌졸중 환자의 점수는?

> • 검사 : 치료사가 환자의 엉덩관절을 수동적으로 굽힘
> • 반응 : 관절가동범위의 끝 부분에서 저항이 느껴짐

① 0 ② 1
③ 2 ④ 3
⑤ 4

11 다음 MBI(Modified Barthel Index) 평가에서 식사하기(Feeding) 항목의 점수는?

> • 고기를 자르거나 김치 자르기 혹은 생선 바르기 외에는 차려진 식탁에서 독립적으로 식사 가능함
> • 감독이 필요 없음

① 0점 ② 2점
③ 5점 ④ 8점
⑤ 10점

12 다음 상황에서 알 수 있는 언어장애는?

> • 물건이 무엇인지 물어보면, 이름을 대답하기 어려워함
> • 물건의 개수를 물어보면, 물건의 개수를 대답함

① 수용성 실어증(receptive aphasia)
② 전도실어증(conduction aphasia)
③ 건망실어증(amnestic aphasia)
④ 조음장애(dysarthria)
⑤ 명칭실어증(anomic aphasia)

13 점퍼의 왼쪽하단에 있는 주머니를 잠글 시 사용되는 양측패턴(bilateral patterns)은?

① 교차 패턴(reciprocal patterns)
② 대칭 패턴(symmetric patterns)
③ 비대칭 패턴(asymmetric patterns)
④ 대각선상반 패턴(diagonal reciprocal patterns)
⑤ 동측성 패턴(ipsilateral patterns)

14 다음 설명하는 신경계 치료접근법은?

- 정상발달 및 운동에 근거를 두고 있으며 주된 목적은 근육긴장을 정상화시키고, 원시반사들을 억제하고, 정상자세 반응들을 촉진하는 것
- 치료의 기본목표는 움직임의 질을 향상시키고 환자가 정상움직임 패턴들을 다시 학습하도록 돕는 것

① 고유수용성신경근촉진법(PNF)
② 강제유도운동치료(CIMT)
③ 루드테크닉(Rood)
④ 브룬스트롬(Brunnstrom)
⑤ 신경발달치료(NDT)

15 환측 팔꿈관절의 MAS(Modified Ashworth Scale) 평가점수가 3점인 뇌졸중 환자에게 적용할 Rood 접근은?

① 신장압박
② 빠른 신장
③ 무거운 관절압박
④ 태핑
⑤ 장시간 신장

16 외상성 뇌손상으로 인하여 혼수상태인 환자에게 겉질제거경축(decorticate rigidity)이 관찰되었다. 환자에게 나타나는 자세는?

① 어깨관절 폄
② 무릎관절 폄
③ 어깨관절 바깥돌림
④ 손목관절 폄
⑤ 어깨관절 모음

17 다음 사례의 글래스고혼수척도(Glasgow Coma Scale)의 총 점수는?

- 눈 뜨기 : 자발적으로 눈을 뜸
- 운동반응 : "다리를 들어 보세요"라는 지시에 따름
- 언어반응 : 질문에 대한 답은 하지만 시간·장소·사람에 대한 지남력이 없음

① 11점
② 12점
③ 13점
④ 14점
⑤ 15점

18 외상성 뇌손상 환자의 외상후기억상실증(PTA ; Post Traumatic Amnesia) 평가결과 참고 시 손상 정도는?

외상 후 기억상실 기간이 10시간 정도 됨

① 경미(mild)
② 중증도(moderate)
③ 심각(severe)
④ 매우 심각(very severe)
⑤ 극도로 심각(extremely severe)

19 다음과 같은 증상을 보인 외상성 뇌손상 환자의 Rancho Los Amigos 인지기능 단계는?

> - 목표지향적인 행동을 보이지만 단서를 필요로 함
> - 간단한 명령에 지속적으로 반응하며, 상황에 적절하게 반응함
> - 정보처리 하는 데 지연되는 모습이 관찰됨

① 혼돈-부적절 반응(confused-inappropriate response)
② 혼돈-적절 반응(confused-appropriate response)
③ 자동-적절 반응(automatic-appropriate response)
④ 목적적이고-적절 반응(purposeful-appropriate response)
⑤ 목적 있고-적절 반응(modified independent)

20 다음 상황에서 사용된 평가도구는?

> - 환자 : 아버지로서 9세 아들이 좋아하는 캐치볼을 하고, 여행을 같이 가고 싶어 함
> - 작업치료사 : 환자가 중요하게 생각하는 활동에 대해 수행도·만족도를 확인 후 우선순위를 정하여 중재프로그램을 시행함

① MBI(Modified Barthel index)
② COPM(Canadian Occupational Performance Measure)
③ AMPS(Assessment of Motor and Process Skills)
④ KTA(Kitchen Task Assessment)
⑤ FIM(Functional Independence Measure)

21 뇌졸중 환자의 전형적인 자세로 옳은 것은?

① 어깨뼈 뒤당김과 내림
② 어깨 벌림과 안쪽돌림
③ 발가락 폄과 벌림
④ 발의 발등 쪽 굽힘
⑤ 아래팔의 뒤침

22 다음에서 설명하는 기억은?

> 용량이 제한적이며 지속시간도 수 초에서 수 분 밖에 되지 않지만, 인지행위가 의식적으로 일어나는 처리체계를 의미함

① 예견기억(prospective memory)
② 삽화기억(episodic memory)
③ 의미기억(semantic memory)
④ 장기기억(long term memory)
⑤ 작업기억(working memory)

23 뇌졸중 환자의 연하치료 시 보상전략으로 옳은 것은?

① 식이를 변형하여 음식물을 제공한다.
② 성대내전 운동을 시행한다.
③ 샤케어 운동을 시행한다.
④ 풍선을 이용해 호흡훈련을 한다.
⑤ 마사코메뉴버를 시행한다.

24 다음 설명하는 연하재활치료 중재는?

> 음식이 기도로 들어가는 것을 방지하기 위해 수의적으로 숨을 참아 삼키기 전이나 삼키는 동안 진성대 수준에서 기도를 닫는 방법으로, 후두 폐쇄가 완전하지 못한 환자에게 적용함

① 멘델슨법(Mendelsohn's maneuver)
② 발살바법(Valsalva maneuver)
③ 성문위삼킴(Supraglottic swallowing)
④ 샤케어운동(Shaker's exercise)
⑤ 노력삼킴(Effortful swallowing)

25 다음에서 설명하는 활동수행 시 공통적으로 사용되는 인지요소는?

- 1부터 20까지 숫자 순서대로 연결하기
- 노래 들으면서 특정한 단어가 나오면 박수 치기
- 노래 들으면서 자동차 운전하기

① 범주화(categorization)
② 일반화(generalization)
③ 지남력(orientation)
④ 집중력(attention)
⑤ 문제해결(problem solving)

26 다음에서 설명하는 척수증후군은?

- 척수손상 예후 중에서 가장 좋은 편
- 비분별성 촉각, 진동감각에만 손상이 나타남

① 말총증후군(Cauda Equina Syndrome)
② 앞척수증후군(Anterior Cord Syndrome)
③ 뒤척수증후군(Posterior Cord Syndrome)
④ 중심척수증후근(Central Cord Syndrome)
⑤ 브라운-세카르증후근(Brown-Sequard Syndrome)

27 통각과 온도감각을 담당하는 신경로는?

① Spinocerebellar tract
② Dorsal column
③ Corticospinal tract
④ Vestibulospinal tract
⑤ Spinothalamic tract

28 ASIA Sensory examination 진행 시 정상감각은 어느 부위에 제공해야 하는가?

① 목 뒤쪽
② 귀 뒤쪽
③ 볼
④ 가운뎃손가락
⑤ 팔꿈치 오금

29 다음 환자의 감각 정상부위는?

손상부위	Light touch	Pinprick
C4	2	2
C5	2	2
C6	2	1
C7	1	1
C8	2	1
T1	1	2

① 목의 뒷부분
② 안쪽팔꿈치 부분
③ 새끼손가락
④ 가운뎃손가락
⑤ 엄지손가락

30 다음에서 설명하는 척수손상 수준은?

- 위팔두갈래근, 손목폄근의 근력은 5등급(Normal)
- 손가락굽힘근의 근력은 5등급(Normal), 팔꿈치 폄근은 5등급(Normal)
- 손가락벌림근의 근력은 2등급(Poor)

① C5 ② C6
③ C7 ④ C8
⑤ T1

31 다음 사례에 해당하는 ASIA 척도는?

환자는 C4 진단을 받았으며 감각이나 운동기능이 척수분절 S4-S5를 포함하여 신경학적 레벨 이하에 없음

① A ② B
③ C ④ D
⑤ E

32 다음 설명하는 척수손상 합병증은?

- T6 이상의 척수손상에서 흔히 나타나는 현상 (유해한 자극에 대해 위험하게 갑작스러운 혈압의 상승이 나타남)
- 심한 두통, 서맥, 발한, 안면홍조, 코 막힘, 흐릿한 시각, 호흡곤란과 가슴 답답함 등

① 이소성 골화증
② 기립성 저혈압
③ 자율신경반사부전
④ 심부정맥혈전증
⑤ 골다공증

33 다음에서 설명하는 평가도구는?

- 5가지 일상생활 과제를 통하여 11가지 신경행동손상 평가
  예) 식사하기 수행 시 보속증 및 실행증 등과 같은 신경행동의 손상도를 관찰함
- 하위항목으로 기능적 독립척도와 신경행동손상 척도로 구성됨

① AMPS(Assessment of Motor and Process Skills)
② A-ONE(Arnadottir OT-ADL Neurobehavioral Evaluation)
③ KTA(Kitchen Task Assessment)
④ COPM(Canadian Occupational Performance Measure)
⑤ FIM(Functional Independence Measure)

34 RA 환자의 에너지보존 원칙에서 신체역학에 대한 내용으로 옳은 것은?

① 가능한 한 서서 일한다.
② 일은 피곤해지기 전에 최대한 빨리 끝낸다.
③ 낮은 곳에 있는 물건을 들 때는 무릎을 사용하며 등은 구부린다.
④ 뻗기를 피한다.
⑤ 스트레칭을 자주 한다.

35 다음 증상의 손가락 변형은 무엇인가?

- PIP 관절의 굽힘
- DIP 관절의 과도한 폄
- 손목관절, MCP 관절, PIP 관절에 활액막염이 발생할 때 extensor tendon의 central slip이 손상

① 단춧구멍 변형
② 방아쇠 손가락
③ 백조목 변형
④ 부샤르 결절
⑤ 방추형 부종

36 전동의수를 사용하여 컵 쥐기를 할 때 컵을 떨어뜨리는 현상이 발생했다. 이 환자에게 필요한 훈련은?

① 근수축 조절
② 근이완 조절
③ 의수 쥐기 강도 조절
④ 어깨 내밈 조절
⑤ 어깨 뒤 당김 조절

37 상지절단 환자가 팔꿈관절에서 일부분의 굽힘과 폄 기능을 상실했고, 아래팔에서 모든 엎침 및 뒤침 기능을 상실했다. 이 환자의 예상되는 절단수준은?

① 긴 아래팔 절단
② 손목 이단
③ 긴 위팔 절단
④ 짧은 아래팔 절단
⑤ 짧은 위팔 절단

38 다음 설명에 해당하는 구조물은?

> • 의수의 기본구성 요소가 됨
> • 남겨진 사지를 안정적으로 충분히 덮을 수 있어야 하나 너무 많이 덮여서도 안 됨

① 소켓
② 손목 장치
③ 말단 장치
④ 팔꿉관절 장치
⑤ 하네스

39 다음과 같은 일상생활활동 교육이 필요한 질환은?

> • 들고 옮기는 것을 피하고 에너지 보존을 위해 바퀴 달린 카트 사용
> • 뒷좌석을 쓰거나 차 트렁크에 상자 등을 깔아 바닥을 올림
> • 부엌에서는 무릎앉기패드를 사용함

① 파킨슨병
② 뇌성마비
③ 척수손상
④ 근이영양증
⑤ 요통

40 엉덩관절치환술(THR)의 접근법과 피해야 하는 동작이 알맞게 이어진 것은?

① 앞가측 접근법 – 엉덩관절 안쪽돌림 금지
② 앞가측 접근법 – 엉덩관절 90% 이상 굽힘 금지
③ 뒤가측 접근법 – 엉덩관절 폄 금지
④ 뒤가측 접근법 – 엉덩관절 모음 금지
⑤ 뒤가측 접근법 – 엉덩관절 바깥돌림 금지

41 화상 환자가 피해야 할 자세로 옳은 것은?

① 손가락(IP) – 폄
② 무릎관절(knee) – 폄
③ 엄지(thumb) – 모음
④ 중손가락(MCP) – 굽힘
⑤ 발목(ankle) – 발등 굽힘

42 화상 환자의 가정관리에 대한 내용으로 옳은 것은?

① 장시간의 야외작업이 필요하다.
② 흉터부위를 건조하게 유지한다.
③ 압박의복은 세탁기에 강력한 세제를 넣어 세탁해야 한다.
④ 아동은 압박의복을 교체할 필요가 없다.
⑤ 압박의복은 목욕, 마사지, 의복교환 등의 시간을 제외하고 매시간 착용한다.

43 티넬징후 검사(Tinel's sign)에 대한 설명으로 옳은 것은?

① 몸쪽에서 먼 쪽으로 이동하며 찌릿한 감각을 유도한다.
② 찌릿한 감각이 시작되는 부위가 신경압박이 있는 부위이다.
③ 신경수술 전 사용된다.
④ 근육을 따라 천천히 가볍게 두드리며 나아간다.
⑤ 근육의 성장범위를 가늠하기 위해 사용된다.

44 뼈관절염의 특징으로 옳은 것은?

① 몇 주, 몇 달 안에 갑자기 발병한다.
② 열, 피로, 관절주변의 문제 등의 증상이 나타난다.
③ 양쪽 관절에서 대칭적인 양상을 보인다.
④ 여성의 유병률이 남성의 3배 이상이다.
⑤ 비염증성 질환이다.

45 RA 환자의 재활치료에 있어 주의해야 할 사항으로 옳은 것은?

① 정적이고 저항이 있는 활동을 적극적으로 해야 한다.
② 불안정한 관절을 사용한다.
③ 통증을 고려해야 한다.
④ 열의 적용은 1시간으로 제한한다.
⑤ 피로를 느낄 정도로 적극적으로 한다.

46 절단 환자에게 나타나는 합병증 중 환상감각에 대한 설명으로 옳은 것은?

① 절단된 사지에 실질적인 감각이 나타나는 것이다.
② 수술 이전에 발생한다.
③ 통증이 있다.
④ 의수족 재활을 방해하는 요인이다.
⑤ 찌릿함, 압박감 등이 나타난다.

47 말초신경 병변의 임상증상에서 긴가슴신경 손상 시 나타나는 것은?

① 어깨뼈의 모음 상실
② 위팔의 가쪽돌림 약화
③ 팔 모음 손실
④ 날개어깨뼈 발생
⑤ 아래팔 굽힘, 뒤침 손실

48 다음과 같은 특성을 지닌 질환은?

- 축삭은 보존되나 말이집의 탈수초화가 특징임
- 급성 염증성 질환으로 4주 이상 진행되지 않음

① 길랭바레증후군(GBS)
② 파킨슨병(PD)
③ 루게릭병(ALS)
④ 소아마비(Polomyelitis)
⑤ 후소아마비증후군(PS)

49 다음에서 설명하는 질환은?

- 운동신경원의 퇴행이 진행되어 뇌·뇌간·척수의 신경부위의 세포가 파괴되어 나타남
- 움직임 조절능력이 상실되며 근위축이 발생함
- 진행에 따른 증상
  - 손발 위축으로 이동의 어려움(전신근력 약화)
  - 얼굴근육의 약화로 침을 흘림
  - 호흡장애 발생

① 근육위축가쪽경화증(ALS ; Amyotrophic Lateral Sclerosis)
② 알츠하이머병(AD ; Alzheimer's Disease)
③ 파킨슨병 (PD ; Parkinson's Disease)
④ 다발성 경화증(MS ; Multiple Sclerosis)
⑤ 헌팅톤병(HD ; Huntington's Disease)

50 다음 중 유형이 다른 방어기제는?

① 합리화
② 억 압
③ 참 기
④ 억 제
⑤ 격 리

51 다음 중 조현병의 음성 증상은?

① 와해된 언어
② 일관성 없는 행동
③ 정서적 둔마
④ 망 상
⑤ 환 각

52 다음 설명하는 방어기제는?

> - 보다 원시적인 형태의 정신병적 동일시
> - 자신과 타인을 어느 정도 구분하는 상태에서 일어나는 동일시
> - 대상의 특징을 하나의 물질로 보는 것

① 고 착
② 내재화
③ 해 리
④ 승 화
⑤ 함 입

53 과대망상을 가진 환자에게 적용할 수 있는 활동은?

① 리본공예
② 텃밭 관리하기
③ 서 예
④ 스테인드글라스
⑤ 이야기 · 시 쓰기

54 다음 정신사회작업치료에서 사용되는 그룹유형은?

> 근로자, 부모, 친구 또는 배우자와 같은 삶에서의 역할의 중요성을 강조하면서 작업치료사들이 주어진 역할을 건강하게 수행하는 데 필수적인 기술을 발달시키는 그룹을 개발하도록 이끌었음

① 현실지향 그룹
② 발달 그룹
③ 자아인식 그룹
④ 역할지향 그룹
⑤ 인간작업 그룹

55 다음 설명에 해당하는 알코올 사용장애의 대처기술은?

> - 음주의 선행조건이 되는 불안과 분노 등을 경감시키는 방법
> - 호흡과 근전도의 바이오피드백이나 명상 등을 활용하여 스트레스 상황에서 발생하는 부정적 선행조건을 감소시켜서 음주로 연결되지 않도록 함

① 갈망관리
② 분노관리
③ 부정적 사고 개선
④ 음주 거절하기
⑤ 이완요법

56 다음에서 설명하는 망상장애 유형은?

> 어느 한 가지 망상적 주제도 두드러지지 않은 경우 적용함

① 혼합형
② 질투형
③ 색정형
④ 과대형
⑤ 신체형

57 다음에서 설명하는 그룹구성원의 역할은?

> - 과제 역할에 포함된 역할자임
> - 구체적인 실행방안에 대한 의견을 제시하는 자

① 의견탐구자
② 의견대변자
③ 고심하는 자
④ 지향주의자
⑤ 발의자

58 다음 사례에서 시행한 중재법은?

- 증상 : 아동이 그네 타는 것을 무서워함
- 치료
  - 1단계: 그네 주위에서 치료사와 함께 다른 놀이를 함
  - 2단계 : 그네에 앉아 치료사와 함께 다른 놀이를 진행함
  - 3단계 : 그네 위에 앉아 천천히 그네를 흔들며 타게 함

① 홍수법
② 동기강화치료
③ 체계적 둔감화
④ 혐오자극법
⑤ 통찰정신치료

59 누워있는 8개월 아동의 머리를 왼쪽으로 돌렸을 때 아동의 오른쪽 팔다리가 구부러지는 반응을 보였다. 관련된 반사는?

① ATNR – 정상
② ATNR – 비정상
③ STNR – 비정상
④ STNR – 정상
⑤ TLR

60 다음 내용에 해당하는 뇌성마비 유형은?

- 근긴장도가 저긴장에서 정상으로 변화함
- 비틀린 불수의적 움직임, 안정성 감소로 많은 굴곡을 시도함
- 일반적으로 원시반사가 없으며, 불수의적인 움직임에 의해 영향을 받아 미약하지만 보호 평형반응이 나타남

① Severe spasticity
② Moderate spasticity
③ Athetosis with spasticity
④ Pure athetosis
⑤ Flaccid

61 다음은 피아제의 인지발달단계 중 어디에 해당하는가?

- 추상적이고 가설적인 수준에서 체계적인 사고가 가능함
- 가설, 연역적 인지구조를 획득함
- 추상적 사고능력을 획득함

① 감각운동기
② 전 개념적 사고단계
③ 직관적 사고단계
④ 구체적 조작기
⑤ 형식적 조작기

62 6세 아동의 시각운동기술 및 시지각기술을 평가하고자 한다. 어떤 평가도구를 사용해야 하는가?

① Sensory Profile
② DTVP-II(Developmental Test of Visual Perception-II)
③ MVPT-3(Motor-free Visual Perception Test-3)
④ EDPA(Erhardt Developmental Prehension Assessment)
⑤ 웩슬러 아동지능 검사

63 MVPT-3(Motor-free Visual Perception Test-3)에 대한 설명으로 옳은 것은?

① 운동기능을 포함한 시지각 능력평가이다.
② 검사대상 연령은 4~94세이다.
③ 4세부터 11세 아동은 1번부터 40번 문항까지 평가한다.
④ 11세 이후부터는 1번부터 65번 문항까지 평가한다.
⑤ 환자가 자신이 답한 것이 정답인지 물어볼 경우 검사자는 피드백을 제공한다.

64 5세 아동의 학교 참여를 평가할 수 있는 도구는?

① School Function Assessment
② Klein-Bell ADL Scale
③ Assessment of Motor and process Skills
④ Pediatric Evaluation of Disability inventory
⑤ Hawaii Early Learning Profile

65 다음 중 아동의 발달 평가도구는?

① Pediatric Evaluation of Disability Inventory
② School Function Assessment
③ Assessment of Motor and Process Skills
④ Wee-FIM
⑤ Miller Assessment for Preschoolers

66 지적장애 아동에게 하얀색 천에서 하얀색 지우개를 찾게 하는 중재를 하였다. 향상시키고자 하는 시지각은?

① 입체인식(stereognosis)
② 서화감각(graphesthesia)
③ 전경-배경(figure-ground)
④ 공간관계(spatial relation)
⑤ 깊이지각(depth perception)

67 저긴장 아동에게 사용해야 할 루드의 촉진테크닉은?

① 장기간 신장
② 무거운 관절압박
③ 힘줄 압박
④ 느린 구르기
⑤ 발달패턴에서 흔들기

68 다음에서 설명하는 평가도구는?

- 편마비 환자의 복잡한 시각-운동 협응능력을 평가함
- 5세 이상의 아동과 성인에게 사용되며, 산업체의 근로자 선별을 위해서도 이용함

① 오코너 손가락 민첩성 평가(O'connor Finger Dexterity Test)
② 상자와 나무토막 검사(Box & Block Test)
③ 퍼듀페그보드 검사(Purdue Pegboard Test)
④ 젭슨-테일러 손기능 평가(Jebsen-Taylor Hand Function Test)
⑤ 그루브드 페그보드(Grooved Pegboard)

69 다음에서 설명하는 뇌성마비 유형은?

- 주로 소뇌의 손상
- 협응에 대한 문제, 안구진탕, 겨냥이상 등 증상이 나타남

① 실조형(ataxic)
② 이완형(flaccid)
③ 강직형(rigidity)
④ 경직형(spastic)
⑤ 무정위형(athetoid)

70 다음과 같은 증상이 나타나는 마비는?

- 손목의 굽힘근(flexors)의 먼 쪽(distal) 손상
- 손의 내재근(intrinsic muscles) 마비
- 잡기(grasp)가 안 됨, 갈퀴손 변형(claw hand) 발생

① 자신경마비
② 정중신경마비
③ 노신경마비
④ 크룸프케마비
⑤ 에레브마비

71 경직형 뇌성마비 아동에게 MAS(Modified Ashworth Scale)를 이용하여 근긴장도 평가를 진행하였다. 뇌졸중 환자의 점수는?

- 검사 : 치료사가 환자의 어깨관절을 수동적으로 굽힘
- 반응 : 근긴장의 증가 현상과 함께 수동적인 움직임이 어려움

① 1
② 1+
③ 2
④ 3
⑤ 4

72 다음 COPM 평가결과 고려 시 환자에게 가장 먼저 적용해야 될 중재는?

작업명	중요도	만족도	수행도
컴퓨터 문서작업	9	4	5
샤워하기	8	6	9
식사하기	7	8	6

① 작업수행의 집중력을 높이기 위해 집중력 훈련 프로그램 제공
② 식사 보조도구를 이용한 식사하기 프로그램 제공
③ 신체의 전반적인 건강증진을 위해 신체 운동프로그램 제공
④ 샤워 보조도구를 이용하여 독립적인 샤워 프로그램 제공
⑤ 컴퓨터 보조도구를 이용한 문서작업 프로그램 제공

73 다음 상황에서 사용한 기억회복 전략은?

A 씨는 아동에게 집주소를 암기시키기 위해 잘못된 순간에 대해 지적을 했으며 실수가 발생할 때마다 순간 수정해서 외우게 진행했음

① 오류배제학습(errorless learning)
② 연습과 반복(exercise and drills)
③ 시간차 회상훈련(spaced retrieval training)
④ 회상치료(reminiscence therapy)
⑤ 점진적 단서소실(vanishing cues)

74 다음의 활동은 아동의 어떤 집중력을 증진시키기 위해 하는 중재인가?

- 이어폰을 꽂고 노래를 들으면서 걷는 훈련을 진행함
- 노래를 틀고 요리하는 훈련을 진행함

① 변환적 집중력(shift attention)
② 분리된 집중력(divided attention)
③ 초점적 집중력(focused attention)
④ 선택적 집중력(selective attention)
⑤ 지속적 집중력(sustained attention)

75 다음에서 설명하는 근디스트로피(muscular dystrophy)의 유형은?

- X염색체 열성 형질의 연쇄된 유전성 질환이기 때문에 남아에게만 침범함
- 3~4세에서 발병하며, 다리이음뼈와 다리의 근육부터 시작함
- 20세 정도가 되면 호흡을 위한 호흡보조기가 필요하며 대개 30세 정도에 사망

① 듀센(Duchenne)
② 베커(Becker)
③ 얼굴어깨위팔(fascioscapulohumeral)
④ 근긴장(myotonic)
⑤ 팔다리연결(limb-girdle)

76 CDR 0.5인 환자의 GDS 결과는?

① 1단계
② 2단계
③ 4단계
④ 5단계
⑤ 6단계

77 다음 내용에 해당하는 임상치매척도(Clinical Dementia Rating)의 지남력 점수는?

- 시간 : 상실
- 장소 : 자주 손상

① 불확실(0.5)
② 경도(1)
③ 중등도(2)
④ 중증(3)
⑤ 심각(4)

78 근이영양증에 대한 설명으로 옳은 것은?

① Becker형은 20대 초에 호흡부전으로 사망한다.
② Duchenne형은 X염색체 우성 유전질환으로 남녀 모두에게 발생된다.
③ 팔다리연결형은 여성에게만 발생된다.
④ 내분비장애, 대머리, 백내장은 얼굴어깨위팔형에서 나타난다.
⑤ Duchenne형은 종아리근육 과비대가 특징이다.

79 치매 환자를 위한 중재방법으로 옳은 것은?

① 밤 동안 신체적 활동을 한다.
② 지남력의 장애가 있으므로 사람이 많은 곳에 자주 노출시켜야 한다.
③ 간단한 과제를 연속적으로 지시한다.
④ 신분을 확인할 수 있는 팔찌나 목걸이를 착용한다.
⑤ 운동능력 증진훈련을 한다.

80 헌팅톤병에서 말기 증상으로 옳은 것은?

① 사지경련
② 손에 무도증 형태의 움직임
③ 글씨체 변화 발생
④ 불규칙한 움직임
⑤ 수의적 움직임의 감소

81 파킨슨병 초기의 환자에게 필요한 실내환경 수정으로 옳은 것은?

① 화장실 손잡이, 높은 변기 등의 사용을 권장한다.
② 의자는 팔걸이가 없는 것으로 교체한다.
③ 작은 단추가 달린 옷을 입는다.
④ 지퍼가 달린 옷을 권장한다.
⑤ 발목보호를 위해 목이 긴 신발을 신는다.

82 알츠하이머의 임상적 특징으로 옳은 것은?

① 실행증
② 무감동증
③ 동기상실
④ 환시와 환각
⑤ 대인관계의 문제

83 ALS 환자에 대한 작업치료의 중재로 이루어져야 하는 것은?

① 환자 단계변화에 따라 운동을 변형시킨다.
② 인지적 보조도구를 사용한다.
③ 질환상태에 따른 적절한 인지적 프로그램을 적용한다.
④ 가족구성원과 같이 지내는 환자는 집안구조를 변경할 필요없다.
⑤ 보조도구가 있으면 의학적 장비는 따로 필요하지 않다.

84 다발성경화증에 대한 설명으로 옳은 것은?

① 20~40세 사이에 주로 남성에게 발병한다.
② 뇌신경 문제로 환시와 같은 증상을 동반한다.
③ 복시, 안구진탕 등의 양상을 보인다.
④ 말초신경계의 탈수초화로 인해 나타난다.
⑤ 가족력과 관련이 없다.

85 노화에 따른 구강구조 및 섭식의 변화로 옳은 것은?

① 식도 통과시간이 짧아진다.
② 구강에 잔여물이 더 적게 남는다.
③ 음식덩이를 혀 밑에 담는 자세로 유지하려는 경향이 있다.
④ 후두로 유입되는 음식의 양이 감소한다.
⑤ 식도에 잔여물이 더 적게 남는다.

86 노화로 인한 감정의 변화는?

① 지속적인 우울
② 화내기의 증가
③ 자신감 증가
④ 자아실현의 성취
⑤ 창조적 활동의 추구

87 다음에서 설명하는 심리사회적 측면의 노화이론은?

> • 노인과 다른 사회구성원 양자 간에 개입을 꺼리고 상호작용이 감소되는 현상
> • 노인이 사회에 유익하지 않기 때문에 사회는 노인을 사회로부터 분리시키며, 노인도 나이가 들면서 스스로 사회에서 멀어지기를 원하는 것으로 봄

① 역할 이론
② 성장발달 이론
③ 생체역학적 이론
④ 지속성 이론
⑤ 사회유리 이론

88 다음 중 노화현상으로 옳은 것은?

① 지방과 당류 흡수력 증가
② 땀 분비 감소
③ 세포면역력 증가
④ 혈관수축력 증가
⑤ 눈질환 감소

89 다음 내용에 해당하는 치매임상평가척도(Clinical Dementia Rating)의 지남력 점수는?

> • 시간 : 중등도 장애
> • 사람, 장소 : 검사상 정상, 실생활에서 길 찾기 어려움

① 불확실(0.5)
② 경도(1)
③ 중등도(2)
④ 중증(3)
⑤ 심각(4)

90 다음에서 설명하는 주거의 기본적 요건은?

> 장애와 그 중증화, 나이가 듦에 따른 신체능력의 저하에 수반하여 장차 다시 개조할 수 있는 가변성이나 개조성을 갖는 생활의 변화에 대응할 수 있는 주거가 필요함

① 안정성
② 편리성
③ 보건성
④ 쾌적성
⑤ 융통성

91 다음에서 설명하는 직업재활 모델은?

- 미국의 클럽하우스모델에서 유래된 취업프로그램
- 기관과 계약을 맺은 지역 내 실제 업체에 정신장애인이 고용되어 시간제로 일하며 직접 고용주로부터 급여를 받음
- 취업기회 제공을 통한 현장취업훈련의 중요성을 강조함

① 보호작업
② 임시취업
③ 선택획득유지 모델
④ 지원고용
⑤ 구직모임모델

92 다음에서 설명하는 직업재활의 특성은?

장애인의 참여가 확대되고 소비자 주권주의를 강조함

① 개별성
② 복잡성
③ 종합성
④ 역동성
⑤ 전문성

93 환자의 휠체어를 제작할 때 측정해야 하는 종류는?

① 미는 바퀴의 크기
② 측판의 두께
③ 팔걸이 높이
④ 발받침 높이
⑤ 큰 바퀴의 크기

94 CIMT 중재법을 환자에게 적용할 때 최소한의 조건은?

① BBT 45점 이상
② MMSE 21점 이상
③ MAS 1+ 미만
④ Wrist extension 25° 이상
⑤ VAS 2점 미만

95 다음에서 설명하는 증상에 대한 질환은?

모든 자세에서 마비 측으로 강하게 밀며, 건측으로 몸의 중심 또는 무게중심을 가져가려는 수동적 교정에 대해 저항함

① Locked-in syndrome
② Wallenberg's syndrome
③ Abulia
④ Pusher syndrome
⑤ CRPS(Complex Regional Pain Syndrome)

96 다음은 노인 환자의 균형전략이다. 다음 설명하는 전략은?

- 지지면 위에 무게중심을 유지하는 방법
- 흔들림의 폭이 작고 느리거나 지지면이 발보다 넓은 경우 적절함
- 관절가동범위가 손상되거나 고유수용성감각이 소실된 경우에는 부적합함

① 엉덩관절 전략
② 스테핑 전략
③ 무릎 전략
④ 발목 전략
⑤ 발가락 전략

97 다음에서 설명하는 Mosey의 집단활동 단계는?

> • 사회적 행동 습득 및 타인의 감정 예측이 활동 목표임
> • 구성원 간의 직접적 교류가 집단의 특성임

① 과제집단
② 협력집단
③ 성숙집단
④ 자기중심적 협력집단
⑤ 평행집단

98 다음은 치매 환자의 인지기능 평가도구 중 어느 단계인가?

> • 홈질, 감침질, 코드반 바느질을 시행하여 평가함
> • 단순명료한 과제를 순서에 맞춰 완성하는 방법을 알고 수행함
> • 설명과 모방을 통해 미술, 원예활동이 가능함

① 자동반응
② 손으로 만지기
③ 목표지향적 행동
④ 탐색활동
⑤ 계획 세우기

99 만성 폐쇄성 폐질환 환자에게 적용하는 다음과 같은 기법은?

> • 칼돌기 아래 책을 놓고 가로막 움직임에 대한 시각적 단서를 제공함
> • 흡기 시 책이 올라가도록, 호기 시 책이 내려가도록 함

① 호흡곤란 조절자세
② 입술 오므리기 호흡
③ 가로막 호흡
④ 이완기법
⑤ 체위배담법

100 관상동맥우회술을 받고 입원하고 있는 환자에게 가장 빠르게 시행할 수 있는 활동은?

① 옷 입고 벗기
② 대변보기
③ 목발을 착용하여 걷기
④ 자동변속차량 운전하기
⑤ 먼지 털기

제2회 모의고사(3교시)

정답 및 해설 p.85

01 다음은 보조기를 만드는 과정이다. 보조기 재료의 특징이 아닌 것은?

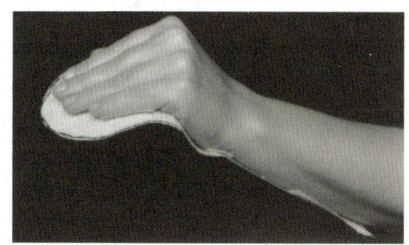

① 신장의 내성
② 복원력
③ 유연성
④ 가연성
⑤ 접착성

02 다음 그림에 대한 중재방법의 목적은?

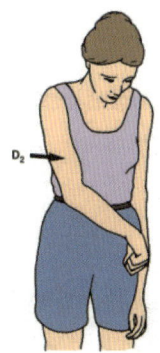

① 수영에서 백스트로크
② 테니스에서 서브할 때 라켓을 들려는 동작
③ 테니스 서브에서 공치기
④ 오른손으로 오른쪽 머리 빗기
⑤ 자동차 문 안에서 닫기

03 다음 사진에 해당하는 질환의 특징은?

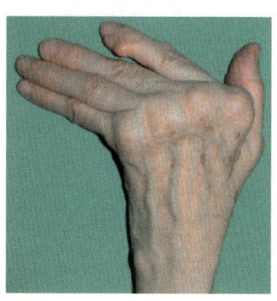

① 단추목 관절변형
② 백조목 관절변형
③ 망치손가락
④ 결 절
⑤ 치우침

04 다음 사진의 도구를 사용하는 목적은?

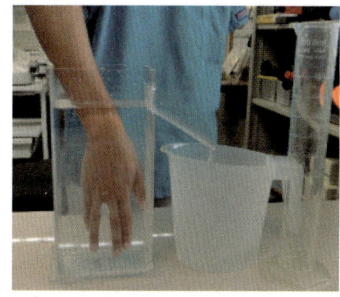

① 부종 평가
② 통증 평가
③ 근력 평가
④ 부력 평가
⑤ 무게 평가

05 다음 사진과 같은 외과적 중재를 받았을 경우 반드시 하면 안 되는 동작은?

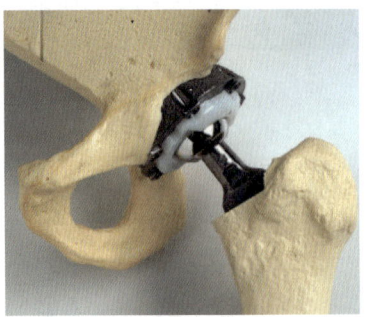

① 엉덩관절 굽힘 90° 이하 사용
② 엉덩관절 폄
③ 엉덩관절 가쪽돌림
④ 엉덩관절 안쪽돌림
⑤ 엉덩관절 모음

07 다음 사진의 도구를 사용하는 환자가 겪는 문제점이 <u>아닌</u> 것은?

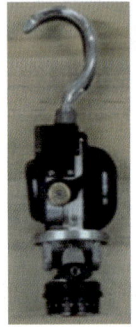

① 신경종
② 환상통
③ 환상감각
④ 우울증
⑤ 근육통

06 다음 그림의 도구를 적용하는 환자로 적합한 것은?

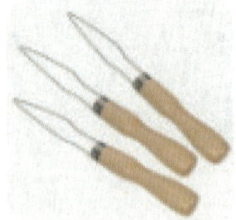

① 지구력의 감소
② 제한된 관절가동범위
③ 하지마비
④ 저시력
⑤ 감각의 저하

08 다음 사진과 가장 관련성이 있는 신경손상은?

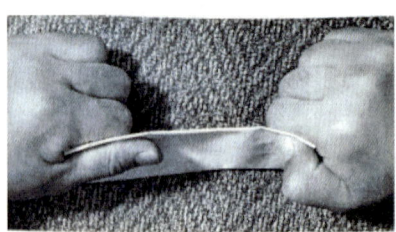

① 근피신경(musculocutaneous nerve)
② 겨드랑이신경(axillary nerve)
③ 정중신경(median nerve)
④ 자신경(ulnar nerve)
⑤ 노신경(radial nerve)

09 다음 그림의 목적으로 가장 적합한 것은?

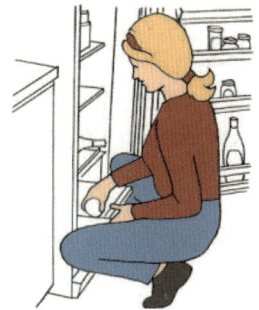

① 체중을 지지하기 위함이다.
② 무릎관절을 운동하기 위함이다.
③ 척추의 중립을 유지하기 위함이다.
④ 다리근력을 증진하여 먹기를 돕기 위함이다.
⑤ 에너지를 보존하기 위함이다.

11~12. 사례를 읽고 각 문항에 가장 적절한 답을 고르시오.

■ 클라이언트 정보
• 성별 / 나이 : 여 / 43세
• 진단명 : (가)
• 의뢰명 : 일상생활 동작훈련
■ 환자의 Problem List
• 온몸에 힘이 없고 피로감 호소함
• 팔과 다리에서 따끔거리고 저리고 콕콕 찌르는 듯한 느낌이 듦(Paresthesia)
• 복시증(Diplopia) 관찰됨
• 최근 기억력 저하 증상이 발견됨

11 사례를 보고 진단명 (가)에 들어갈 것은?

① 파킨슨병(Parkinson's Disease)
② 다발성경화증(Multiple Sclerosis)
③ 헌팅톤병(Huntington's Disease)
④ 근육위축가쪽경화증(Amyotrophic Lateral Sclerosis)
⑤ 중증근무력증(Myasthenia Gravis)

10 다음 그림과 같은 행동을 하는 아동의 병명은?

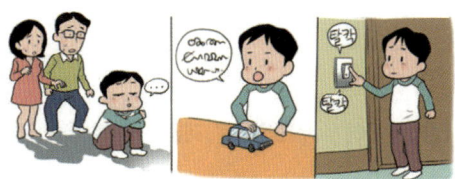

① 뇌성마비
② 의사소통장애
③ 학습장애
④ 자폐스펙트럼장애
⑤ 틱장애

12 환자에게 어떠한 작업치료 중재를 해야 하는가?

① 적절한 속도와 규칙적인 음악을 사용하여 그룹치료를 제공한다.
② 근육약화로 흡인에 대한 위험이 있으므로 삼킴검사를 통하여 연하치료를 제공한다.
③ 근력증진을 위한 고강도 운동프로그램 제공을 한다.
④ 에너지 보존에 대한 교육과 일의 단순화법칙 교육을 제공한다.
⑤ 양측적 대칭성 운동프로그램을 제공한다.

13~14. 사례를 읽고 각 문항에 가장 적절한 답을 고르시오.

■ 클라이언트 정보
- 성별 / 나이 / 발병시기 : 여 / 40세 / 2024.04.11.
- 진단명 / 우세손 : Tetraplegia d/t SCI / Rt. Hand

■ 관찰내용
- ASIA

	Motor (L)	Motor (R)	Sensory(L)		Sensory(R)	
			Pin	Light	Pin	Light
C5	5	5	2	2	2	2
C6	5	5	2	1	1	2
C7	5	5	2	2	2	2
C8	2	3	2	1	2	1
T1			2	2	2	2
T2			0	0	0	0
T3			0	0	0	0
T4			0	0	0	0
중략						

13 환자의 운동수준은?

① C6 / C6
② C7 / C7
③ C7 / C8
④ C8 / C8
⑤ T1 / T1

14 환자에게 PNF 치료를 이용하여 bed transfer를 연습할 계획이다. 어떤 패턴을 사용해야 하는가?

① U/E D1 flexion
② U/E D1 extension
③ 양측성 상반 패턴
④ U/E D2 flexion
⑤ U/E D2 extension

15~16. 사례를 읽고 각 문항에 가장 적절한 답을 고르시오.

■ 클라이언트 정보
박 씨는 65세로 좌측 엉덩관절의 골절상으로 엉덩관절 치환술(total hip replacement)을 받았다.

■ 신체적 기능 수준
- 하지의 근력 : 전반적으로 F-
- 하지의 ROM : 약간의 관절가동범위 감소
- 한 발 서기 : 불가능

■ 클라이언트의 일상생활활동 우선순위
- 하의 입기 도움 필요
- 신발 신기 도움 필요

15 일상생활 훈련에 대한 설명으로 옳은 것은?

① 엉덩관절 굽혀서 양말 신기
② 엉덩관절 안쪽돌림으로 걷기
③ 변기높이를 높여 앉기
④ 다리를 교차한 상태로 침대에 눕기
⑤ 골반을 전방경사로 앉기

16 환자에게 우선적으로 제안해 줄 수 있는 보조도구는?

① 안전바
② 변기높임 의자
③ 긴 구둣주걱
④ 미끄럼방지 타일
⑤ 상지를 지지하는 보행기

17~19. 사례를 읽고 각 문항에 가장 적절한 답을 고르시오.

■ 클라이언트 정보
- 성별 / 나이 : 여 / 48세
- 진단명 : Rt. Hemi d/t CVA
- 의뢰사유 : ADL training

■ MBI 평가

치료사 : 병실에서 개인위생 항목 수행은 어떻게 하고 계신가요?

환 자 : 일단 혼자서 이동은 하지만 욕실에 도착해서 도움을 조금 받습니다. 손에 감각이 많이 떨어지다 보니 물온도를 잘 몰라서 맞추는 것만 도움받고 있습니다. 이거 외에는 손 씻기, 얼굴 씻기 다 할 수 있습니다.

치료사 : 목욕은 어떻게 병실에서 하고 계신가요?

환 자 : 저번에 한 번 욕실에서 넘어져서 딸이나 남편이 감독해주는 상황에서 욕실로 혼자서 이 합니다. 물온도도 물론 딸이랑 남편이 맞춰주고 나머지 씻는 건 시간이 걸리지만 스스로 씻을 수 있습니다.

치료사 : 걸어 다니시는 건 어떠신가요?

환 자 : 지팡이를 이용해서 걷고 있고요. 혼자서 어느 정도 걸을 수 있는데 50m 이상은 힘든 거 같아요. 걷는 데 시간이 오래 걸립니다.

치료사 : 현재 병실에서 환측 팔을 이용해서 하고 싶으신 일이 있으신가요?

환 자 : 병실에 있는 오른쪽에 위치한 사물함 앞에 서서 제 머리 높이에 있는 물건을 꺼내오고 싶어요.

17 환자의 MBI 각 점수는?

① 개인위생 : 4점 / 목욕하기 : 3점 / 보행 : 8점
② 개인위생 : 4점 / 목욕하기 : 4점 / 보행 : 8점
③ 개인위생 : 4점 / 목욕하기 : 4점 / 보행 : 12점
④ 개인위생 : 4점 / 목욕하기 : 5점 / 보행 : 12점
⑤ 개인위생 : 5점 / 목욕하기 : 5점 / 보행 : 15점

18 병실에서 환자가 하고 싶은 활동의 PNF 패턴은?

① U/E D1 flexion
② U/E D1 extension
③ 양측성 상반 패턴
④ U/E D2 flexion
⑤ U/E D2 extension

19 환자의 운동기술 및 처리기술의 수행의 질을 확인한다면 추가로 사용해야 하는 평가도구는?

① A-ONE
② SNSB-Ⅱ
③ AMPS
④ FIM
⑤ SCIM

20~22. 사례를 읽고 각 문항에 가장 적절한 답을 고르시오.

> 7세 남아는 음식을 먹기 전 냄새를 맡는 모습이 관찰되며, 평상시 단맛 또는 탄산에 매우 집착하고 있다. 구멍이나 흔들리는 사물을 지속적으로 쳐다보는 경향이 보이며, 스쿠터보드에 손을 반복적으로 올려놓으며, 비디오테이프와 책을 세워 길을 만들어 혼자 노는 것을 좋아한다. 선 그리기 활동에 있어 부드럽지 못한 수행을 보이며, 칸을 벗어나는 모습을 보인다. 치료 중 치료사와 눈 마주침을 심하게 회피한다.

20 예상되는 아동의 질환은?

① Rett's syndrome
② Learning disorder
③ Autism spectrum disorder
④ Developmental disorder
⑤ Attention deficit hyperactivity disorder

21 예상되는 아동의 감각문제는?

① 구강감각 회피
② 시각 추구
③ 후각 회피
④ 촉각에 대한 둔한 반응
⑤ 청각 회피

22 아동의 질환과 같이 발달장애로 사회적응 발달이 지연되지만 언어와 인지발달이 비교적 정상적인 유사장애는?

① Asperger syndrome
② Prader-Willi syndrome
③ Rett's syndrome
④ Attention deficit hyperactivity disorder
⑤ Down syndrome

23~25. 사례를 읽고 각 문항에 가장 적절한 답을 고르시오.

- ■ 클라이언트 정보
- • 성별 / 나이 : 여자 / 23세
- • 의뢰사유 : 이상한 것들이 계속 보인다고 함
- ■ 임상관찰
- • 벽이 움직이는 것을 보거나, 거울에 낯선 사람의 얼굴이 보인다고 함
- • 사람이 투명하게 또는 납작하게 보인다고 함

23 환자가 가지고 있는 질환은?

① 조현병
② 환 각
③ 망 상
④ 조 증
⑤ 인지장애

24 환자가 보일 수 있는 증상으로 옳은 것은?

① 말을 통해 드러나는 사고가 매우 무질서하다.
② 과다흥분, 주의산만 및 과잉행동이 나타난다.
③ 극도의 슬픔, 절망 그리고 무망감을 느낀다.
④ 주위 사람들을 끊임없이 경계하며 관심을 가진다.
⑤ 엘리베이터의 거울 속에서 자신의 얼굴이 아닌 다른 사람의 얼굴이 보인다.

25 환자의 음성 증상은?

① 망 상
② 환 각
③ 연상이완
④ 무질서한 말과 행동
⑤ 무관심

26~28. 사례를 읽고 각 문항에 가장 적절한 답을 고르시오.

- ■ 클라이언트 정보
- 성별 / 나이 : 남 / 45세
- 진단명 : Tetraplegia d/t SCI C4
- ■ 작업치료 평가

1단계 A 개인관리		중요도
개인관리(밥 먹기, 옷 갈아입기, 앉은 자세 유지)	도움 없이 앉은 자세 유지하기	7
기능적 이동(옮기기, 실내/실외의 이동)	자동차로 옮겨 앉기	4
사회생활(교통수단의 이용, 이메일 주고받기)	컴퓨터 사용하기	8

26 환자에게 사용된 평가도구는?

① A-ONE
② FIM
③ COPM
④ Occupational questionnaire
⑤ IADL

27 환자의 key muscle은?

① 위팔두갈래근
② 손목폄근
③ 횡격막
④ 위팔세갈래근
⑤ 손가락굽힘근

28 다음 환자의 평가결과 확인 시 적용해야 될 중재는?

① 이메일 연습하기
② 밥 먹기
③ 옷 갈아입기
④ 침대로 이동하기
⑤ 휠체어로 이동하기

29~31. 사례를 읽고 각 문항에 가장 적절한 답을 고르시오.

- ■ 클라이언트 정보
- 성명 : 김○○ 성별 : 여 연령 : 68세
- 진단 : (가)
- 인지평가 결과 : (나)
- 다른 사람의 도움 없이는 더 이상 지내기 어려움
  – 단, 화장실 사용이나 식사에는 도움이 필요 없음
- 자신의 현재 일상생활과 관련된 주요한 사항들을 기억하지 못함
  – 집주소나 전화번호를 기억하지 못함
  – 손자의 이름을 기억하지 못함
- 시간(날짜, 요일, 계절 등)이나 장소에 대한 지남력이 자주 상실됨
- 20에서 2씩 거꾸로 빼나가는 것을 수행하지 못함
- 배우자와 자녀의 이름은 잘 기억하고 있음

29 (가)에 들어갈 내용으로 예상되는 질환은?

① TBI
② CVA
③ ALS
④ MS
⑤ Alzheimer's disease

30 인지평가에 사용된 도구로 옳은 것은?

① CDR
② GDS
③ ACLS
④ LOTCA
⑤ K-MMSE

31 예상되는 (나)의 점수는?

① 1점
② 2점
③ 3점
④ 4점
⑤ 5점

32~34. 사례를 읽고 각 문항에 가장 적절한 답을 고르시오.

> 20세 양모 양은 햄버거집에서 프라이기기 청소를 하다 기름을 쏟으면서 오른쪽 상지 앞뒤 전체와 양쪽 하지 앞면에 화상을 입었다. 손상조직은 표피이며, 증상으로는 홍반, 진물, 털이 있는 피부의 큰 터진 수포, 가벼운 접촉에도 심한 통증이 특징적으로 발생하였다. 양모 양의 주치의는 회복기간을 4주 이내로 예상하였다.

32 위 화상을 'rule of 9'로 계산하면 얼마인가?

① 18%
② 22.5%
③ 27%
④ 31.5%
⑤ 36%

33 위 사례의 화상 깊이는?

① 1도 화상
② 2도 표면 화상
③ 2도 깊은 화상
④ 3도 화상
⑤ 4도 화상

34 화상으로 인한 변형 예방을 위한 적절한 자세로 옳은 것은?

① 어깨관절 벌림, 엉덩관절 벌림, 무릎 굽힘
② 어깨관절 벌림, 엉덩관절 벌림, 무릎 폄
③ 어깨관절 벌림, 엉덩관절 모음, 무릎 굽힘
④ 어깨관절 모음, 엉덩관절 벌림, 무릎 폄
⑤ 어깨관절 모음, 엉덩관절 모음, 무릎 굽힘

35~36. 사례를 읽고 각 문항에 가장 적절한 답을 고르시오.

> 치료사 : 먼저 상체를 곧게 펴고 '아~~'를 크게 외쳐보세요. 일정한 소리로 10번 먼저 해보겠습니다.
> 치료사 : 잘하셨습니다. 이번에는 같은 자세로 책상을 당기면서 '아~'를 10번 외쳐볼게요.
> 치료사 : 잘하셨습니다. 이번에는 숨을 깊게 들이마신 상태에서 숨을 멈추고 가슴에 힘을 주어 '아!!'를 크고, 강하게 해볼게요.

35 위 수행의 중재방법은?

① 후두 가동화
② 기도 폐쇄운동
③ 가성대 강화운동
④ 성대 내전운동
⑤ 리실버만의 음성치료

36 위 중재법이 필요한 환자는?

① 후두 상승이 감소된 환자
② 목뿔위 근력이 감소된 환자
③ 상부 식도조임근이 잘 안 열리는 환자
④ 상부 식도조임근의 개방이 잘 안 되는 환자
⑤ 성대 폐쇄가 어려워 거친 소리를 내는 환자

37~38. 사례를 읽고 각 문항에 가장 적절한 답을 고르시오.

> 50대 성 씨는 신경섬유의 말단이 손상된 축삭절단 환자이다. 현재 성 씨는 엄지손가락 부근 손바닥에 위축이 나타나고 있고, 엄지와 다른 손가락의 맞섬이 어려운 상태이다.

37 성 씨의 손상된 신경은?

① 자신경
② 노신경
③ 정중신경
④ 겨드랑신경
⑤ 근육피부신경

38 성 씨에게 예상되는 손의 변형은?

① radial deviation
② ulnar deviation
③ wrist drop
④ ape hand
⑤ claw hand

39~41. 사례를 읽고 각 문항에 가장 적절한 답을 고르시오.

> ■ 클라이언트 정보
> • 성별 / 나이 : 여 / 63세
> • 진단명 : Rt. Hemi d/t CVA
> • C.C : "물건을 보지 않아도 어떤 물건인지 알고 싶어요."
> ■ 관찰내용
> 물건을 자발적으로 잡기와 놓기는 가능하지만 손가락을 이용한 정교한 조작에는 아직은 어려움이 있다.

39 환자의 손상된 감각은?

① 온도감각
② 운동감각
③ 가벼운 통각
④ 압각
⑤ 입체인지지각

40 환자의 C.C를 고려하였을 때 진행되어야 할 평가는?

① Box and Block Test
② Moberg Pick-up Test
③ Grooved Pegboard
④ Purdue Pegboard Test
⑤ O'connor Finger Dexterity Test

41 관찰내용을 보았을 때 환자의 손기능은 브룬스트롬 몇 단계인가?

① 2단계
② 3단계
③ 4단계
④ 5단계
⑤ 6단계

42~43. 사례를 읽고 각 문항에 가장 적절한 답을 고르시오.

> 최OO 씨는 교통사고로 인하여 TBI 진단을 받았다. 환자의 C.C는 양손을 일상생활에 활용하는 것이며, 치료사 A 씨는 환자에게 쇼핑백을 쥐어 주고 걷는 훈련을 먼저 진행하였다.

42 치료사의 훈련 시 환자가 사용한 쥐기(Grasp) 방법은?

① Tip pinch
② Lateral pinch
③ Ball grasp
④ Hook grasp
⑤ Cylindrical grasp

43 최OO 환자의 손은 브룬스트롬의 몇 단계인가?

① 1단계
② 2단계
③ 3단계
④ 4단계
⑤ 5단계

44~45. 사례를 읽고 각 문항에 가장 적절한 답을 고르시오.

> ■ 클라이언트 정보
> • 성별 / 나이 : 남 / 10개월
> • 특이사항
>   – 보조 없이 앉을 수 없음
>   – 손이나 발의 움직임의 제한
>   – frog leg posture
>   – 혀에 문제가 있거나 과도한 침 분비

44 다음 사례 아동과 관련된 질환은?

① Cerebral Palsy
② Cerebrovascular Accident
③ Muscular Dystrophy
④ Spinobulbar Muscular Atrophy
⑤ Autism Spectrum Disorder

45 사례 아동의 질환 원인이 아닌 것은?

① 상염색체 열성유전이다.
② 5번 염색체의 긴팔 여러 유전자들의 결손이다.
③ 생존동작신경 유전자의 동형접합성 결손이다.
④ 신경세포소멸억제단백질 유전자의 이형접합성 결손이다.
⑤ 척수의 앞뿔세포와 뇌줄기의 운동핵 퇴화와 소실이 원인이다.

46~47. 사례를 읽고 각 문항에 가장 적절한 답을 고르시오.

- ■ 클라이언트 정보
- 성별 / 나이 : 남 / 35세
- Dx. : Schizophrenia
- Hx. : 뉴욕대 졸업하고 L사 입사 후 발병함. 가족의 권유로 내원하게 됨
- ■ clinical observation
- 주변 사람들이 자신을 감시하고 있다고 생각함(도청, 사진 등)
- 자신의 생각이 외부로 유출된다고 생각을 하고 있으며, 타인과 텔레파시가 통한다고 믿고 있음
- 평소 상대방에게 늘 긴장되어 있고 의심이 많으며, 숨기는 것이 많은 경향을 지님

46 예측되는 상기 대상자의 정신상태는?

① 편집형
② 혼란형
③ 미분화형
④ 긴장형
⑤ 잔류형

47 clinical observation 내용 중 피해망상과 관련된 내용은?

① 숨기는 것이 많은 경향
② 타인과 텔레파시가 통한다는 믿음
③ 평소 상대방에게 늘 긴장된 상태
④ 자신의 생각이 외부로 유출된다는 생각
⑤ 주변사람들이 자신을 감시하고 있다는 생각

48~50. 사례를 읽고 각 문항에 가장 적절한 답을 고르시오.

- ■ 클라이언트 정보
- 성별 / 나이 / 발병시기 : 남 / 50세 / 2024.01.09.
- 진단명 / 우세손 : Tetraplegia d/t SCI / Rt. Hand
- ■ 관찰내용 및 인터뷰 내용
- ASIA

	Motor (L)	Motor (R)	Sensory(L)		Sensory(R)	
			Pin	Light	Pin	Light
C5	5	5	2	2	2	2
C6	5	3	2	2	2	2
C7	2	4	1	2	1	2
C8	2	3	2	1	2	1
T1			2	2	2	2
T2			0	0	0	0
T3			0	0	0	0
T4			0	0	0	0
중략						

- 인터뷰

치료사 : 혹시 치료 진행 시 주의해야 할 사항이 있나요?

환 자 : 대학병원에서 치료받을 때 큰일이 일어날 뻔 했습니다. 다행히 치료사 선생님들의 빠른 조치로 인해서 아무 일 없었습니다.

치료사 : 어떤 조치를 받으셨어요?

환 자 : 복부 복대, 다리 붕대로 감기, 스타킹 착용, 휠체어에 앉아있는 상황에서 다리 들어 올리기 등 기울이는 자세 만들어주기 같은 것을 했어요.

48 환자의 운동수준은?

① C6 / C5
② C6 / C6
③ C7 / C6
④ C7 / C7
⑤ C8 / C8

49 환자의 key muscle 동작은?

① Elbow flexion
② Elbow extension
③ Wrist flexion
④ Wrist extension
⑤ Finger flexion

50 환자와 진행한 인터뷰 내용 확인 시 환자는 어떤 합병증이 있는가?

① 골다공증(Osteoporosis of Disuse)
② 자율신경반사부전(Autonomic Dysreflexia)
③ 이소성골화증(Heterotopic Ossification)
④ 경직(Spasticity)
⑤ 기립성저혈압(Orthostatic Hypotension)

시대에듀 작업치료사 최종모의고사

제3회
최종모의고사

1교시   **1과목** 작업치료학 기초
               2과목 의료관계법규

2교시   작업치료학

3교시   실기시험

제3회 모의고사(1교시)

정답 및 해설 p.92

작업치료학 기초

01 마찰이 심한 입안, 입인두, 후인두, 식도, 후두덮개, 성대, 피부, 항문, 질 등의 마찰을 보호하기 위한 상피조직은?

① 단층편평상피
② 단층입방상피
③ 단층원주상피
④ 거짓중층섬모원주상피
⑤ 중층편평상피

02 뇌머리뼈(cerebral cranium)가 아닌 것은?

① 이마뼈(frontal bone)
② 마루뼈(parietal bone)
③ 관자뼈(temporal bone)
④ 광대뼈(zygomatic bone)
⑤ 벌집뼈(ethmoid bone)

03 먼쪽정강종아리관절은 어떤 관절의 결합인가?

① 유리연골결합(synchondrosis)
② 섬유연골결합(symphysis)
③ 봉합(suture)
④ 인대결합(syndesmosis)
⑤ 못박이관절(gomphosis)

04 근육원섬유 중 미오신만 있고 어두운 띠 중 밝은 부분은?

① A 띠
② I 띠
③ H 대
④ Z 선
⑤ M 선

05 회전근개(rotator cuff)에 속하는 근육은?

① 작은가슴근(pectoralis minor muscle)
② 큰가슴근(pectoralis major muscle)
③ 넓은등근(latissimus dorsi muscle)
④ 작은원근(teres minor muscle)
⑤ 큰원근(teres major muscle)

06 근육 중 가장 길며, 넙다리신경(femoral nerve)의 지배를 받는 것은?

① 중간넓은근(vastus intermedius)
② 가쪽넓은근(vastus lateralis)
③ 넙다리곧은근(rectus femoris muscle)
④ 넙다리빗근(sartorius muscle)
⑤ 안쪽넓은근(vastus medialis muscle)

07 대뇌의 신경섬유 중 이 부위가 손상되면 전도성 실어증(conduction aphasia)이 발생한다. 이 부위는?

① 부챗살(corona radiata)
② 속섬유막(internal capsule)
③ 아래세로다발(inferior longitudinal fasciculus)
④ 활꼴다발(arcuate fasciculus)
⑤ 뇌들보(corpus callosum)

08 소뇌(cerebellum)의 핵 중 몸평형에 관여하며 신체균형 유지와 관련된 것은?

① 꼭지핵(fastigial nucleus)
② 둥근핵(globose nucleus)
③ 치아핵(dentate nucleus)
④ 마개핵(emboliform nucleus)
⑤ 앞가쪽핵(anterolateral nucleus)

09 적색핵(red nucleus)은 어디에 위치하고 있는가?

① 중간뇌(midbrain)
② 사이뇌(diencephalon)
③ 다리뇌(pons)
④ 숨뇌(medulla oblongata)
⑤ 소뇌(cerebellum)

10 자신경 손상 시 나타나는 변형은?

① 갈퀴손 변형(claw hand deformity)
② 성호긋기손 변형(benediction hand)
③ 손목 처짐(wrist drop)
④ 백조목 변형(swan-neck deformity)
⑤ 발목 처짐(foot drop)

11 빛의 굴절 순서로 옳은 것은?

① 각막 → 수정체 → 방수 → 유리체 → 망막
② 각막 → 방수 → 수정체 → 유리체 → 망막
③ 각막 → 방수 → 수정체 → 망막 → 유리체
④ 방수 → 각막 → 수정체 → 망막 → 유리체
⑤ 방수 → 각막 → 수정체 → 유리체 → 망막

12 작은창자 중 간이자조임근이 위치한 구조물은?

① 샘창자(duodenum)
② 빈창자(jejunum)
③ 돌창자(ileum)
④ 막창자(cecum)
⑤ 곧창자(rectum)

13 토리쪽곱슬세관(proximal convoluted tubule)에서 분비되는 물질은?

① Na^+
② K^+
③ 포도당
④ PAH
⑤ 아미노산

14 혈액 중 혈액응고에 관여하는 물질은?

① 감마글로불린(gamma globulin)
② 알부민(albumin)
③ 피브리노겐(fibrinogen)
④ 히스타민(histamine)
⑤ 코르티솔(cortisol)

15 후두덮개(epiglottis)는 어떤 연골인가?

① 섬유연골결합
② 유리연골결합
③ 목박이관절
④ 탄력연골결합
⑤ 인대결합

16 혈당을 상승시키는 호르몬은?

① 글루카곤(glucagon)
② 인슐린(insulin)
③ 레닌(renin)
④ 안지오텐신 II(angiotensin II)
⑤ 알도스테론(aldosterone)

17 정자(sperm)의 이동통로는?

① 고환 → 부고환 → 정관 → 요도 → 사정관
② 고환 → 부고환 → 정관 → 사정관 → 요도
③ 고환 → 부고환 → 요도 → 사정관 → 정관
④ 고환 → 부고환 → 사정관 → 정관 → 요도
⑤ 고환 → 정관 → 부고환 → 사정관 → 요도

18 수정(fertilization) 부위는 어디인가?

① 자궁벽(uterine wall)
② 방광(urinary bladder)
③ 자궁관팽대(ampulla of uterine tube)
④ 곧창자(rectum)
⑤ 난소(ovary)

19 분만예정일(expected date of delivery)은 언제를 말하는가?

① 마지막 월경일 + 310일
② 마지막 월경일 + 300일
③ 마지막 월경일 + 290일
④ 마지막 월경일 + 280일
⑤ 마지막 월경일 + 270일

20 어깨뼈(scpaula) 관찰 구조물인 것은?

① 갈고리오목(coronoid fossa)
② 도르래(trochlea)
③ 작은머리(capitulum)
④ 팔꿈치오목(olecranon fossa)
⑤ 부리돌기(coracoid process)

21 자패임(ulnar notch)은 어떤 뼈(bone)의 구조물인가?

① 어깨뼈(scapula)
② 위팔뼈(humerus)
③ 자뼈(ulna)
④ 노뼈(radius)
⑤ 손목뼈(carpal bone)

22 섬유관절(fibrous joint)인 것은?

① 평면관절(plane joint)
② 경첩관절(hinge joint)
③ 타원관절(ellipsoidal joint)
④ 안장관절(saddle joint)
⑤ 못박이관절(gomphosis)

23 어깨 굽힘 시 어깨세모근(deltoid muscle)이 작용하지 못할 때 대신하여 작용하는 근육은?

① 어깨밑근(subscapularis muscle)
② 가시위근(supraspinatus muscle)
③ 가시아래근(infraspinatus muscle)
④ 부리위팔근(coracobrachialis muscle)
⑤ 위팔근(brachialis muscle)

24 말초아교세포(glial cell of peripheral nervous system)인 것은?

① 슈반세포(Schwann cell)
② 희소돌기아교세포(oligodendroglia)
③ 미세아교세포(microglia)
④ 뇌실막세포(ependymal cell)
⑤ 별아교세포(astrocyte)

25 척수반사(spinal reflex)인 것은?

① 조건반사(conditioned reflex)
② 교차폄반사(crossed extension reflex)
③ 깨물근반사(masseteric reflex)
④ 각막반사(corneal reflex)
⑤ 자세평형반사(statokinetic reflex)

26 척수 앞뿌리에서는 운동성, 뒤뿌리에서 감각성이 나오는 법칙은?

① 아보가드로법칙(Avogadro's law)
② 생물발생법칙(Biogenetic law)
③ 벨-마장디법칙(Bell-Magendie's law)
④ 하디-와인버그법칙(Hardy-Weinberg law)
⑤ 역자승법칙(Inverse square law)

27 혀 앞 2/3의 맛감각을 담당하는 뇌신경은?

① 삼차신경(trigeminal nerve)
② 얼굴신경(facial nerve)
③ 혀인두신경(glossopharyngeal nerve)
④ 미주신경(vagus nerve)
⑤ 혀밑신경(hypoglossal nerve)

28 순간적으로 어떤 소리가 났을 때 고개를 휙 돌리며 그곳을 쳐다보게 되는 시각 및 청각정보를 처리하는 신경로는?

① 적색척수로(rubrospinal tract)
② 안뜰척수로(vestibulospinal tract)
③ 그물척수로(reticulospinal tract)
④ 덮개척수로(tectospinal tract)
⑤ 올리브척수로(olivospinal tract)

29 허리천자 검사는 어디 뇌척수액을 채취하여 검사하는 것인가?

① 가쪽뇌실(lateral ventricle)
② 거미막밑공간(subarachnoid space)
③ 중간뇌수도관(mesencephalic aqueduct)
④ 척수중심관(syringocoele)
⑤ 종말뇌실(terminal ventricle)

30 시상상부(epithalamus)에 있으며 생체리듬과 생식선의 조기발육 억제를 하는 것은?

① 시각앞핵(preoptic nucleus)
② 안쪽무릎체(medial geniculate body)
③ 솔방울샘(pineal gland)
④ 옥시토신(oxytocin)
⑤ 가쪽무릎체(lateral geniculate body)

31 질병의 자연사와 대책 및 예방수준에 관한 설명으로 옳은 것은?

① 비병원성기는 환경위생, 영양개선 등의 적극적인 예방으로 2차 예방수준에 속한다.
② 초기 병원성기는 예방접종 등 특수예방이나 적극적인 예방이 필요하다.
③ 불현성 감염기는 조기진단과 조기치료 등 2차 예방수준에 속한다.
④ 발현성 감염기는 진단과 치료 등 임상의학을 통해 악화를 방지할 수 없다.
⑤ 회복기는 재활 및 사회복귀로, 1차 예방수준에 속한다.

32 세계보건기구(WHO)가 제시한 3대 건강지표에 해당하는 것은?

① 조사망률
② 기생충감염률
③ 1차 예방 접종률
④ 인구감소율
⑤ 빈곤율

33 모체로부터 태반이나 수유를 통해 형성되는 면역은?

① 자연능동면역
② 인공능동면역
③ 자연수동면역
④ 인공수동면역
⑤ 선천면역

34 다음 중 만성감염병인 것은?

① 결핵
② 장티푸스
③ 콜레라
④ 백일해
⑤ 페스트

35 고려시대 대의감에 대한 설명으로 옳은 것은?

① 의약관청의 역할
② 궁내 어약 담당
③ 서민의 의료 담당
④ 빈민의 의료 담당
⑤ 의과고시 담당

36 다음에 해당하는 지역적 특성은?

- 세계적 대유행이라고도 하며, 해당 질병이 얼마나 심각한지는 무관하게 얼마나 광범위하게 퍼졌는지가 기준임
- 과거 천연두, 폐결핵, 흑사병 등이 해당함

① 팬데믹
② 전국적
③ 지방적
④ 산발적
⑤ 엔데믹

37 인구 1,000명당 1년간 발생한 사망 수를 표시하는 지표는?

① 보통사망률
② 영아사망률
③ 보정영아사망률
④ 신생아사망률
⑤ 비례사망률

38 규칙적인 운동을 통하여 비만, 당뇨병, 심혈관 질환을 예방하는 효과가 있는 것은 생활습관병의 어떠한 요인인가?

① 유전적 요인
② 사회경제적 요인
③ 습관적 요인
④ 기호의 요인
⑤ 영양상태

39 다음 설명에 해당하는 법률은?

이 법은 65세 이상 노인에게 지급하여 안정적인 소득기반을 제공함으로써 생활안전을 지원하는 것이 목적임

① 국민건강보험법
② 의료급여법
③ 국민연금법
④ 기초연금법
⑤ 국민기초생활보장법

40 다음에 해당하는 척도는 무엇인가?

예 1) 당신의 IQ는 얼마입니까?
예 2) 현재 대기 중의 온도는 몇 도입니까?

① 명목척도
② 서열척도
③ 등간척도
④ 비율척도
⑤ 간격척도

41 치명률이 높거나 집단 발생 우려가 커서 발생 또는 유행 즉시 신고하고 음압격리가 필요한 제1급감염병은?

① 결 핵
② 코로나바이러스-19
③ 마버그열
④ 콜레라
⑤ 말라리아

42 비병원성기의 대책에 해당하는 것은?

① 예방접종
② 조기진단
③ 집단정기점검
④ 진 단
⑤ 환경개선

43 MMT 근력검사 등급체계 중 Poor(P)에 대한 설명으로 옳은 것은?

① 중력과 함께 약간의 저항을 이기고 full ROM 가능함
② 중력을 이기고 full ROM 가능함
③ 중력을 이기고 50% 이상의 ROM 가능함
④ 중력을 제거한 자세에서 full ROM 가능함
⑤ 중력을 제거한 자세에서 full ROM 어려움

44 엉덩관절 굽힘(hip flexion)의 Fair 등급 근력검사 시 대상자의 자세로 옳은 것은?

① 앉은 자세
② 선 자세
③ 바로 누운 자세
④ 옆으로 누운 자세
⑤ 엎드려 누운 자세

45 팔꿈치관절의 MMT 측정이다. 굽힘의 경우 중력을 제거한 자세에서 완전한 관절가동범위의 움직임을 보였다. MMT 등급은?

① 0
② 1
③ 2-
④ 2
⑤ 2+

46 다음 중 MMT 등급이 P-인 경우는?

① 중력을 이기며 팔꿈치를 0~90° 굽힘
② 중력을 이기며 손목을 0~60° 굽힘
③ 중력을 제거하고 어깨관절 0~180° 굽힘
④ 중력을 제거하고 손목을 0~80° 굽힘
⑤ 중력을 제거하고 손목을 0~50° 굽힘

47 다음 설명하는 관절가동범위를 측정하는 동작으로 옳은 것은?

- 대상자의 자세 : 검사대의 가장자리에 걸터앉아 무릎관절을 90° 굽힘하고 발목이 90° 중립 자세가 되게 함
- 각도기 축 : 대상자의 발뒤꿈치에 가까운 발의 가쪽 모서리
- 고정막대기 : 종아리의 가쪽 면에서 종아리뼈의 긴 축에 평행
- 이동막대 : 발뒤꿈치의 바닥면과 평행

① 발목관절 발등 굽힘
② 발목관절 발바닥 굽힘
③ 발목관절 안쪽번짐
④ 발목관절 가쪽번짐
⑤ 발목관절 엎침

48 관절가동범위가 가장 큰 동작은?

① shoulder abduction
② shoulder extension
③ elbow flexion
④ hip flexion
⑤ knee flexion

49 정중신경 손상 확인검사로 옳은 것은?

① 손목관압박 검사
② 핀켈 스타인 검사
③ 피아노키 검사
④ 번넬-리틀러 검사
⑤ 요르가손 검사

50 물건을 꼭 잡게 하거나 주먹을 쥘 때 반대 측 팔과 다리에 긴장의 증가가 나타나거나 최소한의 반응이 나타나는 것은?

① 긴장성 미로반사(tonic labyrinthine reflex)
② 연합반응(associated reaction)
③ 목정위반사(neck righting reflex)
④ 모로반사(Moro reflex)
⑤ 란다우반사(Landau reflex)

51 다음 내용에 해당하는 뇌신경 검사는?

> 눈썹 올리기, 찡그리기, 눈 꼭 감기, 위아래 치아 보이기, 웃기, 볼 부풀리기

① 전정달팽이신경(vestibulocochlear nerve)
② 얼굴신경(facial nerve)
③ 갓돌림신경(abducens nerve)
④ 삼차신경(trigeminal nerve)
⑤ 미주신경(vagus nerve)

52 면봉·손끝·지우개 달린 연필의 지우개 부분으로 피부에 자극을 주며, 자극을 받은 후 눈을 뜨고 자극위치를 손끝으로 가리키거나 어디인지 말하도록 하는 평가는?

① Light touch & Pressure Sensation
② Sharp & Dull Test
③ Tactile Localization
④ Two-point Discrimination Test
⑤ Moberg Pick-up Test

53 피부에 쓴 숫자, 글자, 모양을 인식하는 지각능력은?

① 입체지각(stereognosis)
② 피부그림감각(graphesthesia)
③ 신체도식(body schema)
④ 인식불능증(agnosia)
⑤ 얼굴지각(facial perception)

54 다음 내용에 해당하는 주의력은?

> • 아버지가 신문을 보면서 나와 이야기함
> • 컴퓨터 게임을 하면서 친구와 전화통화함

① 지속적 주의력(sustained attention)
② 초점적 주의력(focused attention)
③ 선택적 주의력(selective attention)
④ 분리적 주의력(divided attention)
⑤ 교대적 주의력(alternating attention)

55 다음과 관련된 비정상 보행은?

> • 엉덩관절 모음근의 경련성 마비로 인해 나타남
> • 양 무릎을 서로 끌어당기게 되어 매우 힘들게 다리를 앞으로 내밀게 됨

① 파킨슨 보행
② 가위 보행
③ 실조성 보행
④ 트렌델렌버그 보행
⑤ 휘돌림 보행

56 이전에 만났던 사람의 얼굴을 보고 그 사람을 알아보는 인지기능은?

① 재인(recognition)
② 조직화(organization)
③ 메타인지(metacognition)
④ 문제해결(problem solving)
⑤ 개념형성(concept formation)

57 다음 시각적 기술에 대한 개념에 해당하는 것은?

> 한 물체의 형태와 공간관계 또는 다른 형태나 물체 사이의 공간관계를 판단하는 능력

① 형태항상성(form constancy)
② 시각적 폐쇄(visual closure)
③ 전경-배경구분(figure-ground discrimination)
④ 공간 내 위치(position in space)
⑤ 공간관계성(spatial relation)

58 다음 내용에 해당하는 시각수용 요소는?

> • 시야의 한 지점에서 다른 지점으로 시각고정을 빠르게 전환하는 능력
> • 책 읽기에 필요한 능력

① 시각고정
② 시각추적
③ 단속성 눈움직임
④ 수렴과 확산
⑤ 원근조절

59 다음 OTPF에 대한 설명으로 옳은 것은?

> 수행을 유지, 지식을 적용, 시간을 조직화, 공간과 물체를 조직화, 그리고 수행을 적응하는 것을 포함하여 얼마나 효율적으로 물체, 시간, 공간을 조직화하는 것

① 개인적 요소
② 환경적 요소
③ 신체 기능
④ 처리기술
⑤ 운동기술

60 프로이드(Freud)의 심리적 이론 중 빨고, 마시고, 먹는 것과 같은 구강활동을 통한 쾌락인 리비도를 추구하는 단계는?

① 구강기
② 항문기
③ 남근기
④ 잠복기
⑤ 생식기

61 다음 내용에 해당하는 정신건강 장애는?

> 주로 어린이나 청소년에서 발생하며, 주된 증상은 가족이나 주요한 동반자로부터 멀어지는 것에 대한 과도한 불안장애

① 분리불안장애
② 선택적 함구증
③ 특정공포증
④ 광장공포증
⑤ 사회불안장애

62 다음 내용은 에릭슨의 심리사회적 발달단계 중 무엇인가?

> • Freud의 항문기에 해당함
> • 대소변 조절과 환경탐색을 통해 자유로운 선택을 경험하게 되면서 사회적 갈등을 일으킴

① 신뢰감 대 불신감
② 자율성 대 수치심/의심
③ 주도성 대 죄책감
④ 근면성 대 열등감
⑤ 정체감 대 정체감 혼미

63 잡기의 발달순서 중 옳은 것은?

① 선별적 움직임 → 전체적 움직임
② 조절된 돌림 → 직선 움직임
③ 대칭 → 비대칭 → 분리되고 조절된 패턴
④ 자쪽 잡기 → 노쪽 잡기
⑤ 손가락면 → 손바닥 전체

64 다음 내용에 해당하는 매슬로(Maslow)의 인간욕구은?

> 사랑, 친밀감, 소속감 등 인간관계에 대한 욕구

① 생리적 욕구
② 안전의 욕구
③ 애정과 소속의 욕구
④ 존중의 욕구
⑤ 자아실현의 욕구

65 다음 내용에 해당하는 인간 생애주기 단계는?

> 생리기능이 감소하고 만성질환의 위험이 증가하는 시기로, 건강한 노후를 위한 관리가 중요한 시기

① 영아기
② 유아기
③ 아동기
④ 청소년기
⑤ 노년기

66 다음 내용에 해당하는 피아제의 인지이론 단계는?

> - 자기중심적인 사고를 가짐
> - 물활론적 사고를 가짐
> - 인공론적 사고를 가짐
> - 상징적 사고를 가짐

① 감각운동기
② 전조작기
③ 구체적 조작기
④ 형식적 조작기
⑤ 남근기

67 1인의 작업치료사가 1인의 환자를 1대 1로 중심적으로 10~30분 정도 실시한 경우 알맞은 작업치료 보험수가는?

① 단순작업치료
② 복합작업치료
③ 특수작업치료
④ 일상생활동작훈련치료
⑤ 연하장애 재활치료

68 다음은 치료적 관계형성에 대한 내용이다. 옳은 것은?

> 다른 환자나 동료들과의 상호작용을 통해 협력과 존중의 중요성을 보여주는 것

① 존중
② 진실성
③ 공감능력
④ 적극적 경청
⑤ 역할모델링

69 임상적 추론(clinical reasoning) 중 실용적 추론(pragmatic reasoning)에 대한 설명으로 옳은 것은?

① 클라이언트의 진단과 관련된 다음 문제를 밝혀내고 문제를 해결하기 위한 적절한 중재방법을 선택하는 과정이다.
② 작업치료 서비스에 영향을 주는 현실적 문제에 대해 고려한다.
③ 클라이언트의 작업, 활동의 경험을 바탕으로 한 스토리텔링이다.
④ 치료의 방향과 결과에 영향을 주는 다양한 변수들과 작업배경을 고려한다.
⑤ 클라이언트에게 적용하는 중재방법의 위험성과 윤리적 측면을 고려한다.

70 심리적 충돌이 실제로 신체증상으로 나타나는 방어기제는?

① 투사(projection)
② 합리화(rationalization)
③ 전환(conversion)
④ 퇴행(regression)
⑤ 승화(sublimation)

의료관계법규

71 「의료법」상 100병상 이상 300병상 이하 종합병원의 진료과목이 아닌 것은?

① 소아청소년과
② 산부인과
③ 마취통증의학과
④ 병리과
⑤ 정신건강의학과

72 「의료법」상 의료인과 의료기관의 장의 의무가 아닌 것은?

① 의료의 질 향상
② 의료관련감염 예방
③ 의료기술 발전
④ 의료법 사항 규정
⑤ 최선의 의료서비스 제공

73 「의료법」상 의료인은 대통령령으로 정하는 바에 따라 최초로 면허를 받은 후부터 일정 기간마다 그 실태와 취업상황 등을 보건복지부장관에게 신고하여야 하는데 그 기간은?

① 1년　② 2년
③ 3년　④ 4년
⑤ 5년

74 「의료법」상 의료기관 개설 허가에 관한 사항을 심의하기 위한 의료기관개설위원회의 소속은?

① 보건복지부장관
② 보건소장
③ 대통령
④ 시·도지사
⑤ 시장·군수·구청장

75 「의료법」상 의료광고의 금지항목에 포함되지 않는 것은?

① 평가받지 않은 신의료기술
② 다른 의료기관의 진료방법과 비교하는 내용
③ 다른 의료인을 비방하는 내용
④ 라디오 방송을 통한 광고
⑤ 교통수단에 표시된 광고

76 「의료법」상 의료인의 품위손상 행위에 해당하지 않는 것은?

① 비도덕적 진료행위
② 과대광고 행위
③ 부당하게 많은 진료비를 요구하는 행위
④ 태아 성 감별 금지규정 위반행위
⑤ 영리를 목적으로 특정 약국 종사자와 담합하는 행위

77 「의료기사 등에 관한 법률」상 의료기사가 아닌 자는?

① 접골사
② 물리치료사
③ 임상병리사
④ 방사선사
⑤ 치과기공사

78. 「의료기사 등에 관한 법률」상 작업치료사의 면허증을 발급해 주는 사람은?

① 대통령
② 대한작업치료사협회장
③ 한국보건의료인국가시험원장
④ 보건복지부장관
⑤ 시·도지사

79. 「의료기사 등에 관한 법률」상 의료기사의 자격정지에 해당하지 않는 것은?

① 품위 손상행위
② 피한정후견인
③ 개설등록을 하지 않고 치과기공소를 운영하는 행위
④ 등록한 치과기공소가 아닌 곳에서 치과기공사의 업무 행위
⑤ 의료기사의 업무 범위를 벗어나는 행위

80. 「의료기사 등에 관한 법률」상 의료기사의 보수교육 관계 서류의 보존기간은?

① 1년
② 2년
③ 3년
④ 4년
⑤ 5년

81. 「장애인복지법」에서 정의하는 장애인이란?

① 신체적·정신적·언어적으로 학대를 받은 사람
② 주요 외부 신체기능의 장애가 있는 사람
③ 주요 내부기관의 장애가 있는 사람
④ 신체적·정신적 장애로 오랫동안 일상생활이나 사회생활에서 상당한 제약을 받는 사람
⑤ 신체적·정신적 장애로 단기간 일상생활이나 사회생활에서 심각한 제약을 받는 사람

82. 「장애인복지법」상 장애인 관련 조사·연구 및 정책개발·복지진흥 등을 위하여 설립된 곳은?

① 한국장애인개발원
② 국민연금공단
③ 장애판정위원회
④ 한국장애인협회
⑤ 장애인고용촉진공단

83. 「장애인복지법」상 국가와 지방자치단체 외의 자가 장애인복지시설을 설치·운영하려면 누구에게 신고해야 하는가?

① 대통령
② 시장·군수·구청장
③ 시·도지사
④ 보건복지부장관
⑤ 한국장애인협회

84. 「장애인복지법」상 사회적 인식개선에 대한 내용에 해당하지 않는 것은?

① 대통령령으로 정하는 교육기관 및 공공단체의 장은 매년 소속 직원·학생을 대상으로 장애인에 대한 인식개선을 위한 교육을 실시해야 한다.
② 보건복지부장관은 인식개선교육의 실시 결과에 대한 점검을 매년 실시해야 한다.
③ 인식개선을 효과적으로 실시하기 위하여 전문강사를 양성하고 교육프로그램을 개발·보급해야 한다.
④ 보건복지부장관은 예산의 범위에서 업무 수행에 필요한 비용의 전부 또는 일부를 지원할 수 있다.
⑤ 인식개선교육 정보시스템의 구축·운영 등에 필요한 사항은 보건복지부령으로 정한다.

85 「정신건강증진 및 정신질환자 복지서비스 지원에 관한 법률」상 정신재활시설 이용자의 범위에 해당하는 질환은?

① 지적장애
② 혈관성 치매
③ 정서장애
④ 중금속 중독
⑤ 뇌졸중

86 「정신건강증진 및 정신질환자 복지서비스 지원에 관한 법률」상 정신건강상 문제가 있는 사람이 정신의료기관 등에 자의입원한 경우 퇴원 등을 할 의사가 있는지 확인해야 하는 주기는?

① 1주
② 3주
③ 1개월
④ 2개월
⑤ 4개월

87 「정신건강증진 및 정신질환자 복지서비스 지원에 관한 법률」상 정신의료기관에 입원한 정신질환자가 정신의료기관에서 작업치료를 시행하는 경우 1일 최대 작업시간은?

① 3시간
② 4시간
③ 6시간
④ 7시간
⑤ 8시간

88 「노인복지법」에서 정의하는 부양의무자는?

① 배우자, 직계존속
② 배우자, 직계존속 및 그 배우자
③ 배우자, 직계비속 및 그 배우자
④ 보호자, 직계존속
⑤ 보호자, 직계비속 및 그 배우자

89 「노인복지법」상 학대노인의 보호와 관련된 업무에 종사하는 사람이 그 직무상 알게 된 비밀을 누설했을 때 받는 벌칙은?

① 7년 이하의 징역 또는 7천만 원 이하의 벌금
② 5년 이하의 징역 또는 5백만 원 이하의 벌금
③ 3년 이하의 징역 또는 3천만 원 이하의 벌금
④ 2년 이하의 징역 또는 2천만 원 이하의 벌금
⑤ 1년 이하의 징역 또는 1천만 원 이하의 벌금

90 「노인복지법」상 고궁·박물관 등 경로우대 시설에 대한 요금할인을 받을 수 있는 대상이 되는 기준 나이는?

① 55세 이상자
② 60세 이상자
③ 65세 이상자
④ 67세 이상자
⑤ 70세 이상자

제3회 모의고사(2교시)

정답 및 해설 p.103

작업치료학

01 다음에서 설명하는 ICF 구성요소는?

> - 개인이 활동을 실행하는 동안 겪을 수 있는 어려움
> - 예 뇌졸중 진단 후 편마비로 인한 두 손 협응에 어려움

① 참여제한
② 활동제한
③ 신체기능
④ 신체구조
⑤ 손상

02 다음에서 설명하는 개인에 대한 수행패턴은?

> 사회에서 기대하는 일련의 행동으로, 문화와 배경에 의해 형성되며 더 나아가 클라이언트에 의해 개념화되고 규정지어지기도 함

① 기술
② 습관
③ 일과
④ 관습
⑤ 역할

03 다음에서 설명하는 작업의 영역은?

> 의무감 없이 내적동기에 의해 시간에 참여하는 활동 · 일 · 자조활동 · 수면과 같이 의무적으로 수행해야 하는 작업수행 외의 자유로운 시간을 이용하고 즐기는 것

① 휴식과 수면
② 놀이
③ 여가
④ 사회참여
⑤ 일

04 다음에서 설명하는 배경 및 환경은?

> - 클라이언트가 접하고 있는 개인, 주민의 참여, 서로 간의 관계, 그리고 기대에 의해 형성되어진 배경
> - 배우자, 친구, 보호자의 같은 중요한 사람의 기대와 가능성
> - 규범, 역할기대, 사회적 기틀을 확립하는 데 영향을 주는 제도(정치, 법률, 경제 등) 간의 관계

① 물리적 환경
② 문화적 배경
③ 개인적 배경
④ 사회적 환경
⑤ 가상적 배경

05 우리나라 작업치료 역사에 대한 내용으로 옳은 것은?

① 1951년 - 미국선교사에 의해 대구동산병원에서 작업치료 시작
② 1965년 - 삼육재활원에 작업치료실 개설
③ 1976년 - 8개 기관에서 수습제도를 통해 작업치료사 양성
④ 1995년 - 아시아-태평양 작업치료사 연맹 가입
⑤ 1999년 - 49번째 세계작업치료사연맹(WFOT) 가입

06 다음 증상을 보이는 뇌졸중 환자의 손상혈관은?

- 팔보다 하지의 약화가 더 심함
- 실행증 모습도 관찰됨

① 앞대뇌동맥(ACA)
② 중간대뇌동맥(MCA)
③ 뒤대뇌동맥(PCA)
④ 소뇌동맥(CA)
⑤ 속목동맥(ICA)

07 다음에서 설명하는 신경계 치료접근법은?

- 고유감각수용기의 자극을 통해 신경근 기전의 반응을 촉진하는 방법
- 움직임을 촉진하기 위해 대각선패턴을 사용함

① 고유수용성신경근촉진법(PNF)
② 강제유도운동치료(CIMT)
③ 루드테크닉(Rood)
④ 브룬스트롬(Brunnstrom)
⑤ 신경발달치료(NDT)

08 Rancho Los Amigos 인지기능 5단계인 '혼돈-부적절 반응'을 보이는 환자에게 관찰되는 증상은?

① 심하게 혼돈된 반응을 보이며 공격적이다.
② 자극유형과 관련된 반응을 보이지만 일관되지 않으며 지연되는 모습이 관찰된다.
③ 판단과 문제해결이 결여된 로봇과 같은 반응을 보인다.
④ 단순한 구두지시에는 반응을 하나 복잡한 지시에 혼동한다.
⑤ 단서가 있으면 목표-지향적 행동을 보인다.

09 다음과 같은 작업치료 진행상황에서 사용한 평가는?

활동	중요도	수행도	만족도
요리하기	6	4	5
화장실 가기	9	3	5
목욕하기	7	8	6
여행가기	8	6	4
운전하기	3	1	2

① School AMPS(School Assessment of Motor and Process Skills)
② PEDI(Pediatric Evaluation of Disability Inventory)
③ PEGS(Perceived Efficacy and Goal Setting System)
④ COPM(Canadian Occupational Performance Measure)
⑤ SFA(School Function Assessment)

10 뇌졸중 환자에게 MAS(Modified Ashworth Scale)를 이용하여 근긴장도 평가를 진행하였다. 점수는?

> - 검사 : 치료사가 환자의 어깨관절을 수동적으로 굽힘
> - 반응 : 관절가동범위 1/2 이하에서 저항이 느껴짐

① 1
② 1+
③ 2
④ 3
⑤ 4

11 다음 상황 참고 시 환자에게 관찰되는 실어증 유형은?

> 치료사 : 안녕하세요? 이 OO님 잘 지내셨어요?
> 환　자 : 네. 아침에는 빵을 먹었어요.
> 치료사 : 옆에 계신 분은 따님이신가요?
> 환　자 : 네. 옆집에 사는 아주머니 건강상태가 요즘은…

① 브로카실어증(Broca's aphasia)
② 베르니케실어증(Wernicke's aphasia)
③ 전도실어증(conduction aphasia)
④ 명칭실어증(anomic aphasia)
⑤ 완전실어증(global aphasia)

12 다음 환자의 브룬스트롬 단계는?

> - 본인 머리높이보다 높게 위치한 선반에서 물건을 꺼낼 수 있음
> - 팔 벌려 높이뛰기 수행이 가능함

① 1단계
② 2단계
③ 3단계
④ 4단계
⑤ 5단계

13 다음에서 설명하는 고유수용성신경근촉진접근(PNF) 기술은?

> - 움직임을 시작하는 능력을 증진시키기 위해 사용함
> - 움직임 시작에 문제가 있는 파킨슨병, 실행증 환자들에게 도움이 됨

① 율동적 안정(rhythmic stabilization)
② 수축-이완(contract-relax)
③ 안정적 반전(stabilizing reversal)
④ 율동적 개시(rhythmic initiation)
⑤ 율동적 회전(rhythmic rotation)

14 다음 사례에서 글래스고혼수척도(Glasgow Coma Scale)의 언어반응 점수는?

> 치료사 : 언어반응에 대한 이야기를 전달함
> 환　자 : 질문에 대해 대답을 하며, 지남력이 있음

① 2점
② 3점
③ 4점
④ 5점
⑤ 6점

15 다음 상황과 관련 있는 기억은?

> - 영수는 된장찌개를 보고 첫 여자친구가 만들어 준 된장찌개를 생각났다.
> - 철수는 드라마 태양의 후예를 보고 본인의 군대 파병시절을 추억했다.

① 작업기억(working memory)
② 예견기억(prospective memory)
③ 의미기억(semantic memory)
④ 장기기억(long term memory)
⑤ 일화기억(episodic memory)

16 신경발달치료(NDT)에서 목표를 성취하기 위해 치료사의 손을 사용하는 행위는?

① 몸통돌림(trunk rotation)
② 어깨뼈가동화(scapular mobilization)
③ 매뉴얼(manual)
④ 핸들링(handling)
⑤ 체중지지(weight bearing)

17 다음은 뇌졸중 환자의 Jamar Hydraulic Hand Dynamometer 기록이다. 결과는?

1st	2nd	3rd
4kg	5kg	3kg

① 4kg
② 5kg
③ 6kg
④ 9kg
⑤ 12kg

18 다음은 어떤 시·지각적 요소를 치료하기 위한 중재인가?

- 환자에게 그림이나 사물들과 같은 표지물을 제공함
- 휠체어를 탄 환자들을 위해 표지물 높이를 고려하여 환자의 눈높이에 위치시킴

① 지리적 지남력(topographic orientation)
② 시각적 폐쇄(visual closure)
③ 깊이지각(depth perception)
④ 공간 내 위치(position in space)
⑤ 전경-배경 구분(figure-ground)

19 다음에서 설명하는 침습-흡인척도(PAS)는?

음식이 기도로 들어가 성대주름 아래를 지났으나 후두 또는 기도 밖으로 배출됨

① 4
② 5
③ 6
④ 7
⑤ 8

20 다음의 활동은 환자의 어떤 집중력을 증진시키기 위해 하는 중재인가?

- 연필을 이용하여 미로찾기 프로그램 진행
- 숫자를 1부터 50까지 세는 프로그램 진행
- 애국가를 부르게 진행

① 지속적 집중력(sustained attention)
② 분리된 집중력(divided attention)
③ 변환적 집중력(shift attention)
④ 초점적 집중력(focused attention)
⑤ 선택적 집중력(selective attention)

21 외상성 뇌손상 환자의 외상후기억상실증(PTA ; Post Traumatic Amnesia) 손상 정도 결과 참고 시 외상 후 기억상실 기간은?

손상 정도 : 심각(severe)

① 4분
② 50분
③ 24시간
④ 4일
⑤ 4주

22 좌반구 병변 시 나타날 수 있는 증상은?

① 신체도식 손상
② 질병인식 불능증
③ 시각기억상실
④ 실행증
⑤ 공간지각손상

23 평행대 위에서 걷기를 수행하거나, 수영에서 횡영 시 나타나는 양측패턴(bilateral patterns)은?

① 교차 패턴(reciprocal patterns)
② 대칭 패턴(symmetric patterns)
③ 비대칭 패턴(asymmetric patterns)
④ 대각선상반 패턴(diagonal reciprocal patterns)
⑤ 동측성 패턴(ipsilateral patterns)

24 환자의 입체지각능력 손상 여부를 확인하기 위해 진행될 평가는?

① Visual Analog Scale Test
② Monofilament Test
③ Two-point Discrimination Test
④ Moberg Pick-up Test
⑤ Albert Test

25 대동작 민첩성 측정을 하고 장애인의 직업 전 평가로 사용되는 평가도구는?

① Jebsen-Taylor Hand Function Test
② Manual Function Test
③ Moberg Pick-up Test
④ Wolf Motor Function Test
⑤ Box & Block Test

26 다음에서 설명하는 척수증후군은?

- 손상받은 레벨 양쪽 모두에서 근육이 이완됨
- 완전한 운동신경 마비와 통각 및 온도감각의 손실이 나타남
- posterior horn 기능이 잔존하므로 고유수용성, 심부감각, 가벼운 촉각은 보존됨

① 중심척수증후군(Central Cord Syndrome)
② 뒤척수증후군(Posterior Cord Syndrome)
③ 브라운-세카르증후근(Brown-Sequard Syndrome)
④ 앞척수증후군(Anterior Cord Syndrome)
⑤ 말총증후군(Cauda Equina Syndrome)

27 다음 환자의 감각 정상부위는?

손상부위	Light touch	Pinprick
T2	2	2
T3	2	2
T4	2	2
T5	1	2
T6	2	1
T7	1	2
T8	1	2
T9	2	1
T10	0	1

① 엄지손가락
② 젖꼭지 윗부분
③ 젖꼭지 부분
④ 젖꼭지 아랫부분
⑤ 배꼽 부분

28 척수손상 환자에게 경사테이블(tilt table), 스탠딩 프레임(standing frame)을 이용한 기립 연습을 통해 예방해야 하는 합병증은?

① 욕 창
② 자율신경 반사부전
③ 구 축
④ 골다공증
⑤ 경 직

29 오른쪽 척수 절반에 손상을 입은 척수 환자가 느낄 수 있는 감각은?

① 건측 통각
② 건측 온도감각
③ 건측 촉각
④ 건측 고유감각
⑤ 환측 고유감각

30 다음에서 설명하는 척수손상 수준은?

- 횡격막은 정상
- 위팔두갈래근, 손목굽힘근의 근력은 4등급 (Good)
- 손목폄근의 근력은 4등급(Good)
- 손가락굽힘근, 손가락벌림근의 근력은 3등급 (Fair)

① C5
② C6
③ C7
④ C8
⑤ T1

31 다음 사례에 해당하는 ASIA 척도는?

환자는 T1를 진단받았으며, 불완전손상이며, 운동기능이 신경학적 레벨 이하에 있으며, 신경학적 레벨 이하의 key muscle이 3등급 이상임

① A
② B
③ C
④ D
⑤ E

32 C6 환자가 체중을 지지하여 앉기의 균형유지를 위하여 elbow locking을 위한 움직임은?

① 어깨뼈 올림
② 어깨뼈 들임
③ 어깨관절 바깥돌림
④ 엄지손가락 모음
⑤ 손목 굽힘

33 환자 평가 중에서 침상동작 및 욕창방지 동작이 포함된 평가도구는?

① MBI
② FIM
③ Wee-FIM
④ SBD
⑤ SCIM-Ⅲ

34 다음에서 설명하는 질환은?

- 신경과 근육의 시냅스(nerve muscle synapse) 또는 연결부(neuromuscular junction)에서 화학적 전달과정의 문제가 발생하는 질환
- 항체가 아세틸콜린(Ach) 수용체를 공격하는 자가면역질환
- 안검하수증(ptosis), 복시, 골격근의 약화, 피로

① 회색질척수염
② 길랭-바레증후군
③ 팔신경얼기손상
④ 근디스로피
⑤ 중증근무력증

35 다음 설명하는 근육위축가쪽경화증의 단계는?

- 증 상
  - 휠체어, 침상생활
  - ADL 완전 의존
  - 사지의 피로
- 운동기능 유지 활동
  - 수동관절운동 시행
  - 욕창 방지 및 피부관리 시행
  - 통증관리
  - 삼킴장애 예방 및 치료
- 보조도구 : 영양급식관 삽입, 객담배출기계, 부수적 언어장비 추천

① 2단계
② 3단계
③ 4단계
④ 5단계
⑤ 6단계

36 다음 파킨슨 환자에게서 나타나는 증상에 대한 혼과 야의 척도(H&Y 척도) 단계는?

- 양측성 운동장애를 보임(떨림, 강직)
- 경도의 기능장애가 있으나 균형손상은 나타나지 않음

① 1단계
② 2단계
③ 3단계
④ 4단계
⑤ 5단계

37 다음 설명에 해당하는 다발성경화증의 분류는?

발병 후 처음부터 뚜렷한 재발이나 완화 없이 점진적으로 진행되는 형태

① 재발완화형
② 이차진행형
③ 일차진행형
④ 진행재발형
⑤ 급성진행형

38 누적외상성 장애에 해당하는 질환은?

① 복합부위통증증후군(CRPS)
② 손목터널증후군
③ 탈감각화
④ 힘줄염
⑤ 뇌성마비

39 하지골절 후 회복 중인 남성에게 주치의는 PWB 수준의 체중지지를 지시하였다. 회복 중인 하지에 몇 %의 체중을 실을 수 있는가?

① 약 10%
② 약 30%
③ 약 50%
④ 약 70%
⑤ 약 90%

40 재활단계 화상 환자의 작업치료에 대한 설명으로 옳은 것은?

① ADL 활동을 제한한다.
② 화상부위를 머리보다 높게 위치시켜 부종을 예방한다.
③ 손바닥형 보조기, 팔꿈치와 무릎의 구축방지용 보조기 등을 사용한다.
④ 기능적인 능력과 작업기술을 고려한 훈련을 시행한다.
⑤ 근력강화, 탈감각화, 협응력 증진활동을 시행한다.

41 절단 환자에게 붕대를 감아주려고 할 때 바람직한 형태는?

① 안정성을 위해 가능한 한 단단히 맨다.
② 8자 모양으로 감는 것은 피한다.
③ 몸쪽에서 먼 쪽으로 감는다.
④ 자주 풀고 매는 것은 피한다.
⑤ 붕대적용은 부드럽고 균등하게 한다.

42 류마티스 관절염에 대한 설명으로 옳은 것은?

① 최소 5곳의 관절부위에 연부조직 종창이나 삼출액이 관찰된다.
② 손목, 손허리손가락관절 또는 먼쪽손가락관절에 종창이 관찰된다.
③ 조조강직이 최소 10분간 지속된다.
④ 골융기, 폄근표면 또는 근접한 관절부위에 피하결절이 관찰된다.
⑤ 체간의 한쪽에만 증상이 나타나는 특징이 있다.

43 Bouchard's node가 발생하는 부위는?

① 손목관절
② 팔꿈관절
③ MCP관절
④ DIP관절
⑤ PIP관절

44 환자가 자상을 입은 이후 강하고 후끈거리는 통증을 호소하고 있으며 통증부위에 부종, 발한기능 이상 등의 증상이 나타났다. 예상되는 질환은?

① 뇌졸중
② 누적외상성 장애
③ 복합부위통증증후군(CRPS)
④ 근이영양증
⑤ 길랭-바레증후군

45 요통 환자를 위한 중재로 옳은 것은?

① 온치료와 냉치료는 최소 30분을 시행한다.
② 물건을 들 때는 몸과 먼 거리에서 들고 넓은 바닥면을 확보한다.
③ 푹신한 매트리스와 적절한 높이의 베개를 사용한다.
④ 구둣주걱 사용과 끈 없는 신발을 추천한다.
⑤ 반복적으로 허리를 구부려 스트레칭을 시행한다.

46 화상 환자를 위한 '9의 법칙'에 대한 설명으로 옳은 것은?

① 아동과 어른은 똑같은 비율로 화상범위를 나눈다.
② 성인의 화상부위는 얼굴 18%, 몸통 36%, 양하지가 각각 18%이다.
③ 성인의 회음부는 1%이다.
④ 아동의 머리와 양 하지의 합은 36%이다.
⑤ 간단하고 빠르고 정확한 측정방법이다.

47 위팔절단 환자가 탁자 위의 물건을 말단장치로 잡으려 한다. 동작의 조합과 순서가 옳은 것은?

> A. 어깨관절 벌림
> B. 어깨관절 폄
> C. 어깨관절 굽힘

① A → B+C → A → 잡기
② B → A+C → B → 잡기
③ C → A+B → C → 잡기
④ A+B → C → A+B → 잡기
⑤ B+C → A → B+C → 잡기

48 왼쪽 검지의 PIP 관절에서 절단이 발생한 환자가 절단부위에 사물이 닿으면 민감함을 느낀다. 가장 적절한 중재는?

① 파라핀 욕조를 사용한다.
② 절단부위에 얼음을 적용한다.
③ 잔여지를 두드리거나 문지른다.
④ 따뜻한 물에 담근다.
⑤ 거친 것부터 부드러운 재질의 천으로 점진적으로 적용한다.

49 요통 환자의 통증관리 중재방법으로 옳은 것은?

① 초기에는 온전한 침상휴식을 취한다.
② 얼음과 열을 이용한 치료는 20분 이상 하지 않는다.
③ 통증을 경감시키기 위해 운동을 실시한다.
④ 풀장운동은 물의 저항으로 인해 실시하지 않는다.
⑤ 갑작스러운 통증이 발생하면 허리를 약간 굽히고 척추의 정상커브를 재정렬한다.

50 다음 설명하는 증상은 어떤 신경의 손상으로 나타나는가?

> claw hand(까마귀손) 변형, 뼈사이근 위축, 엄지모음의 상실

① 근육피부신경
② 정중신경
③ 자신경
④ 노신경
⑤ 가슴등신경

51 다음에서 설명하는 방어기제는?

> • 소아 또는 정신병적 상태의 환자가 주로 사용함
> • 투사, 부정, 왜곡 등의 방어기제를 내포함

① 자기중심적 방어
② 미숙한 방어
③ 신경증적 방어
④ 성숙한 방어
⑤ 인지적 방어

52 다음 사례에서 사용한 중재법은?

> • 증상 : 아동이 땅에서 발이 떨어지는 것을 무서워해 그네 근처에 가는 것도 두려워함
> • 치료 : 그네를 탄 아동이 무서워하며 내려와도 반복적으로 그네를 태움

① 홍수법
② 동기강화치료
③ 체계적둔감화
④ 혐오자극법
⑤ 통찰정신치료

53 다음과 관련된 정신장애는?

- 증상 : 다른 사람과 손이 닿는 것이 병균이 묻었다는 생각이 반복해서 떠올라 수십 번씩 손을 닦음
- 치료 : 불안이나 공포를 덜 느끼는 상황에서 점차 더 강한 자극을 주어 특정 자극에 대한 불안과 공포를 제거함

① 외상후스트레스장애
② 우울장애
③ 강박장애
④ 사회불안장애
⑤ 조현병

54 다음에서 설명하는 조현병의 유형은?

- 주요 특징 : 과잉행동(흥분)과 혼미, 극단적 거부증, 함구증, 납굴증, 상동증, 반항언어 등
- 발병시기 및 특징 : 15~25세의 정신적 외상 후 급성을 발병하는 경우가 많음
- 예후 : 조기치료 시 예후가 좋음

① 혼란형
② 긴장형
③ 망상형
④ 미분화형
⑤ 분열정동형

55 다음에서 설명하는 중재적 모델은?

- 개인 스스로 선택한 작업적이고 사회적인 역할을 수행하는 데 필요한 특정 기술을 획득하도록 돕는 것
- 적어도 모든 행동이 학습된다는 개념에 기초함

① 적응기술 발달
② 사회기술 훈련
③ 역할 획득
④ 사회적 모델링
⑤ 행동 형성

56 다음에서 설명하는 방어기제는?

- 받아들일 수 없는 감정이 다른 사람에 의한 것이라고 믿는 것
- 용납할 수 없는 자신의 문제 원인이 외부에 있다고 생각

① 행동화
② 합리화
③ 투 사
④ 전 환
⑤ 전 치

57 조현병 환자에 대한 예후인자 중 부정적 인자는?

① 어릴 때 발병한 경우
② 발병시기가 급성일 때
③ 긴장이나 우울증이 함께 보이는 경우
④ 발병과 관련된 원인적 사건이 있는 경우
⑤ 사회적 적응이 이루어지고 있는 경우

58 다음에서 설명하는 그룹구성원의 역할은?

- 그룹 유지 역할에 포함된 역할자
- 그룹 내에서 결정된 사항이나 분위기를 따르는 자

① 촉진자
② 조정자
③ 일반구성원
④ 관찰자
⑤ 모니터역할 수행자

59 다음 설명에 해당하는 망상장애 유형은?

> 망상의 중심주제가 어떤 굉장한(그러나 확인되지 않은) 재능이나 통찰력을 갖고 있다거나 어떤 중요한 발견을 하였다는 확신일 경우 적용됨

① 색정형
② 과대형
③ 혼합형
④ 피해형
⑤ 신체형

60 다음은 알코올 중독자에게 사용하는 변화단계 모델이다. 해당 모델의 단계는?

> • 변화의 중요성을 깨닫고 변화를 원하며 자신의 문제에 대해 고민하기 시작함
> • 비록 행동의 변화는 없지만 문제를 알고 고치려는 의지를 가짐
> • 가장 힘든 단계로 절주와 금주가 반복됨

① 숙고전단계
② 숙고단계
③ 준비단계
④ 실행단계
⑤ 유지단계

61 18개월에서 8세 아동의 운동패턴과 손기능을 평가하기 위해 개발된 평가도구는?

① PDMS Ⅱ(Peabody Developmental Motor Scales Ⅱ)
② EDPA(Erhardt Developmental Prehension Assessment)
③ B-O test of Motor Proficiency
④ SFA(School Function Assessment)
⑤ QUEST(Quality of Upper Extremity Skills Test)

62 다음은 뇌성마비 아동의 발달단계를 작성한 것이다. 이 아동의 프로이트 이론단계는?

> • 아동은 스스로 책을 넘길 수 있음
> • 아동은 가위를 사용하여 동그라미, 사각형을 자를 수 있음
> • 아동은 공을 던져 5피트 거리의 목표를 맞출 수 있음

① 구강기
② 항문기
③ 남근기
④ 잠복기
⑤ 생식기

63 운동실조형 뇌성마비의 특징으로 옳은 것?

① 근긴장도는 낮은 편으로 사지마비 형태로 나타난다.
② 주로 대뇌겉질 손상으로 인해 발생한다.
③ 몸의 근긴장도가 비정상적으로 높아 수동적인 움직임에 대해서도 저항이 있다.
④ 외부자극에 대한 반응이 거의 없거나 매우 둔하다.
⑤ 근긴장도가 수시로 변한다.

64 중간뇌 수준 반사로 옳은 것은?

① ATNR
② STNR
③ 양서류반응
④ 음성지지반사
⑤ 유인원반응

65 다음 설명에 해당하는 유아의 애착 유형은?

> - 보호자가 나가도 관심을 보이거나 별다른 저항을 보이지 않는다.
> - 나갔던 보호자가 다시 돌아와도 고개를 돌리거나 시선을 돌린다.

① 안정형
② 불안형
③ 불안정 회피형
④ 불안정 양가형
⑤ 혼란형

66 다음에서 설명하는 질환은?

> - 18번 염색체상의 유전자와 관련된 상염색체 우성 소질, 도파민 기능장애 원인
> - 여아보다는 남아에게 더 많이 발생함
> - 특정 행동이 일정시간 자주 나타남

① 레트증후군
② 뚜렛증후군
③ 다운증후군
④ 주의력결핍 과잉행동장애
⑤ 애드워드증후군

67 뇌성마비 아동이 어질러진 책상 위에서 글을 쓰기 위해 연필을 찾는 것에 어려움을 느낄 때 문제가 되는 지각기능은?

① 입체인지
② 시각완성
③ 깊이지각
④ 서화감각
⑤ 전경-배경

68 다음과 같이 아동에게 사용한 행동관리 기법은?

> 현재 받고 있는 관심이나 보상을 중단하거나 차단하는 것

① 강화 상실 또는 소멸
② 타임아웃
③ 벌
④ 촉 구
⑤ 강화 혹은 보상

69 다음에서 설명하는 평가도구는?

> - 발달지연 또는 문제의 가능성이 있는 아동을 선별하기 위한 도구
> - 1개월~6세 아동에게 실시함

① Denver Developmental Screening Test
② DeGangi-Berk Test of Sensory Integration
③ Miller Assessment for Preschoolers
④ Sensory Profile
⑤ Bayley Scale of Infant Development

70 다음 설명에 해당하는 Parton의 놀이발달은?

> - 다른 아동과 함께 같은 공간에 있지만 서로 다른 장난감을 가지고 놀며 사회적 상호작용이 없음
> - 옆에서 노는 친구와 그 놀이에는 관심 없고 혼자서 노는 형태

① 몰입되지 않은 놀이
② 연합놀이
③ 협동놀이
④ 혼자놀이
⑤ 평행놀이

71 중증경직형 뇌성마비 아동을 치료할 때 고려해야 할 사항은?

① 이완패턴을 분석한다.
② 구축을 최소화하거나 방지한다.
③ 수동적인 움직임을 촉진한다.
④ 정적인 반사 패턴을 사용한다.
⑤ 서서히 자극을 주며 자극은 최소화한다.

72 다음 설명에 해당하는 피아제 인지발달단계의 감각운동기는?

> 목적 있는 도구 사용의 증가, 언어발달 시작, 대상영속성 확립

① 반사기
② 1차 순환반응기
③ 2차 순환반응기
④ 3차 순환반응기
⑤ 정신적 표상

73 경직으로 인해 연필을 잡기 힘든 아동에게 치료사가 정상움직임 패턴을 촉진시키기 위해 핸들링 기법과 주요조절점을 사용하여 치료하였다. 이때 사용된 접근법은?

① 발달적 접근
② 신경발달적 접근
③ 감각통합적 접근
④ 인지행동적 접근
⑤ 생체역학적 접근

74 Bayley Scale of Infant Development에 대한 설명으로 옳은 것은?

① 4~8세 아동을 대상으로 한다.
② 발달장애를 조기판별하기 위한 평가이다.
③ 정신척도, 운동척도, 행동평가척도로 구성되어 있다.
④ 125가지 질문에 대해 5점 척도이다.
⑤ 결과는 정상, 의심, 명백손상 3가지 척도로 나뉜다.

75 재태기간이 28주였던 2세 1개월 아동의 교정연령은 몇 세인가?

① 2세 1개월
② 2세 4개월
③ 2세
④ 1세 8개월
⑤ 1세 6개월

76 뇌성마비의 산전 원인에 해당하는 것은?

① 뇌종양
② 허혈성 뇌손상
③ 저체중아
④ 핵황달
⑤ 뇌막염

77 다음 아동에게 나타나는 증상은?

> • 출생 시 어떠한 문제로 인하여 목신경 5, 6번이 손상됨
> • 위팔과 어깨의 마비를 보임
> • 어깨의 안쪽돌림, 팔꿈치 폄, 아래팔 엎침, 손목 굽힘의 전형적인 자세를 보임

① 크롬프케마비
② 에르브마비
③ 노신경마비
④ 자신경마비
⑤ 정중신경마비

78 다음에서 설명하는 근디스트로피의 유형은?

- X 관련 열성유전, 남아에게만 발전
- 발병연령 : 2~16세
- 근 약화의 진행이 느리게 나타나며, 중년까지 생존함

① 얼굴어깨위팔(fascioscapulohumeral)
② 눈인두(oculopharyngeal)
③ 팔다리연결(limb-girdle)
④ 듀센(Duchenne)
⑤ 베커(Becker)

79 다음 아동에게 관찰되는 손안조작기술의 어려움은?

- 책을 읽는 동안 페이지를 한 장씩 넘기는 것을 어려워하는 모습
- 동전을 저금통 안으로 밀어 넣는 데 시간이 오래 걸리는 모습

① Simple rotation
② Complex rotation
③ Palm to finger translation
④ Finger to palm translation
⑤ Shift

80 경직형 뇌성마비 아동에서 팔꿈치관절에 적용하는 Rood 접근은?

① 진 동
② 빠른 솔질
③ 저 항
④ 무거운 관절압박
⑤ 힘줄압박

81 다음 행동을 보이는 아동의 감각통합적 문제점은?

- 이어폰의 소리를 최대로 하여 노래를 들음
- 높은 정글짐을 올라가 거꾸로 매달리는 위험한 행동을 함

① 감각과반응
② 감각저반응
③ 감각추구
④ 감각구별장애
⑤ 자세조절장애

82 DSM-5에서 ADHD 아동을 진단하기 위해 증상이 나타난 시기로 규정한 시기는?

① 7세 이전 시기
② 3세 이전 시기
③ 9세 이전 시기
④ 10세 이전 시기
⑤ 12세 이전 시기

83 다음 설명하는 아동에게서 나타나는 반사는?

- 아동은 긁기(scratching), swiping이 가능함
- 아동은 엎드린 자세에서 고개를 90°를 들 수 있음

① 정위반응
② 네발기기반응
③ 유인원반응
④ 란다우반응
⑤ 연합반응

84 다음과 같이 지역사회 이동을 위해 운전 시 사용하는 보조도구는?

> 주로 척수손상, 마비 등으로 인해 잡기가 힘든 경우 사용하며, 3개의 고정된 핀이 손과 손목을 고정시켜 주는 기능을 함

① 손바닥 스피너
② tri-pin
③ amputee ring
④ steering wheel extension
⑤ 스피너 손잡이

85 다음은 학교작업평가에 대한 설명이다. 설명하는 평가도구의 이름은?

> - 학교 내 장애학생의 적응행동과 관련한 진단평가를 실시하기 위해 사용되는 대표적인 평가도구
> - 지적장애 아동을 진단평가함에 있어 필수적으로 사용하는 검사도구
> - 하위영역 : 자조능력, 자기지향성, 작업능력, 언어능력, 이동능력, 사회화영역 등

① 사회성숙도검사
② 적응행동평가
③ 학교기능평가
④ 운동적합성 검사
⑤ 조기발달 진단목록

86 다음은 에릭슨의 성격발달단계에 대한 설명이다. 설명에 해당하는 프로이트 이론의 단계는?

> 아이는 목표를 달성하기 위해 활동을 계획하고 시도한다. 어른을 모방하고 자기지도 감각을 개발하는 시기

① 구강기
② 항문기
③ 남근기
④ 잠복기
⑤ 생식기

87 가정환경 중 침실개조에 대한 설명으로 옳은 것은?

① 침대 주변에는 50~60cm 정도의 여유폭을 두어 휠체어가 쉽게 접근할 수 있도록 한다.
② 침대 주변에는 70~100cm 정도의 여유폭을 두어 휠체어가 쉽게 접근할 수 있도록 한다.
③ 출입문의 유효폭은 80cm 이상으로 하며 휠체어 사용자의 경우 100cm 이상으로 한다.
④ 출입문의 유효폭은 85cm 이상으로 하며 휠체어 사용자의 경우 90cm 이상으로 한다.
⑤ 출입문의 유효폭은 70cm 이상으로 하며 휠체어 사용자의 경우 80cm 이상으로 한다.

88 직업재활 과정에 대한 설명으로 옳은 것은?

① 직업적응 – 근로자에게 필요한 직무수행능력을 습득·향상시키기 위하여 실시하는 훈련과정이다.
② 직무배치 – 장애인에 대한 직업상담, 직업적성검사 및 직업능력평가 등을 실시하고, 고용정보를 제공하는 직업상담 서비스를 제공하도록 명시한다.
③ 취업 후 적응지도 – 긍정적인 직업발달을 이루는 데 필요한 기능을 개발하는 과정이다.
④ 직업능력개발훈련 – 사회적·물리적·기술적 환경에 잘 적응할 수 있도록 지원하는 과정
⑤ 직업능력평가 – 개인의 적성, 신체적 기능, 흥미, 기질 등의 직업능력을 객관적으로 평가하고 직업내용과 현장에 관한 정보도 함께 제공해주는 서비스

89 다음 설명에 해당하는 보편적 설계(유니버설 디자인)의 7대 원칙은?

> 우발적이거나 의도하지 않은 작동으로 인해 발생할 수 있는 부정적 결과를 최소화함

① 공평한 사용
② 적은 신체노력
③ 안정성
④ 단순하고 직관적인 사용
⑤ 접근과 사용을 위한 크기와 공간

90 노인에 대한 이해로 옳은 것은?

① 노인들은 각각 다른 삶의 경험과 다른 스타일로 다양한 그룹을 형성한다.
② 노인들은 노쇠하여 새로운 것을 학습할 수 없다.
③ 노인들 대부분이 가족들과 소극적인 유대관계를 맺고 있다.
④ 최소 한 가지 이상의 질환을 가졌음에도 대부분 젊은 노인들은 활동의 제한으로 어려움을 겪고 있다.
⑤ 노인들은 대부분 가족보다 시설의 보호를 받고 있다.

91 관상동맥우회술을 받고 입원하고 있는 환자에게 수술 후 3일째 실행할 1~2METs 활동은?

① 속옷 손빨래하기
② 창문 닦기
③ 마루 쓸기
④ 진공청소기로 청소하기
⑤ 식사 준비하기

92 COPD 환자에게 적용하는 다음과 같은 기법은?

> - 뜨겁고 습한 공기에 의해 호흡곤란이 발생하지 않도록 목욕 시 환기팬을 사용하거나 문을 열어두고 목욕하도록 교육하기
> - 목욕의자, 목욕가운, 전동칫솔과 같은 전동기구를 사용함으로써 에너지의 사용 줄이기
> - 몸을 굽히는 것을 피하기 위해 탄력신발끈, 긴 신발주걱, 리처 등을 사용하게 하기

① 호흡곤란 조절자세
② 입술 오므리기 호흡
③ 가로막 호흡
④ 이완기법
⑤ 일 단순화와 에너지 보존

93 눈의 해부학적 구조물 중 노화로 인한 황반변성이 나타나는 것은?

① 망 막
② 홍 채
③ 각 막
④ 안방수
⑤ 시신경

94 다음 내용에 해당하는 임상치매척도(Clinical Dementia Rating)의 기억력 점수는?

> - 심한 기억장애
> - 과거에 반복적으로 많이 학습한 것만 기억
> - 새로운 정보는 금방 잊음

① 불확실(0.5)
② 경도(1)
③ 중등도(2)
④ 중증(3)
⑤ 심각(4)

95 다음에서 설명하는 노화이론은?

- 노인이 노화로 인해 은퇴가 아닌 사회적 활동을 계속 이어가는 것
- 예 노인 일자리 및 사회활동 지원사업에 참여

① 지속성이론
② 활동이론
③ 사회교환이론
④ 분리이론
⑤ 성장발달이론

96 다음은 일상생활수행 능력 및 사회참여 평가에 대한 설명이다. 설명하는 평가도구는?

- WHO에 의해 초안된 신체적 독립, 인지적 독립, 이동, 작업, 사회통합, 경제적 자급자족의 6가지 핸디캡 차원을 평가하여 100점 척도로 점수화함
- 척수손상뿐 아니라, 외상성 뇌손상, 뇌졸중, 화상, 절단, 다발성경화증을 포함한 다양한 환자들에게 사용될 수 있음

① MBI
② FIM
③ CHART
④ RNL
⑤ AMPS

97 보건소에서 시행하는 사업은?

① 모자보건사업
② 야간보호사업
③ 환경보건사업
④ 산업안전보건사업
⑤ 낮병동사업

98 계단의 높이가 2.5인치인 곳에 휠체어를 사용하는 사람을 위해 경사로를 설치하고자 할 때 이상적인 경사로의 길이는?

① 12인치
② 15인치
③ 30인치
④ 45인치
⑤ 60인치

99 노화로 인한 인지적 감소를 보이는 노인에게 작업수행에 영향을 미치는 배경 또는 환경은?

- 화재 예방을 위한 자동가스차단기 사용
- 집을 나간 뒤 찾아오지 못하는 것을 예방하기 위한 배회감지기 사용

① 문화적 배경
② 물리적 환경
③ 개인적 배경
④ 사회적 환경
⑤ 시간적 배경

100 다음 설명에 해당하는 주택개조의 일반적 원칙은?

노인이나 장애인이 시설에 입소하지 않고 살던 지역에 있는 자기 집에서 계속 지낼 수 있도록 지원함

① 안정성
② 정주성
③ 편리성
④ 자립성
⑤ 쾌적성

01 다음 그림의 능력이 발현하는 시기는?

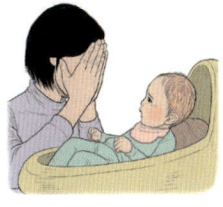 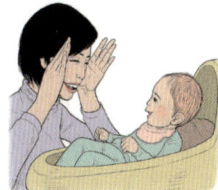

① 3개월
② 6개월
③ 9개월
④ 12개월
⑤ 15개월

02 다음 사진의 도구를 사용하는 환자의 장애군이 후천적으로 발생하는 원인이 아닌 것은?

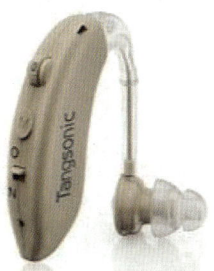

① 소음 노출
② 메니에르병
③ 중감염
④ 뇌막염
⑤ 고막파열

03 다음 사진을 보고 뇌졸중 환자의 상의를 입는 순서로 적합한 것은?

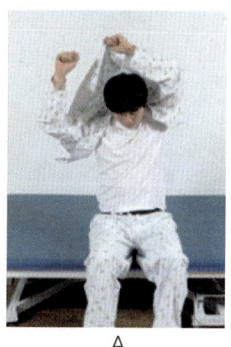 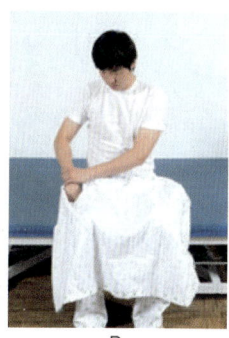
A   B

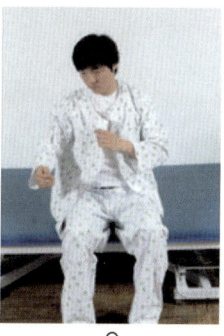 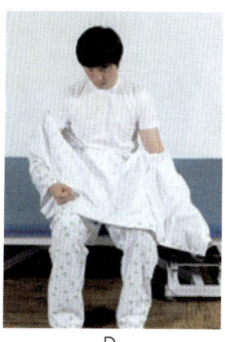
C   D

① A → B → C → D
② B → C → D → A
③ B → C → A → D
④ B → D → C → A
⑤ B → D → A → C

04 다음 그림에서 G에 해당하는 내용은?

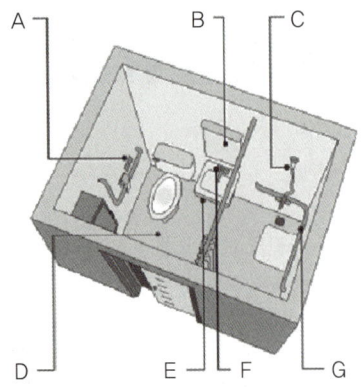

① 비상연락장치
② 높이 조절이 가능한 샤워걸이
③ 안전손잡이
④ 레버형 수전손잡이
⑤ 하부 여유공간이 있는 세면대

05 다음 사진에 해당하는 질환은?

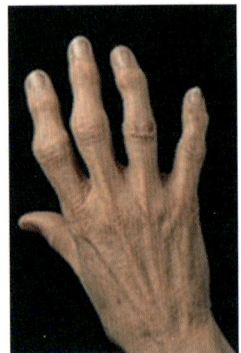

① CP
② SCI
③ CVA
④ OA
⑤ RA

06 다음 사진과 가장 관련성이 있는 환자는?

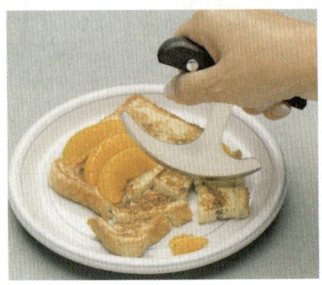

① 편측무시 환자
② 편마비 환자
③ 감각손상 환자
④ 관절염 환자
⑤ 척수손상 환자

07 다음 사진에서 근력을 평가하는 동작으로 적합한 것은?

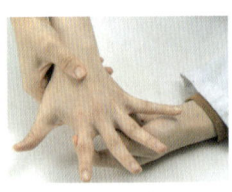 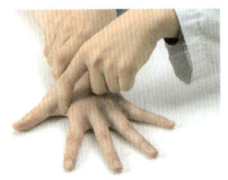

〈측정 전〉　　　　〈측정 후〉

① 손가락 폄
② 손가락 굽힘
③ 손가락 모음
④ 손가락 벌림
⑤ 엄지손가락 모음

08 뇌졸중 환자에게 '아, 아, 아' 하고 짧게 소리를 내도록 한 후 물렁입천장의 움직임을 확인하였다. 이 환자의 현상에 관여하는 뇌신경은?

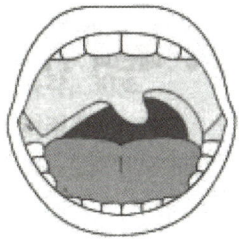

① 뇌신경 5번　② 뇌신경 7번
③ 뇌신경 9번　④ 뇌신경 10번
⑤ 뇌신경 12번

09 다음 제시된 활동의 발현시기로 옳은 것은?

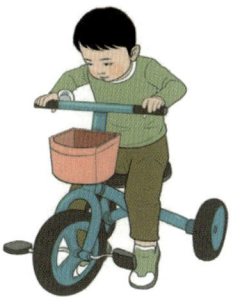

① 12개월　② 18개월
③ 24개월　④ 30개월
⑤ 36개월

10 다음 사진의 도구를 사용하는 환자의 신경학적 수준으로 적합한 것은?

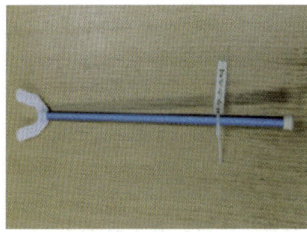

① C4　② C5
③ C6　④ C7
⑤ C8

11~13. 사례를 읽고 각 문항에 가장 적절한 답을 고르시오.

> 최 씨는 교통사고로 인하여 SCI 진단을 받았다. 최 씨는 C4-6 연접수술을 하게 되었고, 하반신을 움직일 수 없으며 괄약근의 감각이 없고 조절이 어려워 위생용품을 착용하였다. 최 씨는 치료 도중 갑자기 두통, 불안, 발한, 안면홍조 증상과 함께 혈압이 높게 측정되며, 서맥의 증상을 보였다.

11 사례에서 치료사가 훈련 시 환자에게 적합한 잡기(grasp) 방법은?

① Lumbrical grasp
② Ball grasp
③ Tenodesis grasp
④ Hook grasp
⑤ Cylindrical grasp

12 환자의 소변·대변 조절과 관련한 MBI 점수로 옳은 것은?

① 소변 조절 0점, 대변 조절 0점
② 소변 조절 1점, 대변 조절 0점
③ 소변 조절 0점, 대변 조절 1점
④ 소변 조절 1점, 대변 조절 1점
⑤ 소변 조절 2점, 대변 조절 2점

13 사례의 증상으로 옳은 것은?

① 폐활량 감소
② 골다공증
③ 기립성 저혈압
④ 욕창
⑤ 자율신경 반사기능장애

14~16. 사례를 읽고 각 문항에 가장 적절한 답을 고르시오.

> ■ 성별 / 나이 : 남 / 8세 7개월
> ■ 작업치료평가
> • 발달력 : 정상적인 운동발달 수준을 보이고, 낯선 친구들과도 쉽게 어울리는 행동을 보임
> • 학교생활 : 일반학교를 다니고 있고 수업시간에 돌아다니는 행동을 보이기도 하며, 산만한 행동으로 인해 친구들의 수업을 방해하는 경우가 많음. 선생님의 제재가 있을 경우 소리를 지르는 등의 행동을 보이기도 함
> • 보호자의 욕구 : 아동이 수업을 받는 데 어려움이 없기를 원함

14 아동과 관련된 질환은?

① 지적장애
② 뇌성마비
③ 자폐스펙트럼장애
④ 발달성 협응장애
⑤ 주의력결핍 과잉행동장애

15 아동의 진단명을 위해 가장 적합한 평가는?

① K-DTVP-3(K-Developmental Test of Visual Perception-3)
② PDMS-2(Peabody Developmental of Motor Scale-2)
③ ADHD Rating Scale
④ Wee-FIM(Wee-Functional Independence Measure)
⑤ K-CARS(K-Childhood Autism Rating Scale)

16 아동에게 제공할 적합한 치료방법은?

① 행동형성
② 행동연쇄
③ 탈감각화
④ 환경적 적응
⑤ 감정 조정

17~18. 사례를 읽고 각 문항에 가장 적절한 답을 고르시오.

> 치료사 : 먼저 상체를 곧게 펴고 '아~~'를 크게 외쳐보세요. 일정한 소리로 10번 먼저 해보겠습니다.
> 치료사 : 잘하셨습니다. 이번에는 같은 자세로 책상을 당기면서 '아~'를 10번 외쳐볼게요.
> 치료사 : 잘하셨습니다. 이번에는 숨을 깊게 들이마신 상태에서 숨을 멈추고 가슴에 힘을 주어 '아!!'를 크고, 강하게 해볼게요.

17 위 수행의 중재방법은?

① 후두 가동화
② 기도 폐쇄운동
③ 가성대 강화운동
④ 성대 내전운동
⑤ 리실버만의 음성치료

18 위 중재법이 필요한 환자는?

① 후두 상승이 감소된 환자
② 목뿔위 근력이 감소된 환자
③ 상부 식도조임근의 개방이 잘 안되는 환자
④ 하부 식도조임근의 개방이 잘 안되는 환자
⑤ 성대폐쇄가 어려워 거친 소리를 내는 환자

19~20. 사례를 읽고 각 문항에 가장 적절한 답을 고르시오.

- 성명 : 김○○   성별 : 남   연령 : 16세
- 진단명 : 사지마비
- 발병 : 만 7세
- 우세 손 : 오른쪽
- 일반적 상태 : 안면부의 비대칭적인 외형
- 기능수준
  - 의식이 명료하지 않아 객관적인 인지기능 평가에 어려움이 있으나, 의식이 명료할 때 반응으로 보아 대부분의 언어를 이해함. 눈 깜빡임, 미세한 손 움직임으로 "예", "아니오" 형태의 의사를 표현함
  - 오른쪽 상지기능 : dystonia 형태로 조절되지 않은 움직임을 보이나, 근위부를 고정해 주면 엄지손가락의 의식적 움직임 관찰됨
  - 왼쪽 상지기능 : hypertonia 형태의 근긴장을 보여 움직임이 어려움
  - 삼킴기능 : 손상 이후 비위관(NG tube)을 이용해 영양을 공급받고 있음
  - 구역반사(gag reflex) +, 구개반사(palate reflex) ±, 수의적 기침반사(voluntary cough reflex) ±, 불수의적 기침반사(involuntary cough reflex) +
- 부모의 요구 : 가정에서 일부 음식을 구강으로 먹을 수 있기를 희망
- 치료사의 조언 : 치료시간 동안만 구강으로 직접 음식물섭취를 권장하며, 삼킴 시 고개를 오른쪽으로 돌리고 턱을 당긴 자세를 취해야 함

19 김○○ 아동에게 가장 적절한 진단은?

① 외상성 뇌손상
② 지적장애
③ 뇌성마비
④ 수두증
⑤ 다운증후군

20 치료사가 직접 구강치료 여부를 결정하기 위해 흡인 여부와 함께 반드시 확인해야 하는 것은?

① 삼킴반사
② 영 양
③ 발 성
④ 인지기능
⑤ 자 세

21~23. 사례를 읽고 각 문항에 가장 적절한 답을 고르시오.

- 성명 : 이○○   성별 : 남   연령 : 68세
- 진단 : (가)
- 인지평가 결과 : (나)
- 다른 사람의 도움 없이는 더 이상 지내기 어려움
  - 단, 화장실 사용이나 식사에는 도움이 필요 없음
- 자신의 현재 일상생활과 관련된 주요한 사항을 기억하지 못함
  - 집주소나 전화번호를 기억하지 못함
  - 손자의 이름을 기억하지 못함
- 시간(날짜, 요일, 계절 등)이나 장소에 대한 지남력이 자주 상실됨
- 20에서 2씩 거꾸로 빼 나가는 것을 수행하지 못함
- 배우자와 자녀의 이름은 잘 기억하고 있음

21 (가)에 들어갈 진단은?

① 외상성 뇌손상
② 뇌졸중
③ 알츠하이머 치매
④ 파킨슨병
⑤ 루게릭병

22 인지평가에 사용된 도구는?

① GDS
② CDR
③ ACLS
④ K-MAS
⑤ LOTCA

23 예상되는 (나)의 점수는?

① 1점
② 2점
③ 3점
④ 4점
⑤ 5점

24~26. 사례를 읽고 각 문항에 가장 적절한 답을 고르시오.

- ■ 클라이언트 정보
- 성별 / 나이 / 발병시기 : 남 / 43세 / 2023.02.25.
- 진단명 / 의뢰사유 / 우세손 : Rt. MCA infarction / ADL 치료 / 오른손잡이
- ■ 관찰내용 및 인터뷰 내용
- K-MBI 평가진행 중
  치료사 : 환자분 식사는 어떻게 수행하고 계신가요?
  환　자 : 식판은 보호자가 가져오고… 보호자가 지켜보는 상황에서 밥을 먹습니다. 보통은 그냥 국에 밥을 말거나, 음식을 비벼서 먹습니다.
- 보호자 인터뷰 중
  치료사 : 혹시 일상생활할 때 환자분에게 제일 큰 문제가 무엇인가요?
  보호자 : 가끔 "자기야 이 물건 이름 뭔지 알지?" 하면 이상하게 대답을 못 하더라고요? 평상시 대답을 잘하면서도 가끔 "이게 뭐지?" 하면 대답을 못 해요…

24 환자에게 가장 특징적으로 나타날 수 있는 증상은?

① 의도적 떨림 증상이 나타난다.
② 반대쪽 팔보다 다리에 약화를 더 심하게 일으킨다.
③ 실독증(alexia), 반맹증 등 증상이 나타난다.
④ 반대쪽 얼굴과 팔에 광범위하게 마비가 나타난다.
⑤ 하지의 먼 쪽 경직성 마비증상이 나타난다.

25 환자의 K-MBI의 Feeding 점수는?

① 2점　　② 5점
③ 8점　　④ 10점
⑤ 15점

26 환자에게 의심이 되는 질환은?

① 전도실어증　　② 전체실어증
③ 명칭실어증　　④ 감각성실어증
⑤ 운동성실어증

27~29. 사례를 읽고 각 문항에 가장 적절한 답을 고르시오.

- ■ 나이 / 성별 : 30세 / M
- ■ 진단명 : 여섯째 경수 손상
- ■ 병전 직업 : 작업치료사

27 환자의 기대기능 수준에 가장 적절한 보조도구는?

① overhead sling
② power lift with sling
③ button hook
④ mouth stick
⑤ long opponens splint

28 환자가 독립적으로 가능한 일상생활활동은?

① 혼자서 바지 입기가 가능하다.
② 편평하지 않은 곳에서 이동이 가능하다.
③ 스스로 목욕하기가 가능하다.
④ 핸드림이 있는 휠체어가 필요하다.
⑤ 보조도구 없이 스스로 치장하기가 가능하다.

29 환자의 SOAP 노트를 쓸 경우 Subject에 해당하는 내용은?

① 환자의 오른쪽 팔꿈관절 굽힘근은 5점이다.
② 환자가 밤마다 통증을 호소한다.
③ 환자의 목표는 독립적인 글씨 쓰기이다.
④ 환자가 아파트에 거주한다.
⑤ 환자의 가장 큰 문제는 손의 기능이 없다는 것이다.

30~32. 사례를 읽고 각 문항에 가장 적절한 답을 고르시오.

> 67세 이 씨는 농사일을 마치고 밤에 귀가하던 중 돌부리에 걸려 넘어지면서 앞에 있는 장애물과 부딪혀 목에 과도한 폄이 발생되었다. 현재 이 씨의 양쪽 팔과 다리는 통증과 온도감각이 상실되었다. 상지에 이완성 운동마비가 하지보다 더 심하게 나타나고 있다. 항문 주변의 감각은 정상이지만 운동마비와 감각손상이 몸 전체에 발생하였다. 이 씨의 부인은 추수철에 갑자기 발생한 사고에 안타까워하며 작업치료실을 방문하였다.

30 환자의 증상은?

① Erb's Palsy
② Schneider Syndrome
③ Anterior Cord Syndrome
④ Posterior Cord Syndrome
⑤ Brown Sequard Syndrome

31 환자의 감각적인 문제가 발생되는 해부학적인 구조물은?

① spinothalamic tract
② corticospinal tract
③ dorsal column
④ spinocerebellar tract
⑤ vestibulospinal tract

32 환자에게 현재 가장 필요한 보조도구는?

① AFO
② cock up splint
③ body jacket
④ knee stabilizer
⑤ neck collar

33~35. 사례를 읽고 각 문항에 가장 적절한 답을 고르시오.

> ■ 클라이언트 정보
> • 성별 / 나이 / 발병시기 : 남 / 26세 / 2023.03.02.
> ■ 의무 기록
> • 발병양상 및 연령 : 점진적 진행(17세경)
> • 발생원인 : 있음 / 정신병력 : 있음
> ■ 인터뷰
> • 입원 사유 : 9개월 전 퇴원하여 집에서 생활하던 A 씨는 최근 부모님을 죽이라는 환청을 듣고 가족을 향한 공격적인 행동을 보여 입원함
> • 과거력 : 어린 시절 외모로 인해 친구들로부터 놀림과 따돌림을 심하게 당해 학교 가기 싫어했으나, 부모님은 이러한 마음을 이해해주지 않고 등교를 강요함. 중학교 시절 외톨이로 생활하였으며, 고1 때 친구를 죽이라는 환청을 듣고 교실에서 공격행동을 보여 퇴학 조치되었고, 이후 가족과의 대화도 전혀 하지 않고 대부분 시간을 방에서 보냄. 장기간 폭식이 지속되면서 고도비만 진단을 받았고, 가족들이 자신을 24시간 감시하고 있다며, 가족을 향한 폭력성을 보여 지속적인 치료를 받음. 대상자는 가족을 포함한 모든 사람에 대한 불신이 강했고 폭식과 과음 · 흡연이 심각한 상태이며, 개인 위생관리가 전혀 이루어지지 않고 있음

33 예측되는 환자의 정신상태는?

① 조울증   ② 공황장애
③ 품행장애   ④ 조현병
⑤ 적대적 반항장애

34 환자의 심리적 갈등이 고착된 프로이드 단계는?

① 구강기   ② 항문기
③ 남근기   ④ 잠복기
⑤ 생식기

35 환자에게서 관찰되는 음성 증상은?

① 망 상   ② 환 청
③ 지리멸렬   ④ 사회적 무관심
⑤ 혼란스러운 행동

36~38. 사례를 읽고 각 문항에 가장 적절한 답을 고르시오.

- Dx : dementia
- GDS : 4단계
- 주요증상
  - 기억력 : 일상생활에 지장이 초래될 만큼 최근 일에 대한 기억장애가 심함
  - 지남력 : 날짜를 잘 모르고 자주 다녔던 길인데도 길을 잃어버림
  - 일상생활 : 간단한 손빨래는 할 수 있으나 세탁기를 돌리거나 리모컨 사용하는 것을 어려워하고 즐겨 하던 체스를 전혀 두지 않음
- 작업치료 계획
  - 인지훈련 개별활동 : 기억의 입력단계에 대한 전략훈련 실시
  - 인지자극 집단활동 : 지남력 향상을 위한 현실인식 집단활동 실시

36 환자의 인지장애 수준은?

① 경미한 인지장애
② 중증의 인지장애
③ 중등도의 인지장애
④ 후기 중증의 인지장애
⑤ 매우 경미한 인지장애

37 치료계획에 적합한 인지훈련 기법은?

① 토큰경제
② 타임아웃
③ 역추적법
④ 오차배제 학습법
⑤ 시간차 회상기법

38 예상되는 환자의 CDR 점수는?

① 0.5
② 1
③ 2
④ 3
⑤ 4

39~41. 사례를 읽고 각 문항에 가장 적절한 답을 고르시오.

- 나이 / 성별 : 47세 / 남
- 진단명 : 인후암(Laryngopharyngeal cancer)
- 의학기록
  - P.I. : 2주 전 왼쪽 측면의 종양제거 수술 후 입원치료를 받고 있음
  - 식이단계 : 4일 전부터 일반식으로 식사하고, 국물 식사 시 사레가 발생함
- 작업치료평가
- Oral stage

	intact	impaired	absents
음식덩이 형성	O	–	–
음식덩이 이동	O	–	–
구강 내 음식덩이 보유	O	–	–

- Pharyngeal stage

	intact	impaired	absents
기침반사	O	–	–
삼킴반사	–	O	–
후두의 움직임	–	O	–

- 작업치료 중재계획 : 식이조절 및 삼킴훈련

39 환자에게 적용해야 할 자세 중재는?

① 턱 당기기
② 고개 뒤로 젖히기
③ 수동적 머리 자세 지지하기
④ 턱을 당긴 자세에서 왼쪽으로 고개 돌리기
⑤ 턱을 당긴 자세에서 왼쪽으로 고개 기울이기

40 환자에게 적용할 수 있는 중재방법은?

① 반복삼킴
② 노력삼킴
③ 성문위삼킴
④ 마사코기법
⑤ 샤케어운동

41 안전한 식사를 위한 식이조절 방법은?

① 맑은 국물 제공
② 국물에 점도증진제 첨가
③ 반찬을 다진 형태로 제공
④ 건더기가 많은 국물로 변경
⑤ 다양한 재질의 음식과 섞어 제공

42~43. 사례를 읽고 각 문항에 가장 적절한 답을 고르시오.

■ 성별 / 나이 : 남 / 70세
■ 의무기록 : 운동피질 내의 운동신경원 파괴(upper motor neuron, lower motor neuron의 불규칙적 조화로 나타남)
■ 진단명 : (가)
■ 의뢰명 : ADL Training 및 신체기능 유지
■ 작업치료 관찰사항
• 팔과 다리의 근육이 약화된 모습이 관찰됨
• 감각은 다 느껴지며 욕창은 신체에 발생하지 않음
• 최근 물건을 잡으면 자주 떨군다고 함
• 말할 때 얼버무림
• 혀근육이나 얼굴근육이 약화된 모습이 관찰됨

42 (가)에 해당하는 환자의 진단명은?

① 파킨슨병(Parkinson's Disease)
② 다발성경화증(Multiple Sclerosis)
③ 헌팅톤병(Huntington's Disease)
④ 근육위축가쪽경화증(Amyotrophic Lateral Sclerosis)
⑤ 중증근무력증(Myasthenia Gravis)

43 (가) 진단명의 단계 중 6단계에 속하는 보조도구는?

① Mobile Arm Support
② Ankle Foot Orthosis
③ 보완대체의사소통(AAC) 도구
④ 전동휠체어
⑤ 가옥안전 보조도구

44~46. 사례를 읽고 각 문항에 가장 적절한 답을 고르시오.

■ 성별 / 나이 / 발병시기 : 김OO / 24세 / 2023.01.03.
■ 작업치료 평가
• GCS 평가
 – 눈 뜨기 : 자발적으로 눈을 뜸
 – 운동반응 : 다리를 들어보라는 반응에 다리를 들어 올리나 제한적으로 올리는 모습이 관찰됨
 – 언어반응 : 대화에 반응을 하나 지남력은 없음
• 란초로스 아미고스 인지기능척도
 – 판단과 문제해결이 결여된 로봇 같은 반응을 보임. 지남력은 있음
• PTA 평가
 – 환자분 외상 후 기억상실 기간은 50분임
■ 옆에 있는 환자
• 어깨관절 안쪽돌림 모음, 팔꿉, 손목, 손가락 모두 굽힘된 자세가 관찰됨

44 환자의 GCS 점수는?

① 11점 ② 12점
③ 13점 ④ 14점
⑤ 15점

45 환자의 란초로스 아미고스 인지기능척도 단계는?

① 혼동–부적절한 반응
② 혼동–적절한 반응
③ 자동–적절한 반응
④ 목적적–적절한 반응
⑤ 목적이 있고–적절한 반응

46 환자의 PTA 결과는?

① 매우 경도
② 경 도
③ 중증도
④ 중 증
⑤ 매우 중증

47~48. 사례를 읽고 각 문항에 가장 적절한 답을 고르시오.

- 성명 : 성○○   성별 : 여   연령 : 28세
- History : 1개월 전 진단을 받고 재활을 위해 본원에 3일 전 입원함
- Chief complaints : 보행이 어렵고, 상지의 목적 있는 활동 시 어려움
- Medical history : HTN(+), DM(+)
- Sensory test : Intact

시각 되먹임 형태로 뇌졸중 환자의 환측 팔·다리의 특정 근육의 수축을 발생하기 위한 능력을 향상하기 위해 고안됨. 앞 팔과 손의 운동실행을 위한 훈련을 할 경우 테이블에 앉아 건측을 (가)에 비추고 환측 손을 반대쪽에 놓고 (나)를 차단함. 양손을 이용해 동시에 동일한 양측 움직임을 수행하는 것으로 마치 건측 손의 움직임이 환측 손의 움직임으로 보이게 하는 것

47 환자에게 적용 중재방법은?
① 상상훈련
② 가상현실
③ 거울치료
④ 양측성 팔훈련
⑤ 신경근 전기자극훈련

48 사례에서 나온 (가)와 (나)에 해당하는 내용의 순서는?
① 거울, 빛
② 거울, 눈
③ 거울, 시야
④ 빛, 거울
⑤ 시야, 거울

49~50. 사례를 읽고 각 문항에 가장 적절한 답을 고르시오.

A 씨는 60세 남자 환자로 뇌졸중으로 인한 오른쪽 편마비를 보이며, 음식물을 삼킬 때 기침을 주 호소로 하여 내원하였다. 연하장애가 의심되어 실시한 임상평가에서 구강기에서는 문제가 관찰되지 않았다. 비디오투시 조영술을 시행하였을 때 점도가 묽은 액체를 삼킬 때 직접 액체가 기도로 들어가거나, 삼킴 시 후두계곡(vallecula)과 조롱박오목(pyriform sinus)에 음식물이 고여있는 상태(pooling)가 되어 음식물의 넘침(overflow)에 의한 기도흡인이 관찰되었다.

49 환자에게 의심되는 삼킴장애의 원인은?
① 구강 이동시간 지연
② 인두 이동시간 지연
③ 조롱박오목 유출
④ 후두계곡 유출
⑤ 혀의 움직임 저하

50 환자에게 적용하는 중재방법은?
① 구강운동 촉진
② 혀의 근력강화
③ 왼쪽으로 고개 기울이기
④ 왼쪽으로 머리 돌리기
⑤ 온도촉각 자극

시대에듀 작업치료사 최종모의고사

제4회
최종모의고사

1교시　1과목 작업치료학 기초
　　　　2과목 의료관계법규

2교시　작업치료학

3교시　실기시험

제4회 모의고사(1교시)

정답 및 해설 p.132

작업치료학 기초

01 연골의 특수결합조직 중 가장 질기며, 척추사이원반이 속하는 곳은?

① 유리연골(hyaline cartilage)
② 섬유연골(fibrocartilage)
③ 탄력연골(elastic cartilage)
④ 뼈(bone)
⑤ 혈액(blood)

02 위팔뼈의 과도한 굽힘을 방지하는 구조물은?

① 도르래(trochlea of humerus)
② 작은머리(capitulum of humerus)
③ 팔꿈치오목(olecranon fossa)
④ 갈고리오목(coronoid fossa)
⑤ 해부목(anatomical neck)

03 근육의 길이 변화를 감지하는 근육 내 감각수용기는?

① 근방추(muscle spindle)
② 인대(ligaments)
③ 디스크(disc)
④ 골지힘줄기관(golgi tendon organ)
⑤ 관절(joint)

04 익상견갑골(winging scapula)의 원인이 되는 근육은?

① 앞톱니근(serratus anterior muscle)
② 목빗근(sternocleidomastoid muscle)
③ 큰가슴근(pectoralis major muscle)
④ 어깨세모근(deltoid muscle)
⑤ 넓은등근(latissimus dorsi muscle)

05 시상하부(hypothalamus)의 핵은?

① 꼭지핵(fastigial nucleus)
② 둥근핵(globose nucleus)
③ 치아핵(dentate nucleus)
④ 마개핵(emboliform nucleus)
⑤ 배쪽안쪽핵(ventromedial nucleus)

06 시상(thalamus)에서 대뇌겉질로 중계하지 않고, 신경섬유를 통해 대뇌겉질로 이동하는 감각은?

① 시각(visual sense)
② 청각(auditory sense)
③ 후각(olfactory sense)
④ 미각(taste sense)
⑤ 고유수용성감각(proprioceptive sense)

07 널판핵(gracile nucleus)과 쐐기핵(cuneate nucleus)이 위치하는 곳은?

① 중간뇌(midbrain)
② 사이뇌(diencephalon)
③ 다리뇌(pons)
④ 숨뇌(medulla oblongata)
⑤ 소뇌(cerebellum)

08 신경얼기를 형성하지 않는 척수신경은?

① 목신경(cervical nerve)
② 팔신경(brachial nerve)
③ 가슴신경(thoracic nerve)
④ 엉치신경(lumbosacral nerve)
⑤ 꼬리신경(coccygeal nerve)

09 수정체의 두께를 조절하는 것은?

① 홍채(iris)
② 맥락막(choroid)
③ 섬모체(ciliary body)
④ 각막(cornea)
⑤ 공막(sclera)

10 지방을 소화하는 효소는?

① 레닌(renin)
② 펩신(pepsin)
③ 리파아제(lipase)
④ 트립신(trypsin)
⑤ 아밀라아제(amylase)

11 토리곁세포(juxtaglomerular cell)에서 분비되는 것은?

① 나트륨(Na^+)
② 칼륨(K^+)
③ 포도당(glucose)
④ 아미노산(amino acids)
⑤ 레닌(renin)

12 콩팥(kidney)과 요관(ureter)의 연결부위는?

① 토리주머니(glomerular capsule)
② 콩팥깔때기(pyelic)
③ 요도(urethra)
④ 집합세관(collecting tubule)
⑤ 토리쪽곱슬세관(proximal convoluted tubule)

13 림프기관 중 가장 큰 곳은?

① 지라(spleen)
② 편도(tonsil)
③ 가슴샘(thymus)
④ 작은창자(small intestine)
⑤ 허파(lungs)

14 후두연골(laryngeal cartilage)의 종류는 몇 개인가?

① 3개
② 4개
③ 5개
④ 6개
⑤ 7개

15 혈당을 저하시키는 호르몬은?

① 글루카곤(glucagon)
② 인슐린(insulin)
③ 레닌(renin)
④ 안지오텐신 II(angiotensin II)
⑤ 알도스테론(aldosterone)

16 수정란(oosperm)의 자궁벽 착상 시 도움을 주는 호르몬은?

① 테스토스테론(testosterone)
② 난포자극호르몬(follicle stimulating hormone)
③ 황체형성호르몬(luteinizing hormone)
④ 프로게스테론(progesterone)
⑤ 에스트로겐(estrogen)

17 난소(ovary)의 배란조절중추는?

① 숨뇌(medulla oblongata)
② 소뇌(cerebellum)
③ 척수(spinal cord)
④ 뇌하수체(hypophysis)
⑤ 중간뇌(midbrain)

18 RNA의 특징인 것은?

① 이중나선 구조
② 단일가닥 구조
③ 두줄가닥 구조
④ C,T 피리미딘
⑤ 염색체 구성

19 부종이 생기는 원인은?

① 모세혈관 액압 상승
② 모세혈관 액압 감소
③ 혈장단백질 상승
④ 림프관 확장
⑤ 저염식

20 허파꽈리 등 교환에 용이한 상피조직은?

① 단층편평상피
② 단층입방상피
③ 단층원주상피
④ 거짓중층섬모원주상피
⑤ 중층편평상피

21 척추뼈(vertebrae)는 총 몇 개인가?

① 24개
② 25개
③ 26개
④ 27개
⑤ 28개

22 뇌머리뼈 중 쌍으로 존재하는 것은?

① 이마뼈(frontal bone)
② 마루뼈(parietal bone)
③ 뒤통수뼈(occipital bone)
④ 나비뼈(sphenoid bone)
⑤ 벌집뼈(ethmoid bone)

23 마루뼈(parietal bone)와 이마뼈(frontal bone)가 만나는 봉합은?

① 관상봉합(coronal suture)
② 시상봉합(sagittal suture)
③ 비늘봉합(squamous suture)
④ 시옷봉합(lambdoid suture)
⑤ 봉합인대(sutural ligament)

24 갈고리뼈(hamate bone)와의 관절을 이루는 뼈는?

① 위팔뼈(humerus)
② 자뼈(ulna)
③ 노뼈(radius)
④ 손목뼈(carpal bone)
⑤ 손허리뼈(metacarpal bone)

25 발목관절(ankle joint)을 형성하는 뼈는?

① 목말뼈(talus)
② 발꿈치뼈(heel bone)
③ 발허리뼈(metatarsal bone)
④ 발가락뼈(phalanges)
⑤ 입방뼈(cuboid)

26 복장뼈(sternum)의 갈비패임(costal notch)은 몇 쌍인가?

① 6쌍
② 7쌍
③ 8쌍
④ 9쌍
⑤ 10쌍

27 무릎관절은 어느 관절에 속해있는가?

① 중쇠관절(pivot joint)
② 타원관절(hinge joint)
③ 안장관절(saddle joint)
④ 경첩관절(hinge joint)
⑤ 두융기관절(bicondylar joint)

28 적색근(red muscle)의 특징인 것은?

① 수축속도가 빠름
② 수축기간이 짧음
③ 미오글로빈 함량이 높음
④ 미오글로빈 함량이 낮음
⑤ 모세혈관 밀도 낮음

29 혀근육 중 혀를 앞으로 내미는 것은?

① 목뿔혀근(hyoglossus muscle)
② 붓혀근(styloglossus muscle)
③ 턱끝혀근(genioglossus muscle)
④ 혀위세로근(musculus longitudinalis superior)
⑤ 혀가로근(musculus transversus linguae)

30 작은가슴근(pectoralis minor muscle)의 신경은?

① 긴가슴신경(long thoracic nerve)
② 더부신경(accessory nerve)
③ 안쪽가슴신경(medial pectoral nerve)
④ 가슴등신경(thoracodorsal nerve)
⑤ 겨드랑신경(axillary nerve)

31 윈슬로의 공중보건학에 대한 설명으로 옳은 것은?

① 공중보건학의 목적은 질병예방, 수명연장, 신체적·정신적 효율의 유지이다.
② 공중보건의 대상은 개개인이다.
③ 개인이나 일부 전문가의 노력으로 공중보건의 목적을 달성할 수 있다.
④ 사업수행을 위한 최소단위는 개인이다.
⑤ 환경위생 관리, 감염병 관리, 개인위생에 관한 보건교육 등이 해당한다.

32 다음의 설명에 해당하는 역학은?

단면적 연구, 환자-대조군 연구, 코호트 연구

① 기술역학
② 분석역학
③ 실험역학
④ 이론역학
⑤ 작전역학

33 제1급 감염병은 무엇인가?

① A형간염
② 두 창
③ 홍 역
④ 파라티푸스
⑤ 유행성이하선염

34 조선시대 보건행정의 부서에 대한 설명으로 옳은 것은?

① 전형사 - 왕실의료 담당
② 내의원 - 의약업무 담당
③ 혜민서 - 전염병환자 담당
④ 활인서 - 서민의료 담당
⑤ 전의감 - 의료행정 및 의과고시 담당

35 14세 이하 인구가 65세 이상 인구의 2배 이상인 인구피라미드는?

① 피라미드형
② 종 형
③ 항아리형
④ 별 형
⑤ 표주박형

36 다음에서 설명하는 이론모형은?

> 주로 지역사회조직에서 사용되는 개념으로 지역사회에 대한 원조과정을 순서 있게 단계별로 배열하여 설명한 것

① 제도모형
② 과정모형
③ 체제모형
④ 집단모형
⑤ 엘리트모형

37 연간인구의 사망수에 대한 50세 이상의 사망수를 백분율로 표시한 것은?

① 사인별 사망률
② 비례사망률
③ 비례사망지수
④ 보통사망률
⑤ α-index

38 당뇨병의 원인에 해당하는 것은?

① 가족력
② 개인력
③ 저혈압
④ 환경오염물질
⑤ 저체중

39 다음에서 설명하는 도표의 종류는?

> 평면의 직교좌표를 이용하여 변수의 특성값을 X축에 표시하고, Y축에 막대 또는 선으로 측정값의 크기를 나타내는 것

① 비율변화도표
② 상관도표
③ 원도표
④ 점선도표
⑤ 도수분포도

40 보건복지부의 주요사업으로 옳은 것은?

① 국민안보 및 안전확보사업
② 보육 및 교육지원사업
③ 성평등 정책개발사업
④ 노인교통사업
⑤ 정신보건사업

41 법정감염병의 종류가 다른 것은?

① 인플루엔자
② 회충증
③ 클라미디아감염증
④ 한센병
⑤ 사람유두종바이러스 감염증

42 불현성 감염기의 대책에 해당하는 것은?

① 적극적 예방
② 특수예방
③ 집단정기검진
④ 진 단
⑤ 환경개선

43 MMT 근력검사를 위해 65세 남성이 의자에 앉아 어깨관절 굽힘을 위해 중력을 이기고 팔을 110°까지 들어 올렸다. 이 남성의 MMT 등급은?

① Good(G)
② Fair puls(F+)
③ Fair(F)
④ Fair minus(F-)
⑤ Poor puls(P+)

44 어깨 안쪽돌림(shoulder internal rotation)의 Fair puls(F+) 등급 근력검사 시 대상자의 자세는?

① 앉은 자세
② 선 자세
③ 바로 누운 자세
④ 옆으로 누운 자세
⑤ 엎드려 누운 자세

45 다음은 어깨 가쪽돌림(shoulder external rotation)의 MMT 측정이다. MMT 등급은?

> 대상자는 의자에 앉은 자세에서 위팔뼈의 모음(adduction), 팔꿉관절의 90° 굽힘(flexion)을 한다. 검사자는 위팔뼈(humerus)의 먼 끝(distal end)을 고정하고 "손등 방향으로 움직이세요"라고 지시하였을 때 대상자는 10°의 움직임을 보였다.

① Fair(F)
② Fair minus(F−)
③ Poor plus(P+)
④ Poor(P)
⑤ Poor minus(P−)

46 다음 중 MMT 등급이 P인 경우는?

① 중력을 이기며 팔꿈치를 100° 굽힘
② 중력을 이기며 손목을 70° 폄
③ 중력을 제거하고 어깨관절을 100° 굽힘
④ 중력을 제거하고 손목을 70° 폄
⑤ 중력을 제거하고 팔꿈치를 90° 굽힘

47 다음 설명하는 관절가동범위를 측정하는 동작으로 옳은 것은?

> · 대상자의 자세 : 앉은 자세에서 아래팔을 엎침하고 손목은 중립상태
> · 각도기 축 : 손허리손가락관절
> · 고정막대기 : 손허리손가락관절 방향
> · 이동막대 : 몸쪽손가락뼈 방향
> · 정상범위 : 0~25°

① 손허리손가락관절 굽힘
② 손허리손가락관절 폄
③ 손허리손가락관절 벌림
④ 몸쪽손가락뼈사이관절 굽힘
⑤ 먼쪽손가락뼈사이관절 굽힘

48 두관절근육(two joint muscles)이 지나가는 관절의 가동범위를 측정할 때 치료사가 취해야 하는 대상자의 검사자세는?

① 근육에 힘을 준 상태에서 측정
② 근육을 늘린 상태에서 측정
③ 관절을 지지한 상태에서 측정
④ 관절들의 중립자세에서 측정
⑤ 근육에 힘을 주고 고정한 상태에서 측정

49 다음에서 설명하는 특수검사는?

> · 협착성 힘줄염 검사로 사용
> · 엄지손가락을 손안에 넣고 자쪽으로 기울임

① 애드손 검사
② 팔렌 검사
③ 알렌 검사
④ 핀켈스타인 검사
⑤ 호킨스-케네디 검사

50 바로 누운 자세에서 머리를 한쪽으로 돌리게 되면 돌린 머리 쪽 팔과 다리가 펴지면서 유지되고 반대쪽 팔과 다리는 굽힘현상이 일어나는 반사는?

① 란다우반사(Landau reflex)
② 목정위반사(neck righting reflex)
③ 긴장성 미로반사(tonic labyrinthine reflex)
④ 대칭성 긴장성 목반사(symmetrical tonic neck reflex)
⑤ 비대칭성 긴장성 목반사(asymmetrical tonic neck reflex)

51 다음의 검사에서 평가하는 뇌신경은?

> 시선눈동자의 아래쪽, 안쪽 움직임 평가

① 도르래신경(trochlear nerve)
② 얼굴신경(facial nerve)
③ 갓돌림신경(abducens nerve)
④ 삼차신경(trigeminal nerve)
⑤ 미주신경(vagus nerve)

52 두점분별감각을 평가하는 평가도구는?

① Light touch & Pressure Sensation
② Sharp & Dull Test
③ Tactile Localization
④ Two-point Discrimination
⑤ Moberg Pick-up Test

53 신체부분들의 관계성과 몸의 자세에 관한 인식을 하는 지각영역은?

① 입체지각(stereognosis)
② 피부그림감각(graphesthesia)
③ 신체도식(body schema)
④ 인식불능증(agnosia)
⑤ 얼굴지각(facial perception)

54 다음 내용에 해당하는 주의력은?

> 실에 구멍이 뚫린 빨간색 나무블록과 파란색 나무블록을 번갈아 낄 수 있음

① 지속적 주의력(sustained attention)
② 초점적 주의력(focused attention)
③ 교대적 주의력(alternating attention)
④ 선택적 주의력(selective attention)
⑤ 분리적 주의력(divided attention)

55 다음과 관련된 비정상 보행은?

> • 엉덩관절 벌림근의 약화로 디딤기 다리 쪽으로의 외측 몸통 기울임이 나타남
> • 양쪽에 약화가 있다면 오리걸음 보행(wadding gait)이 나타남

① 가위 보행
② 실조성 보행
③ 트렌델렌버그 보행
④ 휘돌림 보행
⑤ 파킨슨 보행

56 복잡한 상황이나 과제에서 해결책을 찾는 과정이며, 창의적 사고와 논리적 추론을 포함하고 있는 인지기능은?

① 재인(recognition)
② 조직화(organization)
③ 메타인지(metacognition)
④ 문제해결(problem solving)
⑤ 개념형성(concept formation)

57 다음 시각적 기술에 대한 개념에 해당하는 것은?

> 불완전하게 제시된 물체 또는 형태를 확인하는 능력

① 형태항상성(form constancy)
② 시각적 폐쇄(visual closure)
③ 전경-배경구분(figure-ground discrimination)
④ 공간 내 위치(postion in space)
⑤ 공간관계성(spatial relation)

58 다음 내용에 해당하는 시지각의 계층적 발달단계는?

> 즉각적인 회상이나 이후의 인출을 위해 정보를 저장하는 능력

① 일차시각기술
② 시각집중
③ 형태재인
④ 시각기억
⑤ 시각인지

59 다음 OTPF에 대한 설명으로 옳은 것은?

> 신체의 위치 잡기, 물체 획득 및 잡기, 자신과 물체를 움직이기, 수행 유지하기를 포함한 자신이 얼마나 효율적으로 움직이는지를 일컬음

① 개인적 요소
② 환경적 요소
③ 신체기능
④ 처리기술
⑤ 운동기술

60 프로이드(Freud)의 심리적 이론 중 사회적·도덕적 가치 습득의 시기는?

① 구강기
② 항문기
③ 남근기
④ 잠복기
⑤ 생식기

61 다음 내용에 해당하는 정신건강장애는?

> 실제로는 존재하지 않는 환상적인 경험을 경험하는 정신건강 장애

① 조현병
② 공황장애
③ 강박장애
④ 편집증
⑤ 정신분열증

62 다음 내용을 보고 이론에 알맞은 사람은?

> 중립적 자극이 학습에 의해서 무조건자극과 연계되어 조건자극이 형성됨

① Pavlov
② Skinner
③ Vygotsky
④ Piaget
⑤ Freud

63 다음 중 가장 먼저 발달되는 손안 조작기술은?

① finger to palm
② palm to finger
③ simple rotation
④ shift
⑤ complex rotation

64 다음 내용에 해당하는 매슬로(Maslow)의 인간 욕구이론은?

> 신체적, 정서적 안전을 포함한 안정감 추구

① 생리적 욕구
② 안전의 욕구
③ 애정과 소속의 욕구
④ 존중의 욕구
⑤ 자아실현의 욕구

65 다음 내용에 해당하는 인간의 생애주기는?

> 신체적·정신적·심리적 변화가 일어나며 성적 성숙이 발생하는 시기

① 영아기
② 유아기
③ 아동기
④ 청소년기
⑤ 노년기

66 다음 내용에 해당하는 피아제의 인지 단계는?

> - 새로운 상황에 직면했을 때 현재의 경험뿐 아니라 과거의 경험을 이용할 수 있음
> - 체계적인 과학적 사고를 가짐
> - 이상주의적 사고를 가짐

① 감각운동기
② 전조작기
③ 구체적 조작기
④ 형식적 조작기
⑤ 남근기

67 작업치료 보험수가 중 연하재활 기능적 전기자극 치료의 산정기준은?

① 입원 환자 4회 적용
② 입원 환자 3회 적용
③ 입원 환자 2회 적용
④ 외래 환자 3회 적용
⑤ 외래 환자 2회 적용

68 작업치료 윤리강령 제2조 '작업치료사는 서비스 대상자의 알 권리 및 자기결정권을 존중한다.'의 항목으로 옳은 것은?

① 작업치료사는 작업치료 대상자가 자신의 건강 상태나 자신에게 수행되는 치료 서비스에 대해 정확한 정보를 알고, 의사결정에 참여할 권리가 있음을 인정하지 않고 이를 치료사의 뜻만을 통보한다.
② 작업치료사는 작업치료 서비스를 제공할 때 작업치료 대상자의 요구와 관심, 교육정도, 연령, 심신상태, 이해능력 등을 고려하여 작업치료의 목적, 방법, 기대되는 결과와 그에 따르는 위험성 등을 설명하여야 한다.
③ 작업치료사는 작업치료 대상자가 의사결정 능력이 없거나 부족한 경우, 의사결정을 할 수 없는 경우, 미성년자인 경우, 기타 이에 상응하는 경우에는 의사의 동의를 구해야 한다.
④ 작업치료사는 중재의 특성, 위험요소, 가능한 결과를 포함한 중재과정 전반에 걸쳐 목표와 우선순위를 결정할 때 서비스를 의사와 상의한다.
⑤ 작업치료사는 작업치료 대상자의 개인적·신체적·사회적·심리적·영적 요구 등 개인의 욕구에 따라 개별화되고 차별화된 서비스를 제공 안 해도 상관없다.

69 임상적 추론(clinical reasoning) 중 상황적 추론(conditional reasoning)에 대한 설명으로 옳은 것은?

① 클라이언트의 진단과 관련된 다음 문제를 밝혀내고 문제를 해결하기 위한 적절한 중재방법을 선택하는 과정이다.
② 작업치료 서비스에 영향을 주는 현실적 문제에 대해 고려한다.
③ 클라이언트의 작업, 활동의 경험을 바탕으로 한 스토리텔링이다.
④ 치료의 방향과 결과에 영향을 주는 다양한 변수들과 작업배경을 고려한다.
⑤ 클라이언트에게 적용하는 중재방법의 위험성과 윤리적 측면을 고려한다.

70 다음 방어기제의 정의와 예시 중 승화(sublimation)에 대한 내용으로 옳은 것은?

> 〈정 의〉
> Ⓐ 반대행동을 통해 전에 했던 일을 만회하려고 노력하는 것
> Ⓑ 수용 불가능한 소망을 사회적으로 수용할 만한 행동으로 전환하는 것
> Ⓒ 다른 사람의 습관이나 성격을 받아들이는 것
> 〈예 시〉
> Ⓓ 무엇인가를 잘라 보고 싶은 아이가 커서 외과의사가 된다.
> Ⓔ 10대 소녀가 선생님의 머리모양을 따라 한다.
> Ⓕ 10대 소년이 종이가 없어서 숙제를 못 했다고 말한다.

① Ⓐ, Ⓓ
② Ⓐ, Ⓕ
③ Ⓑ, Ⓓ
④ Ⓑ, Ⓔ
⑤ Ⓒ, Ⓔ

의료관계법규

71 「의료법」의 목적이 아닌 것은?

① 모든 국민의 수준 높은 의료 혜택
② 국민의료에 필요한 사항 규정
③ 국민의 건강 보호
④ 국민의 건강 증진
⑤ 의료기술의 향상

72 「의료법」상 환자 본인의 동의서와 친족관계임을 나타내는 증명서를 첨부하여 환자의 기록을 열람할 수 없는 자는?

① 부 모
② 삼 촌
③ 형
④ 누 나
⑤ 장인어른

73 「의료법」상 조산원을 개설하기 위해 누구에게 신고하여야 하는가?

① 보건복지부장관
② 보건소장
③ 대통령
④ 시·도지사
⑤ 시장·군수·구청장

74 「의료법」상 가정간호를 실시하는 의료기관의 장은 가정간호에 관한 기록을 몇 년간 보존하여야 하는가?

① 1년
② 2년
③ 3년
④ 5년
⑤ 10년

75 「의료법」상 의료기관의 인증기준에 해당하지 않는 것은?

① 환자의 만족도
② 의료기관의 조직·인력관리 및 운영
③ 의료기관의 의료서비스 질 향상 활동
④ 의료비의 지원 정도
⑤ 의료서비스의 제공과정

76 「의료법」상 의료인은 진료기록부 등을 거짓으로 작성하거나 고의로 사실과 다르게 추가 기재·수정한 경우의 벌칙은?

① 10년 이하의 징역 또는 1억 원 이하의 벌금
② 7년 이하의 징역 또는 7천만 원 이하의 벌금
③ 5년 이하의 징역 또는 5천만 원 이하의 벌금
④ 3년 이하의 징역 또는 3천만 원 이하의 벌금
⑤ 1년 이하의 징역 또는 1천만 원 이하의 벌금

77 「의료기사 등에 관한 법률」상 의료기사의 자격정지 처분은 그 사유가 발생한 날부터 몇 년이 지나면 하지 못하는가?

① 2년
② 3년
③ 4년
④ 5년
⑤ 6년

78 「의료기사 등에 관한 법률」상 의료기사는 매년 보수교육을 최소 몇 시간 이상 이수하여야 하는가?

① 6시간 이상
② 8시간 이상
③ 10시간 이상
④ 12시간 이상
⑤ 14시간 이상

79 「의료기사 등에 관한 법률」상 의료기사 등은 최초로 면허를 받은 후부터 몇 년마다 그 실태와 취업 상황을 보건복지부장관에게 신고하여야 하는가?

① 1년
② 2년
③ 3년
④ 4년
⑤ 5년

80 「의료기사 등에 관한 법률」상 3년 이하의 징역 또는 3천만 원 이하의 벌금에 해당하는 경우가 <u>아닌</u> 것은?

① 2개소 이상의 치과기공소를 개설한 사람
② 의료기사 등의 면허 없이 의료기사 등의 업무를 한 사람
③ 다른 사람에게 면허를 대여한 사람
④ 업무상 알게 된 비밀을 누설한 사람
⑤ 안경사의 면허 없이 안경업소를 개설한 사람

81 「장애인 복지법」상 의지·보조기사 국가시험의 시행기간은?

① 매 3개월에 1회
② 매년 1회
③ 매년 1회 이상
④ 2년마다 2회
⑤ 2년마다 2회 이상

82 「장애인복지법」상 장애인에 대한 국민의 이해를 깊게 하고 장애인의 재활의욕을 높이기 위한 날은?

① 1월 15일
② 2월 24일
③ 3월 15일
④ 4월 20일
⑤ 10월 10일

83 「장애인복지법」상 장애인사용 자동차 등 표지를 발급받으려면 누구에게 신청해야 하는가?

① 시·도지사
② 시장·군수·구청장
③ 보건복지부장관
④ 한국장애인협회장
⑤ 보건소장

84 「장애인복지법」상 장애인 지역사회 재활시설이 <u>아닌</u> 것은?

① 장애인복지관
② 장애인 주간이용시설
③ 장애인 체육시설
④ 수어통역센터
⑤ 장애인 직업적응훈련시설

85 「정신건강증진 및 정신질환자 복지서비스 지원에 관한 법률」상 정신건강전문요원이 아닌 사람은?

① 정신건강임상심리사
② 정신건강물리치료사
③ 정신건강간호사
④ 정신건강사회복지사
⑤ 정신건강작업치료사

86 「정신건강증진 및 정신질환자 복지서비스 지원에 관한 법률」상 정신건강 전문 요원은 매년 보수교육을 최소 몇 시간 이상 이수하여야 하는가?

① 6시간 이상
② 8시간 이상
③ 10시간 이상
④ 12시간 이상
⑤ 15시간 이상

87 「정신건강증진 및 정신질환자 복지서비스 지원에 관한 법률」상 정신건강작업치료사의 업무 범위가 아닌 것은?

① 작업수행 평가
② 신체적·정신적 기능 향상
③ 사회복지서비스 지원에 대한 상담·안내
④ 그 가족에 대한 작업치료 교육
⑤ 작업치료 서비스 기획·수행

88 「노인복지법」상 노인의 보건 및 복지에 관한 실태조사를 실시하는 사람은?

① 대통령
② 시장·군수·구청장
③ 시·도지사
④ 보건복지부장관
⑤ 한국장애인협회

89 「노인복지법」상 노인을 입소시켜 급식과 그 밖에 일상생활에 필요한 편의를 제공하는 시설은?

① 양로시설
② 노인공동생활가정
③ 노인복지주택
④ 노인요양시설
⑤ 노인요양공동생활가정

90 「노인복지법」상 복지실시기관이 건강진단을 시행하려는 경우에는 그 실시기간, 실시장소, 진단기관과 대상자의 범위 등을 정하여 건강진단 실시 예정일 며칠 전까지 공고하여야 하는가?

① 7일 전까지
② 14일 전까지
③ 30일 전까지
④ 40일 전까지
⑤ 60일 전까지

제4회 모의고사(2교시)

작업치료학

01 다음에서 설명하는 내용으로 옳은 것은?

> • 클라이언트를 둘러싼 그리고 클라이언트 내면의 상호관계적 상황의 다양성을 의미함
> • 문화적·개인적·시간적·가상적 내용을 포괄하는 용어

① 수행기술
② 클라이언트 요인
③ 수행패턴
④ 배 경
⑤ 환 경

02 다음에서 설명하는 개인에 대한 수행패턴은?

> • 아침에 일어나서 씻은 후 출근 준비하기
> • 저녁식사 후 잠들기 전 양치하기

① 일 과
② 기 술
③ 습 관
④ 관 습
⑤ 역 할

03 다음에서 설명하는 임상적 추론은?

> • 클라이언트의 작업과 활동의 경험을 바탕으로 한 스토리텔링
> • 손상 또는 장애가 클라이언트의 삶과 작업수행에 미치는 영향과 변화에 대해 논의함

① 화술적 추론
② 절차적 추론
③ 실용적 추론
④ 상황적 추론
⑤ 윤리적 추론

04 다음에서 설명하는 내용은 SOAP 중 어디에 속하는가?

> • 이름, 성별, 생년월일/나이, 주소, 학력
> • 클라이언트의 생활방식(예 우세손, 특이한 버릇 등)
> • 경과기록 : 치료에 대한 클라이언트가 주관적 반응

① S
② O
③ A
④ P
⑤ C.C

05 우리나라 작업치료 역사에 대한 내용으로 옳은 것은?

① 1954년 – 재활의학 발판인 정양원을 설립하였다.
② 1964년 – 삼육재활원에 작업치료실을 개설하였다.
③ 1978년 – 정규교육과정이 설립되었다.
④ 1994년 – 대한작업치료사협회를 창단하였다.
⑤ 1998년 – 아시아–태평양 작업치료사연맹에 가입하였다.

06 다음은 후글마이어 검사의 일부이다. 수행을 성공한 환자의 브룬스트롬 단계는?

> 엄지와 네 손가락으로 작은 캔을 쥐게 하고 위쪽으로 저항을 줌

① 1단계
② 2단계
③ 3단계
④ 4단계
⑤ 5단계

07 다음과 같은 상황에서 진행해야 할 일상생활 평가 도구는?

> • 나이 / 성별 / 진단명 : 38세 / M / TBI
> • 작업치료평가 중 치료사의 지시에 집중하지 못하는 모습이 관찰되며, 보호자에게 공격적인 행동을 보임
> • 기억력, 지남력 등의 문제도 추가로 관찰됨

① Modified Barthel Index(MBI)
② Assessment of Motor and Process Skills (AMPS)
③ Frenchay–Activities Index(FAI)
④ Functional Independence Measure(FIM)
⑤ Canadian Occupational Performance Measure(COPM)

08 다음 사례의 환자에게 관찰되는 실어증 유형은?

> 치료사 : 안녕하세요? 최OO 님 잘 지내셨어요? 식사는 하셨어요?
> 환 자 : 네. 아... 네.... 아.... 아..... 아...
> 치료사 : 말을 하고 싶은데 잘 안되시나요?
> 환 자 : 아.... 네..... 아..... 네....아....

① 브로카실어증(Broca's aphasia)
② 베르니케실어증(Wernicke's aphasia)
③ 전도실어증(Conduction aphasia)
④ 명칭실어증(Anomic aphasia)
⑤ 완전실어증(Global aphasia)

09 다음 외상성 뇌손상 환자의 외상후기억상실증(Post Traumatic Amnesia ; PTA) 평가 진행 시 손상 정도는?

> 외상 후 기억상실 기간이 2주 정도 됨

① 경미(mild)
② 중증도(moderate)
③ 심각(severe)
④ 매우 심각(very severe)
⑤ 극도로 심각(extremely severe)

10 다음과 같은 증상을 보인 외상성 뇌손상 환자의 Rancho Los Amigos 인지기능 단계는?

> • 판단과 문제해결이 결여된 로봇과 같은 반응을 보임
> • 지남력은 존재하며, 미래에 대한 현실적인 계획이 결여됨
> • 새로운 학습을 배울 수 있으나 속도가 느림

① 혼돈-부적절 반응(confused-inappropriate response)
② 혼돈-적절 반응(confused-appropriate response)
③ 목적 있고-적절 반응(modified independent)
④ 목적적이고-적절 반응(purposeful-appropriate response)
⑤ 자동-적절 반응(automatic-appropriate response)

11 다음 상황에서 사용한 기억증진술은?

> 전화번호를 외우기 위해 010 / 1111 / 2222식으로 숫자를 나눔

① 연결법(Chain method)
② 덩어리 짓기(Chunking)
③ 장소법(Method of loci)
④ 펙타입 방법(Peg-type method)
⑤ 심상법(Visual imagery)

12 다음 환자에게 진행한 평가는?

> 촉각에 손상이 있는지 확인하기 위해 진행되었으며, 2가지 방법으로 감각을 검사하였음

① Monofilament Test
② Two-point Discrimination
③ Moberg Pick-up Test
④ Visual Analog Scale Test
⑤ Albert Test

13 편측무시에 관한 적응적 중재접근은?

① 시각을 무시하는 쪽으로 소리, 촉각, 진동감각 등을 제공하여 무시 쪽을 바라볼 수 있게 한다.
② 필요한 물품들을 환자 시야 내에 두어 접근할 수 있게 한다.
③ 편측무시에 관한 전산화 인지프로그램을 진행한다.
④ 시각탐색, 지속집중력 훈련프로그램을 한다.
⑤ 방향감각, 집중력을 높이기 위한 활동프로그램을 한다.

14 다음 설명하는 연하재활치료 중재는?

> • 발성하는 동안 최대한으로 호흡을 하도록 훈련시키는 프로그램
> • 원래는 파킨슨병 대상으로 개발된 치료
> • 말할 때 크고 명료한 목소리로 함

① 멘델슨기법(Mendelsohn's maneuver)
② 성문위삼킴(Supraglottic swallowing)
③ 리실버만음성치료(Lee Silverman Voice Treatment, LSVT)
④ 거짓성대강화운동(Falsetto exercise)
⑤ 성대내전운동(Vocal cord adduction exercise)

15 다음 MBI(Modified Barthel Index) 평가의 보행/휠체어(Ambulation/Wheelchair) 항목점수는?

> 환자가 평범한 지면에서는 의자차 보행을 충분한 시간 동안 혼자 사용할 수 있지만, 좁은 길모퉁이에서는 약간의 도움이 필요함

① 0점
② 1점
③ 3점
④ 4점
⑤ 5점

16 다음과 같이 움직임이 가능한 환자의 브룬스트롬 팔의 단계는?

> 손을 등 뒤로 가져갈 수 있으며 팔을 앞쪽으로 어깨높이까지 굽힐 수 있음

① 1단계
② 2단계
③ 3단계
④ 4단계
⑤ 5단계

17 자동차 안에서 문을 열기 위해 밀 때 나타나는 PNF 편측패턴(unilateral patterns)은?

① D1 flexion
② D2 flexion
③ D1 extension
④ D2 extension
⑤ Bilateral patterns

18 다음 설명하는 신경계 치료접근법은?

> • 뇌졸중 이후 나타나는 경직성 또는 이완성 근 긴장과 반사적 움직임은 회복의 정상과정이며, 의지적 움직임을 회복하는 데 필요한 중간단계로 봄
> • 초기단계에 움직임을 유발하기 위해 반사, 연합반응(AR ; Associated Reaction)을 이용함

① 고유수용성신경근촉진법(PNF)
② 강제유도운동치료(CIMT)
③ 루드테크닉(Rood)
④ 브룬스트롬(Brunnstrom)
⑤ 신경발달치료(NDT)

19 다음 사례의 글래스고혼수척도(Glasgow Coma Scale)의 총 점수는?

> • 눈 뜨기 : 누르는 압박자극에 눈을 뜸
> • 운동반응 : 통증에 대해 몸이 굽혀지는 굽힘반응이 관찰됨
> • 언어반응 : 신음소리를 지속적으로 함

① 4점
② 5점
③ 6점
④ 7점
⑤ 8점

20 내일 친구와 함께 목욕탕에 가는 것을 기억하는 기억력은?

① 예견기억(prospective memory)
② 삽화기억(episodic memory)
③ 의미기억(semantic memory)
④ 장기기억(long term memory)
⑤ 작업기억(working memory)

21 다음에서 설명하는 연하재활치료 중재는?

> • 인두식도조임근 개방에 관여하는 근육군의 힘을 증가시켜서 인두식도 분절의 개방을 향상시킴
> • 바닥에서 고개를 들어 자신의 발가락 바라보기

① 발살바기법(Valsalva maneuver)
② 성문위삼킴(Supraglottic swallowing)
③ 멘델슨기법(Mendelsohn's maneuver)
④ 노력삼킴(Effortful swallowing)
⑤ 샤케어운동(Shaker exercise)

22 저시력 환자를 위한 환경수정으로 옳은 것은?
① 패턴 – 단색보다는 여러 가지 색을 이용한 물건을 사용한다.
② 색깔 – 밝은색을 이용하기보단 눈의 피로를 위해 어두운색을 사용한다.
③ 작업거리 – 근거리 정상 작업거리는 대략 41cm (16inch)이다.
④ 대조 – 대조를 낮춰 환자의 눈의 피로를 줄이도록 한다.
⑤ 조명 – 그림자가 생기도록 조명을 조절한다.

23 다음과 같은 증상이 뇌졸중 환자에게 발생했을 때 손상이 의심되는 부위는?

- 반대 측 하지의 약화가 팔보다 더 심함
- 의지상실, 지남력장애, 고집증 등과 같은 양상이 나타남
- 소변·대변 실금이 나타남

① 중간대뇌동맥
② 뒤대뇌동맥
③ 앞대뇌동맥
④ 소뇌동맥
⑤ 척추뇌바닥동맥

24 다음과 같은 중재를 뇌졸중 환자에게 시행하였을 때 손상이 의심되는 것은?

- 휠체어로 옮겨 앉기 전에 휠체어의 깊이, 크기, 거리를 느끼도록 교육
- 계단 모서리에 밝은 테이프를 붙여 환경을 변화시킴

① 전경-배경
② 형태항상성
③ 공간관계
④ 깊이지각
⑤ 좌우구별

25 다음과 같이 뇌졸중 환자에게 적용하는 치료방법은?

일상생활활동을 수행하는 동안 강제로 마비 쪽을 사용하게 함으로써 상지기능의 회복을 촉진시킴

① Handling
② Rhythmic initiation
③ Stabilizing reversal
④ Constraint-induced movement
⑤ Key point of control

26 척추동맥, 소뇌동맥이 폐색되어 발생하며, 반대쪽 통증·온도상실, 같은 쪽 호너증후군, 운동실조증, 얼굴감각상실이 나타나는 질환은?
① 일과성 허혈발작
② 혈전성 뇌졸중
③ 작은 뇌졸중
④ 열공성 뇌졸중
⑤ 발렌베르크증후군

27 연하장애 환자에게 물렁입천장 움직임 증진을 위한 활동으로 옳은 것은?
① 풍선 불기
② 가글하기
③ 입술 내밀기
④ 턱 벌리기
⑤ 입술 당기기

28 앞척수증후군(Anterior Cord Syndrome) 환자에게서 나타나는 기능적 소실은?
① 진동감각
② 무반사방광
③ 고유수용성 감각
④ 심부촉각
⑤ 온도감각

29 짧은 맞섬 스플린트를 제작할 때 환자의 MMT 수준이 F+ 이상이어야 하는 근육은?

① 손목폄근
② 엄지맞섬근
③ 노쪽손목굽힘근
④ 벌레근
⑤ 엄지모음근

30 MAS(Mobile Arm Support), 오버헤드슬링(Overhead sling)을 사용하는 척수손상 환자의 수준 레벨은?

① C3
② C7
③ C4
④ T1
⑤ C5

31 완전척수 손상 C4 환자가 전동휠체어를 운전할 때 필요한 움직임은?

① 몸통의 움직임
② 손목의 움직임
③ 아래팔의 움직임
④ 머리의 움직임
⑤ 손가락의 움직임

32 척수손상 환자의 합병증으로, T6 이상의 손상 시 흔하게 나타나며, 갑작스럽게 혈압 상승을 보인다. 적절한 대처방법은?

① 환자를 눕히고 다리를 들어 올린다.
② 복대를 착용시킨다.
③ 적절한 염분과 수분을 섭취시킨다.
④ 소변줄을 이용하여 배뇨를 시킨다.
⑤ 탄력스타킹이나 탄력붕대를 사용한다.

33 다음에서 설명하는 척수증후군은?

- 척수의 한쪽 절반이 손상된 것을 의미하며, 골절·관통상·손상·종양 등에 의해 발생됨
- 반대쪽 손상 레벨 이하에서 통증과 온도감각의 상실이 나타남

① 뒤척수증후군(Posterior Cord Syndrome)
② 중심척수증후근(Central Cord Syndrome)
③ 브라운-세카르증후근(Brown-Sequard Syndrome)
④ 앞척수증후군(Anterior Cord Syndrome)
⑤ 말총증후군(Cauda Equina Syndrome)

34 다음 사례에 해당하는 ASIA 척도는?

- 환자는 C5를 진단받았으며, 주요 근육의 근력 등급은 0(Zero)임
- 감각은 전체적으로 느낌

① A
② B
③ C
④ D
⑤ E

35 다음에서 설명하는 척수손상 수준은?

- 어깨세모근과 위팔두갈래근의 근력은 5등급(Normal)
- 손목폄근과 손가락굽힘근의 근력은 2등급(Fair)

① C4
② C5
③ C6
④ C7
⑤ C8

36 다음 환자의 감각 정상부위는?

손상 부위	Light touch	Pinprick
C4	2	2
C5	2	2
C6	2	1
C7	2	1
중략······		
T2	1	2
T3	1	2
T4	1	1

① 목 뒷부위
② 팔꿈치 안쪽 오금부위
③ 가운뎃손가락
④ 새끼손가락
⑤ 배 꼽

37 다음 설명하는 척수손상 합병증은?

- 누운 자세에서 갑자기 일으켜 세우면 심박수가 증가하고, 혈압이 떨어지면서 어지러움을 호소하며, 심하면 의식을 잃게 됨
- 증상 : 가벼운 두통, 어지러움, 얼굴의 창백함, 시각변화 등

① 이소성골화증
② 기립성저혈압
③ 자율신경반사부전
④ 심부정맥혈전증
⑤ 골다공증

38 무도병(Chorea)이 주증상인 질환은?

① 헌팅톤병(HD ; Huntington's Disease)
② 파킨슨병(PD ; Parkinson's Disease)
③ 알츠하이머병(AD ; Alzheimer's Disease)
④ 근육위축가쪽경화증(ALS ; Amyotrophic Lateral Sclerosis)
⑤ 다발성경화증(MS ; Multiple Sclerosis)

39 가면 갈수록 글씨가 작아지는 소서증 질환은 Hoehn & Yahr Scale의 몇 단계에서 나타나는가?

① 1단계
② 2단계
③ 3단계
④ 4단계
⑤ 5단계

40 다음 설명에 해당하는 치매는?

- 전체 치매의 20~30% 정도 차지함
- 증상에 따라 다발성 경색치매, 피질하경색치매로 구분함
- 시야장애, 무감동증, 동기 상실, 경직, 보행장애 등을 동반할 수 있음

① 알츠하이머형 치매
② 혈관성치매
③ 전측두엽치매
④ 루이체치매
⑤ 파킨슨치매

41 다음 설명에 해당하는 질환은?

- 급성, 아급성, 만성으로 발생하며 악화와 회복이 반복됨
- 약화, 협응장애, 겹보임(복시), 부분적 실명이 나타남

① 근육위축가쪽경화증
② 알츠하이머
③ 파킨슨병
④ 다발성경화증
⑤ 헌팅톤병

42 다음 설명에 해당하는 질환으로 발생하는 증상은?

> 뇌줄기의 흑색질 이상 및 신경회로의 퇴행으로 인해 신체의 자동적 움직임을 조절하는 바닥핵에 작용하는 신경전달물질인 도파민의 부족으로 발생함

① 안구진탕
② 하지의 폄 패턴
③ 첨족보행
④ 운동완서증
⑤ 운동성 떨림

43 우측 상지가 절단된 환자에게 8자 하네스를 적용하고자 한다. 후방 교차점의 위치는?

① T1
② C5
③ C7
④ C7에서 오른쪽으로
⑤ C7에서 왼쪽으로

44 의수의 손목장치에 대한 설명으로 옳은 것은?

① 말단장치를 돌리기 위해 정상손으로 돌려야 한다.
② 위팔절단 의수에 사용된다.
③ 팔꿈치 굽힘을 5~135°까지 허용한다.
④ 내부 잠금장치, 외부 잠금장치의 2가지 형태가 있다.
⑤ 팔꿈치를 원하는 각도에 고정시킬 수 있다.

45 다음은 아래팔 절단 환자의 의수 훈련내용이다. 순서로 옳은 것은?

> A. 다양한 질감과 밀도의 물체를 잡고 놓기 훈련
> B. 말단장치의 착탈 훈련
> C. 신체 정중선에 의수를 위치시키고 잠금상태로 훈련
> D. 말단장치를 이용한 잡고 놓기 훈련

① A → B → C → D
② C → D → A → B
③ B → A → C → D
④ D → B → A → C
⑤ B → D → C → A

46 절단지 관리의 내용으로 옳은 것은?

① 붕대를 감을 때는 1자 방법을 사용한다.
② 마사지는 탈감각을 보조한다.
③ 붕대는 몸쪽에서 먼 쪽으로 감는다.
④ 부종을 감소시키기 위해 진동을 사용한다.
⑤ 남겨진 사지의 흉터유착 방지를 위해 태핑(tapping)을 실시한다.

47 무릎관절전치술(TKR)에 대한 설명으로 옳은 것은?

① 무릎 구부림의 제한을 유발한다.
② 수술 후 4주 이후부터는 무릎관절의 돌림을 해도 된다.
③ 일반적으로 무릎인대 손상 시 수행한다.
④ 치료와 동시에 안정성의 유지가 중요하다.
⑤ 무릎 지지 제공을 위해 knee immobilizer를 사용한다.

48 수부 손상에 의한 부종관리로 옳은 것은?

① 먼 쪽에서 몸쪽 방향으로 마사지 후 몸쪽에서 먼 쪽으로 림프선을 따라 마사지를 한다.
② 누워있는 경우 베개 위에 손을 올린다.
③ 마사지 이후에 운동은 필요하지 않다.
④ 따뜻한 물에 손을 5분 이상 담그고 있는다.
⑤ 앉아있는 경우 손을 편하게 내려놓는다.

49 RA 진단기준에 해당하는 것은?

① 1시간 미만의 조조강직이 있다.
② 최소 2개 관절 이상에서 관절염이 나타난다.
③ 방사선상 병적인 골절이 관찰된다.
④ 신체 한쪽에서만 발병한다.
⑤ 손목과 손가락에 관절염이 나타난다.

50 RA 환자의 에너지보존 전략 및 관절보호 원칙으로 옳은 것은?

① 손잡이가 얇은 도구를 사용한다.
② 피곤함이 느껴질 때까지 과제를 수행한 후 휴식을 취한다.
③ 다리미질할 때 팔을 최소한의 범위로 움직인다.
④ 용기의 뚜껑을 열 때 오른손을 사용한다.
⑤ 머그컵을 잡을 때는 가능한 한 손가락을 사용한다.

51 누적외상성 장애(CTD)의 발생사례로 옳은 것은?

① 다양한 자세로 바꿔가며 작업을 하는 경우
② 무거운 물건을 수레에 싣고 다니는 경우
③ 낮은 강도의 반복적인 작업을 하는 경우
④ 허리를 곧게 펴고 앉아서 일하는 경우
⑤ 단시간에 빠른 동작이 필요한 업무를 하는 경우

52 화상 후 새롭게 회복된 피부의 관리에 대한 내용으로 옳은 것은?

① 환자는 자신의 피부에 마사지를 해서는 안 된다.
② 거울은 환자 앞에 놓아주면 자세교정을 방해한다.
③ 흉터가 부드러워지면 빠르고 역동적인 운동을 실시한다.
④ 건조하고 팽팽해진 흉터에 마사지를 실시한다.
⑤ 흉터가 벌어질 수 있기 때문에 보습제는 사용하지 않는다.

53 30대 남성 P 씨는 최근 허리의 반복적인 굽힘으로 통증이 발생했다. 이 남성의 세탁방법으로 옳은 것은?

① 가능한 한 허리 대신 상지를 많이 사용한다.
② 빨래의 양이 많은 경우 최대한 크게 잡아서 한 번에 옮긴다.
③ 위로 여닫는 세탁기를 사용한다.
④ 세탁기 안으로 허리를 굽히지 않아야 한다.
⑤ 입구가 전면에 있는 세탁기는 피한다.

54 엉덩관절 전치환술 환자가 수술 후 손상된 다리에 부분적인(50%) 체중을 부가할 수 있는 단계는?

① NWB
② PWB
③ WBAT
④ TWB
⑤ FWB

55 자기중심적(narcissistic) 방어기제로 옳은 것은?

① 투 사
② 건강염려
③ 해 리
④ 전 치
⑤ 합리화

56 다음 내용에 해당하는 Yalom의 그룹치료적 요소는?

> 집단구성원들이 서로 간의 위로, 지지, 제안을 통해 도움을 주고받으며 자신도 누군가에게 도움을 줄 수 있다는 것을 깨달음

① 보편성
② 이타주의
③ 모방행동
④ 집단응집력
⑤ 대인관계학습

57 조현병 환자에게 약물치료 효과를 기대하기 어려운 증상은?

① 망 상
② 환 청
③ 긴장증적 행동
④ 감정표현의 감소
⑤ 와해된 언어

58 다음 설명에 해당하는 직업재활 모델은?

> • 보호작업장과 임시취업의 중간적인 형태의 취업으로 중증장애인을 대상으로 지역사회 내의 취업장에서 일하며 장기간 전문가의 도움을 받도록 하는 프로그램
> • 하위항목 : 개별배치 모델, 소집단 현직훈련 모델, 이동작업대 모델 등

① 보호작업
② 직업은행 모델
③ 지역사회 적극적 치료 모델
④ 선택획득 유지 모델
⑤ 지원고용

59 만성 조현병 환자에게서 공통적으로 관찰되는 자세와 움직임은?

① 까치발로 걸음
② 팔을 등 뒤로 보내기 어려움
③ 쥐기가 약해지고 자측편위됨
④ 골반이 뒤쪽으로 기울어짐
⑤ 목과 허리가 곧게 펴짐

60 다음 설명에 해당하는 방어기제는?

> • 용납될 수 없는 행동이나 감정에 변명하는 것
> • 의식적 거짓말과 달리 순전히 무의식적으로 일어남

① 전 환
② 행동화
③ 투 사
④ 해 리
⑤ 합리화

61 다음 설명에 해당하는 조현병의 유형은?

> • 특징 : 와해된 언어와 행동 일상생활활동의 수행력 저하, 부적절한 정동과 감정둔마, 지리멸렬한 사고, 대인관계의 어려움과 사회적 고립 발생
> • 발병시기 : 주로 25세 이전, 특히 사춘기에 많이 발병
> • 증상 : 초기에는 부적절하고 충동적이며 공격적인 정동장애 이후 정서둔마, 사회적 철퇴, 심한 퇴행 등을 보임

① 긴장형
② 편집형
③ 미분화형
④ 파괴형
⑤ 잔류형

62 다음 설명에 해당하는 알코올 사용장애의 대처기술훈련은?

> 갈망에 대한 대처카드(음주로 인한 불쾌한 경험, 단주했을 때 얻는 이익 등을 기재함)를 소지하고 갈망이 일어날 때마다 카드를 보도록 함

① 갈망관리
② 분노관리
③ 부정적 사고 개선
④ 음주 거절하기
⑤ 이완요법

63 우울증 환자에게 나타나는 증상은?

① 죄의식
② 환 각
③ 망 상
④ 상동행동
⑤ 발 작

64 편집성 성격장애 환자의 특징은?

① 자신이 특별하다고 생각함
② 다른 사람에 대해 의심함
③ 다른 사람에게 결정을 미룸
④ 타인과 사회적 접촉을 두려워함
⑤ 사소한 것에 집중하는 완벽주의를 추구함

65 척수수준 반사로 옳은 것은?

① 바빈스키반사
② 양성 지지반응
③ 란다우반사
④ 교차폄반사
⑤ 구토반사

66 다음에서 설명하는 행동과 관련된 감각은?

> • 모래밭에서 놀이하는 도중에 모래 위에서 뒹구는 모습이 자주 보임
> • 옷에 붙어있는 라벨의 느낌이 싫어 모든 옷의 라벨을 제거하는 모습을 보임

① 고유감각
② 촉 각
③ 청 각
④ 시 각
⑤ 전정감각

67 다음과 같은 아동의 발달단계를 고려할 때 아동에게 선행되는 글씨 쓰기의 모습은?

> • 9세 발달지연 아동
> • 아동은 현재 동그라미를 그릴 수 있음

① 네 모
② 대각선
③ 엑 스
④ 세 모
⑤ 십자가

68 다음 설명에 해당하는 지적장애 아동의 연령수준은?

> • 많은 훈련을 통해 기초적인 자조활동을 수행할 수 있으나, 보호자의 도움이 필요한 경우가 대부분임
> • 언어습득의 어려움이 있음

① 3세 이하
② 3~6세
③ 6~9세
④ 9~12세
⑤ 13세

69 다음 훈련내용은 어떤 처리기술 증진을 위함인가?

- 대상 : 15세 정신지체 장애인
- 훈련내용
  - 새로 산 전자기기 사용법을 알기 위해 설명서를 읽음
  - 음식을 만들기 전 레시피를 읽고 음식을 만듦

① 선택하기(chooses)
② 요구하기(inquires)
③ 순서대로 하기(sequences)
④ 유념하기(heeds)
⑤ 사용하기(uses)

70 아동에게 고유감각을 제공하는 활동은?

① 피아노 치기
② 면도크림으로 그림 그리기
③ 그네 타기
④ 스쿠터 타기
⑤ 솔로 문지르기

71 다음에서 설명하는 아동에게 사용한 행동관리 기법은?

- 수행하지 못하는 과제를 아동이 보는 앞에서 교사나 부모 또는 또래가 시험을 보여주면서 모방을 유도함
- 일반적으로 자폐스펙트럼장애 아동들은 시각적 자극에 민감하기 때문에 비디오나 동영상을 이용한 방법을 사용하는 것이 효과적일 수 있음

① 강화 상실 또는 소멸
② 타임아웃
③ 모델링
④ 촉구
⑤ 강화 혹은 보상

72 다음에서 설명하는 Parton의 놀이발달은?

활동의 목표를 정하여 역할을 분담하여 조직적으로 놀며, 각자의 역할을 분담하거나 연극활동을 함

① 몰입되지 않은 놀이
② 연합놀이
③ 협동놀이
④ 혼자놀이
⑤ 평행놀이

73 뇌성마비의 산후 원인은?

① 유전적 요인
② 저체중아
③ 다태아
④ 외상성 뇌손상
⑤ 공뇌증

74 다음에서 설명하는 에릭슨의 성격발달 단계는?

아이는 목표 달성을 위해 활동을 계획 및 시도하고, 어른을 모방하고 자기지도 감각을 개발함

① 주도성 대 죄의식
② 근면성 대 열등감
③ 자율성 대 수치심/의심
④ 생산성 대 침체감
⑤ 자아통합 대 절망

75 트렌델렌버그 보행을 보이는 뇌성마비 아동에게 강화시켜야 할 넓적다리 근육은?

① 엉덩관절 굽힘근
② 엉덩관절 폄근
③ 엉덩관절 모음근
④ 엉덩관절 벌림근
⑤ 엉덩관절 안쪽돌림근

76 책을 읽는 동안 다음 줄로 넘어가는 데 어려움을 보이는 아동에게 형광펜을 이용하여 책 읽기 활동을 시킨 목적은?

① 시각형태 식별 향상
② 공간관계 지각 향상
③ 시각구별 향상
④ 시각집중 향상
⑤ 시각기억력 향상

77 다음은 아동에게 보이는 양상으로, 진단명은?

- 타인과 눈을 마주치는 것을 어려워함
- 반복적인 행동을 보이며, 흥미 있는 것에 집중하는 모습을 보임

① 품행장애
② 주의력결핍 과잉행동장애
③ 자폐스펙트럼장애
④ 지적장애
⑤ 학습지연

78 노화로 인한 일반적인 신체변화에 대한 설명으로 옳은 것은?

① 뼈의 밀도가 증가한다.
② 심혈관 능력이 증진된다.
③ 동공이 확대된다.
④ 신장 여과기능의 효율성이 감소한다.
⑤ 중추신경계에 아밀로이드 침착수가 감소한다.

79 다음 증상은 어떤 신경의 손상으로 나타나는가?

Ape hand(원숭이손) 변형, 쥐기 약화, 엄지두덩 위축, 엄지맞섬 불능 증상 관찰

① 노신경
② 겨드랑신경
③ 자신경
④ 긴가슴신경
⑤ 정중신경

80 ALS 환자에게 잘 나타나지 않는 증상은?

① 욕창
② 연하장애
③ 근력약화
④ 언어장애
⑤ 부종

81 중간뇌 흑색질의 신경세포 변성으로 인해 발병하는 질환의 임상적 양상은?

① 빠른 진행이 특징이다.
② 기능적 작업수행에 치명적인 영향을 미친다.
③ 점진적인 운동기능의 상실이 있다.
④ 폐렴이 발생하지 않는다.
⑤ 수의적인 움직임에만 장애가 발생한다.

82 후두계곡에 잔여물이 남는 연하장애 노인 환자에게 치료시간에 적용할 수 있는 보상적 방법은?

① 턱 내리기
② 마사코기법
③ 노력삼킴
④ 혀바닥부 감각자극
⑤ 신 음식 제공

83 노인의 손가락 근력을 측정하는 평가도구는?

① Dynamometer
② Pinch meter
③ MAS
④ VAS
⑤ Moberg Pick-up Test

84 다음에서 설명하는 뇌졸중 환자의 평가도구는?

- 연필, 동전, 바늘을 집는 항목이 존재함
- 입방체 옮기기를 5초간 실시함

① MFT
② Jebsen-Taylor Hand Function Test
③ Wolf Motor Function Test
④ MAS
⑤ Fugl-Meyer

85 CIMT 중재법을 환자에게 적용할 때 최소한의 조건은?

① BBT 22점 이상
② MMSE 15점 이상
③ VAS 3점 미만
④ Finger extension 10° 이상
⑤ MAS 3점 미만

86 직업재활의 과정에 대한 설명으로 옳은 것은?

① 직업적응 - 근로자에게 필요한 직무수행능력을 습득·향상시키기 위하여 실시하는 훈련과정이다.
② 직무배치 - 장애인에 대한 직업상담, 직업적성검사 및 직업능력평가 등을 실시하고, 고용정보를 제공하는 직업상담 서비스를 제공하도록 명시한다.
③ 취업 후 적응지도 - 긍정적인 직업발달을 이루는 데 필요한 기능을 개발하는 과정이다.
④ 직업능력개발훈련 - 사회적·물리적·기술적 환경에 잘 적응할 수 있도록 지원하는 과정이다.
⑤ 직업능력평가 - 개인의 적성, 신체적 기능, 흥미, 기질 등의 직업능력을 객관적으로 평가하고 직업내용과 현장에 관한 정보도 함께 제공해주는 서비스이다.

87 다음은 무엇에 대한 설명인가?

직무로 구성되어 있는 일의 전체적 균형과 그 직무를 수행하기 위해 담당자에게 요구되는 경험, 지식, 능력, 기능, 책임과 그 직무가 타직무와 구별되는 요인을 각각 명확히 밝혀서 기술함

① 직무분석
② 직업능력평가
③ 직업상담
④ 직업지도
⑤ 직무능력강화프로그램

88 C4 수준 척수손상 노인 환자가 사용하는 보조도구는?

① 긴맞섬보조기
② 오버헤드슬링
③ 마우스스틱
④ 접시가드
⑤ 미끄럼판

89 다음 평가를 통하여 알 수 있는 장애는?

- 대상 : 약한 근력 감소와 감각이 정상인 뇌졸중 환자
- 검사결과 : 효자손으로 등을 긁어보라고 지시했을 때 수행하지 못하나, 잠시 뒤 혼자서 효자손을 이용하여 등을 긁고 있음

① 실인증
② 편측무시
③ 구성실행증
④ 관념실행증
⑤ 관념운동실행증

90 직업재활에서 직무능력강화프로그램의 구체적인 목표로 옳은 것은?

① 통증이 발생하면 무조건 휴식을 취한다.
② 매일 직무에 참여하는 시간을 증진시킨다.
③ 작업수행에 있어 자세는 중요하지 않다.
④ 직장에서 자기관리가 힘들기 때문에 주변의 도움을 요청하도록 한다.
⑤ 장애가 있으므로 다른 정상인 근로자에 비해 시간을 엄수하거나 출근을 엄격히 지키지 않아도 된다.

91 다음에서 설명하는 아동의 삼킴평가는?

- 뇌성마비 등과 같이 신경학적 손상으로 인해 장애가 있는 소아의 구강운동 기능을 평가하는 검사도구임
- 점수는 4점 척도로 되어있음

① BASOFF(Behavioral Assessment Scale of Oral Function in Feeding)
② SOMA(Schedule for Oral Motor Assessment)
③ MFP(Multidisciplinary Feeding Profile)
④ Developmental Pre-feeding Checklist
⑤ OMAS(Oral Motor Assessment Scale)

92 목보조기를 착용한 환자에게 유용한 보조도구는?

① 접시방어대(plate guard)
② 코 부분을 자른 컵(nose cut-out cup)
③ 손잡이가 두꺼운 도구(built-up handle)
④ 적응형 고리가위(adapted loop scissors)
⑤ 크리퍼(cripper)

93 중앙보조기기센터에서 수행하는 사업은?

① 보조기기 전시장 운영
② 보조기기 재사용 사업
③ 보조기기 정보제공 및 교육
④ 보조기기 이용실태 관련 모니터링
⑤ 보조기기 장기 대여

94 다음에서 설명하는 장애인복지시설은?

스스로 사회적응이 곤란한 장애인들이 장애인 복지전문인력에 의한 지도와 보호를 받으며 공동으로 생활하는 지역사회 내 소규모 시설

① 장애인 복지관
② 장애인 주간이용시설
③ 장애인 공동생활가정
④ 장애인 체육시설
⑤ 장애인 단기거주시설

95 다음은 운전재활에 필요한 안구운동 기능 중재에 대한 내용이다. 어떤 안구운동인가?

- 끈에 매단 공 움직임 따라가기
- 지도에서 길찾기

① 고 정
② 추 적
③ 단속안구운동
④ 조 절
⑤ 수 렴

96 광역치매센터의 추진사업으로 옳은 것은?

① 치매연구사업 결과의 평가 및 활용
② 재가치매환자관리사업에 관련된 교육·훈련 및 지원업무
③ 치매등록통계사업의 지원
④ 치매 관련 상담 및 조기검진
⑤ 치매 관련 종사인력에 대한 교육·훈련

97 노인의 가정 내 낙상 예방방법은?

① 낙상 발생 시 부상 방지를 위해 부드러운 재질의 깔개 설치하기
② 일어나거나 움직일 때 빠르게 행동하기
③ 계단을 사용하여 오르내리기
④ 상지 근력강화 운동하기
⑤ 조도가 높은 조명 사용하기

98 작업치료에 영향을 미치는 노인의 특성은?

① 사회적 지지의 필요성 감소
② 노인그룹 속의 다양성 증가
③ 급성적 상태와 관련성 높음
④ 건강관리에 대한 요구 감소
⑤ 나이에 따른 단순한 임상적 양상 발생

99 침대보 정리하기와 같은 에너지대사량(METs)이 필요한 활동은?

① 뜨거운 물로 샤워하기
② 변기에 앉아 대변보기
③ 옷 입고 벗기
④ 마루 쓸기
⑤ 정원의 잡초 뽑기

100 만성폐쇄성폐질환 환자에게 적용하는 다음과 같은 기법은?

> • 흡기 시에는 근육을 긴장시키고, 호기 시에는 흡기의 2배로 길게 내쉬면서 근육을 이완시킴
> • 신체 일부(얼굴, 목)에서 시작하여 점진적으로 전체로 이완시킴

① 호흡곤란 조절자세
② 입술 오므리기 호흡
③ 가로막 호흡
④ 이완기법
⑤ 일 단순화와 에너지 보존

제4회 모의고사(3교시)

정답 및 해설 p.166

01 다음 사진과 가장 관련이 있는 신경학적 레벨은?

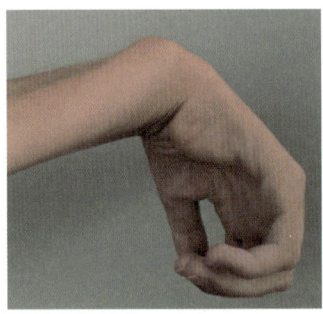

① C4　　② C5
③ C6　　④ C7
⑤ C8

02 다음 사진의 도구를 사용하는 목적으로 옳은 것은?

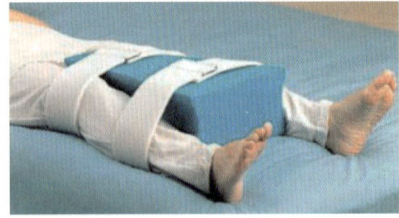

① 다리 균형을 맞추고 무게를 조절하기 위함이다.
② 바로 누운 자세에서 다리를 벌리는 자세를 유지시키기 위함이다.
③ 엉덩관절 굽힘을 피해야 하는 환자에게 사용하기 위함이다.
④ 엉덩관절 폄을 피해야 하는 환자에게 사용하기 위함이다.
⑤ 혈액순환을 돕고, 부종을 예방하여 심부정맥혈전증의 위험을 낮추기 위함이다.

03 다음 사진의 적용 환자로 적합한 것은?

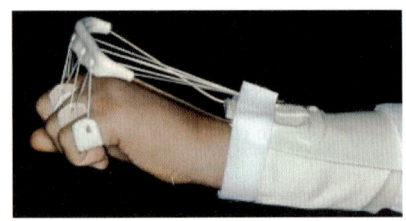

① 정중신경 손상
② 노신경 손상
③ 자신경 손상
④ 손허리손가락신경 손상
⑤ 긴엄지손가락신경 손상

04 다음 사진의 중재방법 목적으로 옳은 것은?

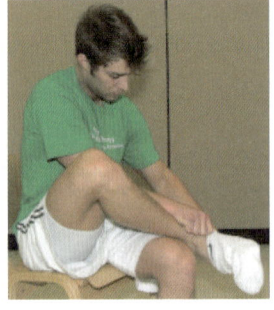

① 엎드린 자세에서 바로 누운 자세로 구르기
② 축구공을 발로 차기
③ 발차기 공격하기
④ 수영 중 평영을 할 때 발뒤꿈치를 들어 올리는 것
⑤ 보행 시 발끝을 떼는 단계

05 집을 그릴 때 다음 그림과 같이 그리는 증상으로 옳은 것은?

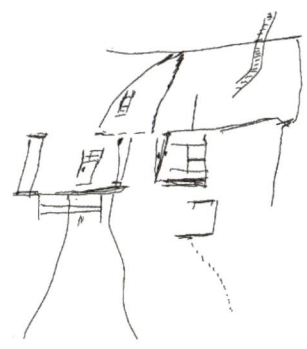

① 구성실행증
② 관념실행증
③ 신체 도식지각장애
④ 공간 내 위치
⑤ 편측 무시

07 다음 사진에 해당하는 보조도구의 보상 목적은?

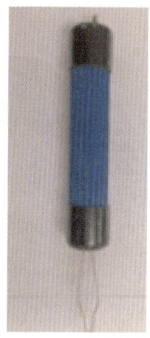

① 저시력
② 관절가동범위의 제한
③ 감각저하
④ 인지장애
⑤ 연하장애

06 다음 사진의 보행을 보이는 질환으로 옳은 것은?

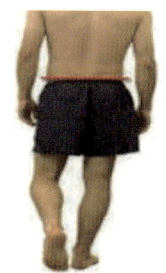

① 뇌성마비
② 자폐스펙트럼장애
③ 근이영양증
④ 척수근위축증
⑤ 외상성뇌손상

08 다음 사진을 사용하는 대표적인 질환으로 옳은 것은?

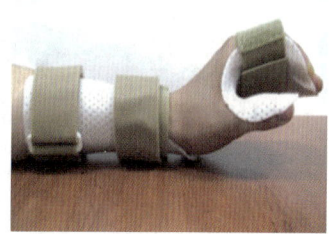

① 파킨슨병(Parkinson's disease)
② 근육위축가쪽경화증(ALS)
③ 다발성경화증(MS)
④ 치매(Dementia)
⑤ 척수손상(SCI)

09 다음 그림의 행동이 발현하는 시기로 가장 옳은 것은?

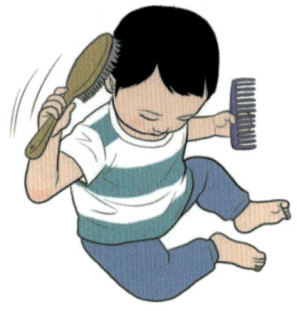

① 6개월
② 9개월
③ 12개월
④ 15개월
⑤ 18개월

10 다음 사진의 도구가 필요한 질환은?

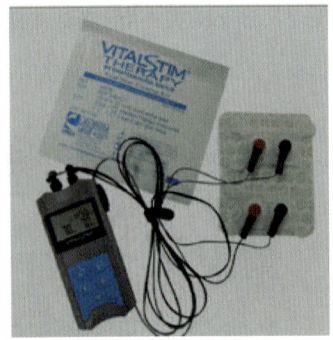

① 절 단
② 관절염
③ 중증근무력증
④ 요 통
⑤ 관절성형술

11~13. 사례를 읽고 각 문항에 가장 적절한 답을 고르시오.

- **Occupational profile**
  - Gender / Age : M / 54세
  - Dominant hand : Rt. Hand
  - Dx. : Lt. hemiplegia d/t Pontine infarction
  - Chief Complain : 왼손에 쥔 물건이 무엇인지 보지 않으면 모르고, 작은 물건 집기가 어려워요.

subtest	item	Rt.	Lt.
Grasp	Cylindrical grasp	+	+
	Power grasp	+	+
	Hook grasp	+	±
Pinch	Three jaw chuck	+	+
	Lateral pinch	+	+
	Tip pinch	+	±
Manipulation	In-hand manipulation	+	±

- **Physical Status**
  - Range of motion : Full ROM
  - Manual Muscle Test : Grossly G / F+
  - MAS(Modified Ashworth scale) : G0 / G0
  - Hand Function(Intact : +, Impaired : ±, Absent : -)
- **Perceptual and Cognitive Function**
  - MVPT

	Rt(15)	Lt(21)
response behavior	24	12
performance behavior	13	3

- FIM(Functional Independence Measure) : 76/126점
- **Plan**

2주간, 하루 6시간 이상 보조기로 오른손의 사용을 제한하고 집중적인 왼손 활동을 실시한 후 재평가

11 환자의 주 호소를 고려하여 추가적으로 필요한 손 기능 평가는?

① Box & Block Test
② Minnesota Manual Dexterity Test
③ Purdue Pegboard Test
④ Moberg Pick-up Test
⑤ 9-hole Peg Test

12 환자의 평가결과에 따른 주된 문제를 해결하기 위한 활동은?

① 책장 빠르게 넘기기
② 종이의 모서리 부분 찢기
③ 비누로 거품 내기
④ 동전 집어 저금통에 넣기
⑤ 스펀지 물 짜기

13 환자에게 의심 가능한 지각인지 장애는?

① 편측무시
② 시야장애
③ 좌우구별장애
④ 장기기억장애
⑤ 행위상실증

14~15. 사례를 읽고 각 문항에 가장 적절한 답을 고르시오.

■ 클라이언트 정보
• 성별 / 나이 / 발병시기 : 남 / 34세 / 2024.04.12.
• 진단명 / 우세손 : Tetraplegia d/t SCI / Lt. Hand
■ 관찰내용 및 인터뷰 내용
• ASIA

	Motor (L)	Motor (R)	Sensory(L)		Sensory(R)	
			Pin	Light	Pin	Light
C5	5	5	2	2	2	2
C6	5	5	1	2	2	1
C7	3	5	2	2	2	2
C8	4	3	2	1	2	1
T1			2	2	2	2
T2			0	0	0	0
T3			0	0	0	0
T4			0	0	0	0
중략						

14 다음 환자의 운동수준은?

① C6 / C6
② C7 / C7
③ C7 / C8
④ C8 / C8
⑤ T1 / T1

15 위 치료시간에 환자에게 PNF 치료를 이용하여 bed transfer를 연습할 계획이다. 어떤 패턴을 사용해야 하는가?

① U/E D1 extension
② U/E D1 flexion
③ U/E D2 extension
④ U/E D2 flexion
⑤ 양측성 상반 패턴

16~18. 사례를 읽고 각 문항에 가장 적절한 답을 고르시오.

- 성명 : 김○○　성별 : 남　연령 : 73세
- History : 4년 전 진단을 받고 약을 복용 중 최근 한 달 사이에 움직임이 불편해져 본원에 3일 전 입원함
- Chief complaints : 보행과 소동작 활동 시 어려움
- Medical history : 당뇨
- Sensory test : Intact
- Berg balance scale : 30/56
- Ambulation
  - 실내보행은 가능하나 실외보행은 안전상의 이유로 보호자 관찰이 필요함
  - 평가 동안 얼굴의 표정이 없고 등은 굽어있고, 목은 앞으로 나와 있으며, 발을 질질 끄는 보행 양상을 보였고, 보행 시 팔의 swing 움직임이 거의 없음

16 환자의 진단명으로 옳은 것은?

① Stroke
② MS
③ ALS
④ SCI
⑤ Parkinson's disease

17 환자에게 앞으로 관찰될 수 있는 증상으로 가장 적합한 것은?

① Pain　　　　　② Neglect
③ Intention tremor　④ Rigidity
⑤ Contracture

18 환자에게 필요한 중재방법으로 옳은 것은?

① 단추가 달린 옷을 벨크로로 대체한다.
② 장기목표는 발병 당시 수준으로 최대한 회복하는 것이다.
③ 폐활량 증가를 위해 호흡기술을 연습한다.
④ 만성통증을 조절하기 위해 약물치료를 받는다.
⑤ 체온상승을 막고 피로를 줄이기 위한 에너지 보존법을 교육한다.

19~21. 사례를 읽고 각 문항에 가장 적절한 답을 고르시오.

- 성별 / 나이 : 남 / 25세
- 진단명 : Burn
- 의뢰명 : Burn Rehabilitation
- 화상 상처 관찰내용
  - P 제철소에서 작업 도중 뜨거운 금속 및 액체에 의하여 Burn을 당함
  - 홍반 및 손바닥과 발바닥의 큰 물집 관찰됨
  - 손 등 견고한 부위의 물집은 정상이며, 가벼운 접촉에도 심한 통증을 느낌
  - 회복시간은 2주 이상 예상 중
- 신체의 손상부위
- 양쪽 팔 앞면
- 양쪽 다리 앞면
- 회음부

19 환자의 화상 깊이는 어느 정도인가?

① 표면부분화상　② 표면화상
③ 피하화상　　　④ 심부부분화상
⑤ 완전화상

20 Nine of rule을 이용하여 신체의 손상부위 비율 평가 시 환자의 신체손상 비율은?

① 24%　　② 26%
③ 28%　　④ 32%
⑤ 40%

21 환자에게 특정 신체부위 신체변형 예방자세를 교육하려고 한다. 올바른 예방자세는?

① 겨드랑이 : 90~100° 벌림자세 유지
② 팔꿈치와 아래팔 : 팔꿈치는 약간 굽힘을 유지하고 아래팔은 중립상태 유지
③ 겨드랑이 : 60~80° 벌림자세 유지
④ 엉덩관절과 대퇴부 : 중립상태에서 엉덩관절의 5° 바깥돌림 유지
⑤ 목 : 약간 굽힘시킨 상태로 중립 위치

22~24. 사례를 읽고 각 문항에 가장 적절한 답을 고르시오.

- 성별 / 나이 : 남 / 3세 7개월
- 진단명 : 실조형 뇌성마비(Ataxic Cerebral Palsy)
- 의뢰사유 : 일상생활 평가와 훈련
- 작업치료 평가
  • 기능수준
  – 독립적 앉기 : ±
  – 독립적 서기 : –
  – 독립적 걷기 : –
  • 팔과 손의 기능
  – 물체를 향해 손을 뻗을 때 흔들림을 보이며, 머리가 돌아간 방향으로 몸통 돌림을 보임
  – 물체를 잡으러 갈 때 정확히 수행을 하지 못함
  • 균형 평가
  – Berg Balance Test : 7점

22 사례 아동의 활동을 방해하는 원시반사로 옳은 것은?

① 대칭성 긴장성 미로반사
② 비대칭성 긴장성 목반사
③ 모로반사
④ 양서류반응
⑤ 목정위반사

23 사례 아동에게 적합한 발달평가로 옳은 것은?

① K-DTVP-3(K-Development Test of Visual Perception-3)
② PDMS-2(Peabody Developmental of Motor Scale-2)
③ SP(Sensory Profile)
④ Wee-FIM(Wee-Functional Independence Measure)
⑤ K-CARS(K-Childhood Autism Rating Scale)

24 사례 아동에게 적합한 치료방법으로 옳지 <u>않은</u> 것은?

① 블록 쌓기 활동
② 큰 표적에 공 던지기
③ 앞에 있는 공 차기
④ 큰 원에 색칠하기
⑤ 4~5개의 퍼즐조각 맞추기

25~27. 사례를 읽고 각 문항에 가장 적절한 답을 고르시오.

78세 여성인 한OO 씨는 병원에서 치매를 진단받았다. 과거병력은 없으며 최근에 주의력, 집중력이 현저하게 감소된 모습이 관찰되었으며 치료 때에도 아무런 접촉이 없는데 '자꾸 누가 내 뒤에서 건드린다.' 말하면서 집중하지 못하는 모습도 보였다. Allen Cognitive Level Screen 검사 진행 시 떨림의 증상이 관찰되었으며, 코도반 바느질 수행 시 2번의 시범을 보였어도 수행에는 도움이 안 되었으며, 감침질만 반복하는 모습을 보였다.

25 사례 여성의 치매 유형은?

① 전전두엽치매
② 혈관성치매
③ 전측두엽치매
④ 루이체치매
⑤ 알츠하이머치매

26 사례 여성의 Allen Cognitive Level Screen-5 수준은?

① 3.4
② 3.8
③ 4.2
④ 4.6
⑤ 5.0

27 사례 여성의 ACLS 단계 특성은?

① 환경의 물리적 요소에 대한 활동의 영향을 탐색한다.
② 활동에 흥미를 보인다.
③ 단순명료한 과제를 순서에 맞춰 완성하는 방법을 알고 수행한다.
④ 재료의 차이를 구별하고, 결과물을 만들 수 있다.
⑤ 미래행동을 예측하고 조직화하며, 수행이 가능하다.

28~29. 사례를 읽고 각 문항에 가장 적절한 답을 고르시오.

- 성별 / 나이 : 남 / 10세
- 평가내용
  - MBI(1차 9세 / 2차 10세)
    - Personal hygiene : 1차 4점 / 2차 1점
    - Feeding : 1차 8점 / 2차 2점
    - Ambulation : 1차 12점 / 2차 3점
- 특이사항
  - 종아리 근육의 과비대가 관찰됨
  - 목에서 가장 먼저 증상이 시작됨
  - '일어나볼래?'라는 지시를 하면 허벅지를 짚으면서 일어나며, 일어나서 배를 앞으로 내밀고 서 있는 모습을 취함

28 사례 아동과 관련된 질환은?

① Cerebral Palsy
② Cerebrovascular accident
③ Muscular dystrophy
④ Attention Deficit Hyperactivity Disorder
⑤ Autism Spectrum Disorder

29 사례의 특이사항에서 나타난 증상은?

① 바르덴부르크 징후 ② 갈레아찌 징후
③ 가우어 징후 ④ 바우어 징후
⑤ 메이온스 징후

30~32. 사례를 읽고 각 문항에 가장 적절한 답을 고르시오.

- 성별 / 나이 : 남 / 3세 3개월
- 진단명 : 뇌성마비(Cerebral Palsy)
- 근긴장도 평가
- 휴식 시 긴장도는 정상에 가까우나 활동 시 긴장도는 증가함
- MAS : 상지 G0/G2, 하지 G0/G2
- 작업치료 평가
- 기능수준
  - 독립적 앉기 : +
  - 독립적 서기 : ±
  - 독립적 걷기 : -
- 팔과 손의 기능 : 손으로 동그라미 그리기는 가능하나 테두리가 일정하지 않음

30 사례 아동의 뇌성마비의 유형으로 옳은 것은?

① 경직형 편마비 ② 경직형 사지마비
③ 경직형 양하지마비 ④ 실조형
⑤ 무정위형

31 사례 아동이 해당하는 에릭슨의 발달단계는?

① 자율성 대 수치심/의심
② 주도성 대 죄책감
③ 근면성 대 열등감
④ 친밀감 대 고립감
⑤ 자아정체감 대 역할혼란

32 사례 아동에게 실시해야 하는 평가는?

① PDMS-2(Peabody Developmental of Motor Scale-2)
② EDPA(Erhardt Development Prehension Assessment)
③ GMFCS(Gross Motor Functional Classification System)
④ K-DTVP-3(K-Development Test of Visual Perception-3)
⑤ K-Bayley-3

33~35. 사례를 읽고 각 문항에 가장 적절한 답을 고르시오.

> 다음은 척수손상 환자의 SOAP 노트의 일부분이다.
> - Dx : SCI C5 ASIA A
> - Name : 최OO
> - Age / sex : 33세 / M
> - Hx : 상기 환자는 2020년 3월 교통사고로 인해 본원 응급실을 경유해서…(중략)…현재는 본원 재활의학과에 입원 중이며, 물리치료와 작업치료를 통해 재활 중이다.

33 최OO 씨의 작업치료 내용으로 옳은 것은?

① 독립적인 식사를 위한 훈련
② 독립적인 목욕을 위한 훈련
③ 독립적인 상의 입기를 위한 훈련
④ RIC 스플린트 사용을 위한 훈련
⑤ 실외 수동 휠체어 사용을 위한 훈련

34 최OO 씨에게 적합한 보조도구는?

① mouth stick
② thumb spica splint
③ rocking knife
④ tenodesis splint
⑤ long opponens splint

35 해당 환자의 SOAP 노트를 쓸 경우 Object에 해당하는 내용은?

① 최OO 씨는 2층집에 거주한다.
② 최OO 씨는 밤마다 통증을 호소한다.
③ 최OO 씨의 목표는 독립적인 글씨쓰기이다.
④ 최OO 씨의 오른쪽 팔꿉관절 굽힘근은 5점이다.
⑤ 최OO 씨의 가장 큰 문제는 손의 기능이 없다는 것이다.

36~38. 사례를 읽고 각 문항에 가장 적절한 답을 고르시오.

> - 성별 / 나이 : 여 / 53세
> - 진단명 : Lt. Hemi d/t CVA
> - 의뢰명 : 일상생활 동작 훈련
> - C.C : 왼쪽 팔이랑 다리를 생활에 잘 사용하고 싶어요.
> - 평가
>
> | | Rt. U/E |
> |---|---|
> | FE | 140° |
> | LE | 130° |
> | PO | 손의 일부가 귀를 넘어 닿음 |
> | PD | 손가락, 손등이 척추까지 닿음 |
> | GR | 공을 잡고 들어 올렸다 내려놓음 |
> | PI | 바늘을 집음 |
> | CC | 5개 |
> | PP | 8개 |
>
> - MBI 보행 항목평가 : 독립적인 보행은 가능하고 50m 이상 감독 도움 없이 걸을 수 있음
> - 관찰증상
>   · U/E, L/E Flaccid Type
>   · 왼쪽의 감각이 많이 저하됨
>   · 상지보다 하지에 마비가 더 심함
>   · 요실금이 있음
>   · 편측무시 현상을 보임

36 사례에서 사용한 평가의 총 점수는?

① 22점   ② 23점
③ 24점   ④ 25점
⑤ 26점

37 다음 환자의 인터뷰 참고 시 MBI 보행점수는?

① 0점   ② 3점
③ 8점   ④ 12점
⑤ 15점

38 환자에게 루드 접근법을 이용하여 중재한다면, 적용해야 될 기법은?

① 중온 적용
② 가볍게 두드리기
③ 깊은 힘줄 압박
④ 지속적 신장
⑤ 가벼운 관절 압박

39~41. 사례를 읽고 각 문항에 가장 적절한 답을 고르시오.

■ 진단명 : TBI d/t motorcycle TA
치료사 : 환자분~ 안녕하세요. 눈 좀 떠보실까요?
환 자 : (눈만 뜨고 무응답)
치료사 : 오늘 날짜가 어떻게 되나요?
환 자 : 날씨가 우중충하네. 우리 집에는 왜 왔대?
치료사 : 여기는 치료실이에요. 같이 오신 분은 누구실까요?
환 자 : 시장에 누구랑 오겠어?
치료사 : 환자분. 만세해볼까요?
환 자 : (째려본다)
치료사 : (어깨 위를 꼬집는다)
환 자 : 뭐 하는 거야? (치료사의 손을 잡아 치운다)
보호자 : 요즘은 눈을 뜨고 있는 시간이 조금 길어지긴 했어요. 낮에는 거의 잠을 자는 것 같고, 말을 해도 엉뚱한 말만 하네요. 답답해 죽겠습니다.

39 사례의 대화와 관련된 검사는?

① 글래스고혼수척도
② 외상 후 기억상실 검사
③ 란초스 아미고스 인지척도
④ 몬트리올 인지평가
⑤ 간이 인지선별검사

40 환자의 평가결과는?

① 눈 뜨기 2점, 언어반응 3점, 운동반응 3점
② 눈 뜨기 2점, 언어반응 4점, 운동반응 4점
③ 눈 뜨기 3점, 언어반응 3점, 운동반응 4점
④ 눈 뜨기 3점, 언어반응 4점, 운동반응 5점
⑤ 눈 뜨기 4점, 언어반응 4점, 운동반응 5점

41 추가적으로 시행해야 하는 검사는?

① COPM
② AMPS
③ LOTCA-2
④ MVPT-4
⑤ Jebson-Taylor Hand Function Test

42~43. 사례를 읽고 각 문항에 가장 적절한 답을 고르시오.

38세 여자가 부모와 함께 정신과 외래로 내원하였다. 그녀는 약 1년 전부터 주변 사람들이 짜고 그녀가 소유하고 있는 재산을 뺏으려고 한다고 믿고 있었으며, 그녀의 남편이 음식물에 약을 타서 자신을 살해한다고 하여 경찰서에 고소하였다고 한다.

42 가장 가능성 있는 진단명은?

① 주요우울증
② 편집형 조현병
③ 편집성 인격장애
④ 조현병
⑤ 망상장애

43 위와 같은 환자의 치료원칙으로 옳은 것은?

① 환자의 비밀을 전적으로 지킨다는 확신을 주어야 한다.
② 빠른 시간 내 치료관계를 형성해야 한다.
③ 치료사는 환자의 말에 전적으로 동조해야 한다.
④ 치료사는 환자의 말을 적극적으로 비판해야 한다.
⑤ 대부분의 환자가 외래보다 입원치료가 효과적이다.

44~45. 사례를 읽고 각 문항에 가장 적절한 답을 고르시오.

- 성별 / 연령 : 남 / 60세
- 진단명 : (가)

Family relation	배우자, 자녀 2명	Education	대학원 졸업
Pre-job	대기업 부장	Care giver	배우자
PI	2024년 4월 9일, 새벽에 잠을 자던 중 환자의 외마디 비명소리를 듣고 배우자가 일어남. 환자는 호흡이 가쁘며, 흉통을 호소하였고 많은 식은땀이 나타나는 증상을 보이며 기절을 함. 이에 배우자는 구급차를 타고 환자와 함께 응급실을 방문함. 신체적인 문제는 없었으나 응급의료과 전문의가 정신과 외래를 가는 것을 이야기하였음. 환자는 외래방문 시 불안하고 초조한 표정을 하고 있으며, 자신은 정신과적인 문제가 없다며 소리치고 집으로 감		

44 사례 환자의 (가) 진단명으로 옳은 것은?

① 알코올중독
② 망상장애
③ 조현병
④ 공황장애
⑤ 주요우울증

45 사례 환자를 위한 중재방법으로 옳지 않은 것은?

① 스트레스 관리기법
② 카페인 섭취
③ 약물치료
④ 인지행동치료
⑤ 자조모임

46~48. 다음 사례를 읽고 가장 적합한 정답을 고르시오.

- 성별 / 연령 : 남 / 4세
- 진단명 : 뇌성마비
- 의뢰사유 : 실내에서의 기능적인 이동
- 작업치료 평가
  - 근긴장도
    - 휴식 시 긴장도는 정상에 가까우나 활동 요구 시 증가하고, 근긴장의 동요는 없음
    - 하지(LE)가 상지(UE)보다 근긴장이 높음
    - 과제 수행 시 한 손을 사용할 때 다른 손의 근긴장도가 함께 높아짐
  - 기능수준
    - 독립적 앉기 : + (습관적인 W 앉기)
    - 독립적 서기 : −
    - 독립적 걷기 : −
    - 두 손을 잡아주면 서거나 걷기를 시도할 수 있으나 무릎과 엉덩이 관절의 굽힘으로 몸이 앞으로 기울어짐
  - 팔과 손의 기능 : 양손의 잡기, 놓기, 옮기기 가능하며, 기능수준도 양쪽이 유사함

46 아동의 뇌성마비 유형은 무엇인가?

① 이완형 양하지마비(Flaccidity diplegia)
② 경직형 사지마비(Spastic quadriplegia)
③ 경직형 편마비(Spastic hemiplegia)
④ 실조형(Ataxia)
⑤ 무정위형(Athetosis)

47 과제 수행 시 아동의 상지에서 관찰되는 반사(반응)은?

① 비대칭성 긴장성 목반사(Asymmetrical tonic neck reflex)
② 긴장성 미로반사(Tonic labyrinthine reflex)
③ 연합반응(Associated reaction)
④ 정위반응(Righting reaction)
⑤ 모로반사(Moro reflex)

48 실내에서의 아동의 기능적인 이동을 도울 시 적절한 보조도구는?

① 후방지지보행기(posterior control walker)
② 팔꿈치목발(forearm crutch)
③ 단발지팡이(mono cane)
④ 네발지팡이(quad cane)
⑤ 편측보행기(hemi-walker)

49 김○○ 아동에게 가장 적절한 진단은?

① 다운증후군
② 뇌성마비
③ 지적장애
④ 수두증
⑤ 외상성 뇌손상

49~50. 사례를 읽고 각 문항에 가장 적절한 답을 고르시오.

- 성명 : 김○○   성별 : 남   연령 : 16세
- 진단명 : 사지마비
- 발병 : 만 7세
- 우세 손 : 오른쪽
- 일반적 상태 : 안면부에 비대칭적인 외형
- 기능수준
  - 의식이 명료하지 않아 객관적인 인지기능 평가의 어려움이 있으나, 의식이 명료할 때 반응으로 보아 대부분의 언어를 이해함. 눈 깜빡임, 미세한 손 움직임으로 "예", "아니요" 형태의 의사를 표현함
  - 오른쪽 상지기능 : dystonia 형태로 조절되지 않은 움직임을 보이나, 근위부를 고정해 주면 엄지손가락의 의식적 움직임 관찰됨
  - 왼쪽 상지기능 : hypertonia 형태의 근긴장을 보여 움직임이 어려움
  - 삼킴기능 : 손상 이후 비위관(NG tube)을 이용해 영양을 공급받고 있음
  - 구역반사(gag reflex) +, 구개반사(palate reflex) ±, 수의적 기침반사(voluntary cough reflex) ±, 불수의적 기침반사(involuntary cough reflex) +
- 부모의 요구 : 가정에서 일부 음식을 구강으로 먹을 수 있기를 희망
- 치료사의 조언 : 치료시간 동안만 구강으로 직접 음식물 섭취를 권장하며, 삼킴 시 고개를 오른쪽으로 돌리고 턱을 당긴 자세를 취해야 함

50 치료사가 직접 구강치료 여부를 결정하기 위해 흡인 여부와 함께 반드시 확인해야 하는 것은?

① 영 양
② 인지기능
③ 발 성
④ 삼킴반사
⑤ 자 세

시대에듀 작업치료사 최종모의고사

제5회
최종모의고사

1교시 1과목 작업치료학 기초
          2과목 의료관계법규
2교시 작업치료학
3교시 실기시험

제5회 모의고사(1교시)

정답 및 해설 p.172

작업치료학 기초

01 신체를 구성하는 5대 기본원소인 것은?

① Na
② He
③ S
④ N
⑤ K

02 신체의 뼈대는 총 몇 개인가?

① 200개
② 204개
③ 205개
④ 206개
⑤ 208개

03 머리뼈의 통로 중 더부신경(accessory nerve)과 척추동맥(vertebral artery)이 통과하는 곳은?

① 체판구멍(olfactory foramina)
② 타원구멍(foramen ovale)
③ 원형구멍(foramen rotundum)
④ 큰구멍(foramen magnum)
⑤ 붓꼭지구멍(stylomastoid foramen)

04 가장 큰 굴이며 중간콧길로 열리고 축농증을 유발하는 코곁굴(paranasal cavity)은?

① 위턱굴(maxillary antrum)
② 이마굴(frontal sinus)
③ 벌집굴(ethmoid sinus)
④ 나비굴(sphenoidal sinus)
④ 굴염(sinusitis)

05 뼈되기가 가장 먼저 시작하는 S자형 뼈는?

① 어깨뼈(scapula)
② 위팔뼈(humerus)
③ 자뼈(ulna)
④ 노뼈(radius)
⑤ 빗장뼈(clavicle)

06 손목뼈(carpal bone) 중 가장 큰 뼈는?

① 큰마름뼈(trapezium)
② 알머리뼈(capitate bone)
③ 갈고리뼈(hamate bone)
④ 손배뼈(scaphoid bone)
⑤ 반달뼈(lunate)

07 가로막과 배곧은근의 부착부는 복장뼈(sternum)의 어느 부분인가?

① 복장뼈각(sternal angle)
② 복장뼈몸통(mesosternum)
③ 복장뼈자루(manubrium sterni)
④ 갈비패임(costal notch)
⑤ 칼돌기(xiphoid process)

08 손목손허리관절(carpometacarpal joint)이 속하는 관절은?

① 중쇠관절(pivot joint)
② 타원관절(Ellipsoid joint)
③ 안장관절(saddle joint)
④ 경첩관절(hinge joint)
⑤ 두융기관절(bicondylar joint)

09 근육이 장력변화를 감지하여 지나치게 강한 근육수축에 브레이크를 거는 역할을 하는 근육 내 감각수용기는?

① 뼈(bone)
② 골지힘줄기관(golgi tendon organ)
③ 디스크(disc)
④ 인대(ligaments)
⑤ 근방추(muscle spindle)

10 다음 중 지배신경이 다른 근육은?

① 이마근(frontalis muscle)
② 눈둘레근(orbicularis oculi muscle)
③ 눈꺼풀올림근(levator palpebrae superioris muscle)
④ 볼근(buccinator muscle)
⑤ 큰광대근(zygomaticus major muscle)

11 11번 뇌신경의 신경지배를 받는 근육은?

① 넓은등근(latissimus dorsi muscle)
② 어깨올림근(levator scapulae muscle)
③ 등세모근(trapezius muscle)
④ 작은마름근(rhomboid minor muscle)
⑤ 어깨세모근(deltoid muscle)

12 중추의 말이집(myelin sheath)을 형성하는 중추 아교세포는?

① 희소돌기아교세포(oligodendroglia)
② 미세아교세포(microglia)
③ 뇌실막모세포(ependymoblast)
④ 신경집세포(Schwann cell)
⑤ 위성세포(satellite cell)

13 바닥핵(basal ganglia) 손상 시 나타나는 기능장애는?

① 안구진탕(nystagmus)
② 운동실조증(ataxia)
③ 겨냥이상(dysmetria)
④ 정지시떨림(resting tremor)
⑤ 되풀이운동장애(dysdiadochokinesia)

14 흑색질(substantia nigra)이 위치하는 곳은?

① 중간뇌(midbrain)
② 사이뇌(diencephalon)
③ 다리뇌(pons)
④ 숨뇌(medulla oblongata)
⑤ 소뇌(cerebellum)

15 신경로(nerve tract) 중 비분별성 촉각, 압각을 전달하는 것은?

① 쐐기다발(cuneate fasciculus)
② 널판다발(gracile fasciculus)
③ 앞척수시상로(anterior spinothalamic tract)
④ 가쪽척수시상로(lateral spinothalamic tract)
⑤ 가쪽겉질척수로(lateral corticospinal tract)

16 안구벽 중 눈 색을 결정하는 것은?

① 홍채(iris)
② 맥락막(choroid)
③ 섬모체(ciliary body)
④ 각막(cornea)
⑤ 공막(sclera)

17 머리의 회전감각을 감지하는 속귀(inner ear)의 구조물은?

① 둥근주머니평형반(macula acustica sacculi)
② 타원주머니평형반(macula utriculi)
③ 반고리관의 팽대능선(membranaceous ampulla crest)
④ 달팽이관(cochlear duct)
⑤ 유스타키오관(eustachian tube)

18 다음 중 체내에서 가장 무거운 장기는?

① 위(stomach)
② 간(liver)
③ 폐(lungs)
④ 작은창자(small intestine)
⑤ 큰창자(large intestine)

19 토리(glomerulus)에서 여과되나 세뇨관에서 흡수·분해되지 않는 물질은?

① 아미노산(amino acids)
② 포도당(glucose)
③ 이눌린(inulin)
④ 레닌(renin)
⑤ 나트륨(Na^+)

20 혈압이 가장 높은 혈관은?

① 대정맥(vena cava)
② 정맥(vein)
③ 모세혈관(capillary)
④ 동맥(artery)
⑤ 대동맥(aorta)

21 헤모글로빈(hemoglobin)의 산소포화도 증가 시 발생하는 증상은?

① pH 감소
② CO_2 분압 증가
③ 체온 상승
④ 체온 저하
⑤ 2,3-DPG 증가

22 염증반응을 억제시키며 과잉 시 쿠싱증후군(Cushing's syndrome), 결핍 시 애디슨병(Addison disease)이 나타나는 호르몬은?

① 칼시토닌(calcitonin)
② 부갑상샘호르몬(parathyroid hormone)
③ 티록신(thyroxine)
④ 알도스테론(aldosterone)
⑤ 코르티솔(cortisol)

23 임신이 가장 잘되는 시기는?

① 월경기(menstrual phase)
② 분비기(secretory stage)
③ 증식기(proliferative stage)
④ 월경전기(premenstrual period)
⑤ 분만예정일(expected date of delivery)

24 브로드만영역(Brodmanns area)에서 청각영역이 속한 곳은?

① 이마엽(frontal lobe)
② 마루엽(parietal lobe)
③ 관자엽(temporal lobe)
④ 뒤통수엽(occipital lobe)
⑤ 중간뇌(midbrain)

25 대뇌동맥고리(cerebral arterial circle)의 형성에 직접적으로 관여하는 혈관은?

① 팔머리동맥(brachiocephalic artery)
② 왼온동맥(left common carotid artery)
③ 왼빗장밑동맥(left subclavian artery)
④ 앞교통동맥(anterior communicating artery)
⑤ 중간대뇌동맥(middle cerebral artery)

26 혈압 측정에 이용되는 혈관은?

① 겨드랑동맥(axillary artery)
② 위팔동맥(brachial artery)
③ 노동맥(radial artery)
④ 자동맥(ulnar artery)
⑤ 팔머리동맥(brachiocephalic trunk)

27 후두융기(laryngeal prominence)나 Adam's apple를 형성하는 구조물은?

① 반지연골(cricoid cartilage)
② 쐐기연골(cuneiform cartilage)
③ 모뿔연골(arytenoid cartilage)
④ 방패연골(thyroid cartilage)
⑤ 잔뿔연골(corniculate cartilage)

28 시각반사가 나타나는 위둔덕(superior colliculus)은 어디에 있는가?

① 중간뇌(midbrain)
② 다리뇌(pons)
③ 숨뇌(medulla oblongata)
④ 소뇌(cerebellum)
⑤ 척수(spinal cord)

29 부교감신경이 활성화될 때 나타나는 증상은?

① 동공 확장
② 심박동 증가
③ 방광조임근 수축
④ 발 기
⑤ 소화 억제

30 뇌신경 중 운동신경, 감각신경, 부교감신경이 모두 있는 것은?

① 도르래신경(trochlear nerve)
② 삼차신경(trigeminal nerve)
③ 미주신경(vagus nerve)
④ 속귀신경(vestibulocochlear nerve)
⑤ 더부신경(accessory nerve)

31 스웨덴에서 세계 최초로 국세조사를 실시한 시기는?

① 고대기
② 중세기
③ 여명기
④ 확립기
⑤ 발전기

32 다음에 해당하는 질병의 병원체의 종류는?

> 홍역, 폴리오, 유행성이하선염, 일본뇌염, 광견병, 후천성면역결핍증

① 세균(bacteria)
② 바이러스(virus)
③ 리케치아(rickettsia)
④ 기생충(parasite)
⑤ 진균(fungi)

33 병원체의 침입경로가 다른 것은?

① 백일해
② 홍 역
③ 수 두
④ 천연두
⑤ 발진티푸스

34 조선시대 전의감에 대한 설명으로 옳은 것은?

① 의약 담당
② 왕실의료 담당
③ 일반의료행정 및 의과고시 담당
④ 서민 구료사업 담당
⑤ 감염병 담당

35 가임기 여성이 일생 동안 몇 명의 아이를 낳는지를 나타내는 지표를 나타낸 것은?

① 보통출생률
② 일반출생률
③ 연령별 출생률
④ 합계생산율
⑤ 총재생산율

36 다음에서 설명하는 이론모형은?

> • 해당하는 조직의 예로는 대학사회, 친목단체 등이 있음
> • 정책결정이 일정한 규칙에 따라 이루어지는 것이 아니라 문제, 해결책, 선택 기회, 참여자의 4가지 요소가 어떤 계기로 교차하여 이루어짐

① 일반 모형
② 최적 모형
③ Allison 모형
④ 쓰레기통 모형
⑤ 권력을 기준으로 한 모형

37 다음에서 설명하는 질병통계는?

> • 분모는 위험에 폭로된 인구수이며, 분자는 유행기간 중 새로운 발병자의 수이다.
> • 이것은 감염에 폭로될 수 있는 제한된 인구만을 분모로 하는 발생률을 말한다.

① 발생률
② 발병률
③ 유병률
④ 치명률
⑤ 감수성 지수

38 뼈, 뇌신경의 주성분으로 부족 시 뼈 및 신경작용의 장애가 발생하고, 질병에 대한 저항력이 약화할 수 있는 것은?

① 칼슘(Ca)
② 철분(Fe)
③ 인(P)
④ 요오드(I)
⑤ 식염(NaCl)

39 대상의 특성이나 성질을 나타내는 척도로, 질적인 수준이 가장 낮으며 성별·출신지역 등을 측정하는 방법은?

① 명목척도
② 서열척도
③ 등간척도
④ 비율척도
⑤ 간격척도

40 잠함병의 4대 증상에 해당하는 것은?

① 반맹증
② 환상통
③ 의식 소실
④ 고혈압 쇼크
⑤ 피부소양감과 사지관절통

41 다음 설명에 해당하는 만성감염병은?

> • 중세유럽에 대유행을 가져온 만성감염병으로, 신의 천벌이라 여겨져 옴
> • 감염 환자의 배설물 등에 오염된 물건을 통한 간접전파와 사람과 사람의 접촉에 의한 직접전파를 통해 전파될 수 있음

① 결 핵
② 한센병
③ 성 병
④ B형간염
⑤ 후천성면역결핍증

42 발현성 감염기에 대한 설명으로 옳은 것은?

① 질병에 걸리게 되는 초기
② 질병에 걸리지 않은 시기
③ 감염되어 증상이 나타나는 시기
④ 감염은 되었으나 증상이 밖으로 나타나지 않는 시기
⑤ 질병으로부터 회복되거나 장애를 얻거나 사망에 이르는 시기

43 MMT 등급에 대한 설명으로 옳은 것은?

① Trace(T) : 관찰되거나 촉지되는 근수축이 없다.
② Poor(P) : 중력에 대항해 full ROM의 50% 미만 움직이며, 중력이 감소된 상태에서 완전한 ROM으로 움직인다.
③ Poor minus(P-) : 중력이 감소된 상태에서 불완전한 ROM으로 움직인다.
④ Fair puls(F+) : 중력과 중간 정도의 저항을 이기고 완전한 ROM을 움직인다.
⑤ Good(G) : 중력과 최대의 저항에 대해 완전한 ROM을 움직인다.

44 아래팔 엎침(forearm pronation)의 ROM 측정 시 각도계의 축 위치는?

① 3번 손허리뼈 저부(metacarpal base)를 따라 손목관절의 등쪽면
② 노뼈(radius)
③ 자뼈(ulnar)
④ 긴손바닥근(palmaris longus)의 힘줄을 따라 손바닥면
⑤ 1번 MPC 관절의 등쪽면

45 다음은 엉덩관절 굽힘(hip flexion)의 MMT 측정이다. MMT 등급은?

> 대상자는 매트에 다리를 아래로 내린 상태로 앉아있다. 검사자는 대상자의 먼 넙다리(distal thigh) 전면에 손을 대고 "천장을 향해 당신의 무릎을 들어 올리세요. 그리고 제가 저항을 가할 때 다리가 내려가지 않도록 버티세요."라고 지시하였을 때 대상자는 약간의 저항을 이기고 약 135°에 도달했다.

① Good(G)
② Fair plus(F+)
③ Fair(F)
④ Fair minus(F-)
⑤ Poor(P)

46 다음 중 MMT 등급이 F인 경우는?

① 중력을 이기며 팔꿈치를 100° 굽힘
② 중력을 이기며 손목을 80° 굽힘
③ 중력을 이기며 어깨관절 150° 굽힘
④ 중력을 제거하고 손목을 70° 폄
⑤ 중력을 제거하고 팔꿈치를 135° 굽힘

47 다음 설명하는 관절가동범위를 측정하는 동작으로 옳은 것은?

- 대상자의 자세 : 앉거나 엎드린 자세에서 위팔을 모음과 가쪽돌림함
- 각도기 축 : 어깨 뒷면의 봉우리돌기에 둠
- 고정막대기 : 몸통과 평행하게 놓음
- 이동막대 : 위팔뼈와 평행하게 놓음

① 어깨관절 굽힘
② 어깨관절 폄
③ 어깨관절 벌림
④ 어깨관절 안쪽돌림
⑤ 어깨관절 바깥돌림

48 관절가동범위 측정 시 금기사항은?

① 관절의 염증이 있는 상태에서 관절가동범위 측정
② 근육이완제를 처방받은 상태에서의 관절가동범위 측정
③ 관절 주위의 연조직 수술 직후 관절가동범위 측정
④ 연조직의 상처가 있는 상태에서 관절가동범위 측정
⑤ 비정상적인 근긴장도를 가진 관절의 관절가동범위 측정

49 프로망 징후로 인하여 엄지모음근 약화 시 사용되는 근육은?

① 짧은엄지굽힘근
② 엄지맞섬근
③ 긴엄지굽힘근
④ 긴엄지벌림근
⑤ 벌레근

50 도움을 받아 네발기기 자세로 균형을 유지한 상태로 머리를 앞으로 숙이면 양쪽 팔이 굽혀지고, 굽힘근의 긴장이 나타나며, 양쪽 다리가 펴지고 폄근의 긴장이 나타나는 반사는?

① 란다우반사(landau reflex)
② 목정위반사(neck righting reflex)
③ 긴장성 미로반사(tonic labyrinthine reflex)
④ 대칭성 긴장성 목반사(symmetrical tonic neck reflex)
⑤ 비대칭성 긴장성 목반사(asymmetrical tonic neck reflex)

51 다음 보기의 평가도구는 어떤 질환을 평가하는가?

- Line Bisection Test
- Drawing and Copying Task
- Cancellation Task
- Albert's Test

① 길항운동반복불능증(dysdiadochokinesia)
② 안구진탕(nystagmus)
③ 실조증(ataxia)
④ 반맹증(Hemianopsia)
⑤ 편측무시(neglect)

52 일상적인 물건에 대한 촉각인식을 평가하기 위한 도구이며, 물건을 쥐는 형태를 통해 정중신경 또는 자신경의 손상을 평가할 수 있는 것은?

① Light touch & Pressure Sensation
② Sharp & Dull Test
③ Tactile Localization
④ Two-point Discrimination
⑤ Moberg Pick-up Test

53 주위 사람과 가족 얼굴에 대한 지각능력은?

① 입체지각(stereognosis)
② 피부그림감각(graphesthesia)
③ 신체도식(body schema)
④ 인식불능증(agnosia)
⑤ 얼굴지각(facial perception)

54 다음 예시에 해당하는 주의력은?

> 카페에서 대화할 때 주변 사람들의 이야기에 귀를 기울이지 않고 내 앞에 있는 친구와 대화할 수 있는 능력

① 지속적 주의력(sustained attention)
② 초점적 주의력(focused attention)
③ 선택적 주의력(selective attention)
④ 교대적 주의력(alternating attention)
⑤ 분리적 주의력(divided attention)

55 다음 중 성격이 다른 검사는?

① 롬베르그 검사
② 버그균형 검사
③ 일어나 걷기 검사(TUG)
④ 기능적 팔뻗기 검사
⑤ 자세스트레스 검사

56 개별 사물이나 사건을 일반적인 규칙이나 범주에 맞추어 이해하는 과정의 인지기능은?

① 재인(recognition)
② 조직화(organization)
③ 메타인지(metacognition)
④ 문제해결(problem solving)
⑤ 개념형성(concept formation)

57 다음 시각적 기술에 대한 개념에 해당하는 것은?

> 형상과 배경이 되는 물체를 구별하는 능력

① 형태항상성(form constancy)
② 시각적 폐쇄(visual closure)
③ 전경-배경구분(figure-ground discrimination)
④ 공간 내 위치(position in space)
⑤ 공간관계성(spatial relation)

58 다음 내용에 해당하는 시각수용 요소는?

> - 시각적 입력을 선택하는 능력
> - 철저한 훑어보기 경로를 위해서는 시각적 집중이 요구됨

① 일차시각기술
② 시각집중
③ 형태재인
④ 시각기억
⑤ 시각인지

59 다음 OTPF에 대한 설명에 해당하는 것은?

> • 실제 연령
> • 성적 지향(성적 선호도, 성 정체성)
> • 성별 인식
> • 인종 및 민족성

① 개인적 요소
② 환경적 요소
③ 신체기능
④ 신체구조
⑤ 운동기술

60 프로이드(Freud)의 심리적 이론 중 성적 욕망이 다시 일어나 잠복기에 확립되었던 원초아, 자아, 초자아 간의 균형이 혼란을 겪는 시기는?

① 구강기
② 항문기
③ 남근기
④ 잠복기
⑤ 생식기

61 다음 내용에 해당하는 정신건강 장애는?

> 현실인식의 왜곡, 사고의 분열, 감정의 소통 부족 등을 포함하는 복잡한 정신건강 장애

① 조현병
② 공황장애
③ 강박장애
④ 편집증
⑤ 정신분열증

62 다음의 이론과 관련된 사람은?

> 자발적 행동이 우호적인 결과를 낳으면 그 행동이 강화되어 행동을 반복하게 됨

① Pavlov
② Skinner
③ Vygotsky
④ Piaget
⑤ freud

63 3세의 아동에게서 발달되는 쓰기 전 기술은?

① ─
② │
③ ＋
④ ○
⑤ △

64 다음은 매슬로(Maslow)의 인간 욕구이론 중 무엇인가?

> 기본적인 생존을 위한 욕구

① 생리적 욕구
② 안전의 욕구
③ 애정과 소속의 욕구
④ 존중의 욕구
⑤ 자아실현의 욕구

65 다음은 인간의 생애주기 중 어느 단계인가?

> 성장이 완료되고 사회적·경제적 책무를 가지며 자아개발을 하는 시기

① 영아기
② 유아기
③ 청소년기
④ 성인기
⑤ 노년기

66 다음의 이론과 관련된 사람은?

> • 아동의 인지발달은 사회가 중재하는 과정이므로 아동발달의 결정적인 요인은 문화이다.
> • 다음 세대로의 문화전승에 있어 부모의 역할을 강조한다.

① Freud
② Erikson
③ Piaget
④ Vygotsky
⑤ Pavlov

67 작업치료 보험수가에서 일상생활동작훈련 치료는 몇 분 이상 한 경우 산정되는가?

① 10분
② 20분
③ 25분
④ 30분
⑤ 35분

68 작업치료 윤리강령 제5조 '작업치료사는 성실하고 공정한 방법으로 업무를 수행하며, 어떠한 부당한 압력에도 타협하지 않는다.'의 항목으로 옳은 것은?

① 작업치료사는 자신에게 주어진 책임과 의무를 숙지하고 대충 수행한다.
② 작업치료사는 자신의 전문적인 판단과 의사결정에 의해 수행한 작업치료에 대해 그 정당성을 설명하고 책임을 피할 수 있어야 한다.
③ 작업치료사는 무자격자에 의한 작업치료 행위를 묵인하거나 방조하지 않는다.
④ 작업치료사는 외부적 압력에 굴복하거나 금전적 유혹에 현혹되어도 된다.
⑤ 작업치료사는 타보건의료인의 불법행위 또는 비윤리적 행위에 대한 목격 및 협조요청이 있을 경우 이에 응하지 않고, 해당 기관 및 관계 부처에 보고하지 않아도 된다.

69 임상적 추론(clinical reasoning) 중 윤리적 추론(ethical reasoning)에 대한 내용으로 옳은 것은?

① 클라이언트의 진단과 관련된 다음 문제를 밝혀내고 문제를 해결하기 위한 적절한 중재방법을 선택하는 과정이다.
② 작업치료 서비스에 영향을 주는 현실적 문제에 대해 고려한다.
③ 클라이언트의 작업과 활동의 경험을 바탕으로 한 스토리텔링이다.
④ 치료의 방향과 결과에 영향을 주는 다양한 변수들과 작업배경을 고려한다.
⑤ 클라이언트에게 적용하는 중재방법의 위험성과 윤리적 측면을 고려한다.

70 방어기제 중 이상화(idealization)의 예시로 옳은 것은?

① 엄마가 지적장애가 있는 아이를 의사로 만들 계획을 세운다.
② 무엇인가를 잘라보고 싶은 아이가 커서 외과의사가 된다.
③ 경찰 시험에 떨어진 젊은 남자가 경호원이 된다.
④ 태어날 때부터 맹인인 여자가 지팡이나 다른 보조기 없이 여행하는 방법을 배웠다.
⑤ 어떤 여자는 그 그룹의 리더가 세상에서 제일 잘생기고 친절한 사람이라고 말한다.

의료관계법규

71 「의료법」상 의료인의 결격사유에 해당하지 않는 것은?

① 향정신성의약품 중독자
② 피성년후견인
③ 피한정후견인
④ 금고 이상의 형의 선고유예를 받고 그 유예기간 중에 있는 자
⑤ 의료인의 품위손상 행위

72 「의료법」상 의료인이나 의료기관 개설자는 진료기록부등을 일정기간 동안 보존하여야 하는데 보존기간으로 틀린 것은?

① 환자명부 – 5년
② 처방전 – 2년
③ 조산기록부 – 5년
④ 검사내용 및 검사소견기록 – 10년
⑤ 진단서 등의 부본 – 3년

73 「의료법」상 의료인의 보수교육 면제·유예 대상자는?

① 해당 연도 8개월만 진료를 한 한의사
② 재활의학과 전공의
③ 보건대학 대학원 재학생
④ 전년도 신규 면허취득자
⑤ 임신 중인 치과의사

74 「의료법」상 요양병원의 입원 대상이 아닌 사람은?

① 노인성 질환자
② 만성질환자
③ 노인성 치매를 제외한 정신질환자
④ 외과적 수술 후 회복 기간에 있는 자
⑤ 상해 후 회복 기간에 있는 자

75 「의료법」상 의료유사업자에 해당하는 것은?

① 간호조무사
② 안마사
③ 접골사
④ 한지의료인
⑤ 작업치료사

76 「의료법」상 의료인 또는 의료기관 개설자가 진료나 조산 요청을 정당한 사유 없이 거부한 경우의 벌칙은?

① 1년 이하의 징역 또는 1천만 원 이하의 벌금
② 3년 이하의 징역 또는 3천만 원 이하의 벌금
③ 5년 이하의 징역 또는 5천만 원 이하의 벌금
④ 7년 이하의 징역 또는 7천만 원 이하의 벌금
⑤ 10년 이하의 징역 또는 1억 원 이하의 벌금

77 「의료기사 등에 관한 법률」상 의료기사는 몇 종류인가?

① 4종
② 5종
③ 6종
④ 7종
⑤ 8종

78 「의료기사 등에 관한 법률」상 의료기사 등은 그 실태와 취업상황을 3년마다 누구에게 신고하여야 하는가?

① 시·도지사
② 대통령
③ 보건복지부장관
④ 한국보건의료인국가시험원장
⑤ 관련 직종 중앙회의 장

79 「의료기사 등에 관한 법률」상 의료기사 면허의 취소에 해당하는 사유는?

① 타인에게 의료기사 등의 면허증을 빌려준 경우
② 품위를 현저히 손상시키는 행위
③ 안경업소의 개설자가 될 수 없는 사람에게 고용되어 안경사의 업무를 한 경우
④ 개설등록을 하지 않고 치과기공소를 개설한 경우
⑤ 치과기공물제작의뢰서를 보존하지 않은 경우

80 「의료기사 등에 관한 법률」상 500만 원 이하의 벌금에 해당하는 경우가 아닌 것은?

① 2개 이상의 안경업소를 개설한 자
② 다른 사람에게 면허를 대여한 사람
③ 등록하지 않고 치과기공소를 개설한 자
④ 안경을 안경업소 외의 장소에서 판매한 안경사
⑤ 영리를 목적으로 특정 치과기공소로 유인한 자

81 「장애인복지법」의 목적이 아닌 것은?

① 장애인의 인간다운 삶과 권리보장을 위한 국가의 책임을 명백히 함
② 장애발생 예방
③ 장애인복지대책을 종합적으로 추진
④ 노인의 질환을 사전예방 또는 조기발견
⑤ 장애인의 복지와 사회활동 참여 증진

82 「장애인복지법」상 장애인복지실시기관은 경제적 부담능력 등을 고려하여 장애인이 부양하는 자녀 또는 장애인인 자녀의 교육비를 지급할 수 있다. 교육비 지급 대상·기준 및 방법 등에 관하여 필요한 사항을 정하는 사람은?

① 대통령
② 보건복지부장관
③ 시·도지사
④ 시장·군수·구청장
⑤ 국민연금공단 이사장

83 「장애인복지법」상 장애인 복지정책의 수립에 필요한 기초자료로 활용하기 위한 장애실태조사는 몇 년마다 시행해야 하는가?

① 1년
② 2년
③ 3년
④ 4년
⑤ 5년

84 「장애인복지법」상 장애인 보호작업장을 이용하는 근로장애인의 최소 인원은?

① 1명
② 5명
③ 8명
④ 10명
⑤ 15명

85 「정신건강증진 및 정신질환자 복지서비스 지원에 관한 법률」상 정신건강전문요원의 자격증을 발급받으려면 자격증 발급신청서를 누구에게 제출해야 하는가?

① 대통령
② 국립정신건강센터장
③ 한국보건의료인국가시험원장
④ 보건복지부장관
⑤ 시·도지사

86. 「정신건강증진 및 정신질환자 복지서비스 지원에 관한 법률」상 보호의무자의 동의를 받아 입원한 정신질환자가 보호의무자의 동의를 받지 않고 퇴원 신청했을 때 정신건강의학과 전문의 진단 결과 환자의 보호 필요성이 있다고 인정되는 경우 정신의료기관장은 퇴원 신청받을 때부터 몇 시간까지 퇴원을 거부할 수 있는가?

① 6시간
② 12시간
③ 36시간
④ 48시간
⑤ 72시간

87. 「정신건강증진 및 정신질환자 복지서비스 지원에 관한 법률」상 입원적합성심사위원회의 위원장은 정신의료기관 등의 장에게 입원 등의 적합 또는 부적합 여부를 몇 개월 이내에 서면으로 통지해야 하는가?

① 1개월
② 2개월
③ 3개월
④ 4개월
⑤ 5개월

88. 「노인복지법」상 벌칙이 다른 것은?

① 노인보호전문기관의 직원을 폭행한 경우
② 노인을 위해 급여된 금품을 목적 외의 용도에 사용하는 행위
③ 노인의 신체에 폭행을 가하는 행위
④ 노인에게 구걸을 하게 하는 행위
⑤ 폭언, 협박 등으로 노인의 정신건강에 해를 끼치는 정서적 학대 행위

89. 「노인복지법」상 치매·중풍 등 노인성질환 등으로 심신에 상당한 장애가 발생하여 도움이 필요한 노인에게 가정과 같은 주거여건과 급식·요양, 그 밖에 필요한 편의를 제공함을 목적으로 하는 시설은?

① 양로시설
② 노인공동생활가정
③ 노인복지주택
④ 노인요양시설
⑤ 노인요양공동생활가정

90. 「노인복지법」상 국가 또는 지방자치단체 외의 자가 노인의료복지시설을 설치하고자 하는 경우 누구에게 신고하여야 하는가?

① 대통령
② 보건복지부장관
③ 보건소장
④ 시·도지사
⑤ 시장·군수·구청장

작업치료학

01 다음에서 설명하는 개인에 대한 수행패턴은?

- 일상적인 삶의 구조를 형성하는 관찰 가능하며 규칙적이고 반복적인 행동패턴
- 순간순간의 책무를 요구하며 문화적·생태적 문맥 안에서 이루어짐

① 참여
② 관례
③ 일과
④ 습관
⑤ 역할

02 다음에서 설명하는 배경과 환경은?

- 물리적 접촉 없이 컴퓨터나 공중파를 이용하여 의사소통이 일어나는 환경
- 채팅방, 이메일, 원격회의, 라디오중계와 같은 모의로 실시간·최소시일의 환경 포괄
- 무선센서를 통한 원격모니터링 또는 컴퓨터 기반의 자료수집

① 가상적 배경
② 문화적 배경
③ 개인적 배경
④ 사회적 환경
⑤ 가상적 배경

03 다음 설명에 해당하는 용어는?

개인이 좀 더 성공적인 생활을 향한 기회를 만들고 이러한 것에 대해 인식해 가는 능동적인 과정

① 강화
② 예방
③ 건강
④ 웰빙
⑤ 안녕

04 서양의 작업치료 중 환원주의 기계적 패러다임이 발달하게 된 시기는?

① 프랑스 시민혁명
② 산업혁명
③ 1차 세계대전
④ 2차 세계대전
⑤ 인본주의

05 다음 기능을 성공한 환자의 브룬스트롬 단계는?

Hook 쥐기를 통해 가방 잡기

① 1단계
② 2단계
③ 3단계
④ 4단계
⑤ 5단계

06 다음 사례에 해당하는 실어증은?

> 치료사 : 제 말을 한번 따라 해볼까요? "간장공
> 장공장장"
> 환　자 : 네 알겠습니다. "가가간가간"

① 베르니케실어증(Wernicke's aphasia)
② 브로카실어증(Broca's aphasia)
③ 전도실어증(Conduction aphasia)
④ 명칭실어증(Anomic aphasia)
⑤ 완전실어증(Global aphasia)

07 다음 사례의 글래스고혼수척도(Glasgow Coma Scale)의 눈 뜨기 점수는?

> 치료사 : 환자에게 압박자극을 제공함
> 환　자 : 압박자극에 대한 통증에 눈을 뜸

① 1점
② 2점
③ 4점
④ 5점
⑤ 6점

08 외상성 뇌손상 환자의 외상후기억상실증(PTA ; Post Traumatic Amnesia) 손상 정도 결과 참고 시 환자의 외상 후 기억상실 기간은?

> 손상 정도 : 중중도(moderate)

① 30분
② 23시간
③ 2일
④ 1주
⑤ 4주 이상

09 다음과 같은 증상을 보인 외상성 뇌손상 환자의 Rancho Los Amigos 인지기능 단계는?

> • 심하게 혼동된 반응을 보이고 공격적인 모습이 관찰됨
> • 선택적 집중이 없으며 상황을 인식하지 못하며 부적절한 행동을 보임
> • 치료에 협조하지 못하며, 말은 사리에 맞지 않고 부적절함

① 일반적 반응(generalized response)
② 부분적 반응(localized response)
③ 혼돈-흥분 반응(confused-agitated response)
④ 혼돈-부적절 반응(confused-inappropriate response)
⑤ 혼돈-적절 반응(confused-appropriate response)

10 다음 MBI(Modified Barthel Index) 평가에서 옷 입기(Dressing) 항목의 점수는?

> 입을 옷을 준비하거나 의상부속품의 치장 또는 옷을 입고 벗는 시작과 마무리 단계에서 타인의 도움이 필요함

① 0점
② 2점
③ 5점
④ 8점
⑤ 10점

11 다음의 점수체계를 가진 평가도구는?

> • 손
>   - 정상(1.65~2.83)
>   - 비분별성 감각 저하(3.22~3.61)
>   - 보호감각 저하(3.84~4.31)
>   - 보호감각 소실(4.56 이상)
> • 발바닥
>   - 정상(1.65~3.61)
>   - 비분별성 감각 저하(3.84~4.31)
>   - 보호감각 저하(4.56~4.93)
>   - 보호감각 소실(5.07 이상)

① Monofilament Test
② Two-point Discrimination
③ Temperature Sensory Evaluation
④ Moberg Pick-up Test
⑤ Sharp & Dull Test

12 다음 상황에서 공통적으로 관찰되는 문제는?

> • 작업치료 평가 : 칼로 무언가 써는 모습을 흉내내도록 한 후 완료되었다는 사인을 보냈음에도 지속적으로 무언가 써는 흉내를 계속함
> • 일상생활 수행 시 : 양말을 신는데 양말소매가 다 올라갔는데도 지속적으로 양말소매를 올리고 있음

① 편측무시(Neglect)
② 고집증(Perseveration)
③ 실행증(Apraxia)
④ 실인증(Agnosia)
⑤ 공간관계장애(Spatial relation disorder)

13 다음에서 설명하는 삼키기 중재기법은?

> • 책상이나 벽 등을 강하게 밀며 '아', '아', '아' 크게 외침
> • 책상이나 벽 등을 강하게 밀며 '아'라고 길게 외침

① 혀유지법(Masako maneuver)
② 노력삼킴(Effortful swallowing)
③ 성문위삼킴(Supraglottic swallow)
④ 멘델슨기법(Mendelsohn maneuver)
⑤ 성대내전운동(Vocal cord adduction exercise)

14 다음 순서를 설명하는 연하재활치료 중재는?

> 1. 음식이나 한 모금의 음료를 입에 넣는다.
> 2. 음식덩이를 삼킨다.
> 3. 호흡을 멈추고 방패연골의 상승을 유지한다.

① 멘델슨기법(Mendelsohn maneuver)
② 성문위삼킴(Supraglottic swallowing)
③ 샤케어운동(Shaker exercise)
④ 발살바기법(Valsalva maneuver)
⑤ 노력삼킴(Effortful swallowing)

15 다음 상황에서 사용한 기억증진술은?

> A 씨는 Occupational Therapy를 외우기 위해 OT라고 약어를 사용해서 외웠고 또 다른 단어 Rehabilitation Medicine을 외우기 위해 RM이라고 약어로 외웠음

① 의미론적 정교화(Semantic elaboration)
② 덩어리 짓기(Chunking)
③ 장소법(Method of loci)
④ 펙타입 방법(Peg-type method)
⑤ 심상법(Visual imagery)

16 다음 상황과 관련 있는 기억은?

- 영국의 수도는 런던임
- 서울 잠실에는 롯데월드가 있음

① 의미기억(Semantic memory)
② 일화기억(Episodic memory)
③ 예견기억(Prospective memory)
④ 작업기억(Working memory)
⑤ 장기기억(Long term memory)

17 식사 시 손을 입에 가져가는 동작에서 나타나는 PNF 편측패턴(Unilateral Patterns)은?

① D1 flexion
② D2 flexion
③ D1 extension
④ D2 extension
⑤ Bilateral patterns

18 Rancho Los Amigos 인지기능 '4단계 혼돈-흥분 반응'을 보이는 환자 치료 시 환경 조성방법은?

① 환자의 심리적 안정을 위해 치료실에 클래식 음악을 튼다.
② 치료시간에 공격적일 수 있으므로 억제대를 착용한다.
③ 환자에게 지남력에 대한 정보를 제공하고, 치료는 무엇을 할 것인지 말한다.
④ 불규칙적인 일상구조와 일과를 제공해준다.
⑤ 환자에게 다양한 정보를 제공하기 위해 다양한 물건을 배치한다.

19 뇌졸중 환자에게서 나타나는 증상으로 실시해야 하는 평가도구는?

- 환자가 보행 시 왼쪽을 자주 부딪힘
- 식사 도중 왼쪽에 있는 물컵을 쏟음

① A-ONE
② KTA
③ Albert's Test
④ FIM
⑤ MBI

20 뇌졸중 환자가 다음과 같은 증상이 발생했을 때 손상이 의심되는 부위는?

- 동측에 운동실조
- 반대쪽에 통각과 온도감각 소실
- 조음장애, 안구진탕

① 앞대뇌동맥
② 뒤대뇌동맥
③ 속목동맥
④ 중간대뇌동맥
⑤ 소뇌동맥

21 다음 Modified Ashworth Scale 설명으로 옳은 것은?

관절가동범위의 1/2 이하에서 경도의 저항 또는 붙듦으로 나타남

① 0
② 1
③ 1+
④ 2
⑤ 4

22 편측무시 환자의 증상으로 옳은 것은?

① 조직화된 탐색패턴
② 수행의 정확성을 체크하기 위해 다시 탐색함
③ 보이는 쪽으로 탐색부분이 국한됨
④ 과제를 빠르게 완수하며 노력의 정도가 과제의 어려움과 일치함
⑤ 대칭적 탐색패턴

23 Rood 접근법에서 피부에 관한 촉진기법은?

① 빠른 신장
② 진동감각
③ 저 항
④ 빠른 솔질
⑤ 무거운 관절압박

24 삼킴지연이 있는 연하장애 환자에게 적용할 수 있는 교정적 방법은?

① 무게감이 있는 음식 섭취
② 턱 내리기
③ 마사코기법
④ 온도-촉각 자극
⑤ 삼킴 시 코 막기

25 다음 내용의 브룬스트롬 단계로 옳은 것은?

- 모든 형태의 잡기가 가능함
- 앉은 자세에서 발을 뒤쪽으로 무릎을 90°를 넘어서 굽힘을 할 수 있음

① 손 5단계 / 다리 3단계
② 손 5단계 / 다리 4단계
③ 손 6단계 / 다리 3단계
④ 손 6단계 / 다리 4단계
⑤ 손 4단계 / 다리 4단계

26 다음 뇌졸중 환자에게 나타난 합병증은?

수동 움직임의 제한, 통증, 연조직 구축을 이끌 수 있음

① 부 종
② 흡인성 폐렴
③ 이소성 골화증
④ 정맥혈전색전증
⑤ 어깨의 부분탈구

27 연하장애가 있는 파킨슨병으로 인해 조음장애가 동반된 환자에게 언어적 명료함, 성량과 삼킴능력의 증진을 위해 사용하는 프로그램은?

① 성대내전운동
② 리실버만음성치료
③ 횡격막호흡법
④ 거짓성대강화운동
⑤ 혀인두호흡법

28 다음에서 설명하는 척수증후군은?

- 특징 : 무반사 발생(방광, 장, 하지 등에 나타남)
  - 장, 방광, 항문 주위, 하지로 가는 모든 말초신경의 기능이 소실됨(모든 반사기능이 소실됨)
  - 대소변 조절이 어려움(deep tendon reflex의 감소)

① 뒤척수증후군(Posterior Cord Syndrome)
② 브라운-세카르증후근(Brown-Sequard syndrome)
③ 중심척수증후근(Central Cord Syndrome)
④ 앞척수증후군(Anterior Cord Syndrome)
⑤ 말총증후군(Cauda Equina Syndrome)

29 다음에서 설명하는 척수손상 수준은?

- 어깨세모근과 위팔두갈래근의 근력은 5등급(Normal)
- 손목폄근의 근력은 5등급(Normal), 손가락 굽힘근의 근력은 4등급(Good), 팔꿈치 폄근은 4등급(Good)

① C4
② C5
③ C6
④ C7
⑤ C8

30 다음 환자의 감각 정상부위는?

손상 부위	Light touch	Pinprick
T1	2	2
T2	2	2
T3	2	2
T4	2	2
중략……		
T9	2	2
T10	1	2
T11	1	1

① 젖꼭지
② 젖꼭지 아래
③ 배꼽
④ 배꼽 아래부위
⑤ 배꼽 윗부위

31 C6~C7 손상 환자의 치료에서 Tenodesis 잡기를 기능적으로 사용하기 위해 과신장하지 않아야 하는 근육은?

① 위팔두갈래근(Biceps)
② 노쪽손목폄근(Extensor carpi radialis)
③ 자쪽손목폄근(Extensor carpi ulnaris)
④ 긴엄지굽힘근(Flexor pollicis longus)
⑤ 위팔세갈래근(Triceps brachii)

32 척수 분절의 신경지배근육으로 옳게 짝지어진 것은?

① C4 – Deltoid
② C5 – Latissimus dorsi
③ C6 – Supinator
④ C4 – Brachialis
⑤ C5 – Pectoralis major

33 환자에게서 합병증인 기립성저혈압 발생 시 치료사의 대처법으로 옳은 것은?

① 혈압을 낮춘다.
② 스타킹 또는 탄력붕대를 제거한다.
③ 소변줄을 확인하여 배뇨시킨다.
④ 휠체어에 앉아 있으면 다리를 위로 올린 채 등을 뒤로 젖힌다.
⑤ 가능한 한 빠르게 앉은 자세를 유지시킨다.

34 척수손상 환자의 어깨 올림을 할 수 있는 최소 신경학적 레벨은?

① C3
② C4
③ C5
④ C6
⑤ C7

35 다음에서 설명하는 질환은?

- 퇴행성 운동장애를 보이는 것이 특징
- 관련된 신경학적 구조 : 흑색질
- 전형적인 3가지 증상으로 휴식 시 떨림, 강직, 운동느림증이 있음

① 근육위축가쪽경화증(ALS ; Amyotrophic Lateral Sclerosis)
② 헌팅톤병(HD ; Huntington's Disease)
③ 다발성경화증(MS ; Multiple Sclerosis)
④ 파킨슨병(PD ; Parkinson's Disease)
⑤ 알츠하이머병(AD ; Alzheimer's Disease)

36 다음은 어떠한 신경 손상 시 나타나는 증상인가?

- 어깨세모근(deltoid muscle)의 약화가 나타남 (위축)
- 수평벌림(horizontal abduction) 제한이 있음
- 어깨 옆면(lateral)에 과감각(hyperesthesia)이 나타날 수 있음
- 어깨의 비대칭(asymmetry)이 특징임

① 겨드랑신경
② 긴가슴신경
③ 근육피부신경
④ 노신경
⑤ 정중신경

37 다음 설명하는 증상은 어떤 신경의 손상으로 나타나는가?

손목 처짐 증상, 폄근 마비 증상, 뒤침 움직임이 불가능함

① 노신경
② 자신경
③ 정중신경
④ 긴가슴신경
⑤ 근육피부신경

38 다음 설명에 해당하는 질환은?

- 4번 상염색체의 돌연변이로 인해 발생함
- 퇴행성 신경질환으로, 운동조절 장애와 이상행동, 진행성 치매를 동반함
- 우울과 심한 감정기복이 나타남

① 헌팅톤병
② 다발성경화증
③ 근육위축가쪽경화증
④ 알츠하이머
⑤ 파킨슨병

39 다음은 Mosey의 집단활동에 대한 설명이다. 해당하는 Mosey의 단계는?

- 집단의 특성으로 과제수행보다는 상호교류를 중심으로 함
- 진행자의 직접적인 개입은 없음

① 평행집단
② 과제집단
③ 자기중심적 협력집단
④ 협력집단
⑤ 성숙집단

40 아래팔 절단 환자에게 전동의수의 장단점을 설명해주려고 한다. 설명 중 오류가 있는 내용은?

① 일반의수보다 전동의수가 더 비싸다.
② 일반의수보다 전동의수가 관리가 쉽다.
③ 일반의수보다 전동의수의 쥐는 힘이 더 강하다.
④ 일반의수보다 전동의수가 더 높은 곳의 물건을 잡을 수 있다.
⑤ 일반의수보다 전동의수가 더 무겁다.

41 상지절단 환자의 재활프로그램 중 마사지를 실시함으로써 얻게 되는 효과는?

① 남겨진 사지의 모양을 좋게 한다.
② 절단 부위의 모양을 형성한다.
③ 남겨진 사지의 부피를 줄인다.
④ 남겨진 사지를 다루는 두려움을 극복하는 데 도움을 준다.
⑤ 피부가 민감해진다.

42 화상 환자의 변형을 예방하기 위한 자세로 옳은 것은?

① 목 10° 굽힘
② 손목 30° 굽힘
③ 엉덩관절 10~15° 굽힘
④ 어깨 90° 굽힘
⑤ 발목 5° 발등 굽힘

43 엉덩관절치환술(THR) 시행 후 중재방법으로 옳은 것은?

① 수술 후 엉덩관절 모음은 해도 된다.
② 차 안에 들어갈 때는 건측 다리를 먼저 넣는다.
③ 초기 체중부하운동 시작 시 보조도구는 쓰지 않아도 된다.
④ 손잡이가 긴 보조도구는 팔꿉관절의 가동범위를 보상하기 위함이다.
⑤ 변기, 침상, 의자의 높이를 낮춘다.

44 환자에게 어깨관절을 45° 굽힘시킨 후 안쪽돌림을 만들도록 하였다. 이 검사의 목적은?

① 가시위근의 힘줄 파열 여부 검사
② 정중신경 압박 검사
③ 가슴우리증후군 검사
④ 자신경 압박 검사
⑤ 혈액순환 검사

45 급성기 RA 환자에게 열과 냉의 적용에 대한 설명으로 옳은 것은?

① 열의 적용은 염증을 감소시킨다.
② 냉의 적용은 강직을 완화시킨다.
③ 장시간 열의 적용은 부종을 초래한다.
④ 열의 적용은 30분 이상 지속해야 한다.
⑤ 급성기에는 열과 냉 모두 적용해서는 안 된다.

46 RA 환자가 손을 사용하여 용기의 뚜껑을 여닫을 때 가장 적절한 동작은?

① DIP의 굽힘 사용
② PIP의 굽힘 사용
③ 자뼈쪽치우침(ulnar deviation) 사용
④ 구형잡기(spherical grasp) 사용
⑤ 손바닥 면의 사용

47 RA 환자인 50대 남성은 방사선상 골다공증 증상이 확인되었고 관절의 변형이 있다. 섬유와 뼈의 강직은 없으며 관절연부조직에 결절이 보인다. 이 환자의 RA 단계는?

① 초 기
② 중 기
③ 말 기
④ 급성기
⑤ 만성기

48 성숙한(mature) 방어기제에 해당하는 것은?

① 내재화
② 승 화
③ 투 사
④ 합리화
⑤ 참 기

49 다음 설명하는 방어기제로 옳은 것은?

- 인격들 사이의 의사소통이 잘 이뤄지지 않을 때 주로 나타남
- 성격의 일부가 본인의 지배를 벗어나 하나의 독립적인 성격처럼 행동함

① 전 치
② 투 사
③ 해 리
④ 대 치
⑤ 합리화

50 미숙한(immature) 방어기제에 해당하는 것은?

① 퇴 행
② 지능화
③ 부 정
④ 왜 곡
⑤ 유 머

51 조현병 환자에 대한 예후인자 중 좋은 인자는?

① 발병연령이 어릴 때
② 발병 2~3년 후에도 호전이 없는 경우
③ 조현병 유형이 편집형/긴장형인 경우
④ 조현병 유형이 혼란형인 경우
⑤ 무관심한 감정반응을 보이는 경우

52 A.A 모임에 대한 내용으로 옳은 것은?

① 공개적으로 활동하는 모임이다.
② 12단계 프로그램으로 진행된다.
③ 전문가의 강의를 통해 회복에 도움을 준다.
④ 마약중독자를 위한 프로그램이다.
⑤ 중독되지 않은 정상인이 중독자들을 지원하는 모임이다.

53 다음에서 설명하는 작업치료의 철학은?

> 장애를 가진 개인이 가능한 한 최대한의 기능적 능력과 독립성을 회복하고 유지하기 위해 다양한 전략과 기술을 사용하며 일상생활에서 성공적으로 참여할 수 있도록 지원함

① 총체주의
② 환원주의
③ 클라이언트 중심의 치료
④ 작업 중심의 치료
⑤ 근거기반 치료

54 정신장애 환자의 자세조절, 협응, 관절가동범위 관련 감각통합 치료가 아닌 것은?

① 공을 위로 던지기
② 춤추기
③ 평행대 올라가서 걷기
④ 핑거페인팅하기
⑤ 낙하산을 잡고 들어올리기와 내리기

55 다음에서 설명하는 인지행동치료는?

> 안정한 환경에서 두려움의 대상이나 전후 사정에 노출시키고, 중재자는 환자를 위로하여 불안을 없애는 기술

① 이완기법
② 노출요법
③ 정동홍수법
④ 인지적 재구조화
⑤ 체계적 둔감화

56 다음 설명하는 평가도구로 옳은 것은?

> • 알코올 사용장애 선별검사
> • 10개의 문항으로 이루어짐
> • 저위험, 고위험, 남용, 의존 단계로 구분함

① Alcohol Use Disorder Identification
② Canadian Occupational Performance Measure
③ Role Checklist
④ Routine Task Inventory 2
⑤ Occupational Questionnaire

57 뇌성마비 아동의 가위보행을 예방하는 방법은?

① 머리를 높게 하여 자도록 한다.
② 다리를 교차해서 지내도록 한다.
③ 베개를 사용하여 다리를 올려준다.
④ 옆으로 돌아누워 자도록 한다.
⑤ 머리를 오른쪽과 왼쪽으로 돌리게 한다.

58 실조형 뇌성마비 아동의 식사 시 문제점은?

① 머리와 몸통의 조절 부족
② 원활한 입 다물기를 유지함
③ 손과 눈의 협응력 우수
④ 근력의 약화
⑤ 혀의 적절한 움직임

59 다음 아동이 학교 수업시간에 사용하는 보조도구는?

> 손에 들고 사용하는 돋보기로, 가까운 거리의 글씨나 물체가 잘 안 보이는 원시시력을 가진 사람을 위한 돋보기

① Y자 필기보조도구
② 책장터너
③ 3인치 라이트보조기
④ 흡입마우스스틱
⑤ 만능잡기

60 다음은 뇌성마비 아동의 옷 입기에 대한 내용이다. 설명하는 옷 입기 자세는?

> 이 자세는 아동의 머리, 어깨, 엉덩관절이 구부러지고 대칭적인 자세를 유지할 수 있으며, 등으로 들어오는 자극을 줄여서 근육긴장도를 이완하는 데 도움이 됨

① 옆으로 누운 자세
② 앉은 자세
③ 무릎에 엎드린 자세
④ 바로 누운 자세
⑤ 벽에 기댄 자세

61 다음 아동에게 실시한 행동접근은?

> • 음식의 질감, 맛, 향, 종류 등을 단계적으로 증가시키는 방법
> • 소아가 쉽게 적응하여 먹고 있는 음식에 견딜 수 있는 자극을 서서히 추가하여 제공함

① 차등보상
② 감각용암법
③ 소 거
④ 회피소거
⑤ 시범 보이기

62 다음 아동에게 실시한 행동접근은?

> 바람직한 목표행동을 가르쳐주고 이에 따른 보상을 제공하며 바람직하지 않은 문제행동을 보일 때는 무시하는 방법

① 감각용암법
② 차등보상
③ 소 거
④ 회피소거
⑤ 정적강화

63 생후 10개월 된 아동에게서 나타나면 안 되는 삼킴과 관련된 반사는?

① 구역반사
② 기침반사
③ 찾기반사
④ 빨기반사
⑤ 위상성 깨물기반사

64 신생아의 삼킴과 관련된 해부학적 구조의 특징으로 옳은 것은?

① 혀가 작아 구강 내 공간이 넓다.
② 구강 내 공간이 넓어 혀의 측면 움직임이 원활하다.
③ 물렁입천장은 상대적으로 작으며 혀와 닿아 있는 부분이 많지 않다.
④ 후두 상승 움직임이 성인보다 적게 나타난다.
⑤ 아래턱이 크고 앞으로 나와 있다.

65 다음 경직형 뇌성마비 아동 중재에 사용된 이론의 틀은?

- 보행하는 동안 불안성을 줄이기 위해 워커를 사용함
- 식사 중 흘리는 것을 방지하기 위해 접시방어대를 사용함

① 재활이론의 틀
② 생체역학적 이론의 틀
③ 운동학습 이론의 틀
④ 신경발달치료 이론의 틀
⑤ 감각운동접근

66 다음에서 설명하는 잡기 유형은?

- 엄지와 검지 끝의 맞섬으로 원형모양이 만들어짐
- 검지의 모든 관절과 엄지의 부분적인 굽힘으로 이루어짐
- 손의 분리된 두 방향과 검지와 엄지를 사용하는 능력을 확인함
- 바늘 집기, 펜 집기

① 측면 잡기
② 두 점 잡기
③ 삼 점 잡기
④ 손끝 잡기
⑤ 원통 쥐기

67 다음에서 설명하는 염색체 증후군은?

- X염색체 관련 우성 진행성 신경질환으로, 여아에게만 나타남
- 생후 6~18개월경까지는 정상적으로 발달
- 목적 없는 반복적인 손의 움직임이 나타남

① 레트증후군
② 아스퍼거증후군
③ ADHD
④ 자폐증
⑤ 뚜렛증후군

68 다음은 운동기술의 증진을 위한 훈련내용이다. 어떤 운동기술 증진을 위함인가?

- 6세 뇌성마비
- 훈련내용 : 아동은 보수(BOSU) 위에 올라가 10초 동안 보수 위에서 떨어지지 않기 놀이 중

① 안정성
② 자세 취하기
③ 협응하기
④ 지속하기
⑤ 속도 유지하기

69 다음 설명에 해당하는 지적장애는?

- IQ : 35~49
- 연령수준 : 6~9세 수준
- 일상적인 집안일과 자기관리는 가능하지만 지역사회 활동에서는 보호자의 지도·감독 필요
- 단순직업활동의 수행 가능

① 경계선
② 경 도
③ 중증도
④ 중 도
⑤ 최중도

70 아동의 발달단계를 고려할 때 아동에게 선행돼야 하는 가위질의 모습은?

- 7세 발달장애 아동
- 현재 기능수준 : 가위를 이용하여 동그라미를 자를 수 있음

① 네 모
② 직 선
③ 곡 선
④ 세 모
⑤ 별모양

71 아동이 다음에서 보이는 행동과 관련된 감각은?

> • 수업시간에 공책에 글을 쓰는 과정에서 연필 또는 샤프심이 부러지는 경우가 많음
> • 친구들과 장난감을 가지고 놀 때 장난감이 자주 망가지는 경우가 많음

① 시 각
② 청 각
③ 전정감각
④ 고유수용성감각
⑤ 입체인지지각

72 다음 설명하는 아동의 감각조절장애의 유형은?

> • 들어오는 자극에 대해 충분하지 않다고 느낌
> • 높은 곳에 올라가는 행동과 강한 자극을 좋아함

① 감각등록장애
② 감각추구행동
③ 촉각방어
④ 중력불안
⑤ 감각과잉

73 다음 설명에 해당하는 성격장애 유형은?

> 완벽주의, 융통성 부족, 일상생활에서 지나치게 세부적이고 규칙적임

① 편집성 성격장애
② 의존성 성격장애
③ 자기애적 성격장애
④ 회피성 성격장애
⑤ 강박성 성격장애

74 다음 내용에 가장 부합하는 질환은?

> • 18번 염색체에 문제가 있음
> • 낮은 인지기능을 가지며, 염색체 이상으로 인한 희귀한 유전적 질환

① 엔젤만증후군
② 터너증후군
③ 에드워드증후군
④ 프레더-윌리증후군
⑤ 다운증후군

75 다음의 특성을 지닌 뇌성마비 유형은?

> 바닥핵 손상이 원인으로 나타나고, 빠르고 짧은 무정위형 움직임 관찰

① 심한 경직형
② 실조형
③ 긴장경련동반 무정위형
④ 경직동반 무정위형
⑤ 무도성 무정위형

76 다음에서 설명하는 평가도구는?

> • 대상 : 소아, 청소년
> • 내용 : 신체적 능력, 운동능력, 일상생활활동, 사회적 상호작용 등 다양한 영역의 기능적 능력 평가

① CARS(Childhood Autism Rating Scale)
② TIME(Toddler and Infant Motor Evaluation)
③ Wee-FIM(Functional Independence Measure for Children)
④ HELP(Hawaii Early Learning Profile)
⑤ KPPS-R(Knox Preschool Play Scale-Revised)

77 감각통합 중재의 핵심요소로 옳은 것은?

① 최소한의 각성상태 지지
② 어려운 도전의 제공
③ 관념적 놀이
④ 감각기회의 제공
⑤ 신체의 불안정

78 다음에서 설명하는 아동의 잡기기술은?

- 물체를 힘주어 들어서 유지할 때 사용
- 손가락 모음, 손가락뼈사이관절 굽힘, 손허리손가락관절 굽힘이나 폄, 손목 폄 유지

① power grasp
② hook grasp
③ spherical grasp
④ cylindrical grasp
⑤ disk grasp

79 다음에서 설명하는 검사는?

- 대상 : 1~5세
- 목적: 다양한 감각자극에 대한 아동의 반응과 그 반응이 아동의 일상생활 및 학습능력에 미치는 영향을 평가
- 아동의 감각처리 능력, 운동통합 능력, 감각통합 능력, 감각운동통합 능력 등을 평가

① BSID-3(Bayley Scales of Infant and Toddler Development-3)
② Movement ABC-2(Movement Assessment Battery for Children-2)
③ TSI(DeGangi-Berk Test of Sensory Integration)
④ BOT-2(Bruininks-Oseretsky Test of Motor Proficiency-2)
⑤ PDMS-2(Peabody Developmental Motor Scales-2)

80 다음에서 설명하는 근육병의 종류는?

- 상염색체 우성유전으로 발생하며, 청소년 초기에 발병함
- 입술 모으기와 눈 꽉 감기의 어려움, 팔을 잘 들지 못함, 날개어깨뼈(winged scapula) 증상이 나타남

① 에머리-드레이푸스형(Emery-Dreifuss)
② 얼굴어깨위팔형(Facioscapulohumeral)
③ 팔다리연결형(Limb-girdle)
④ 베커형(Becker)
⑤ 듀시엔형(Duchenne)

81 다음은 작업치료 실행상황에서 사용한 평가이다. 어떤 평가인가?

활동	중요도	수행도	만족도
밥 먹기	8	5	6
비디오게임	5	7	6
TV 보기	10	5	3

① School AMPS(School Assessment of Motor and Process Skills)
② PEDI(Pediatric Evaluation of Disability Inventory)
③ PEGS(Perceived Efficacy and Goal Setting System)
④ COPM(Canadian Occupational Performance Measure)
⑤ SFA(School Function Assessment)

82 다음 내용에 해당하는 임상치매척도(Clinical Dementia Rating)의 기억력 점수는?

> • 심한 기억장애
> • 부분, 단편적 사실만 보존

① 불확실(0.5)
② 경도(1)
③ 중등도(2)
④ 중증(3)
⑤ 심각(4)

83 소뇌 손상의 대표적인 징후에 해당하는 것은?

① 실어증
② 무정위성 운동
③ 무도병
④ 운동느림증
⑤ 안구진탕

84 다음의 조치가 필요한 장애유형은?

> • 의사소통 보조기구
>   – PECS(Picture Exchange Communication System)
>   – AAC(Augmentative and Alternative Communication)

① 자폐성 장애
② 청각장애
③ 언어장애
④ 지적장애
⑤ 시각장애

85 중앙치매센터의 추진사업으로 옳은 것은?

① 치매 인식개선 교육 및 홍보
② 치매 관련 상담 및 조기검진
③ 치매 환자의 등록 및 관리
④ 치매 환자의 가족지원사업
⑤ 치매 환자를 위한 단기쉼터의 운영

86 치매안심센터의 추진사업으로 옳은 것은?

① 치매관리 지침 개발 및 보급
② 시행계획의 추진실적 평가 지원
③ 치매의 예방 · 교육 및 홍보
④ 치매연구사업 지원
⑤ 치매정보시스템의 구축 · 운영의 지원

87 지역사회 중심재활의 대상자군과 등록기준에 대한 설명으로 옳은 것은?

① 집중관리군 – 기능평가(MBI) 50~74점
② 집중관리군 – 삶의 질(EQ-5D) 0.660 이상
③ 정기관리군 – 기능평가(MBI) 49점 이하
④ 정기관리군 – 삶의 질(EQ-5D) 0.660 미만
⑤ 자기역량지원군 – 기능평가(MBI) 75점 이상

88 지역사회 작업치료 사업계획 원칙으로 옳지 <u>않은</u> 것은?

① 지역사회 대상자 및 주민들이 인식하고 있는 필요를 고려한다.
② 장애인과 가족의 참여를 유도한다.
③ 외부자원을 동원하여 사업을 계획한다.
④ 작업치료 대상자 실태조사를 실시하고 선정한다.
⑤ 프로그램의 효과를 정량화한다.

89 다음에서 설명하는 지역사회중심재활 매트릭스의 구성요소는?

> 사회보장 조치를 통해 충분한 수익을 얻고 위엄 있는 삶을 영위할 수 있으며 지역사회의 경제활동에 기여할 수 있음

① 건 강
② 교 육
③ 생 계
④ 사 회
⑤ 역량강화

90 다음 설명하는 직업재활의 특성은?

> 장애인의 참여가 확대되고 소비자 주권주의를 강조함

① 개별성
② 복잡성
③ 종합성
④ 역동성
⑤ 전문성

91 직업상담의 구체적 목표로 옳은 것은?

① 자아 이미지를 추상적으로 형성한다.
② 스스로 결정하기보다는 타인의 도움을 구한다.
③ 직업정보를 통해 일의 세계를 이해하고 탐구한다.
④ 개인적 사회행동을 추구한다.
⑤ 위기상황은 타인에게 의존한다.

92 작업표본평가에 대한 설명으로 옳은 것은?

① 실제 작업환경과 유사한 모의작업장에서 평가한다.
② 실제 산업현장에서의 작업수행능력, 직업적응력을 파악한다.
③ 실제 직업군에서 사용되는 것과 유사하거나 동일한 과제, 재료, 도구를 사용하여 평가한다.
④ 직업적성과 흥미, 진로성숙도, 지능수준, 사회기술 및 대인관계능력, 성격, 가치관, 학습능력 등을 검사한다.
⑤ 신장계, 체중계, 시력계, 청력계, 색각검사 등을 검사한다.

93 훈련의 목적에 따라 구분한 직업능력개발훈련은?

① 집체훈련
② 현장훈련
③ 원격훈련
④ 전직훈련
⑤ 기본훈련

94 노인에게 작업치료를 실시하고자 할 때 고려해야 할 내용은?

① 노인은 젊은 층보다 정보처리 시간이 빠르다.
② 노인은 자신에게 필요한 내용들을 학습할 준비가 되어있지 않다.
③ 노인은 학습상황에 대한 지식이 없다.
④ 노인의 학습의도를 이해할 필요가 있다.
⑤ 가장 강력한 동기유발 매개체는 치료사이다.

95 노화로 인한 청력의 변화로 옳은 것은?

① 청각 구별능력의 증진으로 소음이 있는 환경에서 단어를 분별할 수 있다.
② 청력손상이 인지력 감소에 영향을 미치지 않는다.
③ 청력손상은 환경과의 상호작용에 부정적인 영향을 미친다.
④ 커뮤니케이션이 더욱 원활해진다.
⑤ 과도한 귀지, 이소골의 이탈은 전도율과 관련이 없다.

96 다음은 운전 시 사용되는 보조기기로, 이 기구들의 목적은?

> • spinner knobs
> • palm spinner
> • tri-pin
> • amputee ring

① 승하차를 위한 보조기기
② 휠체어 탑재를 위한 보조기기
③ 주행 제어를 위한 보조기기
④ 조향장치
⑤ 하이테크 시스템

97 운전자 평가를 위한 시각 평가항목에 대한 내용으로 옳은 것은?

① 수렴 – 두 눈이 하나의 상을 유지하며 함께 움직이는지 평가한다.
② 시야 – 다양한 자극에서 거리와 관계없이 하나의 상을 유지하는지 평가한다.
③ 응시 – 머리를 움직이지 않고 눈동자가 움직이는 범위를 평가한다.
④ 양안 조절 – 운전하는 동안 눈이 부드럽게 움직일 수 있는지 평가한다.
⑤ 추적 – 움직이는 자극에 대해 시각적으로 따라갈 수 있는지 평가한다.

98 다음 사례를 HAAT 모델에 적용했을 때 Human에 해당하는 것은?

> 40세 완전척수 손상 환자인 OO 씨는 전신마비로 대부분의 일상을 침대 위에서 지내고, 스스로 움직일 수 있는 부위는 눈동자이다. 이에 눈동자의 움직임으로 마우스의 기능을 대신할 수 있는 홍채인식 마우스를 대여하여 유튜브와 SNS 활동으로 사회에 참여한다.

① 눈동자의 움직임
② 인터넷 사용하기
③ SNS로 사회참여가 가능한 상황
④ 커서를 움직여서 글자 입력하기
⑤ 홍채인식 마우스

99 다음에서 설명하는 장애인 지역사회 재활시설은?

> 장애인에 대한 각종 상담 및 사회심리·교육·직업·의료재활 등 장애인의 지역사회생활에 필요한 종합적인 재활서비스를 제공하고 장애에 대한 사회적 인식개선사업을 수행하는 시설

① 장애인 복지관
② 장애인 수련시설
③ 장애인 주간이용시설
④ 장애인 체육시설
⑤ 시각장애인 등 생활지원센터

100 댄스 여가활동과 같은 에너지대사량(METs)이 필요한 활동은?

① 목발과 보조기 착용하여 걷기
② 침상변기를 사용한 배변활동
③ 간단한 가정관리 활동
④ 등산하기
⑤ 성 교

제5회 모의고사(3교시)

정답 및 해설 p.209

01 다음 사진에 대한 설명으로 옳은 것은?

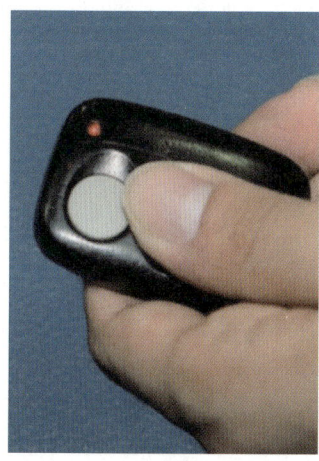

① 척수손상 환자들이 사용한다.
② 변뇨감이 있을 때 사용한다.
③ 명칭은 스위치이다.
④ 통증이 많은 환자들이 사용한다.
⑤ 누워서 지내는 와상 환자들이 많이 사용한다.

02 다음 그림을 처음 보았을 때 가장 비중을 차지하는 시지각 기술은?

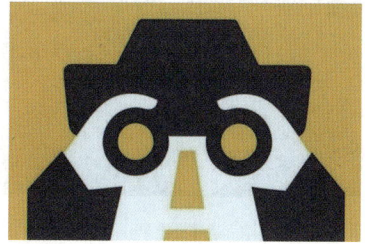

① 시각집중
② 시각탐색
③ 형상인식
④ 시각기억
⑤ 시각인지

03 다음 사진과 같이 Dynavision을 사용하는 장애는?

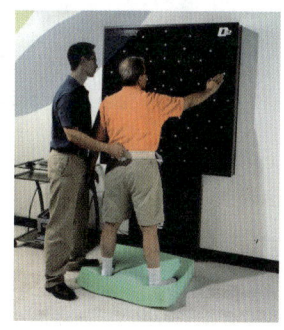

① 균형장애
② 보행장애
③ 감각장애
④ 시지각장애
⑤ 청각장애

04 다음 그림을 사용하는 대표적인 질환은?

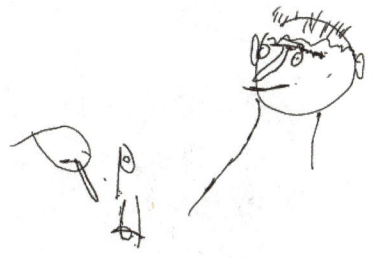

① 전경-배경 구별장애
② 형태항상성 장애
③ 공간 내 위치 장애
④ 입체지각장애
⑤ 신체도식 지각장애

05 다음 그림과 같은 계단 내려오기의 발현시기는?

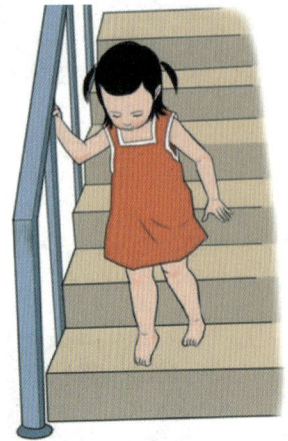

① 12개월
② 18개월
③ 24개월
④ 30개월
⑤ 36개월

07 다음은 중추신경계에서의 시지각 발달의 위계체계이다. (가)에 들어갈 내용은?

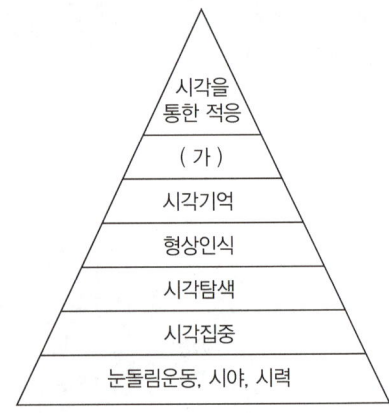

① 시각추적
② 시각적용
③ 시각통찰
④ 시각인지
⑤ 시각체계

06 다음 사진은 근력평가이다. 해당하는 근육으로 옳은 것은?

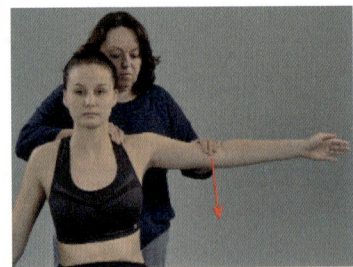

① 어깨올림근
② 어깨굽힘근
③ 어깨벌림근
④ 어깨모음근
⑤ 팔꿉폄근

08 사진과 같은 행동을 하는 아동의 질환으로 가장 적합한 것은?

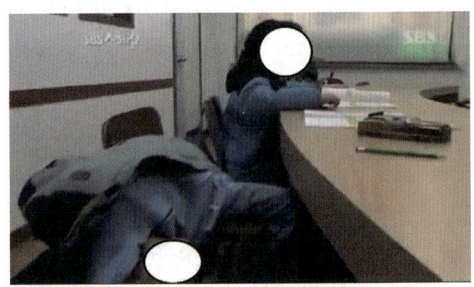

① 뇌성마비(Cerebral Palsy)
② 의사소통장애(Communication Disorder)
③ 학습장애(Learning Disabled)
④ 자폐스펙트럼장애(Autism Spectrum Disorder)
⑤ 주의력결핍 과잉행동장애(Attention Deficit Hyperactivity Disorder)

09 사진에서 평가하는 관절가동범위의 동작으로 옳은 것은?

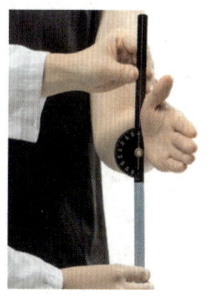 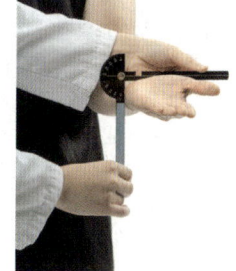

〈측정 전〉　　〈측정 후〉

① 팔꿈관절 굽힘
② 팔꿈관절 폄
③ 아래팔 엎침
④ 아래팔 뒤침
⑤ 손목관절 폄

11~12. 사례를 읽고 각 문항에 가장 적절한 답을 고르시오.

- ■ 나이 / 성별 : 6세 / F
- ■ 임상적 증상 : 5세까지 특별한 문제가 없이 성장하다가 손의 기능 저하와 인지기능의 저하 등의 문제가 발생함
- ■ 평 가
  - Wee-FIM : 22점
  - MFT : Pegboard 항목 Rt/Lt - 7/6개
  - LOTCA : 14점

11 다음 대상자의 질환으로 가장 옳은 것은?

① Cerebral Palsy
② Autism Spectrum Disorders
③ Rett Syndrome
④ Spinal Cord Injury
⑤ Perception Disorders

10 사진에서 평가하는 동작으로 적합한 것은?

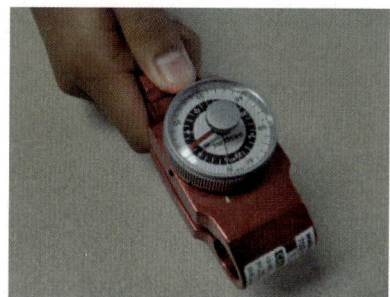

① palmar grasp
② power grasp
③ tripod pinch
④ tip pinch
⑤ lateral pinch

12 사례 아동의 Wee-FIM 점수에 해당하는 도움의 수준으로 옳은 것은?

① 전적인 의존
② 최대한의 도움
③ 중등도의 도움
④ 최소한의 도움
⑤ 독 립

13~14. 사례를 읽고 각 문항에 가장 적절한 답을 고르시오.

- ■ 성명 / 성별 / 연령 : 김○○ / 여 / 36세
- ■ History : 2개월 전 진단을 받고 재활을 위해 본원에 2일 전 입원함
- ■ Medical history : HTN(+), DM(+)
- ■ Sensory test : Intact

치료사 : 안녕하세요? 왼쪽에 상처가 생기셨네요?
환　자 : 안녕하세요. 치료사님. 네.. 걸어가다가 못 보고 부딪혔네요..
치료사 : 자주 그러시네요. 아직 왼쪽이 잘 안 보일 때가 많으시죠?
환　자 : 그렇죠...
치료사 : 이제 치료 시작해 볼까요? (사물을 가리키며) 환자분 이 물건 이름이 뭘까요?
환　자 : 아.... 저거 아..... 나 아는데... 잠깐만... 하..
치료사 : 환자분 스트레스 많이 받으시죠?
환　자 : (화가 잔뜩 난 표정으로 대답하지 않음)

13 환자에게 의심되는 질환은?

① 전도성 실어증
② 전체실어증
③ 운동성 실어증
④ 감각성 실어증
⑤ 명칭실어증

14 환자에게 추가적으로 진행해야 할 평가는?

① AMPS
② A-ONE
③ Line Bisection Test
④ ACLS-4 Test
⑤ Katz Index of ADL

15~16. 사례를 읽고 각 문항에 가장 적절한 답을 고르시오.

최 씨는 정신분열병이라고 불리는 조현병 환자이다. 자신이 만들어 낸 가상의 인물과 함께 대화하는 행동을 보이며 연락하는 지인이 거의 없다. 또한, 최 씨는 평소 무표정하며 방에 틀어박혀 나오려 하지 않으며 개그프로그램을 보면서도 눈물을 흘리는 경우도 있다고 한다. 그러다 갑자기 가상의 인물이 자신을 찾는다며, 밖으로 나가 혼자 대화하며 뛰어다니는 행동을 보인다.

15 최 씨가 가상의 인물과 관계하는 행동의 증상으로 적절한 것은?

① 조종망상
② 관계망상
③ 가성환각
④ 예기환각
⑤ 입면환각

16 최 씨의 행동 중 양성증상으로 볼 수 있는 것은?

① 연락하는 지인이 없음
② 가상인물과 대화하는 행동
③ 개그프로그램을 보며 눈물을 흘리는 행동
④ 방에서 나오지 않는 행동
⑤ 무표정한 행동

17~19. 사례를 읽고 각 문항에 가장 적절한 답을 고르시오.

- 성별 / 나이 / 발병시기 : 여 / 25세 / 2023.02.02.
- 진단명 : Lt. hemiplegia d/t Rt. MCA infaction
- 연하평가 : 환자분 혀의 움직임 저하로 인하여 음식덩이 형성의 어려움을 호소함
- 인터뷰
  보호자 : 평상시에 자주 왼쪽으로 부딪치는 모습이 많이 보여요. 그로 인해서 왼쪽에 상처가 많아요.

17 환자의 연하 평가결과를 고려했을 시 시행해야 할 중재는?

① 차가운 얼음 먹기
② 볼에 압력 형성하기
③ 입술로 설압자 물고 저항운동
④ 어금니로 설압자 물고 저항운동
⑤ 바로 누운 자세에서 머리 들기 운동

18 보호자의 인터뷰 참고 시 환자에게 추가적으로 진행해야 할 평가는?

① A-ONE
② AMPS
③ ACL-4 Test
④ Albert Test
⑤ Katz Index of ADL

19 환자에게 추가적으로 나타나는 증상 중재 시 적응적 중재법은?

① 환자의 왼쪽으로 지속적인 감각자극을 제공한다.
② 환자가 자주 사용하는 물품을 오른쪽으로 배치한다.
③ 환자의 왼쪽근육 강화를 위해 지속적인 운동프로그램을 제공한다.
④ 환자가 왼쪽에서 물건을 찾을 수 있도록 물건을 왼쪽에 배치한다.
⑤ 보호자와 함께 왼쪽을 지속적으로 활동에 참여시킨다.

20~22. 사례를 읽고 각 문항에 가장 적절한 답을 고르시오.

33세 박 씨는 공장에서 잔업을 하던 중 다리가 걸려 넘어지면서 앞에 있는 장애물과 부딪쳐 목에 과도한 폄이 발생되었다. 현재 박 씨의 양쪽 팔과 다리는 통증과 온도감각이 상실되었다. 상지에 이완성 운동 마비가 하지보다 더 심하게 나타나고 있다. 항문 주변의 감각은 정상이지만 운동마비와 감각손상이 몸 전체에 발생하였다.

20 환자의 증상은?

① Schneider Syndrome
② Anterior Cord Syndrome
③ Posterior Cord Syndrome
④ Brown-Sequard Syndrome
⑤ Erb's Palsy

21 환자의 감각적인 문제가 발생되는 해부학적인 구조물은?

① Dorsal column
② Corticospinal tract
③ Spinothalamic tract
④ Spinocerebellar tract
⑤ Vestibulospinal tract

22 환자에게 현재 가장 필요한 보조도구는?

① cock up splint
② neck collar
③ body jacket
④ knee stabilizer
⑤ AFO

23~25. 사례를 읽고 각 문항에 가장 적절한 답을 고르시오.

○○은 1.1kg으로 임신 28주 만에 태어났고 신생아 중환자실에 입원해 있는 동안 뇌실 내 출혈이 있었고 호흡기에 의존해서 지내다 출생 후 8주 만에 퇴원하였다. 6개월이 되었을 때 ○○의 엄마는 아기의 몸이 뻣뻣하고 머리를 가누지 못하고 장난감을 잡기 위해 팔을 뻗지도 못해서 병원에 갔으나 의사는 지켜보자고 하였다. ○○이 12개월이 되었을 때 별다른 발달상의 진전이 없어 다시 병원을 찾아가서 작업치료사, 물리치료사, 언어치료사에게 평가를 받게 되었다. 치료실에서 관찰한 ○○은 고개를 가누지 못했고 스스로 자세를 유지해서 앉아 있지 못했고 어떠한 자세에서도 체중을 지지하지 못했다. 장난감에 손을 뻗기 위해 상체를 움직일 때 긴장도가 증가되어 보였고 뻗은 쪽 반대손은 주먹을 쥔 채로 있었고 몸 중앙으로 양팔을 모을 수 없었다.

23 아동의 운동기술을 평가하기 위해 적합한 표준화된 평가도구는?

① Allen Cognitive Level Test
② Motor-Free Visual Perception Test
③ Miller Assessment for Preschoolers
④ Bayley Scales of Infant and Toddler Development
⑤ Loewenstein Occupational Therapy Cognitive Assessment

24 아동에게서 현재 나타나는 비정상반사는?

① 연합반응
② 잡기반사
③ 굴곡회피반사
④ 교차성 폄반사
⑤ 비대칭성 긴장성 경반사

25 아동의 경직을 조절하고 상체 움직임을 촉진하기 위해 필요한 이론의 틀은?

① 시지각 FOR
② 정신사회 FOR
③ 감각통합 FOR
④ 생체역학적 FOR
⑤ 신경발달치료 FOR

26~28. 사례를 읽고 각 문항에 가장 적절한 답을 고르시오.

■ 성별 / 연령 : 남 / 65세
■ 진단명 : 알코올 의존

Family relation	2남 1녀	Education	고등학교 졸업
Pre-job	공무원	Care giver	개인 간병인
PI	2017년 10월 10일 정신과 외래를 경유하여 입원함. 입원 당시 자신의 입원 사유를 인정하기 어려워하고, 입원 전 가족과 직장동료들의 설득을 받아들이지 않으려고 함. 직장에서 직업능률의 저하, 지각, 무단결석 등의 문제로 더 이상 직업수행이 어렵고, 지방간으로 인한 간기능 악화와 황달 및 복수로 내원하게 됨. 얼굴에는 붉은 반점이 있고, 기억상실, 거친 행동 등의 문제로 일상생활에 지장을 가지고 있음		

26 환자의 상태는?

① 알코올을 정기적으로 소비하는 습관을 지닌 수준
② 알코올 사용에 대한 통제력이 상실된 상태
③ 금단증상이 발생한 상태
④ 금단증상이 나타나지 않는 수준
⑤ 신체적 의존은 있지만 심리적 의존은 없는 수준

27 환자를 위해 가장 먼저 해야 하는 의료적 처치는?

① 단주동맹 가입
② 알코올 섭취 조절훈련
③ 금단증상 유발
④ 각성 촉진
⑤ 해독 제공

28 환자를 위한 재활로 옳은 것은?

① 지속적인 유산소운동을 통해 알코올을 배출시킨다.
② 알코올 양을 점차 감소시켜 나아간다.
③ 알코올 섭취를 완전히 차단하고 정기적인 단주 모임에 참석한다.
④ 알코올을 대체할 물질을 개발해 준다.
⑤ 완전한 금주가 이루어질 때까지 외부와의 접촉을 끊는다.

29~31. 사례를 읽고 각 문항에 가장 적절한 답을 고르시오.

■ 클라이언트 정보
• 성별 / 나이 / 발병시기 : 남 / 35세 / 2024.03.09.
• 진단명 / 의뢰사유 / 우세손 : SCI d/t TA / ADL 치료 / 오른손잡이
■ 관찰내용 및 인터뷰 내용
• ASIA

	Motor (L)	Motor (R)	Sensory(L)		Sensory(R)	
			Pin	Light	Pin	Light
C5	5	5	2	2	2	2
C6	5	5	2	2	2	2
C7	5	5	2	2	2	2
C8	5	5	2	2	2	2
T1			2	2	2	2
T2			2	2	2	2
T3			1	2	1	2
T4			0	2	0	2
중략						
L2	5	5	1	2	1	2
L3	3	4	0	2	0	2
L4	4	4	1	2	1	2
L5	3	3	0	2	0	2
S1	4	4	1	2	1	2

• 인터뷰 세부내용
치료사 : 환자분 소변의 경우 잔뇨량이 있으신가요?
환 자 : 아뇨 따로 없습니다.
치료사 : 실내 · 실외 이동 시 어떻게 하고 있나요?
환 자 : 처음에는 불안해서 실외 때는 워커를 사용했는데 최근에는 보조도구 없이 다니고 있습니다.

29 환자의 NLI(Neurological Level of Injury)은?

① T2 / T2
② T3 / T3
③ L3 / L3
④ L3 / C4
⑤ S1 / S1

30 환자의 척수손상 유형은?

① 중심성 척수증후군(Central Cord Syndrome)
② 앞척수증후군(Anterior Cord Syndrome)
③ 브라운세카르증후군(Brown-Sequard Syndrome)
④ 뒤척수증후군(Posterior Cord Syndrome)
⑤ 말총증후군(Cauda Equine Syndrome)

31 인터뷰에서 치료사가 진행한 평가는?

① MBI
② FIM
③ A-ONE
④ AMPS
⑤ SCIM-3

32~34. 사례를 읽고 각 문항에 가장 적절한 답을 고르시오.

- 성별 / 나이 : 여 / 6세
- 의뢰 사유
  - 손기술이 상실되었다.
  - 정상 발달하였으나 생후 6개월부터 머리발달이 빠르게 퇴화되었다.
  - 운동의 어려움을 보인다.
- 임상관찰
  - 세수할 때 보호자의 감독이 필요하다.
  - 옷을 입을 때 보호자의 중등도 도움이 필요하다.

32 아동의 진단명으로 가장 유사한 것은?

① 아스퍼거증후군(Asperger's Syndrome)
② 레트증후군(Rett Syndrome)
③ 전반적 발달장애(PDD-NOS)
④ 아동기 붕괴성 장애(Childhood Disintegrative Disorders)
⑤ 주의력결핍 과잉행동장애(Attention Deficit-Hyperactivity Disorder)

33 아동의 진단명의 특징으로 옳지 않은 것은?

① 잘 조절되지 않는 걸음을 보인다.
② 상호작용의 어려움이 있다.
③ 언어의 어려움이 있다.
④ 운동과 행동의 제한을 보인다.
⑤ 대부분 6개월 이전에 발생한다.

34 임상관찰에서 아동의 MBI 점수로 해당하는 것은?

① 옷 입고 벗기 0점, 개인위생 0점
② 옷 입고 벗기 2점, 개인위생 1점
③ 옷 입고 벗기 2점, 개인위생 3점
④ 옷 입고 벗기 5점, 개인위생 4점
⑤ 옷 입고 벗기 5점, 개인위생 5점

35~36. 사례를 읽고 각 문항에 가장 적절한 답을 고르시오.

- 성별 / 연령 : 남 / 40세
- 진단명 : Rt. hemiplegia d/t Lt. MCA
- 증상
  - 혀를 내밀었을 때 오른쪽으로 치우쳤다.
  - 삼킴 후 흡인이 발생하여 비디오투시삼킴검사를 시행한 결과 환측 조롱박오목에 다량의 잔여물이 남아 있다.

35 환자가 혀를 내밀었을 때 오른쪽으로 치우치는 원인은?

① 혓바닥 부분의 운동조절능력 감소
② 혀 왼쪽 부분의 감각처리능력 감소
③ 혀 왼쪽 부분의 운동조절능력 감소
④ 혀 오른쪽 부분의 감각처리능력 감소
⑤ 혀 오른쪽 부분의 운동조절능력 감소

36 환자에게 적용해야 할 가장 적절한 식사중재는?

① 오른쪽으로 고개 돌리고 삼키기
② 왼쪽으로 고개 돌리고 삼키기
③ 바로 누운 자세에서 삼키기
④ 오른쪽으로 고개 기울이고 삼키기
⑤ 고개 뒤로 기울이고 삼키기

37~38. 사례를 읽고 각 문항에 가장 적절한 답을 고르시오.

> ■ 클라이언트 정보
> • 성별 / 나이 / 발병시기 : 남 / 43세 / 2023.04.02.
> • 중학교 교사로 일하고 있는 클라이언트는 대학 졸업 후 지금까지 직장생활을 이어옴
> • 최근 두 자녀가 초등학교와 유치원에 입학하게 되었으며, 아이들을 돌봐주셨던 할머니의 도움을 받지 못하는 상황이 되어 심리적 부담이 큰 상황임
> • 아이들이 잠들기 전 등교할 때 입을 옷을 다 입고 양말까지 신어야 본인이 안심하고 잘 수 있는데 이를 받아들이기 어려운 아이들과 마찰이 심해져 병원을 찾음
> • 모든 것이 준비되어 있지 않으면 불안하고 마음이 급해지며, 반복적으로 아이들을 다그치다 자신도 모르게 공격적인 행동을 보이게 되고, 아이들의 준비가 늦어 출근길이 막히고 지각을 하는 상상이 끊임없이 들어 잠을 이룰 수가 없다 함
> ■ 작업치료 중재
> 환자와 함께 일과표를 구성하고 아침시간에 수행해야 할 활동과 시간을 확인하게 하며 충분한 시간적 여유가 있음을 인식하도록 함

37 환자에게 의심되는 장애는?

① 강박장애
② 기분장애
③ 중독장애
④ 사회적 불안장애
⑤ 분리불안장애

38 환자에게 적용한 작업치료 중재방법은?

① 정신분석치료
② 인지적 재구조화
③ 사회리드치료
④ 인간중심접근
⑤ 자기주장훈련

39~41. 사례를 읽고 각 문항에 가장 적절한 답을 고르시오.

> ■ 성별/나이 : 남 / 3세
> ■ 의뢰사유
> • 대인관계를 형성하지 못한다.
> • 앵무새처럼 타인의 말을 되풀이한다(반향어).
> • 외견상 전형적인 신체발달을 보인다.

39 아동의 진단명으로 옳은 것은?

① 자폐스펙트럼장애(Autism Spectrum Disorder)
② 뇌성마비(Cerebral Palsy)
③ 척수손상(Spinal Cord Injury)
④ 의사소통 장애(Communication Disorder)
⑤ 주의력결핍 과잉행동장애(Attention Deficit Hyperactivity Disorder)

40 아동에게 예상되는 문제는?

① 집중력의 부족이 보인다.
② 반복적인 행동을 보인다.
③ 목적 없는 운동패턴을 보이고, 불수의적 동작이 일어난다.
④ 협동운동의 어려움으로 똑바로 앉아 있기가 어렵다.
⑤ 순간적인 눈깜박임, 목경련, 얼굴찌푸림을 보인다.

41 사례에 해당하는 진단의 고려사항이 아닌 것은?

① 최근에 자폐증상에 관심을 보이게 된 연령
② 과거에 습득한 기술상실 유무
③ 심각도뿐만 아니라 지적손상 동반의 유무
④ 구조적 언어손상 동반의 유무
⑤ 다른 신경발달과 정신 및 행동장애와의 연관 유무

42~43. 사례를 읽고 각 문항에 가장 적절한 답을 고르시오.

- 성별 / 나이 : 여 / 66세
- 의뢰 증상
  - 아침에 손에서 통증과 강직 등이 발생된다.
  - 다섯 번째 손가락의 먼 쪽 관절은 폄, 가까운 쪽 관절은 굽힘되었다.
  - 항상 피로한 느낌을 받으며, 최근 1년간 식사량도 많이 줄어 체중이 감소하였다.
  - 과민성 배변증후군과 방광염 등이 발생하였다.
  - 최근에 집중력과 기억력이 많이 저하되었으며, 어떠한 문제를 해결할 때 시간이 오래 걸린다.

42 사례에 해당하는 진단명은?

① 섬유근육통(Fibromyalgia)
② 골관절염(Osteoarthritis)
③ 류마티스관절염(Rheumatoid arthritis)
④ 헤베르덴결절(Heberden's node)
⑤ 부샤르결절(Bouchard's node)

43 사례 대상자가 사용하기 적합한 보조기의 이름은?

① wrist splint
② swan neck splint
③ dorsal-based splint
④ boutonniere splint
⑤ thumb splint

44~45. 사례를 읽고 각 문항에 가장 적절한 답을 고르시오.

자폐 진단을 받은 10세 남아는 계단을 피하려는 행동이 나타난다. 엘리베이터나 에스컬레이터와 같은 사회적 이동수단을 이용하기 어렵다. 이 아동이 좋아하는 활동은 놀이터에서 모래를 가지고 노는 것이며, 시소를 매우 두려워한다.

44 아동의 문제는 무엇인가?

① 촉각방어
② 분리불안장애
③ 감각분류 저하
④ 전정감각 입력의 증가
⑤ 고유수용성감각 입력의 증가

45 아동을 위한 치료적 놀이는?

① 해먹놀이
② 선 그리기
③ 공 던지기
④ 핑거페인팅
⑤ 미끄럼틀 타기

46~47. 사례를 읽고 각 문항에 가장 적절한 답을 고르시오.

■ 대상 환자의 상태
- 액체 삼킴 시 컵이나 빨대를 이용한 모든 자세에서 흡인이 됨
- 요플레 섭취 시 구강 내 삼킴이 지연됨
- 혀 움직임의 저하로 입안, 혀 위에 음식잔여물이 남아 있음
- 응집력이 있는 음식에선 흡인이 되진 않으나 액체성분은 흡인이 됨

46 환자의 연하재활 치료 시 적용할 수 있는 음식은?

① 물
② 주 스
③ 요거트
④ 아이스크림
⑤ 죽

47 환자의 연하장애 중재내용으로 적절한 것은?

① 음식물을 삼킨 후 심호흡을 하도록 한다.
② 환자의 혀 앞부분에 음식물을 제공한다.
③ 환자에게 제공하는 음식물의 양을 늘리도록 한다.
④ 턱은 당겨진 상태에서 삼킴훈련을 실시한다.
⑤ 환자의 시야 밖에서 음식물을 제공한다.

48~50. 사례를 읽고 각 문항에 가장 적절한 답을 고르시오.

■ 성별 / 나이 : 여 / 18세
■ 진단명 : 지적장애
■ 작업치료 의뢰사유 : 작업표본 평가 및 직무수행능력 훈련
■ 클라이언트 정보
- 직업흥미검사 : 직업영역-제조, 활동영역-조작, 개인/실내영역에서 높은 흥미도를 보임
- 직업배치 예정 직종 : 소규모 장난감 제조
■ 직업유지 저해행동
- 동료와의 협조성 낮음
- 직장 내 규칙을 따르기 어려움
- 물품 운반과정에서 떨어뜨리기도 함

48 사례에 적용해야 할 평가는?

① Box & Block Test
② Moberg Pick-up Test
③ Grooved Pegboard Test
④ Minnesota Manual Dexterity Test
⑤ 9-hole Pegboard

49 출근훈련을 위해 전방연쇄(forward chaining) 방법을 적용할 때 가장 먼저 훈련해야 할 중재활동은?

① 버스번호 확인하기
② 버스정류장까지 찾아가기
③ 정류장에 맞춰 벨 눌러 내리기
④ 정류장에서 직장까지 길 찾기
⑤ 시간에 맞춰 집에서 출발하기

50 직무환경에서 확인해야 할 근골격계 유해요인은?

① 온 도
② 습 도
③ 조 명
④ 진 동
⑤ 작업대의 높이

합격의 공식
SDEDU
시대에듀

할 수 있다고 믿는 사람은 그렇게 되고,
할 수 없다고 믿는 사람도 역시 그렇게 된다.

-샤를 드골-

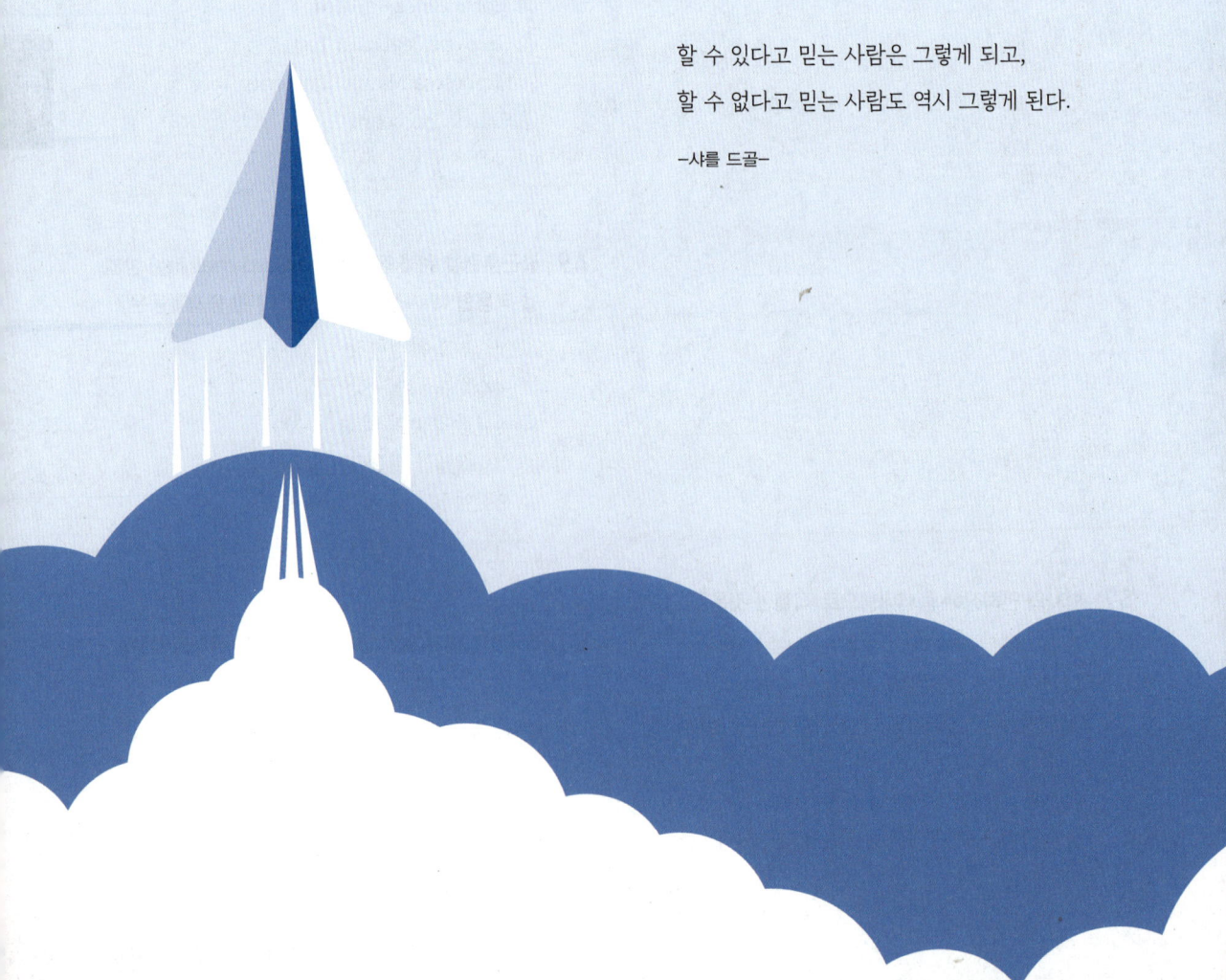

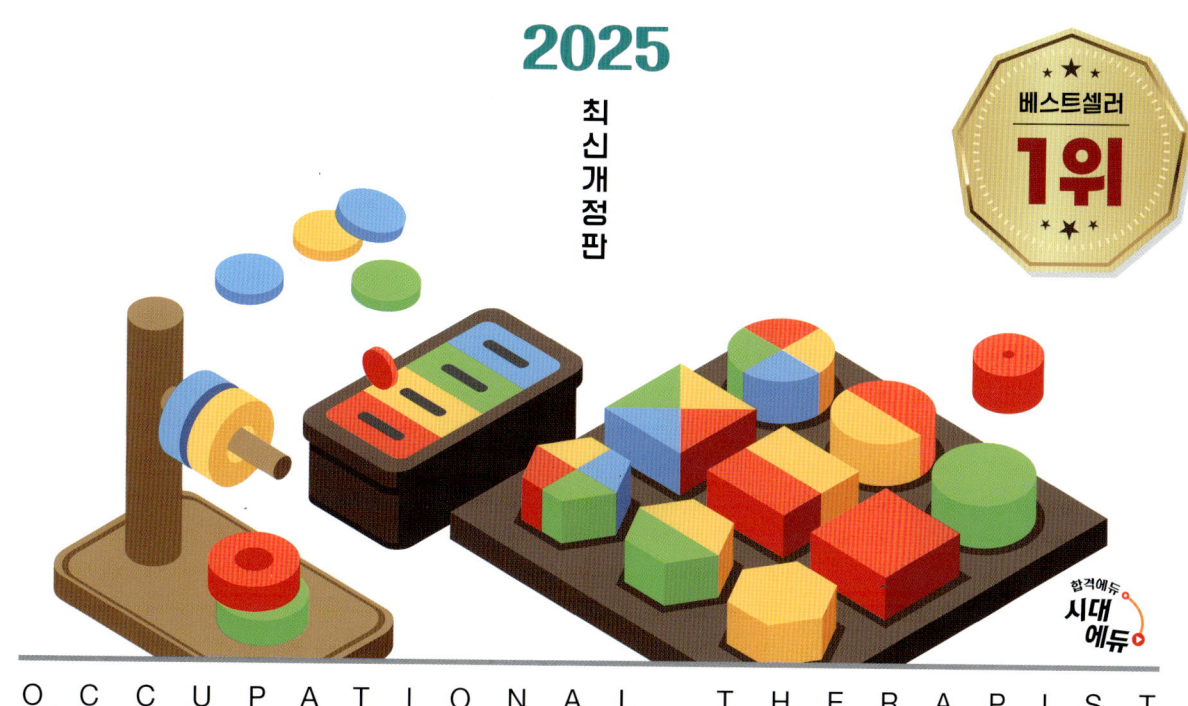

2025
최신개정판

베스트셀러 1위

OCCUPATIONAL THERAPIST

작업치료사
최종모의고사

정답 및 해설

시대에듀 작업치료사 최종모의고사

제1회
정답 및 해설

정답 및 해설(1교시)

문제 p.2

01	02	03	04	05	06	07	08	09	10	11	12	13	14	15	16	17	18	19	20
①	④	③	①	③	④	②	④	①	②	⑤	②	⑤	④	①	③	①	③	①	④
21	22	23	24	25	26	27	28	29	30	31	32	33	34	35	36	37	38	39	40
①	②	④	③	⑤	⑤	①	②	②	⑤	②	①	④	④	②	④	①	②	①	⑤
41	42	43	44	45	46	47	48	49	50	51	52	53	54	55	56	57	58	59	60
⑤	①	⑤	③	①	②	②	⑤	③	①	④	①	①	⑤	①	③	①	⑤	②	③
61	62	63	64	65	66	67	68	69	70	71	72	73	74	75	76	77	78	79	80
③	④	④	⑤	②	①	①	③	③	②	⑤	③	⑤	④	④	④	①	②	③	①
81	82	83	84	85	86	87	88	89	90										
⑤	④	③	④	⑤	③	⑤	④	③	④										

01 정답 ①

① 배아기 : 임신 8주까지
② 태아기 : 임신 3개월~출생 전
③ 신생아 : 생후 4주까지
④ 미숙아 : 재태기간 37주 이전의 분만
⑤ 조산 : 재태기간 29~38주 사이의 분만

02 정답 ④

위턱뼈(maxilla), 이마뼈(frontal bone), 벌집뼈(ethmoid bone), 나비뼈(sphenoid bone), 관자뼈(temporal bone)가 속한 뼈의 형태는 공기뼈이다.

03 정답 ③

숫구멍
- 뒤숫구멍 : 3개월 뒤 닫힘
- 앞숫구멍 : 관상봉합과 시상봉합이 만나는 부위로 24개월 뒤 닫힘
- 앞가쪽숫구멍 : 6개월 뒤 닫힘
- 뒤가쪽숫구멍 : 12개월 뒤 닫힘

04 정답 ①

자뼈는 아래팔의 안쪽에 위치하며 노뼈와 나란히 놓여 있는 삼각기둥 모양의 긴 뼈이다. 자뼈의 몸쪽 부분에는 팔꿈치머리와 갈고리돌기가 있고, 위팔뼈 먼쪽 부분의 관절면과 위팔자관절을 이루며 노뼈머리와 자뼈의 노패임에서 몸쪽 노자관절을 이룬다. 자뼈의 먼쪽 부분에서는 먼쪽 노자관절을 이루며 손목뼈와 손목관절을 이룬다.

05 정답 ③

③ 중쇠관절 : 관절두는 골단이 짧은 원주상의 차바퀴와 같은 형태이다.
① 평면관절 : 마주하는 관절면의 형상이 어느 것이든 평면에 가까운 관절이다.
② 경첩관절 : 경첩관절의 움직임은 융기선의 홈에 따른 방향으로만 행하여지는 운동으로 일측성의 관절이다.
④ 타원관절 : 구관절과 비슷하지만 이축관절로서, 직각의 한 방향은 다른 것보다 훨씬 긴 관절면을 가지고 있으며 주변이 타원형인 관절이다.
⑤ 두융기관절 : 한쪽 관절면은 약간 둥글게 불룩한 관절융기로서, 다른 쪽은 약간 오목한 관절면 두 개씩이 하나의 관절 주머니에 싸여 있는 관절이다. 경첩관절처럼 굽힘과 폄이 주로 일어나나 약간의 돌림과 미끄럼운동이 나타나는 관절이다.

06 정답 ④

방패목뿔근은 목뿔아래근육에 속한다.

07 정답 ②

①·③·④ 원엎침근, 긴엄지굽힘근, 긴손바닥근은 정중신경의 신경지배를 받는다.
⑤ 손가락폄근은 노신경의 신경지배를 받는다.

08 정답 ④

①·②·③·⑤ 정지시떨림, 운동못함증, 무정위운동, 발리즘은 바닥핵 손상 시 나타나는 기능장애이다.

09 정답 ①

② 가쪽무릎체 : 시각을 대뇌겉질로 중계하는 신경세포체이다.
③ 유두체 : 해마에서 신경섬유를 받고 시상과 뇌줄기뒤판으로 섬유를 보낸다.
④ 솔방울샘 : 사람의 생체 리듬 유지에 중요한 역할을 한다.
⑤ 뇌하수체 : 전엽, 중엽, 후엽의 세 부분으로 이루어져 있고, 다른 내분비선의 활동을 지배하는 호르몬을 분비하며, 생식과 발육에 밀접한 관계가 있다.

10 정답 ②

② 성호긋기손 변형 : 정중신경 손상 시
① 갈퀴손 변형 : 자신경 손상 시
③ 손목 처짐 : 노신경 손상 시
④ 백조목 변형 : 류마티스관절염으로 인한 관절 손상 시
⑤ 발목 처짐 : 깊은종아리신경 손상 시

11 정답 ⑤

①·②·③·④ 뻗침반사, 굽힘반사, 교차폄반사, 접칼반사는 척수반사이다.

12 정답 ②

손바닥과 발바닥에서만 관찰되며 반유동성 엘라스틴이 함유되어 있는 층은 투명층이다.

13 정답 ⑤

탄수화물을 소화하는 효소는 아밀라아제이다.

14 정답 ①

소변이 배출되는 과정은 '콩팥 → 요관 → 방광 → 요도'이다.

15 정답 ④

토리곁장치에는 토리곁세포와 치밀반이 있는데, 토리곁세포는 레닌을 분비하고 치밀반은 Na^+ 농도변화를 감지한다.

16 정답 ①

② 알부민 : 동식물의 세포질과 조직에 존재하는 수용성 단백질로, 단순단백질과 복합단백질로 구성되며, 삼투압 조절에 중요한 역할을 한다.
③ 피브리노젠 : 혈액응고의 중심적 역할을 한다.
④ 히스타민 : 혈액의 혈구에서 보통 염증 및 알레르기 작용을 유발하여 코와 기관지 점막에서 점액의 분비, 기관지 평활근의 수축, 신경 말단에서 가려움과 통증을 유발한다.
⑤ 프로트롬빈 : 혈액의 응고인자이다.

17 정답 ③

호흡기관은 코, 코안, 인두, 후두, 기관, 일차기관지, 이차기관지, 삼차기관지, 세기관지, 허파꽈리이다.

18 정답 ①

② 부갑상샘호르몬 : 혈중 칼슘농도 상승
③ 티록신 : 기초대사량 증가
④ 알도스테론 : 정상혈압과 혈액량 유지
⑤ 코르티솔 : 스트레스에 반응, 염증에 저항

19 정답 ③

레닌, 알도스테론, 안지오텐신 Ⅱ는 혈압 상승의 기능이 있다.

20 정답 ④

고환은 정자를 생성하고, 부고환은 정자를 머물게 하여 성숙시킨다.

21 정답 ①

월경기는 1~4일이다.

22 정답 ②

위둔덕은 중간뇌에서 시각전달에 있어서 중요한 중계핵으로, 눈에서부터 전달된 시각신호는 이 부위를 지나 대뇌의 뒤통수엽의 시각중추 부위로 전달된다.

23 정답 ④

위팔두갈래근 장두의 이는 곳은 어깨뼈의 관절 오목위결절이고, 단두의 이는 곳은 어깨뼈의 부리돌기이다. 작은가슴근의 닿는 곳은 어깨뼈의 부리돌기이다.

24 정답 ③

운동언어상실증, 쓰기언어상실증과 관계가 깊은 브로드만영역은 브로카영역이다.

25 정답 ⑤

앞정강근은 깊은종아리신경의 지배를 받는다.

26 정답 ⑤

아킬레스힘줄을 거쳐 발꿈치뼈에 융기하는 근육은 장딴지근, 가자미근, 장딴지빗근이다.

27 정답 ①

둘째손가락과 셋째손가락의 모음을 하는 근육은 손바닥쪽뼈사이근이다. 손등쪽뼈사이근은 벌림의 역할을 한다.

28 정답 ②

축삭에서 활동전위 발생부위는 축삭둔덕이다.

29 정답 ②

① 끝뇌 : 가쪽뇌실
③ 중간뇌 : 중간뇌수도관
④·⑤ 뒤뇌, 숨뇌 : 넷째뇌실

30 정답 ⑤

의식적 고유감각과 분별성 촉각을 대뇌로 정보를 전달하는 신경로는 뒤기둥이다. 뒤기둥 중 하지의 신경전달을 하는 신경로는 널판다발이다.

31 정답 ②

Leavell & Clark의 질병 자연사 5단계
- 1단계(비병원성기) : 질병에 걸리지 않은 시기로 건강한 사회구성원을 대상으로 한다.
- 2단계(초기병원성기) : 질병에 걸리게 되는 초기로, 특수예방·예방접종 등 소극적인 예방이 필요하다.
- 3단계(불현성 감염기) : 감염은 되었으나 증상이 밖으로 나타나지 않는 시기이다.
- 4단계(발현성 감염기) : 대책방법으로 진단과 치료를 진행하는 임상의학이 필요하다.
- 5단계(회복기) : 질병으로부터 회복되거나 장애를 얻거나 사망에 이르는 시기이다.

32 정답 ①

질병 발생의 3요인
- 병인요인 : 영양 요인, 생물학적 요인(바이러스, 박테리아, 진균), 화학적 요인(중금속, 독성물질, 매연, 알코올), 물리적 요인(방사능, 자외선, 압력, 열, 중력)
- 숙주요인 : 성, 연령, 인종, 해부학적 구조, 정신적 스트레스 등
- 환경요인 : 감염균, 지형, 기후 등 물리·화학적 환경과 인구밀도, 인구이동, 경제수준 등

33 정답 ④

감염병
- 호흡기계 : 백일해, 홍역, 디프테리아, 유행성이하선염, 풍진 등
- 소화기계 : 콜레라, 장티푸스, 파라티푸스 등

34 정답 ④

④ 진폐증은 흡입된 분진이 폐에 축적되어 특유한 생체반응을 일으키며 폐결핵과 유사한 증상을 일으킨다. 진폐증 발생에 관여하는 인자로는 분진에 폭로된 기간, 분진의 화학적 조성, 입자의 크기, 분진의 농도 등이 있다.
① 고온작업 시의 비타민 B_1의 결핍으로 발생하는 것은 열쇠약증이다.
② 다량의 발한으로 인한 체내의 수분과 염분의 손실로 발생하는 것은 열경련증이다.
③ 전신권태, 두통, 현기증, 구토 등의 증상을 보이는 것은 열허탈증이다.
⑤ 터널굴착, 교각건설, 연돌건설, 잠수작업 등에 폭로될 때 자주 발생하는 것은 잠함병이다.

35 정답 ②

페스트
- 흑사병이라고도 하며 중세기 유럽 인구의 3분의 2 감소를 초래했을 정도로 고도의 치명률을 보인다.
- 병원체 : 파스튜렐라 페스티스
- 병원소 : 야생설치류(특히 쥐)
- 전파 : 쥐벼룩에 의해서 쥐에서 쥐로 전파, 쥐벼룩이 흡혈 시 위로부터 페스트균을 토출해서 사람에게 전파시킨다. 선페스트는 쥐벼룩에 의해서 전파되고, 폐페스트는 비말감염으로 사람에서 사람으로 직접전파된다.
- 감수성 : 감수성은 일반적이며 이환 후에는 일시적 면역이 인정된다.
- 예방대책 : 사균백신을 이용하며 전적으로 예방접종에 의존할 정도는 안 된다. 백신은 예방효과가 불충분하여 일반인에게는 사용하지 않고 위험 노출성이 많은 실험실 요원과 페스트 감염 위험직업에 종사하는 자에게 권장된다. 우리나라의 경우 검역을 철저히 하는 것이 중요하며 쥐 서식의 확인 및 구제가 필요하다. 환자 발생 시 격리와 즉각적인 소독이 필요하다.

36 정답 ④

어느 일정한 지역이나 전국적 현상이 아니라 일부 한정된 지역에서 발생하는 질병 양상으로 렙토스피라증 등이 있는 것은 산발적 특성이다.

37 정답 ①
집단모형은 일정한 시점에서 결정되는 정책은 사회집단 간의 투쟁·경쟁·상호작용의 산물이라고 본다.

38 정답 ②
단백질의 기본성분은 아미노산으로, 신체조직의 구성물질이다. 효소와 호르몬의 성분, 면역과 항독물질의 성분, 체내 생리작용의 조절 기능 및 열량 공급원인 열량소이다.

39 정답 ①
국민건강보험법은 국민의 질병, 부상에 대한 예방, 진단, 재활, 출산, 사망 및 건강증진에 대하여 보험급여를 실시함으로써 국민보건 향상과 사회보장의 증진이 목적이다.

40 정답 ⑤
대사증후군 진단
- 높은 혈압 : 혈압 130/85mmHg 이상
- 복부비만 : 허리둘레 남자 90cm, 여자 85cm 이상
- 고중성지방혈증 : 중성지방 150mg/dL 이상
- 낮은 HDL 콜레스테롤혈증 : HDL 콜레스테롤 남자 40mg/dL, 여자 50mg/dL 미만
- 혈당장애 : 공복혈당 100mg/dL 이상

41 정답 ⑤
기계적 탈출이란 흡혈성 곤충에 의한 탈출과 주사기 등에 의한 탈출을 말하며, 발진열, 발진티푸스, 말라리아 등이 있다.

42 정답 ①
대푯값
- 중앙값 : 측정값의 크기 순서에서 가운데 순위에 위치한다. 장점은 표본수가 적고 극단값이 있을 때 그 표본을 잘 표현한다.
- 평균값 : 측정값을 모두 합한 후 측정수로 나눈 값이다. 극단값에 영향을 많이 받고 가장 보편적으로 사용한다.
- 최빈값 : 빈도가 가장 많은 값, 가장 낮은 수준의 대푯값이다.

43 정답 ⑤
P-는 중력을 제거해도 full ROM이 어려운 상태에 해당한다.

44 정답 ③
serratus anterior의 중력제거 자세에 해당한다.

45 정답 ①

어깨 수평모음(shoulder horizontal adduction)의 항중력 자세

주동근 : 큰가슴근(pectoralis major), 앞 어깨세모근(anterior deltoid)

- 시작 자세
  - 바로 누움(supine)
  - 팔꿈치 폄(elbow extension)
  - 위팔뼈(humerus)는 자연스러운 돌림(rotation)으로 90° 벌림(abduction) 유지
- 안정화
  - 테이블에 어깨뼈(scapular)와 몸통(trunk)을 안정시킴
- 지 시
  - "당신의 팔이 가슴을 지나 앞으로 오도록 움직이세요."
- 저 항
  - 평가자의 손은 위팔뼈(humerus)의 먼 끝(distal end) 앞부분에 위치함
  - 평가자는 수평 벌림(horizontal abduction) 방향으로 잡아당김

46 정답 ②

② 어깨관절의 굽힘의 정상 ROM은 0~180°이다.

MMT(Manual Muscle Test) 등급

- Normal(N) : 중력과 최대의 저항에 대해 완전한 ROM을 움직인다.
- Good(G) : 중력과 중간 정도의 저항을 이기고 완전한 ROM을 움직인다.
- Fair plus(F+) : 중력과 약간의 저항을 이기고 완전한 ROM을 움직인다.
- Fair(F) : 중력에 대항해 완전한 ROM을 움직인다.
- Fair minus(F−) : 중력에 대항해 full ROM의 50% 이상을 움직인다.
- Poor plus(P+) : 중력에 대항해 full ROM의 50% 미만을 움직이며, 중력이 감소된 상태에서 완전한 ROM으로 움직인다.
- Poor(P) : 중력이 감소된 상태에서 완전한 ROM으로 움직인다.
- Poor minus(P−) : 중력이 감소된 상태에서 불완전한 ROM으로 움직인다.
- Trace(T) : 관찰되거나 촉지되는 근수축이 있으나 움직임이 없다.
- Zero(Z) : 관찰되거나 촉지되는 근수축이 없다.

47 정답 ②

몸통 굽힘의 관절가동범위를 측정하는 방법(절차)

1. 몸통의 수직선을 축으로 앞으로 몸을 구부려서, 구부러진 정도를 측정한다.
2. 몸을 구부릴 때 손이 자신의 발끝을 향하도록 한 뒤, 손가락 끝이 대상자 다리 앞쪽에 위치하는 높이를 기록한다.
3. 대상자의 손가락 끝과 바닥의 거리를 측정한다.
4. 대상자가 직립하고 다시 척추를 구부리게 한 후 7번 경추와 첫 번째 엉치뼈의 거리를 측정한다(정상 성인의 경우 앞으로 몸을 구부렸을 때 평균적으로 4인치(10cm)의 길이가 증가하므로 섬세하게 측정해야 함).

48 정답 ⑤
정상 관절의 가동범위
- 목 굽힘, 목 폄, 목 가쪽굽힘 : 0~45°
- 손목 노쪽치우침 : 0~20°
- 손목 폄 : 0~70°

49 정답 ③
가슴우리출구증후군 검사는 애드손 검사와 루스 검사를 통하여 평가하는데, 설명하는 검사는 루스 검사에 대한 내용이다.

50 정답 ①
엎드려 누운 자세에서 머리를 뒤로 들거나 어깨를 뒤로 젖히거나, 양팔을 쭉 펼 수 없으며, 오히려 상체를 움츠리는 반사는 긴장성 미로반사에 대한 설명이다.

51 정답 ④
삼차신경
- 감각 : 각막, 이마, 뺨, 턱의 표재통각
- 운동 : 관자근과 깨물근을 촉진한 채 치아를 꽉 다물었다 벌리도록 함

52 정답 ①
말초신경의 압박 여부와 변화 정도를 확인할 수 있는 민감도가 넓은 검사이며, 모노필라멘트와 면봉·손끝·지우개 달린 연필의 지우개 부분을 사용하는 평가는 비분별성 촉각·압각을 평가하는 Light touch & Pressure sensation이다.

53 정답 ①
물체나 기하학적 모양을 시각적 단서 없이 촉각지각에 의해 인식하는 지각기술은 입체지각이며, 이것을 평가 방법으로는 Moberg Pick-up Test가 있다.

54 정답 ⑤
① 지속적 주의력 : 주의집중 수준을 일정기간 유지하는 능력이다.
② 선택적 주의력 : 환경에서 오는 여러 자극 중 원하는 자극에만 집중하는 능력이다.
③ 교대적 주의력 : 상황에 따라 주의집중을 바꾸는 능력이다.
④ 분리적 주의력 : 최상의 과제수행을 위해 필요한 모든 정보에 나누어서 주의하는 능력이다.

55 정답 ①

② 번넬-리틀러 검사 : 몸쪽손가락뼈사이관절(PIP joint)의 굽힘 제한에 대한 원인 파악을 위해 사용하며 MP 관절의 상태(굽힘, 폄)에 따른 PIP joint 굽힘 정도를 비교한다.
③ 니어충돌 검사 : 팔꿈치를 펴고 어깨관절을 안쪽으로 최대한 돌린 상태에서 검사자가 피검자의 팔을 앞으로 올리고(전 범위), 어깨봉우리 아래 부분에서의 위팔두갈래근 긴머리 또는 가시위는 충돌 확인을 위해 사용한다.
④ 핀켈스타인 검사 : 협착성 힘줄염 검사로, 엄지손가락을 손안에 넣고 자쪽으로 기울인다.
⑤ 왓슨 검사 : 손배반달뼈 안정성 검사로, 엄지를 손배뼈 거친 면에 위치시킨 후 손목을 굽히며 자쪽 치우침을 한다.

56 정답 ③

인지기능

인지기능이란 인간이 정보를 처리하고, 지식을 획득하며, 언어를 사용하는 등의 정신적 과정을 말한다. 이는 학습, 기억, 주의, 인식 등 다양한 멘탈 프로세스를 포함한다.
- 재인 : 이미 경험했거나 학습한 정보를 다시 인식하는 능력이다.
- 조직화 : 정보를 의미 있는 단위로 분류하고 구조화하는 과정이다.
- 메타인지 : 자신의 인지과정에 대한 인식과 조절능력을 말한다.
- 문제해결 : 복잡한 상황이나 과제에서 해결책을 찾는 과정이다.
- 개념형성 : 개별 사물이나 사건을 일반적인 규칙이나 범주에 맞추어 이해하는 과정이다.

57 정답 ①

① 형태항상성 : 형태와 물체를 다양한 환경, 위치, 크기에서 똑같은 것으로 인식하는 능력이다.
② 시각적 폐쇄 : 불완전하게 제시된 물체 또는 형태를 확인하는 능력이다.
③ 전경-배경구분 : 형상과 배경이 되는 물체를 구별하는 능력이다.
④ 공간 내 위치 : 한 물체의 형태와 공간관계 또는 다른 형태나 물체 사이의 공간관계를 판단하는 능력이다.
⑤ 공간관계성 : 물체 상호 간의 위치를 인식하는 능력이다.

58 정답 ⑤

① 시각고정 : 의지적으로 시각을 고정할 수 있는 능력이다.
② 시각추적 : 움직이는 물체를 지속적으로 따라보기 위해 망막중심오목에 영상을 유지하는 능력으로, 정보의 효율적인 진행을 위해 중요한 기술이다.
③ 단속성 눈움직임 : 시야의 한 지점에서 다른 지점으로 시각고정을 빠르게 전환하는 능력으로, 책 읽기에 필요한 능력이다.
④ 수렴과 확산 : 두 눈을 안쪽으로, 바깥쪽으로 돌리는 능력이다.

59 정답 ②

② 환경적 요소는 사람들이 생활하고 삶을 수행하는 데 있어 물리적·사회적·사고방식적 측면이다.

자연환경 및 환경에 대한 인공적인 변화

자연 또는 물리적 환경의 생물 및 무생물 요소와 환경 내 인구집단의 특징을 포함한 사람들로 인해 수정된 환경의 구성에서 인간작업의 참여는 자연환경의 지속성에 영향을 주며 인간행동의 변화는 환경에 긍정적인 영향을 줄 수 있다.

60 정답 ③

프로이드(Freud)의 심리적 이론 중 초자아가 형성되면서 성 정체감 형성을 하는 시기는 남근기이다. 남근기는 정신에너지가 항문에서 성기로 옮겨가는 단계이기도 하다.

61 정답 ③

조현병은 현실감각과 인식의 왜곡, 혼란된 사고 및 감정 등을 포함하는 심각한 정신분열증이다.

62 정답 ④

Freud의 잠복기에 해당하고 아동이 속한 사회에서 성공적으로 생활하고 경쟁하는 데 필요한 기술습득 단계는 근면성 대 열등감이다.

63 정답 ④

혀 내밀기 반사는 음식을 주면 혀를 치아 앞으로 내미는 반사로, 나타나면 안 되는 비정상적인 구강반사이다.

64 정답 ⑤

매슬로(Maslow)의 인간 욕구이론
- 생리적 욕구 : 기본적인 생존을 위한 욕구이다.
- 안전의 욕구 : 신체적, 정서적 안전을 포함한 안정감을 추구한다.
- 애정과 소속의 욕구 : 사랑, 친밀감, 소속감 등 인간관계에 대한 욕구이다.
- 존중의 욕구 : 자신감, 성취감, 타인으로부터의 인정과 존경을 받고자 하는 욕구이다.
- 자아실현의 욕구 : 개인의 잠재력을 실현하고자 하는 욕구로, 창의성과 자기발전을 추구한다.

65 정답 ②

인간의 생애주기
- 영아기 : 신체와 뇌의 급속한 성장이 일어나며, 대인관계에 대한 기본적 태도가 형성되는 중요한 시기이다.
- 유아기 : 독립성이 생기고 언어의 이해와 발달이 일어나며, 기본적인 식생활 습관이 형성되는 시기이다.
- 아동기 : 활동량이 증가하고 독립적인 성향이 발달하며, 식습관이 확립되는 시기이다.
- 청소년기 : 신체적, 정신적, 심리적 변화가 일어나며 성적 성숙이 발생하는 시기이다.
- 성인기 : 성장이 완료되고 사회적, 경제적 책무를 가지며 자아개발을 하는 시기이다.
- 노년기 : 생리기능이 감소하고 만성질환의 위험이 증가하며, 건강한 노후를 위한 관리가 필요한 시기이다.

66 정답 ①

대상영속성 개념을 형성하는 시기는 감각운동기이다. 감각운동기의 2차 순환반응의 협응기 때 대상영속성의 개념을 형성한다.

67 정답 ①

1인의 작업치료사가 2인 이상의 환자를 상대로 동시에 10분 이상의 훈련을 실시하는 작업치료 보험수가는 단순작업치료이다.

68 정답 ③

③ 공감능력 : 환자의 감정과 경험을 이해하고 인정하는 능력이다.
① 존중 : 환자의 존엄과 가치를 인정하고, 개인적인 선호와 의견을 존중하는 태도이다.
② 진실성 : 의료제공자가 정직하고 개방적인 태도로 환자와 상호작용하며, 환자의 성장과 변화를 촉진한다.
④ 적극적 경청 : 환자가 말하는 내용에 주의를 기울이고, 환자의 이야기를 중단하지 않으며, 환자의 말을 잘 이해하려고 노력한다.
⑤ 역할모델링 : 의료제공자가 좋은 인간관계를 맺는 모습을 보여주어, 환자가 이를 본받을 수 있도록 돕는다.

69 정답 ③

클라이언트의 작업과 활동의 경험을 바탕으로 한 스토리텔링은 서술적(화술적) 추론에 대한 설명이다.

70 정답 ②

투사(projection)
- 정의 : 받아들일 수 없는 감정이 다른 사람에 의한 것이라고 믿어버리는 것을 의미한다.
- 예시 : 스스로 고립된 환자가 다른 환자들이 자기와 말하기 싫어한다고 한다.

71 정답 ⑤

이 법에서 "의료인"이란 보건복지부장관의 면허를 받은 의사·치과의사·한의사·조산사 및 간호법에 따른 간호사를 말한다(의료법 제2조 제1항).

72 정답 ③

종합병원의 요건(의료법 제3조의3 제1항)
- 100개 이상의 병상을 갖출 것
- 100병상 이상 300병상 이하인 경우에는 내과·외과·소아청소년과·산부인과 중 3개 진료과목, 영상의학과, 마취통증의학과와 진단검사의학과 또는 병리과를 포함한 7개 이상의 진료과목을 갖추고 각 진료과목마다 전속하는 전문의를 둘 것
- 300병상을 초과하는 경우에는 내과, 외과, 소아청소년과, 산부인과, 영상의학과, 마취통증의학과, 진단검사의학과 또는 병리과, 정신건강의학과 및 치과를 포함한 9개 이상의 진료과목을 갖추고 각 진료과목마다 전속하는 전문의를 둘 것

73 정답 ⑤

의료기관에서 나오는 세탁물은 의료인·의료기관 또는 특별자치시장·특별자치도지사·시장·군수·구청장에게 신고한 자가 아니면 처리할 수 없다(의료법 제16조 제1항).

74 정답 ③

의료인은 임신 32주 이전에 태아나 임부를 진찰하거나 검사하면서 알게 된 태아의 성(性)을 임부, 임부의 가족, 그 밖의 다른 사람이 알게 하여서는 아니 된다(의료법 제20조 제2항).

75 정답 ④

감염관리실 근무 인력의 교육이수 시간은 매년 16시간 이상이다(의료법 시행규칙 별표8의3).

76 정답 ④

진단용 방사선 발생장치를 설치·운영하려는 의료기관은 보건복지부령으로 정하는 바에 따라 시장·군수·구청장에게 신고하여야 하며, 보건복지부령으로 정하는 안전관리기준에 맞도록 설치·운영하여야 한다(의료법 제37조 제1항).

77 정답 ①

②·③·④·⑤ 면허 취소에 해당하는 내용이다.

자격정지 등(의료법 제66조)
보건복지부장관은 의료인이 다음의 어느 하나에 해당하면 1년의 범위에서 면허자격을 정지시킬 수 있다.
- 의료인의 품위를 심하게 손상시키는 행위를 한 때
- 의료기관 개설자가 될 수 없는 자에게 고용되어 의료행위를 한 때
- 일회용 의료기기를 한 번 사용한 후 다시 사용한 경우
- 진단서·검안서 또는 증명서를 거짓으로 작성하여 내주거나 진료기록부 등을 거짓으로 작성하거나 고의로 사실과 다르게 추가기재·수정한 때
- 제20조(태아 성 감별 행위 등 금지)를 위반한 경우
- 의료기사가 아닌 자에게 의료기사의 업무를 하게 하거나 의료기사에게 그 업무 범위를 벗나게 한 때
- 관련 서류를 위조·변조하거나 속임수 등 부정한 방법으로 진료비를 거짓 청구한 때
- 부당한 경제적 이익 등을 제공받은 때
- 그 밖에 이 법 또는 이 법에 따른 명령을 위반한 때

78 정답 ②

의료기사 등의 면허증 발급을 신청하려는 사람은 의료기사 등 면허증 발급신청서에 졸업증명서 또는 이수증명서, 결격사유에 해당하지 아니함을 증명하는 의사의 진단서, 응시원서의 사진과 같은 사진 1장을 첨부하여 국가시험관리기관을 거쳐 보건복지부장관에게 제출하여야 한다(의료기사법 시행규칙 제12조 제1항).

79 정답 ③

③ 치과기공물제작의뢰서를 보존하지 않는 경우 자격정지에 해당한다.

면허의 취소 등(의료기사법 제21조 제1항)
보건복지부장관은 의료기사 등이 다음의 어느 하나에 해당하면 그 면허를 취소할 수 있다. 다만, 결격사유인 경우에는 면허를 취소하여야 한다.
- 다른 사람에게 면허를 대여한 경우
- 치과의사가 발행하는 치과기공물제작의뢰서에 따르지 아니하고 치과기공물제작 등 업무를 한 때
- 면허자격정지 또는 면허효력정지 기간에 의료기사 등의 업무를 하거나 3회 이상 면허자격정지 또는 면허효력정지 처분을 받은 경우

80 정답 ①

① 2개소 이상의 치과기공소를 개설한 자는 500만 원 이하의 벌금에 처한다(의료기사법 제31조 제1의2호).
②·③·④·⑤ 3년 이하의 징역 또는 3천만 원 이하의 벌금에 처한다(의료기사법 제30조 제1항).

81 정답 ⑤

보건복지부장관은 장애인의 권익과 복지증진을 위하여 관계 중앙행정기관의 장과 협의하여 5년마다 장애인 정책종합계획을 수립·시행하여야 한다(장애인복지법 제10조의2 제1항).

82 정답 ④

장애실태조사는 2005년을 기준연도로 하여 3년마다 1회씩 실시하되, 조사의 일시는 보건복지부장관이 정한다(장애인복지법 시행령 제19조 제1항).

83 정답 ③

보건복지부장관은 장애인 보조견에 대하여 장애인 보조견표지를 발급할 수 있다(장애인복지법 제40조 제2항).

84 정답 ④

장애인 직업적응훈련시설을 이용하는 훈련장애인은 20명 이상으로 한다(장애인복지법 시행규칙 별표 5).

85 정답 ⑤

정신건강의 중요성을 환기하고 정신질환에 대한 편견을 해소하기 위하여 매년 10월 10일을 정신건강의 날로 하고, 정신건강의 날이 포함된 주를 정신건강주간으로 한다(정신건강복지법 제14조 제1항).

86 정답 ③

정신건강증진시설에 대한 평가는 3년마다 실시할 것. 다만, 보건복지부장관이 정신건강증진시설평가의 효율적 추진을 위하여 필요하다고 인정하는 경우에는 1년 주기로 실시할 수 있다(정신건강복지법 시행규칙 제25조 제1항 제1호).

87 정답 ⑤

이 법은 정신질환의 예방·치료, 정신질환자의 재활·복지·권리보장과 정신건강 친화적인 환경 조성에 필요한 사항을 규정함으로써 국민의 정신건강증진 및 정신질환자의 인간다운 삶을 영위하는 데 이바지함을 목적으로 한다(정신건강복지법 제1조).

88 정답 ④

노인요양시설의 입소자 30명 이상인 경우 작업치료사는 1명을 배치한다(노인복지법 시행규칙 별표 4).

89 정답 ③

정당한 사유 없이 신고하지 아니하고 실종노인을 보호한 자는 3년 이하의 징역 또는 3천만 원 이하의 벌금에 처한다(노인복지법 제55조의4 제1의2호).

90 정답 ④

④ 지역노인일자리전담기관의 업무에 해당한다.

상담원의 직무(노인복지법 시행령 제13조)
- 노인 및 그 가족 또는 관계인에 대한 상담 및 지도
- 노인복지에 필요한 가정환경 및 생활실태에 관한 조사
- 법 제28조(상담·입소 등의 조치)의 규정에 의한 조치에 필요한 상담 및 지도
- 노인의 단체활동 및 취업의 상담
- 기타 노인의 복지증진에 관한 사항

제1회 정답 및 해설(2교시)

문제 p.16

01	02	03	04	05	06	07	08	09	10	11	12	13	14	15	16	17	18	19	20
①	⑤	②	③	③	②	③	④	⑤	⑤	③	②	②	②	④	①	③	③	④	④
21	22	23	24	25	26	27	28	29	30	31	32	33	34	35	36	37	38	39	40
④	⑤	③	③	③	②	①	③	①	③	①	④	②	②	②	②	④	②	④	③
41	42	43	44	45	46	47	48	49	50	51	52	53	54	55	56	57	58	59	60
②	⑤	①	③	④	①	③	②	③	④	④	⑤	①	①	②	②	④	②	③	③
61	62	63	64	65	66	67	68	69	70	71	72	73	74	75	76	77	78	79	80
③	③	②	③	③	⑤	④	②	④	②	①	②	②	③	④	③	⑤	②	③	①
81	82	83	84	85	86	87	88	89	90	91	92	93	94	95	96	97	98	99	100
④	⑤	④	③	④	③	④	③	①	③	①	⑤	②	④	③	②	②	②	③	⑤

01 정답 ①

생체역학적 이론의 틀

인간의 움직임 또는 동작은 작업의 수행을 성공적으로 하기 위한 필수적인 요소이다. 말초신경계, 근골격계, 표피계, 심근계통 등의 기능장애를 지닌 사람과 신경계 손상으로 인해 신체배열과 움직임에 대한 신체적 장애를 지닌 사람의 근력, 지구력, 관절가동범위, 움직임을 향상시켜 기능을 증진시킨다.

02 정답 ⑤

① 강화 : 강화란 수행의 손실이 없을 때 적용하는 것으로, 이러한 결과물은 일상적인 삶의 작업에서 수행을 증가시키는 수행기술과 수행패턴을 발전시키는 것이다.
② 예방 : 예방은 건강하지 못한 상태, 위험요인, 질병, 또는 손상의 유병률을 감소시키고 발병률 확인, 감소 또는 예방하기 위한 교육 또는 건강증진을 위한 노력이다. 작업치료는 개인, 단체, 기관, 지역사회 그리고 정부 또는 정책 차원에서 건강한 라이프 스타일을 도모한다.
③ 건강과 안녕 : 건강과 안녕은 삶의 목표가 아니라 일상적인 삶을 위한 자원이다. 개인적 측면에서 '건강'은 사회적 · 개인적 자원과 신체적 역량을 강조하는 개념일 뿐만 아니라 신체적 · 정신적 · 사회적 웰빙 상태를 의미한다. '안녕'이란 개인이 좀 더 성공적인 생활을 향한 기회를 만들고 이러한 것에 대해 인식해 가는 능동적인 과정이다.
④ 사회참여 : 사회참여란 문화적 기대에 부합하며 개인적으로 만족스러운 방식으로 원하는 작업에 참여하는 것이다.

03 정답 ②

작업치료의 수행배경과 환경

배경	문화적 배경	• 사회의 구성원으로서의 관습·신념·활동패턴·행동규범·기대이다. • 개인의 정체성과 활동 선택에 영향을 미친다.
	개인적 배경	• 건강과 관계없는 나이·성별·사회경제적 상태·교육수준을 의미한다. • 단체 차원(예 자원봉사자, 근로자)과 주민 차원(예 사회구성원)을 포괄한다.
	시간적 배경	• '시간적 흐름 안에서의 작업수행의 특정 위치' 작업에 참여함으로써 형성되는 시간의 경험이다. • 일상적인 작업패턴에 이바지하는 작업의 시간적 측면은 '그 주기, 속도, 기간, 그리고 순서'를 의미한다. • 삶의 단계, 하루 시간대, 한 해의 시간, 기간을 포괄한다.
	가상적 배경	• 물리적 접촉 없이 컴퓨터나 공중파를 이용하여 의사소통이 일어나는 환경이다. • 채팅방, 이메일, 원격회의, 라디오중계와 같은 모의로 실시간·최소시일의 환경을 포괄한다. • 무선센서를 통한 원격모니터링 또는 컴퓨터 기반의 자료수집 환경을 포괄한다.
환경	사회적 환경	• 클라이언트가 접하고 있는 개인, 주민참여, 서로 간의 관계, 기대에 의해 형성된 배경이다. – 배우자, 친구, 보호자 같은 중요한 사람의 기대와 가능성 – 규범, 역할기대, 사회적 기틀을 확립하는 데 영향을 주는 제도(정치, 법률, 경제 등) 간의 관계
	물리적 환경	• 자연적으로, 인공적으로 만들어진 환경과 그곳에 있는 물건들을 의미한다. – 자연적 환경 : 지리적 지형, 환경의 감각적 성질, 식물과 동물 – 인공적 환경 : 빌딩, 기구, 도구 또는 장비

04 정답 ③

① 클라이언트 요인 : 가치, 신념, 영성–작업이행에 영향을 주는 클라이언트의 지각, 동기, 그리고 그와 관련된 의미이다.
② 수행기술 : 기능적인 목적에 입각한 관찰 가능한 행동요소이다. 기술은 행동의 유형으로, 다양한 역량(신체기능과 신체구조)을 아우르는 것이며, 이것들이 연합될 때 원하는 작업이나 행동에 참여하기 위한 바탕이 된다.
④ 배경 : 클라이언트를 둘러싼 그리고 클라이언트 내면의 상호관계적 상황의 다양성을 의미하는 것으로, 문화적·개인적·시간적·가상적 배경을 포괄하는 용어이다.
⑤ 수행패턴 : 습관 또는 일상적인 활동과 관련된 행동패턴이다.

05 정답 ③

ICF의 구성요소

• 신체기능 : 심리적 기능을 포함한 신체계통의 생리적 기능이다.
• 신체구조 : 기관, 팔다리 및 그 구성요소와 같은 신체의 해부학적 부위이다.
• 손상 : 현저한 변형이나 손실에 의한 신체기능 또는 구조에서의 문제이다.
• 활동 : 개인이 과제나 행위를 실행하는 것이다.
• 활동제한 : 개인이 활동을 실행하는 동안 겪을 수 있는 어려움이다.
• 참여 : 생활의 상황에 관여하는 것이다.
• 참여제약 : 개인이 생활의 상황에 관여하는 동안 경험할 수 있는 문제이다.

06 정답 ②

중간대뇌동맥(Middle Cerebral Artery)
- 속목동맥의 가지 중 가장 크며, 이마엽, 마루엽의 가쪽면, 관자엽에 분포하며, 바닥핵 및 속섬유막에도 분포한다.
- 뇌졸중의 가장 주된 원인(흔하게 발생함)이다.
- 중간대뇌동맥의 손상 증상
  - 반대쪽 팔·얼굴·혀 등의 편측마비(광범위한 마비) 및 감각장애, 같은 쪽 반맹증
  - 좌대뇌 반구의 손상 : 실어증
  - 우대뇌 반구의 손상 : 질병실인증(anosognosia), 편측무시, 수직지각 손상
  - 시공간장애와 보속증(perseveration) 등의 지각장애

07 정답 ③

③ 환자는 란초로스아미고스 인지기능척도 5단계에 해당한다.

란초로스아미고스 인지기능척도(Rancho Los Amigos Scale)
- 환자의 인지수준을 판별하기 위해 환자가 주위환경에 적절하게 반응하는지를 주로 평가하며, 주로 행동관찰을 사용한다.
- 5단계[혼돈-부적절 반응(confused-inappropriate response)]
  - 단순한 구두지시에 반응하나 복잡한 지시에 혼동한다.
  - 특정 과제에 대해 집중하지 못한다.
  - 구조화된 환경에서 전에 학습된 과제를 수행하나 새로운 정보를 학습하지 못한다.
  - 구조화될 때 짧은 시간 동안 사회적·자동적 수준으로 대화하나 말은 부적절하다.
  - 외부감독 없이 사물의 사용이 부적절하며, 도움과 함께 기본일상생활활동을 수행한다.

08 정답 ④

④ 측면 잡기는 브룬스트롬 손의 4단계에 나타난다.

브룬스트롬 4단계(손)
- 집단패턴의 쥐기가 존재하며, 측면 잡기가 가능하다.
- 작은 범위의 손가락 폄과 엄지 움직임이 가능하다.

09 정답 ⑤

⑤ 환자에게 의심되는 증상은 편측무시(neglect)로, 편측무시와 관련된 평가를 진행해야 한다.

편측무시(neglect) 평가
- 그리기와 모방하기 과제(drawing and copying tasks)
- 선 이등분하기 검사(line bisection test)
- Albert 검사(line crossing)
- 지우기 검사(cancellation test)

행동적 편측무시 평가
- 캐서린 버지고 척도(Catherine Bergego Scale)
- 행동적 부주의 평가(Behavioral Inattention Test ; BIT)

10 정답 ⑤

⑤ 뇌졸중 환자의 근긴장도 평가결과 점수는 4등급이다.

MAS(Modified Ashworth Scale)

0	근긴장도의 증가 없음
1	관절가동범위 끝부분에서 저항이 느껴짐
1+	관절가동범위 1/2 이하에서 저항이 느껴짐
2	대부분 관절가동범위에서 저항이 느껴지나 수동적인 움직임은 가능함
3	근긴장도의 증가로 수동적인 움직임이 어려움
4	굽힘근 / 폄근에 강직(Rigidity) 발생

11 정답 ③

MBI(Modified Barthel Index) – 옷 입기(Dressing)

0점	스스로 할 수 있는 요소가 없고 모든 동작을 타인에게 의존한다.
2점	어느 정도는 옷 입기에 참여하지만, 모든 과정에서 타인의 도움이 필요하다.
5점	옷을 입고 벗는 과정에서 타인의 도움이 필요하다.
8점	옷을 조이는 과정(단추, 지퍼, 브래지어, 신발 등)에서 타인의 도움이 약간 필요하다.
10점	옷을 입고 벗고 조이거나 신발끈 매기, 코르셋이나 보조기를 조이고 벗기 등을 독립적으로 수행 가능하다.

12 정답 ②

조음장애(dysarthria)

- 발성에 관여하는 근육을 조절하는 중추신경계 기전의 기능장애 때문에 말을 만드는 데 어려움이 있는 상태이다.
- 발음기관의 근육약화나 마비, 부조화를 유발하는데, 이들로 인해 소리가 둔탁하고 분명하지 않고 느려지게 된다.
- 환자는 입술, 혀 및 인접부위의 근육이 약화되거나 협응이 되지 않아 분명치 않은 언어, 좋지 않은 발음, 침 흘림, 또는 얼굴표현의 감소를 나타낸다.

13 정답 ②

대칭 패턴(symmetric patterns)

- 쌍을 이룬 팔다리들이 동시에 같은 종류의 움직임을 수행하는 것을 말한다.
- 양측 대칭 패턴들은 몸통의 굽힘과 폄을 촉진한다.
  - 양측 대칭 D2 굽힘 패턴은 몸통 폄뿐 아니라 가슴을 확장시키고 호흡을 촉진하며 몸통 동작과 연합하여 두 팔을 움직인다.
- 대칭 패턴들의 기능활동 예
  - 양측 대칭 D1 폄 : 서기 위해 의자 밀기
  - 양측 대칭 D2 폄 : 스웨터를 벗기 시작하기
  - 양측 대칭 D2 굽힘 : 높은 선반의 큰 물건을 들기 위해 손을 뻗기

14 정답 ②

대뇌제거경축(decerebrate rigidity)
- 뇌줄기, 피라미드바깥길의 손상으로부터 발생한다.
- 증 상
  - 상지 : 어깨관절 폄과 안쪽돌림, 팔꿈관절 폄, 손목관절과 손가락관절은 굽힘된 자세
  - 하지 : 엉덩관절 폄과 안쪽돌림, 무릎관절은 폄, 발목관절 발바닥쪽 굽힘과 안쪽번짐된 자세(깨어있을 때 경축이 증가함)

15 정답 ④

글래스고혼수척도(Glasgow Coma Scale) : 운동반응

운동반응	움직임 명령을 따라 수행함	6점
	통증자극에 대해 목적 있는 움직임(한정적임)	5점
	통증자극에 대해 부분적 회피반응	4점
	통증에 대해 굽힘반응	3점
	통증에 대해 폄반응	2점
	운동반응 없음	1점

16 정답 ①

② 회상은 단서 없이 기억하는 인출방법이다.
③·④·⑤ 시공간 메모장, 음운루프, 중앙집행장치는 작업기억에 관한 인지모형이다.

재인과 회상
- 재인(recognition) : 이전 정보를 다시 경험하여 기억하는 것으로, 이전에 본 사람의 얼굴을 보고 기억하는 등의 힌트를 주면서 불러내는 것이다.
- 회상(recall) : 특별히 물리적으로 제시되는 단서 없이 사실이나 사건 또는 물건에 대해서 기억해내는 것이다.

17 정답 ③

고개를 뒤로 기울이기 자세의 경우 턱을 들어 올려 음식이 중력에 의해 구강 앞에서 뒤로 흘러가기 때문에 구강기 장애가 있는 근육위축가쪽경화증(ALS) 환자나 구강암 초기단계에 있는 환자에게 매우 유용하다.

18 정답 ③

바닥에 떨어진 물건을 집을 시 사용하는 보조도구는 reacher이다.

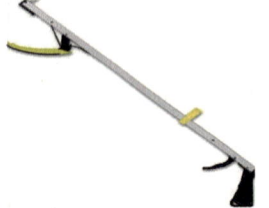

①·④·⑤ swivel spoon, built-up handle, universal cuff는 식사관련 보조도구이다.
② button hook은 옷 입기 보조도구이다.

19 정답 ④

④ 보기의 행동을 보이는 뇌졸중 환자에게는 시각을 제외한 상태에서 촉각, 인지, 고유수용성감각을 이용하여 물체를 구별하는 입체감각인식 훈련이 필요하다.

Sterognosis : 입체인지 지각

촉각, 인지, 고유수용성감각을 이용하여 물체를 알아내는 능력으로, 쉬운 예시로 주머니 속에 있는 열쇠, 동전 등 사물을 눈으로 보지 않아도 구별해낼 수 있는 능력을 말한다.

20 정답 ④

① · ② · ③ · ⑤ 형태항상성 중재법 중 교정적 중재접근에 해당하는 방법이다.

적응적 접근법(adaptive approach)

- 상위하달식(top-down) 접근법으로 환자 자신의 능력으로 수행할 수 있도록 주변환경에 대해 적응력을 향상시키는 데 중점을 두는 치료법이다.
  - 외적(external) 보상 : 외부에서 도움이나 보조를 받는 것
  - 상황적(situational) 보상 : 타인의 도움 없이 환자 스스로 기법을 활용하는 것
- 기능수행(functional performance), 작업수행(occupational performance) 및 동적 상호작용 접근법(dynamic interactional approach)이 있다.

21 정답 ④

④ 노래를 부르면서 특정 단어에 박수를 치는 행동은 여러 자극정보를 분별해서 반응을 하는 것이기에 환자가 사용한 집중력은 선택적 집중력(selective attention)이다.

선택적 집중력(selective attention)

- 여러 가지 자극 중 선택적으로 어떤 한 자극을 활성화하거나 억제하면서 자극정보를 분별하여 반응하는 것이다.
- 상황이나 과제에 필요한 자극에 집중해서 행동이나 인지과정을 유지하는 동안 집중을 흐트러뜨리는 여러 자극 중에서 관련 없는 자극은 무시하거나 억제하면서 관련된 자극에 선택적으로 집중을 유지하는 능력이다.

22 정답 ⑤

점진적 단서소실(vanishing cues)

- 정보 회상이 성공할 때까지 촉진자극을 점차 줄이면서 회상을 여러 번 시도하는 것으로 구성된다.
- 처음에는 완전한 단어를 제시하고 그 단어를 말해보게 하고, 그다음에는 마지막에 나오는 몇 글자가 없는 경우에도 그 단어를 말해보게 한다.

23 정답 ③

외상 후 기억상실 기간과 손상의 중증도

- 뇌손상 시점부터 이후의 사건에 대한 기억이 회복될 때까지의 기간을 의미한다.
- 이 기간 동안 환자는 혼수상태에서 벗어났으나 지남력 및 기억력은 결여되어 있으며, 외상후기억상실증은 뇌의 손상 정도뿐만 아니라 예후측정에도 중요한 정보를 제공한다.

외상 후 기억상실 기간	손상 정도
5분 이내	매우 경미(very mild)
5~60분	경미(mild)
1~24시간	중증도(moderate)
1~7일	심각(severe)
1~4주	매우 심각(very severe)
4주 이상	극도로 심각(extremely severe)

24 정답 ③

③ 지문을 해석하면 눈 뜨기 3점, 운동반응 4점, 언어반응 3점으로 총 점수 10점에 해당한다.

검사항목	환자의 반응	점수
눈 뜨기	자발적으로 눈을 뜸	4
	언어적 자극, 명령 말에 눈을 뜸	3
	압박자극에 대해 눈을 뜸	2
	눈 뜨기 반응이 없음	1
운동반응	움직임 명령을 따라 수행함	6
	통증자극에 대해 목적 있는 움직임(한정적)	5
	통증자극에 대해 부분적 회피반응	4
	통증에 대해 굽힘반응	3
	통증에 대해 폄반응	2
	운동반응이 없음	1
언어반응	지남력이 있으며, 시간, 장소, 사람에 대해 인지함	5
	질문에 대해 답을 할 수 있으나 대화가 혼란스러움(지남력 ×)	4
	부정확한 짧은 담화 표현 : 문장보다는 단어 사용	3
	이해할 수 없는 소리 : 신음소리	2
	언어반응이 없음	1

25 정답 ③

PAS에 대한 점수 기준

점수	기준	결과
1	음식이 기도로 들어가지 않음	정상
2	음식이 기도로 들어갔으나 성대주름 위에 남아 있다 기도 밖으로 배출됨	침습
3	음식이 기도로 들어갔으나 기도 밖으로 배출되지 않고 계속 성대주름 위에 남아 있음	침습
4	음식이 기도로 들어가 성대주름에 닿았으나 다시 배출됨	침습
5	음식이 기도로 들어가 성대주름에 닿았으며, 밖으로 배출되지도 않음	침습
6	음식이 기도로 들어가 성대주름 아래를 지났으나 후두 또는 기도 밖으로 배출됨	흡인
7	음식이 기도로 들어가 성대주름 아래를 지났으며 후두 또는 기도 밖으로 배출되지 않음	흡인
8	• 음식이 기도로 들어가 성대주름 아래를 지났으며 후두 또는 기도 밖으로 배출되지 않음 • 음식물을 배출하려는 어떠한 노력도 보이지 않음(무증상 흡인)	흡인

26 정답 ②

중심척수증후군(Central Cord Syndrome, Schneider Syndrome)

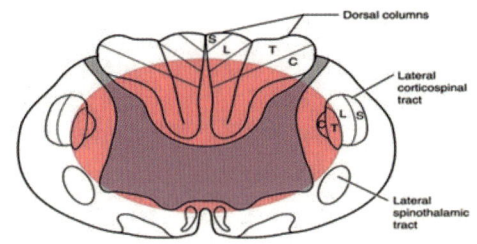

- 가장 흔하며 척수 중심부의 파괴로 회색질 및 백색질이 모두 손상된다.
- 퇴행성 경추증이 있는 노령층에서 과한 폄에 의해 발생하며 소아는 굽힘 손상에 의해 발생한다.
- 노인에게 주로 발생한다.
- 증상
  - 양쪽 통증 및 온도감각 상실 : spinothalamic tract의 손상
  - 촉각, 진동, 고유수용성감각은 부분적으로 남아 있을 수 있다.
  - 상지 : 이완성 운동신경원의 마비 / 하지 : 경직성 운동신경원의 마비
  - 상지로 가는 피질척수로(cortico spinal tract)가 중심부에 위치하므로 상지의 기능장애가 심하다.
  - 상대적으로 하지의 기능장애가 적은 것이 특징이다(항문 주위의 감각은 보존됨).

27 정답 ①

② dorsal column : 촉각, 압박, 진동, 고유수용성감각의 구별에 관여
③ lateral spinothalamic tract : 반대쪽의 통증과 온도감각에 관여
④ spinocerebellar tract : 무의식적인 고유수용성감각에 관여
⑤ vestibulospinal tract : 폄근의 긴장을 촉진

28 정답 ③

ASIA 손상척도

종 류	손상 정도
A	완전손상. 감각이나 운동기능이 척수분절 S4-S5를 포함하여 신경학적 레벨 이하에 없음
B	불완전손상. 감각기능이 척수분절 S4-S5를 포함하여 신경학적 레벨 이하에 있지만 운동기능은 없음
C	불완전손상. 운동기능이 신경학적 레벨 이하에 있으며, 신경학적 레벨 이하의 주근육의 절반 이상이 3등급(근력)보다 낮음
D	불완전손상. 운동기능이 신경학적 레벨 이하에 있으며, 신경학적 레벨 이하의 주근육의 절반 이상이 3등급(근력) 이상임
E	정상. 운동기능과 감각기능이 정상

29 정답 ①

ASIA 감각평가의 경우 모두 다 2점일 경우 정상으로 한다. 환자의 경우 C7에서 Light touch가 손상되었기에 환자의 감각수준은 C6이다. C6의 감각부위는 엄지손가락이다.

30 정답 ③

다음은 주요 key muscle이다.
- Elbow flexors : C5
- Elbow extensors : C7
- Wrist extensors : C6
- Finger flexors : C8
- Small finger abductors : T1

레벨수준으로 대입을 하면 다음과 같다.

–	Lt.	Rt.
C5	5	5
C7	5	4
C6	4	4
C8	3	3
T1	2	3

③ 운동수준의 좌우측은 다를 수 있으며, 근력이 3/5 이상 되면서 바로 위 분절의 근력이 5/5 조건을 만족하는 가장 아래의 중요 근육근의 신경뿌리분절을 운동수준으로 결정한다. 즉, 지금 표는 C6에서 손상받았고 4점이어서 해당 수준을 포함시킨다. 정답은 C6 / C6이다.

31 정답 ①

자율신경 반사부전(autonomic dysreflexia)
- T6 이상의 척수손상에서 흔히 나타나는 현상이다(유해한 자극에 대해 위험하게 갑작스러운 혈압의 상승이 나타남).
- 신속히 치료되지 않으면 뇌졸중이나 갑작스러운 사망을 일으킨다(20mmHg 이상의 수축기혈압 상승은 치료되어야 한다는 신호).

- 원인 : 방광팽창, 요로 또는 방광감염, 신장결석, 분변 막힘, 욕창, 발톱감입, 도뇨관 삽입이나 관장, 장 팽창, 통증자극 등(자율신경계의 반응을 일으킴)
- 증상 : 심한 두통, 서맥, 발한, 안면홍조, 코 막힘, 흐릿한 시각, 호흡곤란과 가슴 답답함 등
- 조 치
  - 작업 중 증상이 나타나면 작업을 중단한다.
  - 누워있을 때 증상이 나타나면 머리를 올린 상태로 앉게 하고 혈압을 체크한다.
  - 압박하는 옷·복대와 탄력스타킹 등을 느슨하게 하거나 제거하고 원인을 찾아서 제거한다(보통 소변줄이 원인).

32 정답 ④

환자 스스로 중력을 이기고 경도의 저항에 대해 자세를 유지하기 위해서는 어깨세모근과 위팔두갈래근의 근력이 F+ 이상 되어야 한다.

33 정답 ②

① SCIM(Spinal Cord Independence Measure) : 척수손상 환자의 일상생활 수행능력 평가이다.
③ QIF(Quadriplegia Index of Function) : 사지마비 환자의 기능수준 평가도구이다.
④ Modified HY scale(Modified Hoehn & Yahr scale) : 파킨슨 증상의 정도를 나타내는 척도이다.
⑤ MBI(Modified Barthel Index) : 일상생활 자립 정도에 대한 평가이다.

34 정답 ②

다발성경화증
- 중추신경계의 말이집(수초, myelin sheath)을 손상시키는 진행성 질환이다.
- 정확한 원인은 알려져 있지 않지만 환경적 요소, 유전적 요인, 자가면역, 바이러스 감염 등으로 인해 수초에 이상이 생기는 것으로 추정한다.
- 증상 : 감각이상, 정서불안, 복시, 사지의 감각손실, 한쪽 눈의 시각결손, 삼차신경통(trigeminal neuralgia), 피로

35 정답 ②

파킨슨병 환자에게 나타나는 병적보행은 가속보행이다. 환자가 걸을 때 보폭은 좁아지며 속도는 약간 증가하며, 발을 끌면서 걷고, 걷는 동안 팔 흔들기 및 몸통회전이 두드러지게 감소한다.

36 정답 ②

CDR 0.5
- 기억력 : 경미하지만 지속적인 건망증으로, 사건의 부분적인 회상만 가능하고 양성 건망증이다.
- 지남력 : 시간에 대한 경미한 장애가 있는 것 외에는 정상이다.
- 판단력과 문제해결능력 : 문제해결능력, 유사성, 상이성, 해석에 대한 경미한 장애이다.
- 사회생활 : 직장생활, 물건 사기, 자원봉사, 사회적 활동 등에 있어서의 장애가 의심되거나 약간의 장애가 있다.
- 집안생활과 취미 : 집안생활, 취미생활이 다소 손상되어 있다.

37 정답 ④
근육위축가쪽경화증

단계	증상	운동기능 유지활동	보조도구
1단계	• 특정 근육의 경도 약화(손, 발, 구강) • 걷기 가능 • 독립적 ADL 수행 가능	• 정상활동 • 능동 ROM 또는 피로하지 않을 정도의 저항운동	필요 없음
2단계	• 특정 근육의 중등도 약화 • 걷기 가능 • ADL 수행 경미 감소	• 능동 및 능동보조 ROM 운동 • F+ 이상인 근육에 신중한 근력강화	• 보조기 사용 고려 • 보조도구 사용(단추걸이, 리처, 손잡이를 두껍게 한 도구 등)
3단계	• 발목과 손목, 손의 선택적인 약화 • 독립적인 ADL 수행능력이 보통 정도로 감소 • 숨을 쉬기 위해 약간의 노력 필요	• 능동보조운동이나 수동관절운동 시행 • 에너지 보전과 직업단순화 등을 통해 활동 참여	• 수동 또는 전동휠체어 처방 • 의사소통도구의 이용을 권장 • 집구조 변경 논의
4단계	• 어깨통증과 손의 부종 • 휠체어에 의존 • 심한 하지 약화 • ADL 수행이 가능하나 피로를 쉽게 느낌	• 수동관절운동이나 능동보조운동 시행 • 경직 조절을 위해 마사지나 열치료 • 통증관리 및 부종마사지	• 팔걸이, 오버핸드 슬링, 팔지지대 (MAS) • cock-up/resting splint • 타이핑 보조도구
5단계	• 심한 상지 · 하지 약화 • 휠체어 생활 • ADL 의존도 높음 • 움직임 감소로 인한 피부괴사 위험	• 수동관절운동 시행 • 욕창 방지 및 피부관리 시행 및 교육 • 가족에게 자조활동 보조방법 등을 교육	• 전동병원침대와 압력방지용 보조도구 • 필요시 휠체어에 호흡기 장착 • 전동리프트 작동법 교육
6단계	• 휠체어, 침상생활 • ADL 완전 의존 • 사지의 피로	• 수동관절운동 시행 • 욕창 방지 및 피부관리 시행 • 통증관리 • 삼킴장애 예방 및 치료	• 영양급식관 삽입 • 객담배출기계 • 부수적 언어장비 추천

38 정답 ②
후크와 핸드

후크	핸드
• 외관이 핸드보다 떨어짐 • 가벼움, 튼튼함, 기능적 • 쥐기가 용이함	• 외관이 후크보다 좋음 • 쥐기는 가능하나 후크에 비해 비효율적

39 정답 ④
남겨진 사지에 붕대를 감는 목적
- 남겨진 사지의 모양을 좋게 하기 위해
- 남겨진 사지의 부피를 줄이기 위해
- 의수를 잘 견딜 수 있는 좋은 모양으로 만들기 위해

40 정답 ③
말단장치 조작방법은 팔꿈치 굽히는 방법과 똑같으나 팔꿈관절 잠금 이후 시행해야 한다.

41 정답 ②
① 볶기보다는 굽기로 조리한다.
③ 한 자세로 오래 있는 것은 피해야 한다.
④ 슬리퍼는 발목을 지지하지 못해 관절연골에 전해지는 압력이 커서 관절염을 악화시킨다.
⑤ 국을 휘저을 때는 오른손잡이는 반시계방향, 왼손잡이는 시계방향으로 젓는다.

42 정답 ⑤
백조목 변형은 뼈사이근과 굽힘근 그리고 힘줄의 구축에서 초래되며, 손허리손가락관절(MCP joint)의 굽힘 구축, 몸쪽손가락뼈사이관절(PIP joint)의 보상성 과다폄, 먼쪽손가락뼈사이관절(DIP joint)의 굽힘을 유발한다.

43 정답 ①
엉덩관절치환술(THR) 환자의 앉기
- 수술한 다리는 앞으로 뻗는다.
- 팔걸이를 밀며 앉거나 일어난다.
- 천천히 앉으며 수술한 다리를 편다.
- 일어날 때도 수술한 다리를 편다.
- 엉덩관절 굽힘 방지를 위해 몸을 앞으로 기울이지 않는다.

44 정답 ③
화상의 정도에 따른 유형

얕은 화상	얕은 부분 화상	깊은 부분 화상	전층 화상	피부밑 화상
• 표피의 바깥층만 손상 • 수포 없음 • 3~7일의 회복기간	• 표피 일부분 손상 • 수포가 있으며 통증 심함 • 2주 미만의 회복기간	• 표피와 진피의 일부분 손상 • 물집이 터지고 통증이 심함 • 2주 이상의 회복기간	• 신경말단의 손상 • 피부의 창백함 • 엉켜진 모세혈관 • 장시간의 회복기간	지방, 근육, 힘줄이 화상을 입을 수 있음

45 정답 ④
골관절염의 증상으로 50세 미만에서는 남성이 더 많이 발생한다.

46 정답 ①
신경학적 손상과 손에 나타나는 증상
- 정중신경 : 원숭이손(Ape's hand), web space 감소, 엄지 굽힘 손상, 엄지 맞섬 손상 등
- 노신경 : 손목 처짐(wrist drop), 아래팔의 엎침, 손목관절의 굽힘 및 폄 기능 상실 등
- 자신경 : 까마귀손(claw hand), 감각 상실(자뼈 쪽) 등

47 정답 ③

자신경 손상에 대한 증상으로, 주로 약지와 소지의 과다 폄을 막아주는 dynamic ulnar nerve splint를 적용한다.

48 정답 ⑤

요통 환자는 물건을 들어올릴 때 허리는 곧게 편 상태에서 물건을 몸에 가까이 위치시킨 다음 상지보다는 하지의 힘으로 들어올려야 한다.

49 정답 ②

작업치료 접근
- 생체역학적 접근
  - 신체적 문제를 치료하기 위해 사용되며 ROM, 근력, 지구력 등 신체장애를 평가하고 회복시키기 위해 사용한다.
  - 운동단위 질환이나 정형외과적 문제를 가진 환자에게 적용한다.
- 감각운동적 접근
  - 중추신경계 문제를 지닌 환자들에게 적용하며, 신경·생리학적 메커니즘을 이용한다.
  - 근긴장도 정상화, 정상적 운동반응을 이끌어내고, reflex 메커니즘을 사용한다.
- 재활적 접근
  - 환자가 신체적 한계를 가지고 삶을 살아가도록 돕는다.
  - 장애보다 가능성에 초점을 두며 그 사람의 내적가치와 개인의 존엄성, 만족스럽고 목적 있는 삶의 회복에 관심을 가진다.

50 정답 ③

③ 불안정성 : non-slip mats, hand rail, grab bar 등
① 감소된 에너지 : 가벼운 도구, 전동도구 등
② 손상된 쥐기 : built up handle, universal cuff, 큰 펜 등
④ 관절변형의 가능성 : 수도꼭지 손잡이 신장, MCP 관절을 사용한 채소껍질 벗기기 도구 등
⑤ ROM 감소 : reacher, 긴 구둣주걱, 긴 자루걸레 등

51 정답 ④

① 과대망상 : '자신이 위대하다', '전지전능하다'라고 믿는 망상으로 열등감, 불안정한 감정에서 발생한다.
② 관계망상 : 주변의 일이 자신과 관련되며 누군가 또는 신문, 라디오가 내 말을 하고 있다는 망상으로 자기비판이 투사된 것이다.
③ 조종망상 : 자신이 타인에 의해 또는 미지의 존재에 의해 조종당한다는 망상이다.
⑤ 연애망상 : 누군가를 몹시 사랑하고 있다고 믿거나, 존재하지 않는 사람에 대한 사랑, 유명한 인사가 자신을 사랑한다고 믿는 망상이다.

52 정답 ④

① 금욕주의 : 쾌락효과를 제거하고 특정 쾌락에 대한 가치를 결정하는 것에 도덕적 기준이 개입한다.
② 조현성 공상 : 자폐적으로 퇴행하여 대인관계를 피하고 특이한 형태를 보이며, 공상을 전적으로 믿지는 않지만 행동화를 자제하지 못하는 상태이다.
③ 고착 : 어떤 스트레스에 부딪힐 때 인격발달과정이 그 수준에서 중단되는 상태이다.
⑤ 지식화 : 무의식적으로 감정을 억누르고, 이성적 활동에 몰두하는 상태이다.

53 정답 ⑤

우울증 환자에게 적용하는 작업치료
- 성공확률이 높고 결과물이 즉각적으로 산출되는 작업을 한다.
- 본인의 템포에 맞춰 반복할 수 있는 작업을 한다.
- 구체적 지시를 하고 공감적 · 수용적 · 지지적 태도를 보여준다.
- 과도한 칭찬과 많은 선택권은 자제하고 타인을 도울 수 있는 활동이 유익하다.
- 도구(칼, 가위, 실) 사용 시 주의가 필요하다.

54 정답 ①

외상후스트레스장애(PTSD ; Post Traumatic Stress Disorder)
- 전쟁, 고문, 자연재해, 사고 등 충격적인 사건을 경험한 후 사건에 대한 공포감을 느끼고 사건 후에도 계속적인 재경험을 통해 고통을 느끼는 질환이다.
- 치료(탈감각화) : 특정 자극이나 상황에 대하여 비정상적인 불안이나 공포를 나타내는 사람에게 불안이나 공포를 덜 느끼는 상황에서 시작하여 점차 더 강한 자극을 유발하여 최종적으로 특정 자극에 대한 비정상적 불안과 부정적 반응을 제거한다.

55 정답 ①

프로체스카 & 디콜레멘테의 변화단계 모델
- 숙고전단계 : 아무런 문제가 없다고 여기고 술을 마시는 이유를 합리화한다.
- 숙고단계 : 변화의 중요성을 깨닫고 변화를 원하며 자신의 문제에 대해 고민하기 시작한다. 가장 힘든 단계로 절주와 금주가 반복된다.
- 준비단계 : 실제 변화를 희망하여 자신의 결심을 공개하며 도움을 요청하고 받아들인다.
- 실행단계 : 다른 단계에 비해 가시적인 변화를 위해 무언가를 실행한다.
- 유지단계 : 1년 이상 단주를 유지한다.

56 정답 ②

항문기에서 욕구충족을 위한 행동은 배뇨 · 배설이며 욕구충족의 결과는 자아통제이다.

57 정답 ④

④ 집단응집력 : 집단 내에서 자신이 인정받고 수용된다는 소속감은 그 자체로 집단구성원의 긍정적인 변화에 영향을 미친다.
① 보편성 : 참여자 자신만 심각한 문제, 생각, 충동을 가진 것이 아니라 다른 사람들도 자신과 같은 비슷한 갈등과 생활경험, 문제를 지니고 있음을 통해 위로를 받는다.
② 이타주의 : 집단구성원들이 서로 간의 위로, 지지, 제안을 통해 도움을 주고받으며 자신도 누군가에게 도움을 줄 수 있다는 것을 깨닫는다.
③ 모방행동 : 집단상담자와 집단구성원은 새로운 행동을 배우는 데 좋은 모델이 될 수 있다.
⑤ 정화 : 집단 내의 비교적 안전한 분위기 속에서 집단구성원은 그동안 억압되어온 감정을 자유롭게 발산할 수 있다.

58 정답 ②

① Ⅰ형 양극성장애 : 적어도 1회의 조증삽화를 만족해야 한다.
③ 순환성 장애 : 2년간 경조증 · 우울증 증상이 있어야 하고, 주요 · 조증 · 경조증삽화는 존재하지 않는다.
④ 주요우울장애 : 우울한 기분이거나 흥미나 즐거움의 상실을 보이며, 조증 · 경조증삽화는 존재하지 않는다.
⑤ 지속성 우울장애 : 적어도 2년간 하루의 대부분 우울한 기분이고, 조증 · 경조증삽화가 없어야 하고, 순환성 장애의 진단기준을 충족하지 않아야 한다.

59 정답 ③

① 분노교육 : 분노를 비공격적으로 관리할 수 있도록 가르치는 것으로, 물리적 자극을 모니터링하고 자극통제방법 연습 등의 전략학습을 한다.
② 사회적 모델링 : 숙련된 모델을 사용하여 행동을 가르치는 방법으로, 학습은 모방을 통해 이루어진다.
④ 행동형성 : 한 가지 목표를 달성하면 다음 단계로 넘어가는 식으로 순차적인 단계를 통해 목표를 달성하는 게 목표이다.
⑤ 역할획득 : 개인 스스로 선택한 작업적이고 사회적인 역할을 수행하는 데 필요한 특정 기술을 획득하도록 돕는 것으로, 적어도 모든 행동이 학습된다는 개념에 기초한다.

60 정답 ③

① 체계적 둔감법 : 두려움을 야기하는 사물이나 상황에 점진적으로 노출하는 방법으로서, 긴장을 이완시킨 상태에서 약한 자극으로 시작해 점차 강한 자극에 노출시킨다. 공포증의 가장 효과적인 치료법으로 알려져 있다.
② 정동홍수법 : 단번에 불안을 일으키는 정도가 가장 심한 자극에 오랫동안 노출시키는 방법으로, 체계적 둔감법의 접근방법과 대조된다. 이는 불안을 일으키는 정도가 심한 자극에 노출되더라도 사람은 계속 높은 각성상태를 유지할 수 없으므로, 결국 불안반응은 약화된다는 이론에 근거한다.
④ 노출요법 : 안전한 환경에서 두려움의 대상이나 전후 사정에 노출시키고, 중재자는 환자를 위로하여 불안을 없애는 기술이다. 노출요법은 실제로 공포자극에 노출하는 실제적 노출법과 공포자극을 상상하게 하여 노출시키는 심상적 노출법이 있다.
⑤ 소크라테스식 물음 : 소크라테스는 바로 해답을 제시한 것이 아니라 질문을 던지고 제자들이 스스로 깨우칠 수 있도록 안내해 주는 역할을 하였다. 클라이언트가 자신의 신념이 치료목표를 달성하는 데 있어서 도움이 되는지 혹은 방해가 되는지를 스스로 판단하게 하고 문제를 해결하도록 돕는다.

61 정답 ③

PDMS II(Peabody Developmental Motor Scales II)
- 대상 : 1~72개월 아동
- 목적 : 운동평가
- 평가항목
  - 대동작 : 반사, 균형, 이동 등
  - 소동작 : 잡기, 손사용, 눈-손협응, 손민첩성 등

62 정답 ③

사회적 수준에 따른 놀이의 유형
- 비참여 행동 : 놀고 있지 않은 것처럼 보이나, 주변에 흥미를 갖고 있으며 주로 자신의 신체를 가지고 논다.
- 방관자적 놀이 : 질문이나 제안은 하지만 놀이에 끼어들지는 않고 다른 유아가 노는 것을 관찰한다.
- 혼자놀이 : 곁에 있는 유아와 상호작용하기보다는 혼자 장난감을 가지고 논다.
- 평행놀이 : 같은 공간에서 다른 유아와 같거나 비슷한 놀잇감을 가지고 놀지만 상호 간 특별한 교류가 없다.
- 연합놀이 : 둘 이상의 아동이 함께 공통적인 활동을 하고, 놀잇감을 서로 빌리며 놀이를 하지만 리더나 역할분담은 없다.
- 협동놀이 : 아동은 한 가지 활동을 함께하며, 서로 돕고 조직된 집단으로 편을 이루어 역할분담을 한다.

63 정답 ②

무정위형 뇌성마비
- 뇌바닥핵의 손상으로 인해 나타난다.
- 전체 뇌성마비 중 약 10%를 차지한다.
- 근긴장도가 수시로 변화한다.
- 불수의적 움직임이 주요 특징이다.
- 경직을 동반한 무정위형, 긴장성 경련을 동반한 무정위형, 무도형, 순수 무정위형으로 구분한다.

64 정답 ③

옷 입기의 감각전략

고유감각	• 감각방어를 감소시키기 위해 옷 입기 전에 깊은 압박 제공하기 • 로션으로 마사지하기 • 관절압박, 점핑, 벽 밀기 등의 활동 제공하기 • 몸을 압박시킬 수 있는 속옷 입히기
전정감각	• 아이가 균형 잡기가 어렵다면 앉아서 옷 입히기 • 전정자극에 민감한 아동은 옷을 입을 때 머리위치가 변경되지 않도록 하기
촉각	• 재질에 민감할 수 있음 : 아이가 좋아하는 옷 구매하기 • 촉각민감도를 낮추기 위해 압박감 제공하기 • 옷의 상표를 제거하거나 상표가 옷에 프린트된 것 구입하기
시각	• 빛의 산란을 최소화하기 위해 단색의 옷 입히기 • 패턴이 있는 옷이나 산만한 패턴의 옷은 가급적 피하기 • 운동계획능력과 시각자극을 제공하기 위해 거울 앞에서 옷 입히기

65 정답 ③

자폐스펙트럼장애 아동의 사회적 손상 유형

무관심	• 반복적이고 상동적인 행동 • 다쳤을 때 부모에게 알리지 않음 • 통증에 거의 반응하지 않고 부모와 떨어지는 것에 불안하지 않음
수동적 태도	• 자신이 관심을 갖고 있는 물건을 가리키는 일이 없음 • 원하는 물건이나 사람 옆에 가까이 서 있기만 함 • 놀이나 욕구를 자발적으로 찾지 않음
상황에 적절하지 않은 행동	• 아무에게나 이야기함 • 관심사가 있는 경우 주변상황에 개의치 않고 확인하려 함 • 눈맞춤을 회피하지 않고 모르는 사람에게 상황에 맞지 않는 비언어적 표현을 함
지나치게 형식적인 유형	규칙을 철저히 지키며 누군가 규칙을 위반하면 화를 내고 무례하게 행동을 함

66 정답 ⑤

지적장애의 분류

구 분	지능지수	장애등급	기능정도
경도 (mild)	50~69	3급	• 간헐적 지지하에 지역사회 생활 및 직업기술 성취 가능 • 초등학교 수준의 교육 가능(교육가능급) • 지원고용, 보호고용, 간헐적 도움 • 사회적·직업적 재활 가능
중등도 (moderate)	35~49	2급	• 일상생활은 훈련 후 수행 가능하나 사회생활을 위해서는 지지 필요 • 초등학교 2학년 수준 • 보호고용 : 특정기술을 요하지 않는 보호작업장(훈련가능급), 제한적(limited) 도움 • 단순한 행동훈련 가능
중도 (severe)	20~34	1급	• 기본적 신변처리가 어려우며 이를 훈련하기 위해 많은 지지와 지도가 필요함 • 학업 불가능 • 직업활동 불가능(작업활동시설)(보호관찰급), 확장적(extensive) 도움
최중도 (profound)	20 미만		기본적 생존을 위한 신변처리기술도 보호자의 도움 필요(완전보호급)

* DSM-5에서는 지적장애를 신경발달장애로 분류한다.

67 정답 ④

레트증후군(Rett syndrome)

• 특 징
  - 6~18개월까지 정상발달
  - 이후 머리발달의 빠른 퇴화, 손기술 상실, 움직임 협응장애
  - X 관련 단백질 유전자 이상 : 우성 진행성 신경질환(주로 여아에게 발생)
• 증 상
  - 사회적 상호작용의 어려움은 자폐와 유사
  - 운동, 인지, 언어발달의 중증손상

- 소두증, 경직, 발작
- 특이행동(hand mouthing, 팔딱거림, 쥐어짜는 동작)
- 손의 기능적 사용 상실, 불규칙 호흡
- 아동기 후반 비보행, 비언어

68 정답 ②

교정연령 계산
- 조산아의 경우 해당한다.
- 2세 이하이며 2주 이상 조산인 경우만 조정한다.
- 한 달은 4주, 1주는 7일로 계산한다.

```
연대기적 연령 : 1세 1개월
 - 조산일 :     3개월
_____
 교정연령 : 0세 10개월
```

69 정답 ④

보기는 STNR(대칭성 긴장성 목반사)에 관한 설명이다.

70 정답 ②

① 주도성 대 죄책감 : 아이는 목표 달성을 위해 활동을 계획 및 시도하고, 어른을 모방하고 자기지도 감각을 개발하는 시기이다.
③ 자율성 대 수치심/의심 : 대소변 조절법을 배워 독립성을 기르고 신체기능에 대한 부모의 태도, 아이 스스로 조절을 허용하는 부모에 의해 아이의 동기와 의지를 형성한다.
④ 생산성 대 침체감 : 미래지향, 일과 지역사회 리더십, 자녀양육을 통해 기여한다.
⑤ 자아통합 대 절망 : 죽음을 예견하며, 일생을 돌아보며 의미를 부여한다.

71 정답 ①

자폐증은 주고받은 사회적 상호작용과 의사소통 기술에 대한 심각하고 복잡한 장애, 그리고 상동행동, 상동관심을 특징으로 한다. 발병은 일반적으로 3세 이전에 일어나며, 결핍은 평생 지속된다.

72 정답 ②

66번 해설 참고

73 정답 ②

인지기반작업수행(CO-OP)은 실제 환경에서의 활동에 대한 참여를 반영하고 복잡한 일상생활의 생태학적인 측면을 반영한 접근법이다. 아동은 스스로 선택한 과제의 인지전략과 구체적 과제훈련을 결합하여 특정 과제의 학습과 더불어 문제해결의 틀(Goal · Plan · Do · Check)을 사용해 문제 해결방법을 학습한다.

74 정답 ③

아동이 계단을 내려갈 때 발의 위치를 놓기 어려운 것은 깊이지각에 대한 문제로 인해 발생하는데, 깊이지각이란 대상의 크기와 거리에 대한 정보를 처리하는 과정을 뜻한다.

75 정답 ④

행동관리 기법
- 강화 혹은 보상 : 먹는 종류의 1차적 강화와 칭찬이나 스킨십과 같은 2차적 강화가 있다.
- 벌 : 아동의 행동에 대한 후속결과로 벌이나 혐오효과를 이끌어내는 것이다. 특정 행동 후 벌을 주었더니 그 행동의 빈도가 감소했다면, 이는 벌효과라 할 수 있다. 만약 아동이 벌이 무서워 행동을 억제하거나 심리적·정서적 문제가 유발되었다면, 이는 벌의 부작용인 혐오효과라고 할 수 있다.
- 촉구 : 아동이 지시된 행동을 시작하거나 중지하고 다시 시작하지 않을 때 행동을 유발하고자 사용하는 것이다. 촉구에는 신체적·언어적 촉구, 큐 등이 있다.
- 모델링 : 아동들이 수행하지 못하는 과제를 아동이 보는 앞에서 교사나 부모 또는 또래가 시험을 보여주면서 모방을 유도하는 방법이다. 일반적으로 자폐스펙트럼장애 아동들은 시각적 자극에 민감하기 때문에 비디오나 동영상을 이용한 모델링 방법을 사용하는 것이 효과적일 수 있다.
- 강화 상실 또는 소멸 : 현재 받고 있는 관심이나 보상을 중단하거나 차단하는 것이다.
- 타임아웃 : 문제행동을 나타낼 때마다 벌로써 아동을 지정된 특정 공간으로 보내서 일정시간 동안 머물게 하는 결과 유발 행동이다. 아동이 보이는 문제행동이 다소 가벼울 때는 잠시 진행하는 활동을 중단시키고 일정시간 떨어져 있게 하는 활동 타임아웃이 적당하다. 그러나 아동이 자해행동이나 파손행동을 보이는 경우에는 특정 공간이나 방으로 보내는 환경 타임아웃이 필요하다.
- 토큰 사용체계 : 1차적 보상을 사용하는 것보다 체계적이고 유기적인 보상체계로 발전시킨 것을 토큰 사용체계라 한다. 아동이 목표한 행동을 보일 때마다 스티커(토큰)를 주고, 일정 이상 스티커를 모으면 아동이 좋아하는 강화물이나 활동 등과 교환하게 하는 것으로, 아동에게 지속적인 과제의 동기부여에 효과적이다.

76 정답 ③

묘성증후군
5번 염색체 짧은 팔 부분이 잘려져 나감으로써 생기는 선천적 유전병으로, 신생아 20,000명에서 50,000명 가운데 한 명이 이 질환을 가진다. 아이가 약하고 야옹거리는 울음소리를 낸다. 아이는 머리가 작고 넓게 배치된 아래로 기울어진 눈, 심장이상, 발육부진 및 소두증이 나타나며, 정신지체(MR), 근육긴장 저하 그리고 먹기 및 호흡에 대한 문제가 발생한다.

77 정답 ⑤

매슬로의 욕구단계
- 생리적 욕구 : 음식, 물, 온도와 같은 삶의 가장 기본단계이다.
- 안전욕구 : 신체적 위협에 대한 안전과 정신적 안정(저축, 안정된 직장)에 대한 욕구이다.
- 소속과 사랑욕구 : 우정, 가족, 지역사회 단체소속과 같은 소속감을 뜻한다.
- 존중의 욕구 : 자신의 가치를 인정받고자 하는 욕구이다.
- 자아실현의 욕구 : 인지적·미적 성취감, 존경심, 명예, 권력 등이 속한다.

78 정답 ②

뇌성마비 아동의 감각통합장애 중 촉각방어에 대한 내용이다. 감각통합적 접근법은 감각정보 처리의 어려움을 겪는 아동에게 사용되며, 아동의 처리능력 향상을 위한 조절된 감각을 입력해주고, 활동은 아동 중심으로 진행된다.

79 정답 ③

실조형 뇌성마비
- 소뇌손상과 관련된 유형이다.
- 근긴장도는 정상보다 조금 낮은 정도로 경직이 발생하지 않는다.
- 증상 : 실조형 보행, 안구진탕, 의도성 떨림, 감각문제, 정신지체, 조음장애, 상반운동불능증 등

80 정답 ①

듀센형 근이영양증(DMD)

근이영양증 중 듀센형은 가장 흔하고 심각하다. X염색체 열성유전으로 나타나며, 주로 남아에게서 2~6세에 발생하고, 진행속도가 빨라 대부분 20대 전에 사망한다. 가성비대, 가우어징후, 발가락보행, 웨딩보행 등이 나타나며, 주로 하지근위에서 먼저 근약화 후 상지까지 보행장애, 심근 호흡근 문제가 나타난다.

81 정답 ④

인간작업 모델

인간작업 모델은 의지, 습관화와 수행의 하위체계들의 통합체계로 인간을 이해하고 있다. 이 이론에서 상위수준은 하위수준을 지배하며, 따라서 인간의 가치나 흥미는 환경적·신체적·심리적 장애물을 극복하는 데 도움을 줄 수 있다고 설명하고 있다. 인간작업 모델은 각각의 하위체계에 대한 평가 후 각 수준에서의 기능장애에 초점을 맞춰 중재가 진행된다. 인간작업 모델은 기능장애의 주된 원인이 무엇이든지 간에 인간 전체의 니즈에 초점을 둔다. 치료과정은 기능장애 그 자체를 포함시킬 수 있고, 기능장애의 영향이 개인의 요구나 태도에 미치는 영향을 고려하여 적합한 그룹활동을 포함한다.

82 정답 ⑤

스노젤렌 치료(Snoezelen Therapy, 심리안정치료)
- 의미 : 부드러운 음악이 들리고 은은하면서 매혹적인 빛이 나는 공간 또는 그 안에서 행하는 치료활동이다.
- 효과 : 정서상태 호전, 상호작용 증진, 부적응 행동·상동행동·과잉행동·공격행동 등의 문제행동 감소, 의사소통·지시 따르기·주의집중 증진, 안정과 이완효과 증진, 에너지 증가·적극성과 능동성 증가, 중증 장애인들에게 레저로서의 역할, 각성수준 조절, 스태프의 탈진에 도움 등

83 정답 ④
그룹구성원의 개별역할(자기-중심적 역할)
- 공격자 : 그룹의 목적이나 구성원의 행동을 비난하거나 불만을 표하는 자
- 방해자 : 이미 결정된 사항이나 의견을 반대하여 일의 진행을 방해하는 자
- 주목요구자 : 자랑이나 과시 또는 다른 행동을 통해 주목받으려고 하는 자
- 고해자 : 개인적 문제나 정치적 이념 등 그룹과 관련 없는 내용을 고하는 자
- 플레이보이 : 냉소적이고 무관심하여 그룹에 속하지 않으려 하는 자
- 군림하려는 자 : 조종, 아부, 권위적 방식 등 불쾌한 방식으로 다른 이의 진행을 방해하는 자
- 도움요청자 : 불안 또는 무기력한 행동으로 도움을 요청하고 공감을 얻으려 하지만 실제도움은 받으려 하지 않고, 다만 과제완수에 기여하기 어렵다고 하는 자
- 특정단체 중재자 : 자신의 목표를 위해서 목적을 감추고 특정 그룹을 대변하는 듯이 행동하는 자

84 정답 ③
콜버그의 도덕 발달단계

전 인습적 단계	• 보상 또는 처벌로 인해 도덕을 지킨다. • 벌과 복종 도덕, 목적과 상호교환 도덕
인습적 단계	• 규칙에 복종하고 사회질서를 유지하는 것이 옳은 행위라고 여긴다. • 착한아이 도덕, 법과 질서 도덕
후 인습적 단계	• 도덕적 원천은 개인에게 사회적인 구조를 능가하는 것이다. • 사회계약 도덕, 보편원리 도덕

85 정답 ④
① 출입구와 가구 사이의 공간은 넓어야 한다.
② 자주 쓰는 물건의 수납과 장식물은 낮게 위치시킨다.
③ 바퀴가 있는 의자보다는 견고한 의자를 사용한다.
⑤ 카펫이나 러그는 낙상 위험을 높일 수 있다.

86 정답 ④
분리이론
노화로 인한 건강악화, 죽음에 이르게 될 가능성 증가, 사회적 공헌도의 약화 등으로 인해 노인과 사회는 상호필요와 요구에 의해 분리된다는 이론이다.
- 개인에 의한 분리 : 사회활동에 소모하는 에너지를 보존하고, 자신의 내면을 돌아볼 시간 확보를 위해 사회로부터 분리하고자 한다.
- 사회에 의한 분리 : 쇠퇴한 지식, 기술을 소유한 노년세대를 재교육하여 복귀시키기보다는 신지식 · 신기술을 보유한 젊은 세대의 사회영입이 유익하다고 판단한다.

87 정답 ③
MMSE-K 영역은 지남력, 기억등록, 주의집중 및 계산, 기억회상, 언어 및 시공간 구성, 이해 및 판단으로 나뉘며, 보기에 해당하는 검사영역은 언어기능 및 시공간 구성에 포함된다.

88 정답 ④

④ 알렌인지 4단계에 대한 내용이다. 4단계는 단순명료한 과제를 순서에 맞춰 완성하는 방법을 알고 수행이 가능한 단계이다.
① 보드게임을 배워 다른 사람과 게임하는 활동은 5~6단계에 적합하다.
② 빨래 정리하기는 단순 반복행동으로, 3단계에 적합하다.
③·⑤ 음악 감상과 거친 물건 만지기는 감각자극 위주의 활동으로, 1~2단계에 적합하다.

89 정답 ①

보편적 설계(유니버설 디자인)의 7대 원칙
- 단순하고 직관적인 사용 : 사용자의 경험, 지식, 언어능력, 일반적인 집중도에 관계없이 사용 가능하다.
- 공평한 사용 : 어느 그룹의 사용자에게도 유용하고 시장성이 있다.
- 융통성 있는 사용 : 광범위한 개인의 능력이나 기호에 유연성 있게 적용한다.
- 인식 가능한 정보 : 주위여건이나 사용자의 지각능력에 상관없이 필요한 정보를 효과적으로 전달한다.
- 안정성 : 우발적이거나 의도하지 않은 작동으로 인해 발생할 수 있는 부정적 결과를 최소화한다.
- 적은 신체노력 : 신체적 피로를 최소화하는 효율적이고 편안한 사용이 되도록 한다.
- 접근과 사용을 위한 크기와 공간 : 사용자의 신체크기, 자세, 운동성에 관계없이 접근하고 작업할 수 있도록 한다.

90 정답 ③

① 경사로의 유효폭은 120cm 이상으로 한다.
② 경사로의 시작과 끝 그리고 꺾인 부분에는 150×150cm 이상의 공간을 확보한다.
④ 현관바닥에 신발, 우산 등이 있으면 넘어질 수 있으므로 신발장을 설치한다.
⑤ 경사로의 기울기는 1/12로 하는 것이 좋다.

91 정답 ①

주택개조의 일반적 원칙
- 범용성 : 노인이나 장애인만 거주하는 주택에 국한하는 것이 아니라 함께 하는 다른 가족의 사용성도 고려하여 개조한다.
- 정주성 : 노인이나 장애인이 시설에 입소하지 않고 살던 지역에 있는 자기 집에서 계속 지낼 수 있도록 지원한다.
- 안정성 : 노화나 질병으로 신체기능이 저하되어 발생할 수 있는 사고를 예방함으로써 안전하게 생활할 수 있도록 지원한다.
- 자립성 : 노인이나 장애인 스스로 타인의 도움 없이 일상생활활동을 할 수 있도록 지원한다.
- 편리성 : 노인이나 장애인과 보호자가 편리하게 이용하도록 가능성을 고려하고, 설비나 부품의 설치, 교체를 용이하도록 개조한다.
- 쾌적성 : 노인이나 장애인이 장시간 머무는 주택의 물리적 환경요건(일조, 채광, 통풍, 환기, 냉난방 등)과 심리적 환경요인(프라이버시, 과밀 등)이 충족될 수 있도록 지원한다.

92 정답 ⑤
① 손바닥 스피너 : 평평한 막대 형태의 부분에 손바닥을 닿게 위치시켜 사용하는 운전도구로, 근력의 제한으로 손의 핸들을 잡는 데 수동적인 지지가 필요한 경우 유용하다.
② tri-pin : 주로 척수손상, 마비 등으로 인해 잡기가 힘든 경우 사용하며, 3개의 고정된 핀이 손과 손목을 고정시켜 주는 기능을 한다.
③ amputee ring : 절단으로 인해 의수를 사용하는 사람에게 주로 적용되며, 대상자의 의수 일부를 고리에 넣어 사용한다.
④ steering wheel extension : 관절가동범위의 제한으로 일반적 크기의 핸들로 조절하기 어려운 경우 적용할 수 있다.

93 정답 ②
① 조기발달 진단목록 : 생후에서 7세까지 학생을 대상으로 하며 식사하기, 옷 입기, 잠금장치 여닫기, 화장실 가기, 목욕하기, 머리 손질하기와 같은 학생의 다양한 자기관리 과제수행에 대해 검사한다.
③ 적응행동평가 : 장애아동의 학교 및 사회적응행동 측정을 위해 많이 사용하고 있다. 5개의 하위요인인 개인욕구충족, 지역사회 욕구충족, 개인 및 사회책임, 사회적 적응, 개인적 적응으로 구분하여 평가한다.
④ 사회성숙도검사 : 학교 내 장애학생의 적응행동과 관련된 진단평가를 위해 사용하는 대표적인 평가도구이며, 지적장애 아동을 진단평가함에 있어 필수적으로 사용한다. 하위영역으로는 자조능력, 자기지향성, 작업능력, 언어능력, 이동능력, 사회화영역 등이 있다.
⑤ 시각-운동종합발달검사 : 평가는 3세부터 7세까지 학생을 위한 평가와 3세부터 성인을 위한 평가도 있다. 특정모양을 모방하여 그리는 데 필요한 기술에 상응하는 발달연령을 알려주는 도구이다.

94 정답 ④
① 조기적응 프로그램 : 장애 이해하기, 일상생활 동작관리, 장애별 자가관리 교육 등을 실시한다.
② 장애인 사회참여 프로그램 : 장애별 자조모임, 동료상담, 보호자교육, 가족소모임 등을 실시한다.
③ 유관기관 통합서비스 프로그램 : 지역장애인보건의료센터로의 의뢰대상자 조건에 해당할 경우 연계하며, 연계병원 퇴원관리 상담활동, 사례관리, 사회복지관 등 연계활동을 한다.
⑤ 가옥 내 편의시설 지원 프로그램 : 가옥진단, 안전바, 문턱 제거, 경사로 등 편의시설 설치를 한다.

95 정답 ③
직업상담의 구체적 목표
- 직업적 문제 인식
- 자아개념 구체화, 자아이미지를 현실적으로 형성
- 직업정보를 통해 일의 세계를 이해하고 탐구
- 스스로 결정하고 책임을 지도록 함
- 협동적 사회행동을 추구, 집단의 구성원으로 활동할 수 있도록 함
- 위기관리능력 배양

96 정답 ②
백내장은 수정체가 혼탁해져 시야가 흐려지는 것이고, 녹내장은 안압이 과도하게 증가하여 주변 시야가 손상되며 터널 속에서 터널 입구를 보는 것과 같이 시야가 제한되는 것이다.

97 정답 ②

임상치매척도(Clinical Dementia Rating)

- 치매 임상단계를 평정하여 치매 정도를 제시하는 기준으로 사용한다.
- 치매와 관련된 6가지 인지 및 사회기능 영역(지남력, 기억력, 판단력, 위생 및 몸치장 등)으로 구성되어 있다.
- 치매 환자의 인지와 사회기능 등을 전반적으로 평가할 수 있으며, 인지장애로 인한 기능 저하만을 평가해야 하며 신체적 질병, 사회적, 정서적 문제로 인한 기능 저하는 고려해서는 안 된다.

검사 결과	해 석
CDR 0	지남력은 정상이며, 기억장애가 전혀 없거나 경미한 건망증이 나타난다.
CDR 0.5	부분적 회상이 가능하고, 시간에 대한 경미한 장애를 보이며, 경미하나 지속적인 건망증이 나타난다.
CDR 1	시간에 대해 중증도의 장애가 있으며, 사람과 장소에 대한 지남력은 검사상 정상이나 최근 일에 대한 기억장애가 심각하다. 실생활에서 길 찾기에 어려움을 보인다.
CDR 2	과거에 반복적으로 많이 학습한 것만 기억하며, 새로운 정보를 습득하기는 어렵다. 시간에 대한 지남력은 상실되어 있으며, 장소에 대한 지남력도 심한 기억장애로 손상된다.
CDR 3	심한 기억장애로, 단편적인 사실만 보존된다. 시간과 장소에 대한 지남력의 경우 소실되어 있고, 간혹 사람에 대한 지남력만 정상을 보인다.
CDR 4	자신의 이름에 대해서만 때때로 반응하며, 부분적이고 단편적인 사실만 보존한다.
CDR 5	기억기능 자체가 의미가 없으며, 본인에 대한 인식이 전혀 없다.

98 정답 ③

METs(Metabolic Equivalents of Task)

METs	일상생활활동		METs	작업치료활동
	자기관리	이동 및 가사일		
1~2	식사하기, 침대에서 의자로 옮겨 앉기, 머리 빗기, 세면하기	손바느질, 뜨개질, 책·신문 읽기, 마루 쓸기, 자동변속차량 운전하기	1~2	• 자세변환을 위해 잠깐 서있기, 침상이동 • 앉아서 실시하는 간단한 자조관리 활동 • 상지를 지지한 채 실시하는 활동 : 독서, 카드놀이, 컴퓨터 이메일 작업
2~3	목욕의자에 앉아 미지근한 물로 스펀지를 이용하여 목욕하기, 옷 입고 벗기	먼지 털기, 밀가루 반죽하기, 속옷 손빨래하기, 진공청소기로 청소하기, 식사 준비하기	2~3	• 앉은 상태에서 30분 이내로 상지를 지속적으로 사용하는 활동 • 5~30분 정도 서 있기 • 10분 이내로 서서 하는 작업수행 : 전신움직임 활동, 세면대 위생활동, 옷 입기 등
3~4	목욕의자에 앉아 따뜻한 물로 샤워하기, 변기에 앉아 대변보기	침대보 정리하기, 정원 손질하기, 창문 닦기, 서서 다림질하기	3~4	간단한 가정관리 활동
4~5	뜨거운 물로 샤워하기, 침상변기를 사용한 배변활동	침대보 교체하기, 정원의 잡초 뽑기	4~5	다양한 가정관리 활동
5~6	성 교	평지에서 빠르게 자전거 타기, 댄스, 낚시	5~6	댄스 여가활동
6~7	목발과 보조기 착용하여 걷기	삽질, 등산, 뛰기, 수영, 스키, 농구	6~	

99 정답 ②

① 호흡곤란 조절자세 : 앉은 자리에서 팔을 테이블이나 허벅지에 기대어 상체를 지지하며 허리를 앞으로 굽힌다.
③ 가로막 호흡 : 칼돌기 아래 책을 놓고 가로막 움직임에 대한 시각적 단서를 제공한다. 흡기 시 책이 올라가도록, 호기 시 책이 내려가도록 한다.
④ 이완기법 : 흡기 시 근육을 긴장시키고, 호기 시 흡기의 2배로 길게 내쉬면서 근육을 이완시킨다. 신체 일부(얼굴, 목)에서 시작하여 점진적으로 전체를 이완시킨다.
⑤ 일 단순화와 에너지 보존 : 뜨겁고 습한 공기에 의해 호흡곤란이 발생하지 않도록 목욕 시 환기팬을 사용하거나 문을 열어두고 목욕하도록 교육한다. 목욕의자, 목욕가운, 전동칫솔과 같은 전동기구를 사용함으로써 에너지의 사용을 줄인다. 몸을 굽히는 것을 피하기 위해 탄력 신발끈, 긴 신발주걱, 리처 등을 사용하게 한다.

100 정답 ⑤

98번 해설 참고

제1회 정답 및 해설(3교시)

문제 p.34

01	02	03	04	05	06	07	08	09	10	11	12	13	14	15	16	17	18	19	20
③	⑤	②	⑤	②	④	①	①	⑤	②	③	⑤	④	③	②	③	④	②	④	④
21	22	23	24	25	26	27	28	29	30	31	32	33	34	35	36	37	38	39	40
①	②	⑤	⑤	③	③	③	③	⑤	②	⑤	①	③	④	⑤	④	①	①	③	②
41	42	43	44	45	46	47	48	49	50										
①	③	⑤	⑤	②	③	③	④	②	①										

01 정답 ③
해당 사진의 도구는 전산화 인지치료 장비로, 척수손상은 인지장애가 발생하지 않기 때문에 해당되지 않는다.

02 정답 ⑤
해당 그림은 파킨슨 환자이다. 파킨슨병의 특징으로는 떨림, 가면얼굴, 경축, 질질 끄는 보행이 있다.

03 정답 ②
해당 사진의 도구는 루프형 손잡이가위로, 악력이 부족한 사람들이 사용한다. 에너지 보존과 관절보호 원칙을 사용한 보조도구이다.

04 정답 ⑤
해당 사진은 어깨를 90° 굽힘, 벌림한 상태에서 팔꿈 폄의 poor, trace, zero 등급을 검사하는 과정이다.

05 정답 ②
해당 사진의 도구는 모노필라멘트로, 환자의 손가락 끝에 적용하여 압박감각 검사 시에 사용한다. 1.65~6.65까지의 수치에 맞추어 사용한다.

06 정답 ④
해당 사진은 대뇌겉질 재조직화를 하는 거울치료에 해당한다. 환측 손을 거울 뒤쪽에 놓고 건측 손을 거울 앞에 놓게 하여, 거울의 이미지로 환측의 감각손상 및 통증을 치료한다.

07 정답 ①
가우어 징후(Gower's sign)는 뒤시엔느형 증후군 아동이 바닥에 앉았다가 일어나려고 할 때 나타난다. 넙다리네갈래근의 약화로 인해 발과 손을 바닥에 넓게 벌려 짚은 상태에서 완전히 서기까지 손을 사용하여 허벅지를 밀어 올리면서 일어나는 징후이다.

08 정답 ①

시각적 배열에서 후경에서 전경을 지각해주는 역할을 하는 것을 전경-배경 구별이라고 한다. 이러한 전경-배경 구별에 문제가 발생하게 되면 흰색시트 위쪽에 놓인 흰색셔츠를 구별할 수 없다. 이러한 전경-배경 구별장애는 교정적 접근법을 사용하여 중재한다.

09 정답 ⑤

제한된 ROM이 증진될 것 같은 클라이언트를 위해 도구의 손잡이 크기를 늘려서 쉽게 잡아서 먹거나, 그림에 사용될 수 있도록 하는 도구이다.

10 정답 ②

해당 사진은 제한용 보조기로, 어떠한 일정 방향의 ROM을 제한하나 완전히 관절의 움직임을 막는 것은 아니다. PIP관절의 과신전을 제한하나, PIP관절의 굽힘은 제한하지 않는다.

11 정답 ③

손과 발에 힘이 없어지면서 서서히 팔과 다리 쪽으로 마비가 진행되고, 근육약화와 위축이 진행되었다는 점과 걷다가 넘어지는 경우가 많아지며, 근력이 서서히 약해지면서 보행은 완전히 불가능한 질환인 점을 미루어 보아 Amyotrophic Lateral Sclerosis라고 볼 수 있다.

12 정답 ⑤

Amyotrophic Lateral Sclerosis 환자의 식사를 도와주기 위한 작업치료의 중재방법은 연하의 문제가 발생할 수 있으므로 음식물의 농도를 높여 기도흡인이 일어나지 않도록 해주는 것이다.

13 정답 ④

Amyotrophic Lateral Sclerosis 6단계에서는 근력의 심한 약화로 인해 움직임이 많이 제한된다. 따라서, 수동적인 관절운동 등을 통하여 환자의 관절구축 등을 예방해주는 것이 가장 적합하다.

14 정답 ③

구개반사(palatal reflex) 저하, 앞쪽 구개활(anterior faucial arch)의 감각 저하, 음식물을 씹는 동안의 숨 막힘과 잦은 기침, 삼킨 후 발성 시 탁한 목소리 등을 미루어 보아 CN10 미주신경 손상에 해당한다. 미주신경 손상은 연하장애를 야기할 수 있으며, 특히, Gag reflex의 문제가 발생할 수 있다.

15 정답 ②

구개반사의 저하, 음식물을 씹는 동안의 숨 막힘과 잦은 기침 등의 문제가 발생한 것은 구강기 단계와 인두기 단계이다.

16 정답 ③

바로 누운 자세에서 고개를 들어 발끝을 쳐다보는 운동을 반복하여 실시하는 것은 두부거상운동(Shaker's exercise)에 해당한다.

17 정답 ④
사례에서 스스로 눈을 뜨고(4점), 통증부위를 꼬집었을 때 반사적으로 신체부위를 당기며(3점), 검사자가 말을 이해할 수는 있지만 내용이 상식을 벗어나고 말하기가 어눌한 상태(4점)이므로 11점에 해당한다.

18 정답 ②
"단기기억의 결핍이 있고, 전반적으로 집중력이 짧으며, 치료 도중 울거나 소리 지르기 등의 공격적인 행동을 보인다. 도움이 없이는 self-care를 수행할 수 없는 정도로 많은 도움이 필요한 정도이다."라는 내용을 미루어 보아 'Level Ⅳ. 혼돈-흥분 반응(confused-agitated response)'에 해당한다.

19 정답 ④
홍반 및 손바닥과 발바닥의 큰 물집이 관찰되고, 손 등 견고한 부위의 물집은 정상이며 가벼운 접촉에도 심한 통증을 느낀다는 것, 회복기간은 2주 이상 예상한 것을 보아 심부부분화상에 해당한다.

20 정답 ④
Rule of nine에 따르면 양쪽 팔 앞면(9%), 양쪽 다리 앞면(18%), 회음부(1%)로 28%에 해당한다.

21 정답 ①
② 팔꿈치와 아래팔 : 팔꿈치는 약간 폄을 유지하고, 아래팔은 중립상태 유지
③ 겨드랑이 : 90~100° 벌림
④ 엉덩관절과 대퇴부 : 중립상태에서 엉덩관절의 10~15° 벌림
⑤ 목 : 중립에서부터 약간의 폄상태

22 정답 ②
VFSS상 연하곤란으로 인해 음식잔여물이 발견되기 쉬운 곳은 vallecula와 pyriform sinus이다.

23 정답 ⑤
3/4 정도의 혀를 내밀고 삼키는 훈련은 Masako's maneuver이다.

24 정답 ⑤
사고과정의 장애, 사고내용의 장애, 사고형태의 장애 등이 나타나는 질환은 조현병이다.

25 정답 ③
① 지연 : 연상속도가 느리거나 연상이 거의 이루어지지 않아 사고가 원활하지 못하다.
② 우회증 : 의도했던 사고목표에 도달하지만 여러 가지 불필요한 내용으로 탈선하여 빙빙 돈다.
④ 사고의 박탈 : 사고의 단절이 매우 심해 처음부터 전혀 생각나지 않는다.
⑤ 연상의 이완 : 사고가 단편적으로 보인다.

26 정답 ③

① 실어증 : 좌측 뇌반구의 손상으로 오는 언어장애이다.
② 음송증 : 언어의 상동증이다.
④ 연상 : 음이 비슷한 것끼리 계속 반복하는 현상이다.
⑤ 고도의 추상적 사고 : 수학적 계산이나 과학적 사고와 같은 특정한 어느 분야에 고도의 추상능력이 있는 경우이다.

27 정답 ③

출생 체중에 따른 신생아
- 초극소저출생체중아(ultra low birth weight) : 750g 미만으로 출생
- 극소저출생체중아(extremely low birth weight) : 1,000g 미만으로 출생
- 저출생체중아(low birth weight) : 1,500~2,500g으로 출생
- 정상출생체중아(normal birth weight) : 2,500g 이상으로 출생
- 고출생체중아(high birth weight) : 4,000g 이상으로 출생

28 정답 ③

아동의 교정연령은 '검사일 - 생년월일 - 2개월(8주) = 교정연령'으로 계산한다. 아동이 2세 이하이므로 조산연령을 빼주어야 한다. 아동의 검사일에서 출생일을 빼고, 조산일인 2개월을 빼면 '2024년 6월 15일 - 2023년 4월 4일 - 2개월 = 1세 0개월 11일'이다. 한 달은 4주, 한 주는 7일로 계산한다.

29 정답 ⑤

⑤ 손바닥 잡기(palmar grasp)로 크레용을 잡아 낙서하듯 필기를 모방할 수 있다. → 11개월에서 18개월에 가능하다.
① 연필을 잡을 때 성인과 비슷하게 엄지와 손가락을 이용하여 잡을 수 있다. → 18개월 무렵부터 가능하다.
② 블록 쌓기를 보여주면 자발적으로 3~4개의 블록을 쌓을 수 있다. → 18개월 무렵부터 가능하다.
③ 책을 볼 때 관심 있는 그림의 세밀한 부분을 인식할 수 있고, 책장을 한 장씩 넘길 수 있다. → 24개월 무렵부터 가능하다.
④ 장난감 상자에서 물건을 뺄 수 있으며, 정확하게 제자리에 다시 놓을 수 있다. → 15개월 무렵부터 가능하다.

30 정답 ②

브룬스트롬 2단계의 특징은 경직이 나타나면서 공동운동과 약간의 수의적 운동이 나타난다.

31 정답 ⑤

편측무시는 무주의와 관련된 증상이다. 따라서 시지각 및 주의집중력과 관련된 평가인 Cancellation test가 가장 적합한 평가이다.

32 정답 ①

밥을 먹기 위해 사용하는 동작은 D1 flex 패턴이다. 밥 먹기, 귀걸이 착용하기 등 먼 쪽 상지로 올리는 패턴이다.

33 정답 ③

정중신경 손상은 엄지두덩근육의 위축으로, 맞섬 동작을 하기 어렵다.

34 정답 ④

정중신경 손상의 대표적인 변형 중 하나인 ape hand이다.

35 정답 ⑤

지남력에서 시간, 입원기간 등을 물어보는 데 사용되는 평가도구는 LOTCA-2이다.

36 정답 ④

LOTCA-2 검사에서 지남력 항목(Orientation for Time)의 만점은 8점이다.

37 정답 ①

C6 Level에서 key muscle은 Wrist extension이다. 보기 중 가능한 움직임은 Shoulder flex.이다.

38 정답 ①

환자의 신경학적 기능수준에서 가장 적절한 보조도구는 button hook이다.

39 정답 ③

C6 Level에서는 핸드림(hand rim)이 있는 휠체어를 운전할 수 있다.

40 정답 ②

사례에서 사용한 검사방법은 대칭성 긴장성 목반사(STNR ; Symmetrical Tonic Neck Reflex)이다. 검사는 네발 기기 자세(검사자의 양 무릎 위에 엎드림)에서 머리를 뒤로 젖힌다. 음성의 경우 양쪽 팔과 다리에 아무런 변화가 없으나 양성의 경우 양쪽 팔이 폄되거나 폄근의 긴장도가 증가하며, 양쪽 다리가 굽혀지거나 굽힘근의 긴장도가 증가한다.

41 정답 ①

대칭성 긴장성 목반사(STNR)에서 음성의 경우 양쪽 팔과 다리에 아무런 변화가 없으나 양성의 경우 양쪽 팔이 폄되거나 폄근의 긴장도가 증가하며, 양쪽 다리가 굽혀지거나 굽힘근의 긴장도가 증가한다.

42 정답 ③

4~6개월까지는 정상이나, 6개월 이후 양성반응이 나타나면 반사 성숙의 지연을 의미한다.

43 정답 ③

구강기에서는 문제가 발생하지 않았고 삼킴 시 후두개곡(vallecula)과 조롱박오목(pyriform sinus)에 bolus가 고여있는 것 등을 보아 인두 이동시간의 지연 가능성이 높다.

44 정답 ⑤

환자는 감각 저하 등의 요인이 크며, 전구협궁의 수축기전을 온도감각자극(Thermal Tactile Stimulation) 등을 통해 증진시키면 증상이 완화될 수 있다.

45 정답 ②
신체 중심과 양측에서 증상이 나타나기 시작하는 단계는 2단계로, 동시 과제수행과 집행기능의 저하가 발생하지만 독립보행은 가능한 단계이다.

46 정답 ③
화장실 손잡이는 60~70cm 높이가 적합하고, 출입구에 의자를 비치하여 균형의 문제로 발생하는 낙상을 방지한다.

47 정답 ②
몸통의 회전과 유연성 증진을 위한 활동을 실시하여 균형의 문제로 발생하는 낙상을 방지한다.

48 정답 ④
Brown-Sequard Syndrome은 총기손상으로 인하여 가장 흔하게 발생할 수 있는 척수손상 증상이다. 손상된 측에서는 손상된 수준 이하의 운동기능 마비와 고유수용성감각이 소실되며, 손상된 반대 측에서는 통각과 온도감각이 소실된다.

49 정답 ②
spinothalamic tract의 문제로 인해 반대 측 감각문제가 발생한다.

50 정답 ①
욕창은 2시간마다 체위변경이 필요하며, 가장 흔한 합병증 중 하나이다.

시대에듀 작업치료사 최종모의고사

제2회
정답 및 해설

제 2회 정답 및 해설(1교시)

문제 p.46

01	02	03	04	05	06	07	08	09	10	11	12	13	14	15	16	17	18	19	20
③	②	①	①	④	③	①	④	④	⑤	③	①	③	③	②	②	①	④	①	③
21	22	23	24	25	26	27	28	29	30	31	32	33	34	35	36	37	38	39	40
④	④	②	②	①	③	①	④	⑤	①	④	②	⑤	④	④	⑤	③	⑤	⑤	②
41	42	43	44	45	46	47	48	49	50	51	52	53	54	55	56	57	58	59	60
①	②	①	①	②	③	④	②	④	②	②	④	①	②	②	⑤	②	③	②
61	62	63	64	65	66	67	68	69	70	71	72	73	74	75	76	77	78	79	80
②	③	②	④	③	④	⑤	①	①	④	④	②	④	①	②	②	③	⑤	③	③
81	82	83	84	85	86	87	88	89	90										
②	①	①	①	⑤	②	⑤	⑤	①	③										

01 **정답 ③**
① 사립체(mitochondria) : TCA회로(크렙스회로) → ATP를 생성한다.
② 리소좀(lysosome) : 세포의 소화와 세포방어 = 용해소체의 기능을 한다.
④ 미세소관(microtubule) : 세포뼈대를 형성하고 물질이동 기능을 한다.
⑤ 골지체(golgi body) : 소포체에서 합성된 세포 내 물질의 분비작용을 담당한다.

02 **정답 ②**
뼈의 길이를 성장해주는 구조물은 뼈끝에 있는 뼈끝판이다.

03 **정답 ①**
② 등뼈 : 가시돌기가 길고 비스듬하다.
③ 허리뼈 : 가시돌기가 짧고 수평이다.
④·⑤ 엉치뼈, 꼬리뼈 : 가시돌기가 없다.

04 **정답 ①**
앉을 때 체중이 지지되는 부위는 궁둥뼈결절로, 골반의 하부에 위치하며, 앉을 때 체중을 지탱하여 지지력을 제공한다.

05 **정답 ④**
①·②·③ 깨물근, 관자근, 안쪽날개근은 턱을 모으는 역할을 한다.
⑤ 두힘살근은 목뿔뼈를 올리는 근육이다.

06 정답 ③
① 작은마름근 : 어깨뼈 당김, 하방회전
② 큰마름근 : 어깨뼈 모음, 하방회전
④ 넓은등근 : 어깨뼈 올림, 모음, 내림
⑤ 큰원근 : 어깨뼈 안쪽돌림

07 정답 ①
알츠하이머 치매는 기억력을 포함한 인지기능의 악화가 점진적으로 진행되는 병이다. 단기기억을 장기기억으로 변환해 주는 지점이 해마이다.

08 정답 ④
심장의 억제신경은 미주신경이며, 미주신경 배측 핵은 심장 억제중추이다. 미주신경이 나오는 지점은 숨뇌이다.

09 정답 ④
가쪽척수시상로는 통각과 온도감각을 전달하는 역할을 한다. 이 신경로는 척수에서 올라가며 교차하여 반대편 대뇌피질에 도달한다. 따라서 이 신경로가 손상되면, 반대편의 통각과 온도감각이 손상된다.

10 정답 ⑤
① 각질층 : 피부의 가장 바깥쪽에 위치하며, 각질세포로 이루어진 층이다.
② 투명층 : 피부층 중 특별한 지역에서 발견되는 층으로, 각질세포가 특이하게 변성된 형태로 존재한다.
③ 과립층 : 피부의 중간층에 위치하며, 각질전구체(keratohyalin granules)를 포함한 세포와 각질세포로 이루어진 층이다.
④ 바닥층 : 피부의 가장 깊은 곳에 위치하며, 새로운 피부세포가 생성되는 곳이다.

11 정답 ③
위샘세포에는 으뜸세포, 벽세포, 목점액세포가 있으며, 이 중 펩시노겐을 분비하는 세포는 으뜸세포이다.

12 정답 ①
콩팥에서 혈액이 여과되는 곳은 토리이다.

13 정답 ③
적혈구의 혈색소에서 산소를 운반한다.

14 정답 ③
후두연골은 갑상연골, 윤상연골, 후두개연골, 피열연골, 소각연골, 설상연골이다. 이 중 피열연골, 소각연골, 설상연골은 2개씩 존재한다.

15 정답 ②
① 칼시토닌 : 혈중 칼슘농도 저하
③ 티록신 : 기초대사량 증가
④ 알도스테론 : 정상혈압과 혈액량 유지
⑤ 코르티솔 : 스트레스에 반응, 염증에 저항

16 정답 ②
과잉 시 뼈엉성증, 결핍 시 테타니증이 나타나는 호르몬은 부갑상샘호르몬이다.

17 정답 ①
글루카곤, 에피네프린은 혈당을 상승시킨다.

18 정답 ④
분비기는 15~26일이다.

19 정답 ①
DNA는 이중나선 구조이며 A,G 퓨린, C,T 피리미딘 염색체를 구성한다.

20 정답 ③
탄력성이 강하며 혈관분포가 없는 연골은 탄력연골이다.

21 정답 ④
귓속뼈는 망치뼈, 모루뼈, 등자뼈로 이루어져 있으며 각 한 쌍씩 존재하여 총 6개이다.

22 정답 ④
얼굴뼈에는 눈물뼈, 코뼈, 광대뼈, 코선반뼈, 보습뼈, 입천장뼈, 위턱뼈, 아래턱뼈가 있으며, 이 중 1개만 있는 것은 보습뼈와 아래턱뼈이다.

23 정답 ②
뇌신경 Ⅲ, Ⅳ, Ⅵ, Ⅴ이 통과하는 머리뼈의 주요통로는 위눈확틈새이다.

24 정답 ②
위둔덕은 중간뇌에서 시각전달에 있어서 중요한 중계핵으로, 눈에서부터 전달된 시각신호는 이 부위를 지나 대뇌의 뒤통수엽의 시각중추 부위로 전달된다.

25 정답 ①
중추신경계의 발생 순서는 '외배엽 → 신경판 → 신경주름 → 신경고랑 → 신경관'이다.

26 정답 ③
오른쪽대뇌반구와 왼쪽대뇌반구를 연결하는 것은 뇌들보이다.

27 정답 ①
브로드만영역에서 운동앞영역은 이마엽에 있다.

28 정답 ④
세로토닌은 뇌의 신경전달물질 중 하나이다. 기분을 조절하며 식욕과 수면, 사고기능에 관여하고 결핍 시 우울증과 불안장애, 수면장애가 발생한다.

29 정답 ⑤

기억과 감정의 회로인 파페츠회로를 지니고 있으며 본능적 행동과 정서, 학습과 기억 등을 조절하는 기관은 둘레계통이다.

30 정답 ①

② · ③ 넙다리곧은근과 안쪽넓은근은 넙다리네갈래근에 속한다.
④ 넙다리네갈래근은 무릎을 펴는 기능을 한다.
⑤ 두덩근은 무릎의 움직임에 관여하지 않는다.

31 정답 ④

① 클라크는 질병 발생 삼원론을 주장하였다.
② 병인 · 숙주 · 환경의 3요소가 서로 독립적이며 하나 또는 그 이상의 변화로 평행상태가 깨질 때 질병이 발생할 수 있다.
③ 병인은 질병 발생의 직접적인 원인으로서 생물학 · 물리 · 화학적 인자이다.
⑤ 환경은 질병 발생에 영향을 주는 인체외부의 요인이다.

32 정답 ②

4액체설
혈액, 점액, 황담즙, 흑담즙

33 정답 ⑤

감염병
- 소화기계 : 세균성이질, 장티푸스, 폴리오, 파라티푸스 등
- 호흡기계 : 백일해, 홍역, 디프테리아 등

34 정답 ④

① 상약국 : 왕실의료 담당
② 혜민국 : 서민의료 담당
③ 제위보 : 기금을 마련하고 이자로 빈민 구제와 질병치료
⑤ 대비원 : 빈민의료 담당

35 정답 ④

항아리형 피라미드
인구감소형으로, 출생률이 사망률보다 낮으며 평균수명이 높은 선진국에서 볼 수 있다. 14세 이하 인구가 65세 이상 인구의 2배 이하가 된다.

36 정답 ⑤

불규칙변화란 외래감염병의 국내 침입 시 돌발적으로 유행하는 경우를 말하며, 콜레라 등 검역감염병이 속한다.

37 정답 ③

계통추출법은 모집단에 일련번호를 부여한 후 표본추출간격을 정하고 첫 번째 표본은 단순무작위추출법으로 뽑은 후 이미 정한 표본추출간격으로 표본을 뽑는 것으로, 전화번호부 등을 이용한 여론조사 등에 가장 많이 사용되는 방법이다.

38 정답 ⑤

식염(NaCl)은 무기염류 중에서 가장 필요량이 많은 것으로 근육 및 신경의 자극, 전도, 삼투압의 조절 등 조절소의 기능을 담당한다. 부족 시 열중증이 발생할 수 있다.

39 정답 ⑤

비타민 결핍증
- 비타민 A : 야맹증
- 비타민 B_1 : 각기병, 식욕부진
- 비타민 B_2 : 구순염, 설염
- 비타민 B_{12} : (악성)빈혈증
- 비타민 C : 괴혈병
- 비타민 D : 구루병, 골연화
- 비타민 E : 불임증, 유산
- 비타민 K : 혈액응고 지연
- 니아신 : 펠라그라

40 정답 ②

열허탈증은 혈액순환계가 정상기능을 발휘하지 못하는 것으로, 혈관신경의 부조절, 심박출량의 감소, 피부혈관의 확장, 탈수 등으로 인해 전신권태, 두통, 현기증, 구토 등의 증상이 나타난다.

41 정답 ①

기초연금법은 노인에게 기초연금을 지급하여 안정적인 소득기반을 제공함으로써 생활안정을 지원하고 복지를 증진함을 목적으로 한다.

42 정답 ②

리케치아는 세균보다 작고 살아 있는 세포 안에서만 기생하는 특성이 있으며, 발진티푸스, 발진열, 쯔쯔가무시증, 로키산홍반열 등의 질병을 일으킨다.

43 정답 ①

Fair plus(F+)는 중력과 함께 약간의 저항을 이기고 full ROM이 가능한 상태에 해당한다.

44 정답 ①

posterior deltoid의 항중력 자세에 해당한다.

45 정답 ②

어깨 수평벌림(shoulder horizontal abductioin)의 항중력 자세

주동근 : 뒤 어깨세모근(posteior deltoid)

- 시작자세
  - 엎드려 누운 자세(prone)
  - 매트 가장자리 위에 대상자의 팔을 위치시킴
  - 어깨관절의 90° 벌림(abduction)
  - 팔꿈관절의 90° 굽힘(flexion)
- 안정화
  - 어깨뼈(scapula)와 몸통(trunk)을 매트로 안정시킴
- 지 시
  - "천장을 향해 팔꿈치를 들어 올리세요."
- 저 항
  - 평가자의 손은 위팔뼈(humerus)의 먼 끝(distal end) 뒷부분에 위치함
  - 수평모음(horizontal adduction) 방향으로 저항을 줌

46 정답 ③

MMT(Manual Muscle Test) 등급

- Normal(N) : 중력과 최대의 저항에 대해 완전한 ROM을 움직인다.
- Good(G) : 중력과 중간 정도의 저항을 이기고 완전한 ROM을 움직인다.
- Fair plus(F+) : 중력과 약간의 저항을 이기고 완전한 ROM을 움직인다.
- Fair(F) : 중력에 대항해 완전한 ROM을 움직인다.
- Fair minus(F-) : 중력에 대항해 full ROM의 50% 이상을 움직인다.
- Poor plus(P+) : 중력에 대항해 full ROM의 50% 미만을 움직이며, 중력이 감소된 상태에서 완전한 ROM으로 움직인다.
- Poor(P) : 중력이 감소된 상태에서 완전한 ROM으로 움직인다.
- Poor minus(P-) : 중력이 감소된 상태에서 불완전한 ROM으로 움직인다.
- Trace(T) : 관찰되거나 촉지되는 근수축이 있으나 움직임이 없다.
- Zero(Z) : 관찰되거나 촉지되는 근수축이 없다.

47 정답 ③

보기는 엉덩관절 굽힘의 관절가동범위를 측정하는 방법이다.

48 정답 ④

정상 관절가동범위

- 목 굽힘, 폄, 가쪽굽힘 : 0~45°
- 손목 노쪽치우침 : 0~20°
- 손목 폄 : 0~70°

49 정답 ②

① 니어충돌 검사 : 팔꿈치를 펴고 어깨관절을 안쪽으로 최대한 돌린 상태에서 검사자가 피검자의 팔을 앞으로 올린다(전 범위). 어깨봉우리 아래 부분에서의 위팔두갈래근 긴머리 또는 가시위근 충돌 확인을 위해 사용한다.
③ 깡통 비우기 검사 : 어깨관절을 90°로 유지한 채 서서, 팔을 앞으로 뻗은 상태에서 검사자의 지시에 따라 손바닥을 아래로 향하도록 한 후, 어깨를 약간 외전시킨 상태에서 팔을 어깨높이까지 들어 올리게 한다. 가시위근 힘줄 파열 또는 힘줄염 여부 확인을 위해 사용한다.
④ 프로망 징후 : 종이를 양손의 엄지를 이용하여 잡도록 한 후 잡아당긴다. 자신경 손상 확인을 위해 사용한다.
⑤ 요르가손 검사 : 치료사는 대상자의 팔꿈치관절을 굽힌 상태에서 팔꿈관절과 손목을 잡고 팔꿈치를 아래로 당기는 동시에 가쪽으로 돌린다. 위팔두갈래근 긴머리의 안정성 검사로 사용한다.

50 정답 ④

앉혀서 상체를 반쯤 뒤로 젖히고 머리를 뒤쪽으로 갑자기 젖히게 되면 양팔은 벌림, 폄, 바깥돌림이 되고 손가락은 벌림, 폄이 되는 반사는 모로반사이다.

51 정답 ③

눈동자의 바깥쪽 움직임 평가를 하는 뇌신경은 갓돌림신경이다.

52 정답 ②

표재통각을 평가하며, 보호감각 상실과 감각과민으로 해석을 할 수 있는 평가는 Sharp & Dull Test이다. 날카로운 자극에 대한 무반응을 보고 보호감각 상실로 해석이 가능하고, 둔한 자극에 대해 날카롭다고 한 경우 감각과민으로 해석한다.

53 정답 ④

감각에 의해 받아들여진 낯익은 물건을 잘 알아차리지 못하는 지각결손은 인식불능증이다. 인식불능증에는 시각 인식불능증, 촉각 인식불능증, 청각 인식불능증, 신체도식과 관련된 인식불능증이 있다.

54 정답 ①

② 선택적 주의력 : 환경에서 오는 여러 자극 중 원하는 자극에만 집중하는 능력이다.
③ 교대적 주의력 : 상황에 따라 주의집중을 바꾸는 능력이다.
④ 분리적 주의력 : 최상의 과제수행을 위해 필요한 모든 정보에 나누어서 주의하는 능력이다.
⑤ 초점적 주의력 : 자극의 다른 종류에 반응할 수 있는 능력이다.

55 정답 ②

② 기능적 팔뻗기 검사 : 손허리손가락관절 끝의 위치를 측정하는 것은 균형평가 중에서도 팔을 최대한 앞으로 뻗은 상태에서의 피검자의 균형을 측정하는 것이다.
① 롬베르그 검사 : 두 눈을 감은 채, 두 발을 모으고 20~30초간 서 있으라고 한다. 평가자는 주관적인 판단으로 과도한 흔들림이나 균형의 상실, 균형을 잡기 위해 발을 옮기거나 눈을 뜨면 비정상 혹은 양성이라고 판정한다.

③ 버그균형 검사 : 기능적 과제수행 시의 동적 균형검사이다. 기능에 대한 정보를 제공할 수 있고 비용이 적게 들며 쉽게 수행할 수 있으나, 정상수치를 이용할 수 없고 채점이 다소 주관적이다.
④ TUG(일어서서 걷기 검사) : 치료사의 지시에 따라 환자는 3m 거리에 표시해둔 테이프를 돌아 제자리로 돌아오는 과제를 수행한다. 보조도구가 있다면 사용 가능함을 알려주고, 수행 후 치료사는 시간을 측정한다. 10초 이내 수행이 가능하면 정상으로 판단하고, 장애가 있는 경우 11~20초 정도에 수행이 가능하며, 20초를 초과하는 경우에는 보행 시 도움이 필요한 것으로 판단한다.
⑤ 일자 롬베르그 검사 : 한 발의 뒤꿈치를 다른 발의 발끝에 위치시키고, 팔짱을 끼고 두 눈을 감은 채로 60초간 서 있게 한다. 균형을 잃거나 눈을 뜰 때까지의 시간을 측정하며, 4회 반복하여 그 합을 점수로 한다.

56 정답 ②
인지기능
인지기능이란 인간이 정보를 처리하고, 지식을 획득하며, 언어를 사용하는 등의 정신적 과정을 말한다. 이는 학습, 기억, 주의, 인식 등 다양한 멘탈 프로세스를 포함한다.
- 재인 : 이미 경험했거나 학습한 정보를 다시 인식하는 능력이다.
- 조직화 : 정보를 의미 있는 단위로 분류하고 구조화하는 과정이다.
- 메타인지 : 자신의 인지과정에 대한 인식과 조절능력을 말한다.
- 문제해결 : 복잡한 상황이나 과제에서 해결책을 찾는 과정이다.
- 개념형성 : 개별 사물이나 사건을 일반적인 규칙이나 범주에 맞추어 이해하는 과정이다.

57 정답 ⑤
① 형태항상성 : 형태와 물체를 다양한 환경, 위치, 크기에서 똑같은 것으로 인식하는 능력이다.
② 시각적 폐쇄 : 불완전하게 제시된 물체 또는 형태를 확인하는 능력이다.
③ 전경-배경구분 : 형상과 배경이 되는 물체를 구별하는 능력이다.
④ 공간 내 위치 : 한 물체의 형태와 공간관계 또는 다른 형태나 물체 사이의 공간관계를 판단하는 능력이다.

58 정답 ②
① 시각고정 : 의지적으로 시각을 고정할 수 있는 능력이다.
③ 단속성 눈움직임 : 시야의 한 지점에서 다른 지점으로 시각고정을 빠르게 전환하는 능력으로, 책 읽기에 필요한 능력이다.
④ 수렴과 확산 : 두 눈을 안쪽으로, 바깥쪽으로 돌리는 능력이다.
⑤ 원근조절 : 흐릿한 영상을 보상하기 위한 눈의 능력으로, 다양한 거리에서 물체에 초점을 맞추고 선명한 시각을 획득하기 위해 이용되는 과정이다.

59 정답 ③
사회적 상호작용기술은 시작하고 끝내기, 생산하기, 신체적으로 지지하기, 내용을 형성하기, 흐름을 유지하기, 언어적으로 지지하기, 그리고 사회적 상호작용을 적응하기를 포함하여 얼마나 효율적으로 언어적 및 비언어적 기술을 모두 사용하여 의사소통을 하는지를 일컫는다.

60 정답 ②
프로이드(Freud)의 심리적 이론 중 배변활동을 통한 쾌락이 있고 자기통제에 대한 자율성을 확립하는 단계는 항문기이다.

61 정답 ②

공황장애는 공공장소나 열린 공간에 있을 때, 도망칠 수 없는 상황에서 과도한 불안을 경험하는 것을 특징으로 한다. 이로 인해 공공장소나 사회적 상황을 피하는 경향이 있다. 예를 들어, 대형 슈퍼마켓이나 광장 같은 열린 공간에 있을 때 과도한 불안을 느낄 수 있다.

62 정답 ③

Freud의 남근기에 해당하며 활동, 호기심, 탐색의 방법으로 세상을 향해 돌진, 또는 두려움이나 죄책감으로 인해 주저가 생기며, 가족과 중요관계인 단계는 주도성 대 죄책감이다.

63 정답 ②

② 턱을 든다. : 1개월
① 가슴을 든다. : 2개월
③ 잡으려고 하지만 놓친다. : 3개월
④ 혼자 앉는다. : 7개월
⑤ 잡아주면 선다. : 8개월

64 정답 ④

매슬로(Maslow)의 인간 욕구이론
- 생리적 욕구 : 기본적인 생존을 위한 욕구이다.
- 안전의 욕구 : 신체적, 정서적 안전을 포함한 안정감을 추구한다.
- 애정과 소속의 욕구 : 사랑, 친밀감, 소속감 등 인간관계에 대한 욕구이다.
- 존중의 욕구 : 자신감, 성취감, 타인으로부터의 인정과 존경을 받고자 하는 욕구이다.
- 자아실현의 욕구 : 개인의 잠재력을 실현하고자 하는 욕구로, 창의성과 자기발전을 추구한다.

65 정답 ③

인간의 생애주기
- 영아기 : 신체와 뇌의 급속한 성장이 일어나며, 대인관계에 대한 기본적 태도가 형성되는 중요한 시기이다.
- 유아기 : 독립성이 생기고 언어의 이해와 발달이 일어나며, 기본적인 식생활 습관이 형성되는 시기이다.
- 아동기 : 활동량이 증가하고 독립적인 성향이 발달하며, 식습관이 확립되는 시기이다.
- 청소년기 : 신체적·정신적·심리적 변화가 일어나며 성적 성숙이 발생하는 시기이다.
- 성인기 : 성장이 완료되고 사회적, 경제적 책무를 가지며 자아개발을 하는 시기이다.
- 노년기 : 생리기능이 감소하고 만성질환의 위험이 증가하며, 건강한 노후를 위한 관리가 필요한 시기이다.

66 정답 ③

타인의 관점을 이해하고 보존개념을 갖고 환경의 조직화가 가능한 단계는 구체적 조작기이다.

67 정답 ⑤

특수작업치료는 1인의 작업치료사가 1인의 환자를 1대 1로 중심적으로 30분 이상 다양한 치료를 실시한 경우 산정한다.

68 정답 ①

① 존중 : 환자의 존엄과 가치를 인정하고, 개인적인 선호와 의견을 존중하는 태도이다.
② 진실성 : 의료제공자가 정직하고 개방적인 태도로 환자와 상호작용하며, 환자의 성장과 변화를 촉진한다.
③ 공감능력 : 환자의 감정과 경험을 이해하고 인정하는 능력이다.
④ 적극적 경청 : 환자가 말하는 내용에 주의를 기울이고, 환자의 이야기를 중단하지 않으며, 환자의 말을 잘 이해하려고 노력한다.
⑤ 역할모델링 : 의료제공자가 좋은 인간관계를 맺는 모습을 보여주어, 환자가 이를 본받을 수 있도록 돕는다.

69 정답 ①

클라이언트의 진단과 관련된 다음 문제를 밝혀내고, 문제를 해결하기 위한 적절한 중재방법을 선택하는 과정은 절차적 추론이다.

70 정답 ④

부정(denial)
- 정의 : 불안하기 때문에 그 사실을 믿고 싶어 하지 않는다.
- 예시 : 엄마가 지적장애가 있는 아이를 의사로 만들 계획을 세운다.

71 정답 ④

④ 한의원은 의원급 의료기관에 속한다.
병원급 의료기관(의료법 제3조 제2항 제3호)
병원, 치과병원, 한방병원, 요양병원, 정신병원, 종합병원

72 정답 ②

보건복지부장관은 전문병원으로 지정받은 의료기관에 대하여 3년마다 평가를 실시하여 전문병원으로 재지정할 수 있다(의료법 제3조의5 제4항).

73 정답 ④

의료업에 종사하고 직접 조산한 의사·한의사 또는 조산사가 아니면 출생·사망 또는 사산 증명서를 내주지 못한다. 다만, 직접 조산한 의사·한의사 또는 조산사가 부득이한 사유로 증명서를 내줄 수 없으면 같은 의료기관에 종사하는 다른 의사·한의사 또는 조산사가 진료기록부 등에 따라 증명서를 내줄 수 있다(의료법 제17조 제2항).

74 정답 ①

가정간호의 범위(의료법 시행규칙 제24조 제1항)
간호, 검체의 채취 및 운반, 투약, 주사, 응급처치 등에 대한 교육 및 훈련, 상담, 다른 보건의료기관 등에 대한 건강관리에 관한 의뢰

75 정답 ②

폐업 또는 휴업의 신고를 하는 의료기관 개설자가 진료기록부 등을 직접 보관하려면 진료기록 보관계획서에 관련 서류를 첨부하여 폐업 또는 휴업 예정일 전까지 관할 보건소장의 허가를 받아야 한다(의료법 시행규칙 제30조의4 제1항).

76 정답 ②

①·③·④·⑤ 자격정지에 해당하는 내용이다(의료법 제66조).

면허 취소(의료법 제65조 제1항)
보건복지부장관은 의료인이 다음의 어느 하나에 해당할 경우에는 그 면허를 취소할 수 있다. 다만, 결격사유에 해당하게 된 경우와 거짓이나 그 밖의 부정한 방법으로 의료인 면허 발급 요건을 취득하거나 국가시험에 합격한 경우에는 면허를 취소하여야 한다.
- 자격정지 처분기간 중에 의료행위를 하거나 3회 이상 자격정지 처분을 받은 경우
- 면허를 재교부받은 사람이 자격정지 사유의 어느 하나에 해당하는 경우
- 면허조건을 이행하지 아니한 경우
- 면허를 대여한 경우
- 일회용 의료기기 재사용으로 사람의 생명 또는 신체에 중대한 위해를 발생하게 한 경우
- 사람의 생명 또는 신체에 중대한 위해를 발생하게 할 우려가 있는 수술, 수혈, 전신마취를 의료인 아닌 자에게 하게 하거나 의료인에게 면허 사항 외로 하게 한 경우

77 정답 ③

보건복지부장관은 면허증의 발급 신청을 받았을 때에는 그 신청인에게 면허증 발급을 신청받은 날부터 14일 이내에 종류에 따라 면허증을 발급하여야 한다(의료기사법 시행규칙 제12조 제3항).

78 정답 ⑤

의료기사 등이 아니면 의료기사 등의 업무를 하지 못한다. 다만, 대학 등에서 취득하려는 면허에 상응하는 교육과정을 이수하기 위하여 실습 중에 있는 사람의 실습에 필요한 경우에는 그러하지 아니하다(의료기사법 제9조 제1항).

79 정답 ③

보건복지부장관은 시험이 정지되거나 합격이 무효가 된 사람에 대하여 처분의 사유와 위반 정도 등을 고려하여 보건복지부령으로 정하는 바에 따라 그다음에 치러지는 국가시험 응시를 3회의 범위에서 제한할 수 있다(의료기사법 제7조 제3항).

80 정답 ③

③ 도수근력·관절가동범위 검사는 물리치료사의 업무범위에 해당한다.

작업치료사의 업무범위(의료기사법 시행령 별표 1)
- 신체적·정신적 기능장애를 회복시키기 위한 작업요법적 치료에 관한 다음의 구분에 따른 업무
    - 감각·지각·활동 훈련
    - 삼킴장애 재활치료
    - 인지 재활치료
    - 일상생활 훈련 : 일상생활에서 사용하는 물체나 기구를 활용한 훈련

- 운전 재활훈련
- 직업 재활훈련
- 작업수행능력 분석 · 평가
- 작업요법적 치료에 필요한 기기의 사용 · 관리
- 팔보조기 제작 및 팔보조기를 사용한 훈련
- 작업요법적 교육
• 그 밖에 신체적 · 정신적 기능장애를 회복시키기 위한 작업요법적 훈련 · 치료에 관한 업무

81 정답 ②

장애인정책조정위원회에서 심의 · 조정하는 사항(장애인복지법 제11조 제2항)
• 장애인복지정책의 기본방향에 관한 사항
• 장애인복지 향상을 위한 제도개선과 예산지원에 관한 사항
• 중요한 특수교육정책의 조정에 관한 사항
• 장애인 고용촉진정책의 중요한 조정에 관한 사항
• 장애인 이동보장 정책조정에 관한 사항
• 장애인정책 추진과 관련한 재원조달에 관한 사항
• 장애인복지에 관한 관련 부처의 협조에 관한 사항
• 다른 법령에서 위원회의 심의를 거치도록 한 사항
• 그 밖에 장애인복지와 관련하여 대통령령으로 정하는 사항

82 정답 ①

기관 또는 단체의 장은 소속직원 · 학생을 대상으로 장애인에 대한 인식개선을 위한 교육을 매년 1회 이상, 1시간 이상 실시해야 한다(장애인복지법 시행령 제16조 제2항).

83 정답 ①

장애수당의 지급 대상 · 기준 · 방법 및 심사 대상 · 절차 · 방법 등에 관하여 필요한 사항은 대통령령으로 정한다(장애인복지법 제49조 제5항).

84 정답 ①

① 장애인의 이동보장 정책조정에 관한 사항은 장애인정책조정위원회에서 심의 · 조정하는 사항에 해당한다(장애인복지법 제11조 제2항 제5호).

장애인정책종합계획에 포함되는 사항(장애인복지법 제10조의2 제2항)
• 장애인의 복지에 관한 사항
• 장애인의 교육에 관한 사항
• 장애인의 문화체육관광에 관한 사항
• 장애인의 경제활동에 관한 사항
• 장애인의 사회참여에 관한 사항
• 장애인의 안전관리에 관한 사항
• 그 밖에 장애인의 권익과 복지증진을 위하여 필요한 사항

85 정답 ⑤
보호의무자가 될 수 없는 사람(정신건강복지법 제39조 제1항)
- 피성년후견인 및 피한정후견인
- 파산선고를 받고 복권되지 아니한 사람
- 해당 정신질환자를 상대로 한 소송이 계속 중인 사람 또는 소송한 사실이 있었던 사람과 그 배우자
- 미성년자
- 행방불명자
- 그 밖에 보건복지부령으로 정하는 부득이한 사유로 보호의무자로서의 의무를 이행할 수 없는 사람

86 정답 ②
정신건강증진시설의 장 또는 그 종사자로서 정신건강증진시설에 입원 등을 하거나 시설을 이용하는 사람에게 폭행을 하거나 가혹행위를 한 사람은 5년 이하의 징역 또는 5천만 원 이하의 벌금에 처한다(정신건강복지법 제84조 제11호).

87 정답 ⑤
보건복지부장관은 관계 행정기관의 장과 협의하여 5년마다 정신건강증진 및 정신질환자 복지서비스 지원에 관한 국가의 기본계획을 수립하여야 한다(정신건강복지법 제7조 제1항).

88 정답 ⑤
노인에 대한 사회적 관심과 공경의식을 높이기 위하여 매년 10월 2일을 노인의 날로, 매년 10월을 경로의 달로 한다(노인복지법 제6조 제1항).

89 정답 ①
비용의 보조(노인복지법 시행령 제24조 제1항)
국가 또는 지방자치단체가 그 설치·운영에 소요되는 비용을 보조할 수 있는 노인복지시설은 다음과 같다.
- 노인주거복지시설
- 노인요양시설·노인요양공동생활가정
- 노인여가복지시설
- 재가노인복지시설
- 노인보호전문기관
- 학대피해노인 전용쉼터

90 정답 ③
보건복지부장관은 지정을 받은 인권교육기관이 거짓이나 그 밖의 부정한 방법으로 지정을 받은 경우 그 지정을 취소하여야 한다(노인복지법 제6조의3 제4항 제1호).

제2회 정답 및 해설(2교시)

문제 p.59

01	02	03	04	05	06	07	08	09	10	11	12	13	14	15	16	17	18	19	20
①	①	①	①	⑤	③	⑤	⑤	③	②	④	⑤	③	⑤	⑤	⑤	④	②	②	②
21	22	23	24	25	26	27	28	29	30	31	32	33	34	35	36	37	38	39	40
①	⑤	①	③	④	③	⑤	③	②	④	①	③	②	④	①	①	④	①	⑤	④
41	42	43	44	45	46	47	48	49	50	51	52	53	54	55	56	57	58	59	60
③	⑤	③	③	③	⑤	④	①	⑤	④	③	⑤	③	②	⑤	③	③	③	②	④
61	62	63	64	65	66	67	68	69	70	71	72	73	74	75	76	77	78	79	80
⑤	②	②	①	⑤	③	②	⑤	①	④	④	⑤	①	②	①	②	③	⑤	④	⑤
81	82	83	84	85	86	87	88	89	90	91	92	93	94	95	96	97	98	99	100
①	①	①	③	③	①	⑤	②	②	⑤	②	④	③	⑤	④	④	④	③	③	④

01 정답 ①

① 보기에서 설명하는 수행기술은 처리기술인 요구하기에 대한 내용이다.

처리기술의 내용

속도 유지하기, 주의집중하기, 유념하기, 선택하기, 사용하기, 다루기, 요구하기, 시작하기, 지속하기, 순서대로 하기, 종료하기, 찾기/위치시키기(search/locates), 모으기, 조직화하기, 제자리로 정리하기, 조종하기(navigate), 눈치채고 반응하기, 조절하기(adjusts), 작업공간 내 조정하기(accommodations), 문제 재발 방지하기 등

02 정답 ①

작업의 영역

- 일상생활 : 자신의 몸을 관리하는 활동으로, 기본적 일상생활활동 또는 개인적 일상생활활동이라고도 한다.
- 수단적 일상생활활동 : 가정과 지역사회 안에서 일상적인 삶을 지지하는 활동으로, 복잡한 상호작용이 필요하다.
- 휴식과 수면 : 타 작업에 건강하고 적극적으로 참여하기 위해 재충전의 휴식과 수면을 취하는 활동이다.
- 교육 : 교육적 환경에서 학습하고 참여하기 위해 필요한 활동이다.
- 일 : 노동 또는 노력 / 물건의 형태, 유형 또는 모양, 구성, 제조 / 서비스나 생활의 과정, 또는 관리를 조직화하고, 계획하고 평가하는 것 / 금전적 보상이 있는 또는 없는 작업에 헌신하는 것이다.
- 놀이 : 즐거움, 여흥, 재미 및 기분전환을 위한 자발적인 활동 또는 조직화된 활동이다.
- 여가 : 의무감 없이 내적동기에 의해 여유로운 시간에 참여하는 활동으로, 일·자조활동·수면과 같이 의무적으로 수행해야 하는 작업수행 외의 자유로운 시간을 이용하고 즐기는 것이다.
- 사회참여 : 동료와 친구뿐 아니라 지역사회와 가족활동에서 원하는 이행을 할 수 있도록 지지하는 여러 작업들이 서로 엮인 것으로, 타인과의 사회적 상황에 관련된 하위활동에 관여하고 사회적 독립성을 지지하는 것이다.

03 정답 ①

① Dx(Diagnosis) : 주진단명을 뜻한다.
② DM(Diabetes Mellitus) : 당뇨병에 대한 약어이다.
③ S(Subjective) : 클라이언트 또는 보호자를 통해서 얻는 주관적인 정보(클라이언트의 현재 상태에 대한 정보)를 작업치료적 관점에서 기술한다.
④ A(Assessment) : 주관적 정보와 객관적 측정자료를 종합·분석·해석하는 과정이다. 클라이언트가 지닌 강점과 문제목록을 작성하며, 'A'의 마지막 부분에서는 작업치료의 타당성을 언급한다.
⑤ P(Plan) : Short term goal을 성취하기 위한 구체적인 치료의 정보, 퇴원계획 등을 기술한다.

04 정답 ①

작업치료 철학의 역사적 흐름

18C 말	19C 초	19C 말	20C 초	20C 중반	20C 말
프랑스 시민혁명, 인본주의, 산업혁명		산업혁명	1차 세계대전	2차 세계대전, 1930년대 경제대공황	-
-	도덕적 치료	예술과 수공예 운동	작업중심 패러다임	재활모델, 의료모델, 축소주의, 환원주의 기계적 패러다임	2차 위기 신흥패러다임
-	정신장애인에 대한 도덕적 치료	산업혁명으로 인한 산업재해 환자의 예술·수공예를 이용한 치료	• 현대작업치료 첫 모임(1917) • 상이군인의 신체적·정신적 회복을 위한 수공예 활동	• 신체장애 작업치료에 초점 • 병리학적 관점에서 질병을 인식 • 양적으로는 성장하였으나 정체성 상실	• 축소주의 한계 • 작업치료 철학 회복 • 신체와 정신, 환경적 측면을 모두 고려한 작업기반, 전인적 접근

05 정답 ⑤

⑤ 처리기술인 지속하기는 일단 행동흐름이 시작되면 불필요한 중단 없이 일련의 행동이나 단계들을 수행하여 그 행동이나 단계가 완수될 때까지 쉼이나 지연 없이 지속하는 것이다.
①·②·③·④ 조정하기, 견디기, 위치시키기(자세취하기), 유연하게 사용하기는 수행기술 중 운동기술에 포함된다.

06 정답 ③

뒤대뇌동맥(PCA ; Posterior Cerebral Artery)
• 뒤통수엽과 관자엽의 안쪽 및 아래면, 다리뇌의 상부, 중뇌, 시상하부와 시상의 뒷부분에 분포한다.
• 증상 : 감각과 운동손상, 불수의적인 운동장애(편측발리즘, 자세떨림, 편측운동실조, 의도떨림), 기억상실, 명칭실어증(anomic aphasia)과 실독증(alexia), 입체실인증, 이상감각, 운동감각상실, 같은 쪽 반맹증, 건망실어증(anomia), 지형적 지남력장애, 시각실인증이 나타난다.

07 정답 ⑤

우측뇌
- 우뇌의 기능 : 공간적 · 직관적 · 예술적 · 종합적 · 창의적 · 전반적 담당(입체지각, 공간, 음악 등)
- 우뇌 손상 시 발생증상 : 좌측마비, 공간지각 손상, 질병인식불능증, 둔한 정서반응, 무관심반응, 공간관계 증후군, 신체도식 손상, 시각적 형상화 어려움, 지리적 지남력 부족, 시각기억상실 등

08 정답 ⑤

브룬스트롬 5단계(하지)
선 자세에서 엉덩관절을 폄시킨 채 무릎굽힘을 할 수 있으며, 엉덩관절과 무릎관절을 폄시킨 상태에서 발목 발등굽힘을 할 수 있다.

09 정답 ③

젭슨 테일러 손기능 평가(Jebsen-Taylor Hand Function Test)
- 목 적
  - 손 기능수준을 평가하기 위한 시각화된 진단검사이다.
  - 일상생활에서의 손 사용능력을 평가하여 장애정도를 객관적으로 평가한다.
- 대상 : 아동 및 성인의 손 기능장애 환자
- 환경 : 조명이 환한 방에서 의자에 앉은 자세로 시행한다.
- 유의사항
  - 지시사항을 설명하고, 이해했는지 질문 후 대답을 확인한다.
  - 검사는 항상 같은 순서로, 비우세손 → 우세손 순으로 검사한다.
  - 결과는 초시계를 사용해서 객관적으로 측정한다.
  - 비우세손과 비교하기 위해 우세손도 같이 평가한다.
- 평가항목 : writing / card turning / lifting small objects / simulating feeding / stacking checkers / lifting large light objects / lifting large heavy objects

10 정답 ②

② 다음 뇌졸중 환자의 근긴장도 평가결과 점수는 1등급이다.

MAS(Modified Ashworth Scale)

0	근긴장도의 증가 없음
1	관절가동범위 끝 부분에서 저항이 느껴짐
1+	관절가동범위 1/2 이하에서 저항이 느껴짐
2	대부분 관절가동범위에서 저항이 느껴지나 수동적인 움직임은 가능함
3	근긴장도의 증가로 수동적인 움직임이 어려움
4	굽힘근 / 폄근에 강직(Rigidity) 발생

11 정답 ④

MBI(Modified Barthel Index) – 식사하기(Feeding)

0점	모든 식사과정을 전적으로 타인에게 의존해야 한다.
2점	숟가락 같은 식사도구를 스스로 다룰 수 있으나 누군가가 식사하는 동안 적극적인 도움을 주어야 한다.
5점	감시하에서 식사를 스스로 할 수 있다. 차에 우유와 설탕을 넣거나, 음식에 소금과 후추를 치거나, 버터를 바르고, 국에 밥을 말거나 음식을 비비거나 쟁반을 돌리는 등 식사준비 활동에 도움이 요구된다.
8점	고기를 자르거나 김치 자르기 혹은 생선 바르기, 우유단지나 병뚜껑을 열 때 외에는 차려진 식탁에서 독립적으로 식사를 할 수 있다. 다른 사람이 옆에 있을 필요가 없다.
10점	음식을 손이 미치는 위치에 놓아주면 환자 스스로 식탁에서 식사할 수 있다. 음식을 자르거나 소금·후추를 사용하고, 빵에 버터를 바르기 위해 보조도구를 주어야 한다.

12 정답 ⑤

명칭실어증(anomic aphasia)
- 뒤대뇌동맥의 손상으로 나타난다.
- 사물이나 그림의 이름을 말하는 데 어려움을 보인다.
- 유창하고 문법적으로 정확하나 적절한 단어를 생각하지 못해 묘사적 문구를 사용한다.
- 심한 명칭실어증의 경우 말할 때 사물의 실제 이름을 대지 못하고 빙빙 돌려 설명하는 우회적 표현을 한다.

13 정답 ③

비대칭 패턴(asymmetric patterns)
- 팔다리들이 동시에 몸의 한 방향으로 움직임을 수행하며, 몸통의 돌림을 촉진한다.
- 큰 몸통회전을 보이는 내려치기(chopping)나 들어올리기(lifting) 패턴들에서와 같이 팔이 접촉한 상태로 수행될 수 있다.
- 왼쪽하단에 있는 주머니를 잠그게 되면 올릴 때 왼쪽으로 양측 비대칭 폄이 일어나고, 왼팔은 D1 폄, 오른팔은 D2 폄을 보인다.

14 정답 ⑤

신경발달치료(NDT ; Neuro-Development Treatment)
- 보바스 치료접근법으로도 알려진 신경발달치료는 1940년대 영국에서 물리치료사인 Berta Bobath와 그의 남편이며 의사인 Karel Bobath에 의해 개발됐다.
- 정상발달 및 운동에 근거를 두고 있으며 주된 목적은 근육긴장을 정상화시키고, 원시반사들을 억제하고, 정상자세 반응들을 촉진하는 것이다.
- 움직임의 질을 향상시키는 것과 환자가 정상움직임 패턴들을 다시 학습하도록 돕는 것이 치료의 기본목표이며, 오늘날 임상에서 NDT는 성인 편마비 환자의 치료에서 널리 사용한다.

15 정답 ⑤

⑤ 환자는 근긴장도가 높기에 루드 억제기법을 제공해야 한다.

루드(Rood) 접근

- 마가렛루드(Margaret Rood, PT, OT)에 의해 1940년대에 고안되었다.
- 근육긴장에서 변화를 촉진하기 위한 발달자세의 사용과 근활성을 촉진시키는 감각자극의 사용이 있다.
- 루드 억제기법
  - 촉각자극 : 느린 쓰다듬기
  - 온각자극 : 중온, 지속냉각
  - 고유수용기 감각 : 장시간 신장, 관절접근, 힘줄압박
  - 전정자극 : 느린 구르기, 발달패턴에서 흔들기
  - 특수감각자극 : 청각자극, 시각자극 등

16 정답 ⑤

겉질제거경축(decorticate rigidity)

- 원인 : 뇌반구 손상
- 증상
  - 상지에서 어깨관절은 안쪽돌림과 모음, 팔꿈관절, 손목관절, 손가락관절 모두 굽힘된 자세를 보인다.
  - 하지에서 엉덩관절은 폄과 안쪽돌림, 무릎관절은 굽힘, 발목관절은 발바닥쪽 굽힘과 안쪽번짐된 자세를 나타낸다.

17 정답 ④

④ 지문을 해석하면 눈 뜨기 4점, 운동반응 6점, 언어반응 4점으로 총 점수 14점에 해당한다.

글래스고혼수척도(Glasgow Coma Scale)

검사항목	환자의 반응	점수
눈 뜨기	자발적으로 눈을 뜸	4
	언어적 자극, 명령, 말에 눈을 뜸	3
	압박자극에 대해 눈을 뜸	2
	눈 뜨기 반응 없음	1
운동반응	움직임 명령을 따라 수행함	6
	통증자극에 대해 목적 있는 움직임(한정적임)	5
	통증자극에 대해 부분적 회피반응	4
	통증에 대해 굽힘반응	3
	통증에 대해 폄반응	2
	운동반응 없음	1
언어반응	지남력이 있으며, 시간 · 장소 · 사람에 대해 인지함	5
	질문에 대해 답을 할 수 있으나 대화가 혼란스러움(지남력 ×)	4
	부정확한 짧은 담화표현 : 문장보다는 단어 사용	3
	이해할 수 없는 소리 : 신음소리	2
	언어반응 없음	1

18 정답 ②

외상 후 기억상실 기간과 손상의 중증도
- 뇌손상 시점부터 이후의 사건에 대한 기억이 회복될 때까지의 기간을 의미한다.
- 이 기간 동안 환자는 혼수상태에서 벗어났으나 지남력 및 기억력은 결여되어 있으며, 외상후기억상실증은 뇌의 손상 정도뿐만 아니라 예후측정에도 중요한 정보를 제공한다.

외상 후 기억상실 기간	손상 정도
5분 이내	매우 경미(very mild)
5~60분	경미(mild)
1~24시간	중증도(moderate)
1~7일	심각(severe)
1~4주	매우 심각(very severe)
4주 이상	극도로 심각(extremely severe)

19 정답 ②

② 환자는 란초로스아미고스 인지기능척도 6단계에 해당한다.

란초로스아미고스 인지기능척도(Ranchos Los Amigos Scale)
- 환자의 인지수준을 판별하기 위해 환자가 주위환경에 적절하게 반응하는지를 주로 평가하며, 주로 행동관찰을 사용한다.
- 6단계[혼돈-적절 반응(confused-appropriate response)]
  - 목표지향적인 행동을 보이지만 단서가 필요하다.
  - 간단한 명령에 지속적으로 반응하며 상황에 적절하게 반응한다.
  - 불편함에 대한 필요성이 설명되면 적절하게 반응하며, 정보처리가 지연되는 모습이 관찰된다.
  - 시간과 공간에 대한 지남력을 갖지만 지속적이지 않다.
  - 조직화된 환경에서 기본일상생활활동이 기능적이고, 어려운 과제에 익숙하지 않은 환경에서는 집중력이 떨어진다.

20 정답 ②

캐나다작업수행평가(COPM ; Canadian Occupational Performance Measure)
- 정 의
  - 작업수행의 문제점을 파악하고 클라이언트의 우선순위를 결정한다(작업수행의 중요도·수행도·만족도 평가).
  - 치료를 통한 클라이언트의 작업수행에 대한 인식변화를 측정한다.
- 대상 : 모든 질환, 모든 연령대의 클라이언트
- 방 법
  - 반구조화된 면담방법으로 실시한다.
  - 평가과정(4단계) : 현재의 문제 결정 → 우선순위 결정 → 점수화 → 재평가

21 정답 ①

뇌졸중 환자의 전형적인 자세

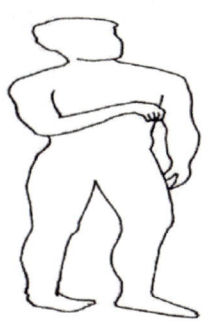

상지(굽힘근 시너지 패턴)	하지(폄 시너지 패턴)
어깨뼈 뒤당김과 내림, 어깨모음과 안쪽돌림, 팔꿈치 굽힘, 아래팔 엎침, 손목 굽힘, 손가락과 엄지 굽힘과 모음	골반의 뒤쪽돌림과 안쪽돌림, 무릎 폄, 발의 발바닥 쪽 굽힘과 안쪽번짐, 발가락 굽힘과 모음

22 정답 ⑤

작업기억(working memory)
- 단기기억과 마찬가지로 용량이 제한적이며 지속시간도 수 초에서 수 분밖에 되지 않지만, 인지행위가 의식적으로 일어나는 처리체계를 의미한다.
- 정보들을 일시적으로 보유하고, 각종 인지과정들을 계획하고 순서를 세우며, 실제로 수행하는 능력을 말한다.
- 작업기억에 관한 인지모형
  - 중앙집행장치(central executive)
  - 음운루프(phonological loop)
  - 시공간 메모장(visuospatial sketch pad)

23 정답 ①

②·③·④·⑤ 연하치료 재활전략에 포함되는 내용이다.

연하치료 보상전략
자세조절, 몸통조절, 목조절, 식이변형, 음식덩이 변형(감각소실), 삼킴 보조도구

24 정답 ③

성문위삼킴(Supraglottic swallowing)
음식이 기도로 들어가는 것을 방지하기 위해 수의적으로 숨을 참아 삼키기 전이나 삼키는 동안 진성대 수준에서 기도를 닫는 방법으로, 후두 폐쇄가 완전하지 못한 환자에게 적용할 수 있다. 이 방법은 여러 질환으로 인해 기도폐쇄 능력이 저하되거나 지연된 환자 혹은 후두암으로 인해 성문위 후두절제를 한 환자, 방사선 치료로 기도폐쇄가 잘 되지 않는 환자에게 유용한 기술이다.

25 정답 ④

보기에서 공통적으로 사용되는 인지요소는 집중력이다. 1부터 20까지 숫자를 순서대로 연결하는 것은 지속적 집중력이고, 노래 들으면서 특정 단어가 나오면 박수를 치는 것은 선택적 집중력이다. 노래 들으면서 자동차 운전하기는 분리된 집중력이다.

26 정답 ③

뒤척수증후군(Posterior Cord Syndrome)

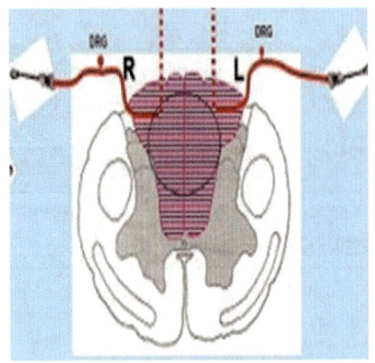

- 매우 드물며, 폄 손상에 의해 발생한다.
- Dorsal column의 손상이 특징이다.
- 증상
  - 심부감각, 고유수용성감각, 진동감각의 소실이 나타난다.
  - 운동신경, 통각, 운동감각 등은 보존된다.
- 예후가 좋아 거의 완전한 회복이 기대된다.

27 정답 ⑤

⑤ Spinothalamic tract : 반대쪽의 통증과 온도감각에 관여
① Spinocerebellar tract : 무의식적인 고유수용성감각에 관여
② Dorsal column : 촉각, 압박, 진동, 고유수용성감각의 구별에 관여
③ Corticospinal tract : 자발적 운동조절에 관여
④ Vestibulospinal tract : 폄근의 긴장을 촉진

28 정답 ③

볼의 경우 뇌신경의 감각을 지배받고, 다른 부위의 경우 척수신경의 감각지배의 영향을 받는다. 척수신경의 영향을 받는 감각부위의 경우 정확한 감각제공 부위가 될 수 없으므로 뇌신경의 지배를 받는 볼에 정상감각을 제공한다.

29 정답 ②

ASIA 감각평가의 경우 모두 다 2점일 경우 정상으로 한다. 환자의 경우 C6에서 Pinprick가 손상되었기에 환자의 감각수준은 C5이다. C5의 감각부위는 안쪽팔꿈치 부분이다.

30 정답 ④

운동수준의 좌우 측은 다를 수 있으며, 근력이 3/5 이상 되면서 바로 위 분절의 근력이 5/5 조건을 만족하는 가장 아래의 중요 근육근의 신경뿌리분절을 운동수준으로 결정한다. 손가락벌림근은 T1의 주요근육이며, 3 미만이기에 해당 수준으로 포함할 수 없다. 그러므로 정답은 C8이다.

31 정답 ①

ASIA 손상척도

종 류	손상 정도
A	완전손상. 감각이나 운동기능이 척수분절 S4-S5를 포함하여 신경학적 레벨 이하에 없음
B	불완전손상. 감각기능이 척수분절 S4-S5를 포함하여 신경학적 레벨 이하에 있지만 운동기능은 없음
C	불완전손상. 운동기능이 신경학적 레벨 이하에 있으며, 신경학적 레벨 이하의 주근육의 절반 이상이 3등급(근력)보다 낮음
D	불완전손상. 운동기능이 신경학적 레벨 이하에 있으며, 신경학적 레벨 이하의 주근육의 절반 이상이 3등급(근력) 이상임
E	정상. 운동기능과 감각기능이 정상

32 정답 ③

자율신경반사부전(autonomic dysreflexia)

- T6 이상의 척수손상에서 흔히 나타나는 현상이다(유해한 자극에 대해 위험하게 갑작스러운 혈압의 상승이 나타남).
- 신속히 치료되지 않으면 뇌졸중이나 갑작스러운 사망을 일으킨다(20mmHg 이상의 수축기혈압 상승은 치료되어야 한다는 신호).
- 원인 : 방광팽창, 요로 또는 방광감염, 신장결석, 분변 막힘, 욕창, 발톱감입, 도뇨관 삽입이나 관장, 장 팽창, 통증자극 등(자율신경계의 반응을 일으킴)
- 증상 : 심한 두통, 서맥, 발한, 안면홍조, 코 막힘, 흐릿한 시각, 호흡곤란과 가슴 답답함 등
- 조 치
  - 작업 중 증상이 나타나면 작업을 중단한다.
  - 누워있을 때 증상이 나타나면 머리를 올린 상태로 앉게 하고 혈압을 체크한다.
  - 압박하는 옷·복대와 탄력스타킹 등을 느슨하게 하거나 제거하고 원인을 찾아서 제거한다(보통 소변줄이 원인).

33 정답 ②

A-ONE(Arnadottir OT-ADL Neurobehavioral Evaluation)

- 일상생활활동 관찰을 통해 신경행동손상 환자를 평가하기 위해 개발된 표준화된 평가도구이다.
- 기능적 독립척도는 옷 입기·몸단장과 위생 등 총 5가지 영역, 22개 항목의 일상생활활동으로 구성된다.
- 구체적 신경행동손상 하위척도는 5가지 영역, 46개 항목으로 구성되어 있으며, 전반적 신경행동손상 하위척도는 31개 항목으로 구성된다.

34 정답 ④

④·⑤ 뻗기, 스트레칭, 구부리기, 옮기기, 오르기를 피해야 한다.
① 가능하면 일은 앉아서 한다.
② 일은 나누어서 하며, 피곤해지기 전에 쉬거나 멈추어야 한다.
③ 낮은 곳에 있는 물건을 들 때는 무릎을 사용하며 등은 곧게 편다.

35 정답 ①

단춧구멍 변형에 대한 설명이다.

36 정답 ①

전동의수는 남아있는 상지의 근육수축 정도로 쥐기를 조절하므로, 의수의 쥐는 힘을 조절하기 위해서는 근수축을 조절해야 한다.

37 정답 ④

① 긴 아래팔 절단 : 대부분의 엎침 및 뒤침 기능 상실
② 손목 이단 : 약 50%의 엎침 및 뒤침 기능 상실
③ 긴 위팔 절단 : 팔꿈관절 굽힘 및 폄, 모든 엎침 및 뒤침 기능 상실
⑤ 짧은 위팔 절단 : 손, 손목, 팔꿈관절 기능 상실 및 어깨관절 안쪽돌림, 바깥돌림 기능 상실

38 정답 ①

소켓은 불필요하게 움직임을 제한할 수 있기 때문에 남겨진 사지를 너무 많이 덮어서는 안 된다.

39 정답 ⑤

요통 환자의 일상생활활동 방법에 대한 내용이다.

40 정답 ④

엉덩관절치환술 주의사항

뒤가쪽 접근법	앞가쪽 접근법
• 90° 이상 엉덩관절 굽힘 금지 • 엉덩관절 안쪽돌림 금지 • 엉덩관절 모음 금지	• 엉덩관절 바깥돌림 금지 • 엉덩관절 모음 금지 • 엉덩관절 폄 금지

41 정답 ③

화상 환자가 피해야 할 자세

- 상지 : 모음, 굽힘
- 손목 : 굽힘
- 엄지 : 모음
- 중손가락 : 폄
- 손가락 : 굽힘
- 엉덩관절 : 굽힘
- 무릎관절 : 굽힘
- 발목 : 발바닥 쪽 굽힘

42 정답 ⑤

① 압박의복 착용 후 장시간 야외작업을 피해야 하며, 작업환경을 바꿔주어야 한다.
② 흉터부위는 수분이 있도록 유지해야 한다.
③ 압박의복은 수명단축의 위험으로 세탁기, 드라이기 등의 사용은 피해야 하며 비누로 손세탁을 해야 한다.
④ 아동은 성장과 생활방식에 따라 압박의복을 보다 자주 교체를 필요로 한다.

43 정답 ②

티넬징후 검사(Tnel's sign)
- 신경을 따라 천천히 가볍게 두드리며 나아간다.
- 먼 쪽에서 몸쪽으로 이동하며 찌릿한 감각을 유도한다.
- 찌릿한 감각이 시작되는 부위가 신경압박이 있는 부위이다.
- 신경수술 후에 활용된다.
- 감각신경수초의 성장범위를 가늠하기 위해 사용된다.

44 정답 ⑤

①·②·③·④ 류마티스관절염의 특징이다.

45 정답 ③

RA 환자 주의사항
- 피로 피하기
- 통증 고려하기
- 정적이고, 스트레스가 있으며, 저항이 있는 활동 피하기
- 열적용은 20분으로 제한하기
- 저항운동 시 주의를 기울이며 불안정한 관절은 사용하지 않기
- 감각손상에 대해 인식하기

46 정답 ⑤

환상감각은 통증이 없어 일반적으로 의수족 재활을 방해하지 않는 것이 특징이다.

47 정답 ④

① 어깨뼈의 모음 상실 : 등쪽어깨신경 손상 시 나타나는 증상이다.
② 위팔의 가쪽돌림 약화 : 어깨위신경 손상 시 나타나는 증상이다.
③ 팔 모음 손실 : 가슴등신경 손상 시 나타나는 증상이다.
⑤ 아래팔 굽힘, 뒤침 손실 : 근육피부신경 손상 시 나타나는 증상이다.

48 정답 ①

길랭바레증후군(GBS ; Guillain-Barre Syndrome)
원인을 알 수 없는 신경의 염증성 질환으로, 말초신경에 염증이 생겨 신경세포의 축삭(axon)을 둘러싸고 있는 '수초'라는 절연물질이 벗겨져 발생한다. 근육약화가 제일 큰 문제이다.

49 정답 ①

근육위축가쪽경화증(ALS ; Amyotrophic Lateral Sclerosis)
- 루게릭병이라고 불린다.
- 운동신경원의 퇴행이 진행되어 뇌·뇌간·척수의 신경부위의 세포가 파괴되어 나타난다.
- 움직임 조절능력이 상실되며 근위축이 발생한다.
- 인구 10만 명당 1~2명 정도로 발병하며, 평균연령은 58세지만 어느 연령대도 발병 가능하다.
- 초기증상 : 어느 부위의 운동신경세포가 파괴되었느냐에 따라 다르지만 경미한 근육약화와 서툰 손의 사용, 혀와 입술, 구강기능의 저하가 나타난다.
  - 손발의 부종과 운동장애
  - 말하기와 음식물 삼키기 어려움(연하장애)
- 진행에 따른 증상
  - 손발 위축으로 이동의 어려움(전신근력 약화)
  - 얼굴근육의 약화로 침을 흘림
  - 호흡장애 발생

50 정답 ④

방어기제
- 자기중심적(narcissistic) 방어 : 투사, 부정, 왜곡 등 소아 또는 정신병적 상태의 환자가 주로 사용한다.
- 미숙한(immature) 방어 : 퇴행, 조현성 공상, 신체화, 건강염려, 내재화, 수동공격, 행동화, 차단 등 청소년들이 주로 사용한다.
- 신경증적(neurotic) 방어 : 합리화, 해리, 지능화, 억압, 참기, 전치, 외부화, 격리, 성화, 반동형성, 통제 등 스트레스가 있는 성인이 주로 사용한다.
- 성숙한(mature) 방어 : 이타주의, 억제, 예기, 금욕주의, 승화, 유머 등 건강한 성인이 주로 사용한다.

51 정답 ③

조현병의 증상
- 음성 증상 : 정상기능의 완전 상실 또는 감소가 나타나는 것으로 정서적 둔마, 무논리증, 무감동증, 무쾌락증, 사회적 위축, 주의력 손상 등이 있다.
- 양성 증상 : 망상, 환청, 와해된 언어, 일관성 없는 행동, 긴장증적 행동이 있다.

52 정답 ②

① 고착 : 어떤 스트레스에 부딪힐 때 인격발달과정이 그 수준에서 중단되는 상태이다.
③ 해리 : 인격들 사이의 의사소통이 잘 이뤄지지 않을 때 주로 나타난다. 성격의 일부가 본인의 지배를 벗어나 하나의 독립적인 성격처럼 행동한다.
④ 승화 : 자기 욕망을 사회적으로 받아들일 수 있는 것으로 바꾼다. 가장 건전하고 바람직한 기제이다.
⑤ 함입 : 자신과 대상을 구분하지 않은 상태에서 대상의 특징을 자기 것으로 만드는 기제이다.

53 정답 ②

과대망상증이 있는 경우 규칙적이고 현실적인 활동을 실시해야 하며, 추상적이고 과한 정서표현과 같은 활동은 적합하지 않다.

54 정답 ④

역할지향 그룹

역할지향 그룹의 이론은 먼저 라일이에 의해 발달하게 되었다. 이는 근로자, 부모, 친구 또는 배우자와 같은 삶에서의 역할의 중요성을 강조하면서 작업치료사들이 주어진 역할을 건강하게 수행하는 데 필수적인 기술을 발달시키는 그룹을 개발하도록 이끌었다. 그룹활동은 성별과 관련된 역할, 관계 안에서의 역할 또는 근로자 역할 등에 맞춰져 있다. 과제나 기술학습그룹, 특정작업 기술, 또는 구직활동에 필요한 기술을 학습하도록 한다. 키엘호프너는 작업수행에서 역할과 습관화의 중요성을 강조하였는데, 자신의 삶에서의 역할수행에 대한 자신감이 부족한 사람은 토의와 실습시간을 통해 또는 지지환경 안에서 새로운 역할을 시도하여 긍정적인 효과를 얻을 수 있다고 하였다.

55 정답 ⑤

알코올 사용장애 대처기술

- 갈망관리 : 갈망에 대한 대처카드(음주로 인한 불쾌한 경험, 단주했을 때 얻는 이익 등을 기재함)를 소지하고 갈망이 일어날 때마다 카드를 보도록 한다.
- 분노관리 : 분노의 내적·외적 신호를 파악하고 통제 불가능한 분노로 발전하기 이전에 진정시킨다.
- 부정적 사고 개선 : 자동적으로 발생하는 부정적 사고를 긍정적 사고나 느낌으로 대처하거나 사고중지, 긍정적 자기대화 등의 방법을 사용한다.
- 음주 거절하기 : 음주를 권유받을 때 단호하게 "안 마신다."라고 의사를 밝히고 화제를 다른 것으로 돌린다. 그래도 계속 강요하면 음주를 권유하지 말도록 요청한다. 거절하는 상황을 경험하는 역할극을 활용할 수 있다.
- 이완요법 : 음주의 선행조건이 되는 불안과 분노 등을 경감시키는 방법이다. 호흡과 근전도의 바이오피드백이나 명상 등을 활용하여 스트레스 상황에서 발생하는 부정적 선행조건을 감소시켜서 음주로 연결되지 않도록 한다.

56 정답 ①

망상장애

- 색정형 : 망상의 중심주제가 또 다른 사람이 자신을 사랑하고 있다는 것일 경우 적용한다.
- 질투형 : 망상의 중심주제가 자신의 배우자나 연인이 외도를 하고 있다는 것일 경우 적용한다.
- 피해형 : 망상의 중심주제가 자신이 음모, 속임수, 염탐, 추적, 독극물이나 약물주입, 악의적 비방, 희롱, 장기목표 추구에 대한 방해 등을 당하고 있다는 믿음을 수반한 경우 적용한다.
- 신체형 : 망상의 중심주제가 신체적 기능이나 감각을 수반한 경우 적용한다.
- 과대형 : 망상의 중심주제가 어떤 굉장한(그러나 확인되지 않은) 재능이나 통찰력을 갖고 있다거나 어떤 중요한 발견을 하였다는 확신일 경우 적용한다.
- 혼합형 : 어느 한 가지 망상적 주제도 두드러지지 않은 경우 적용한다.

57 정답 ③
과제 역할
- 발의자 : 새로운 생각이나 문제해결방법을 제안하는 자
- 정보탐구자 : 제안한 내용에 대해 명확하고 구체적으로 알기 위해 설명을 요구하는 자
- 의견탐구자 : 토론 중인 내용에 대해 의견이나 느낌을 물어보는 자
- 정보제공자 : 주제에 대한 정보를 제공하는 자
- 의견대변자 : 주제에 대한 의견을 제시하는 자
- 고심하는 자 : 구체적인 실행방안에 대한 의견을 제시하는 자
- 합의자 : 여러 명시된 내용들에 대해 합의된 의견을 이끌어내는 자
- 지향주의자 : 주제가 벗어나지 않도록 목표에 초점을 두도록 하는 자
- 평가자 : 특정 기준을 바탕으로 그룹의 성과를 평가하는 자
- 활력제공가 : 그룹구성원들에게 자극과 의욕을 북돋아 주는 역할을 수행하는 자
- 진행준비자 : 그룹모임을 위해 필요한 사전준비를 하는 자
- 기록자 : 회의내용을 기록하는 자

58 정답 ③
체계적 둔감화란 두려움을 적게 느끼는 상황부터 시작하여 두려움을 많이 느끼는 상황의 단계로 진행하며, 각각의 단계에서 두려움을 극복하도록 하면서 궁극적으로 가장 두려움을 느끼는 상황을 극복하도록 하는 행동치료이다.

59 정답 ②
아동의 머리를 돌렸을 때 뒤통수 쪽 팔다리는 구부러지거나 굽힘 긴장도가 증가하며, 얼굴 쪽 팔다리는 펴지거나 폄 긴장도가 증가하는 반사는 0~4개월 또는 6개월에 나타나는 ATNR이다. 문제에서 아동은 8개월이기에 비정상적인 반응이다.

60 정답 ④
보기는 Pure athetosis에 대한 설명으로, 근긴장도가 저긴장에서 정상으로 변화한다. 비틀린 불수의적 움직임, 안정성 감소로 많은 굴곡을 시도한다. 일반적으로 원시반사가 없으며, 불수의적인 움직임에 의해 영향을 받아 미약하지만 보호 평형반응이 나타난다. 어깨나 손가락의 아탈구, 발이나 무릎의 외반이 나타난다.

61 정답 ⑤
보기는 피아제의 인지발달단계 중 형식적 조작기(11~15세)에 대한 설명이다.

62 정답 ②
DTVP-II(Developmental Test of Visual Perception-II)
- 대상 : 4~10세 아동
- 목적 : 시각운동기술, 시지각기술 평가
- 평가항목 : 눈-손협응, 따라 그리기, 공간관계, 공간 내 위치, 전경-배경구분, 시각폐쇄, 시각운동속도, 형태항상성

63 정답 ②

MVPT-3(Motor-free Visual Perception Test-3)
- 대상 : 4~94세
- 목적 : 순수한 시지각 검사
- 평가항목
  - 4~10세 : 1~40번 문항
  - 11세 이후 : 14~65번 문항
  - 시각적 구별 : visual discrimination
  - 형태항상성 : form constancy
  - 시각적 단기기억 : visual short term memory
  - 시각적 폐쇄 : visual closure
  - 공간적 방향 : spatial orientation
  - 전경-배경구분 : figure-ground

64 정답 ①

School Function Assessment
- 대상 : 만 5~12세
- 목적 : 학교환경에서 아동 기능 평가
- 평가항목 : 참여, 과제지지, 신체적 과제, 인지행동 과제

65 정답 ⑤

⑤ Miller Assessment for Preschoolers는 2세 9개월~5세 8개월 아동을 대상으로 시행하는 발달 평가도구이다.
①·②·③·④ Pediatric Evaluation of Disability Inventory, School Function Assessment, Assessment of Motor and Process Skills, Wee-FIM는 일상생활평가도구이다.

66 정답 ③

③ 전경-배경 : 시각자극을 인식할 때 중요하고 의미를 가지는 부분과 보다 덜 중요한 부분으로 분리하여 인지하는 현상이다.
① 입체인식 : 눈을 감고 있거나 보지 않고 물체를 촉각, 고유수용성감각, 인지를 이용하여 물체를 식별한다.
② 서화감각 : 피부의 수용기에 인식하는 감각으로, 숫자·글자·모양을 피부에 썼을 때 인식하는 기능이다.
④ 공간관계 : 물체와 물체와의 위치관계, 물체와 자신과의 위치관계를 이해하는 능력이다.
⑤ 깊이지각 : 2차원의 상을 3차원의 실제 정보로 지각하기 위해 대상의 크기와 거리에 대한 정보를 처리하는 과정이다.

67 정답 ②

루드의 촉진테크닉
- 피부 촉진 : 가벼운 쓰다듬기, 빠른 솔질, 얼음 자극(A아이싱, C아이싱)
- 고유수용성 촉진 : 빠른 신장, 신장압박, 진동, 무거운 관절압박, 저항, 태핑, 골압박

68 정답 ⑤

그루브드 페그보드(Grooved Pegboard)

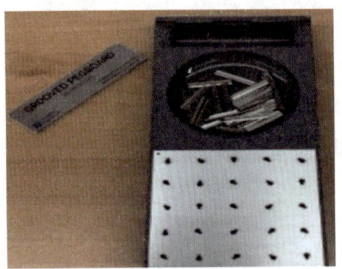

- 평가목적
  - 편측성 뇌손상 환자의 복잡한 시각-운동 협응능력을 평가한다.
  - 산업체의 근로자 선별을 위해서 사용한다.
- 평가대상자 : 5세 이상의 아동과 성인
- 평가방법
  - 도구의 위치 : 피검자가 앉은 책상의 가장자리에 놓으며 페그컵이 위로 가도록 한다.
  - 검사 전 연습은 실시하지 않으며 우세손부터 시행한다.
  - 필요할 경우 검사자가 줄이 바뀔 때 꽂아야 하는 곳을 지적해 줄 수 있다.

69 정답 ①

소뇌 손상 시 제일 대표적인 문제로 실조형(ataxic)이 나타난다. 그 외에도 협응에 대한 문제, 안구진탕, 겨냥이상, 수의적 떨림, 조음곤란 등 다양한 문제가 나타난다.

70 정답 ④

크룸프케마비(Klumpke's palsy)

- 정의 : C8~T1 팔신경얼기뿌리(brachial plexus root)에 손상이 발생한 것으로, 상지의 먼 쪽이 더 큰 영향을 받는다.
- 증 상
  - 손목의 굽힘근(flexors)의 먼 쪽(distal) 손상
  - 손의 내재근(intrinsic muscles) 마비
  - 잡기(grasp)가 안 됨, 갈퀴손 변형(claw hand) 발생

71 정답 ④

④ 경직형 뇌성마비 아동의 근긴장도 평가결과 점수는 3등급이다.

MAS(Modified Ashworth Scale)

0	근긴장도의 증가 없음
1	관절가동범위 끝부분에서 저항이 느껴짐
1+	관절가동범위 1/2 이하에서 저항이 느껴짐
2	대부분 관절가동범위에서 저항이 느껴지나 수동적인 움직임은 가능함
3	근긴장도의 증가로 수동적인 움직임이 어려움
4	굽힘근 / 폄근에 강직(Rigidity) 발생

72 정답 ⑤

⑤ COPM 평가결과 참고 시 가장 우선적으로 중요도가 높은 활동에 대한 중재를 제공해야 한다.

캐나다작업수행평가(COPM ; Canadian Occupational Performance Measure)

정 의	• 작업수행의 문제점을 파악하고 클라이언트의 우선순위를 결정함(작업수행의 중요도, 수행도, 만족도 평가) • 치료를 통한 클라이언트의 작업수행에 대한 인식변화를 측정함
방 법	• 반구조화된 면담방법으로 실시 • 4단계의 평가과정 : 현재의 문제 결정 → 우선순위 결정 → 점수화 → 재평가 　- 문제 결정 : 면담을 통해 자기관리, 생산적 활동, 여가영역에서 해보고 싶거나 할 필요가 있는 것이 무엇인지 질문하고 기록함 　- 중요도 평점 : 평점카드를 제시하고 클라이언트가 언급한 활동이 얼마나 중요한지를 1부터 10 중 고르도록 함 　- 점수화 : 평점을 바탕으로 가장 중요한 5가지 문제를 확인하여 순서대로 기입하고 각 문제에 대한 현재 수행도와 만족도를 평점카드를 이용하여 고르도록 함 　- 재평가 : 이후, 수행도와 만족도의 변화를 재평가 시 점수에서 초기 평가점수를 감산하여 산출함

73 정답 ①

① 아동의 기억과정을 보면 잘못된 순간, 실수 즉 오류가 발견되면 수정을 통해 오차를 제거하였다. A 씨가 사용한 기억증진술은 오류배제학습이다.

오류배제학습(errorless learning)
정보를 최초로 학습하는 단계에서 발생할 수 있는 오차를 제거함으로써 기억효율을 증가시키는 기법이다.

74 정답 ②

② 주어진 상황은 동시에 두 가지 자극에 대하여 집중하는 능력을 요구하는 상황이다. 즉 분리된 집중력(divided attention)에 대한 예시이다.

분리된 집중력(divided attention)
• 최상의 과제수행을 위해 동시에 하나 이상의 작업을 할 수 있는 것으로 작업에 모두 집중할 수 있는 능력이다.
• 동시에 처리해야 할 여러 행동이나 자극은 두 개 이상의 서로 다른 요소로 구성되어 있어야 한다.
• 더 초점을 맞추게 되는 자극과 자동적으로 수행하게 되는 자극을 상황에 맞게 빠르고 효율적으로 전환하면서 동시에 수행해야 한다.

75 정답 ①

듀센(Duchenne)형 근디스트로피는 X염색체 열성 형질의 연쇄된 유전성 질환이기 때문에 남아에게만 침범한다.

76 정답 ②

GDS(Global Deterioration Scale)

단계	결과해석	CDR 점수
1단계	인지장애 없음	CDR 0
2단계	매우 경미한 인지장애	CDR 0.5
3단계	경미한 인지장애	
4단계	중등도 인지장애	CDR 1
5단계	초기 중증 인지장애	
6단계	중증 인지장애	CDR 2
7단계	후기 중증 인지장애	CDR 3

77 정답 ③

임상치매척도(Clinical Dementia Rating)

검사 결과	해 석
CDR 0	지남력은 정상이며, 기억장애가 전혀 없거나 경미한 건망증이 나타남
CDR 0.5	부분적 회상이 가능하고, 시간에 대한 경미한 장애를 보이며, 경미하나 지속적인 건망증이 나타남
CDR 1	사람과 장소에 대한 지남력은 검사상 정상이나 최근 일에 대한 기억장애가 심각하며, 실생활에서 길 찾기에 어려움을 보임
CDR 2	과거에 반복적으로 많이 학습한 것만 기억하며, 새로운 정보를 습득하기는 어려움. 시간에 대한 지남력은 상실되어 있으며, 장소에 대한 지남력도 심한 기억장애로 손상됨
CDR 3	심한 기억장애로, 단편적인 사실만 보존됨. 시간과 장소에 대한 지남력의 경우 소실되어 있고, 간혹 사람에 대한 지남력만 정상을 보임
CDR 4	자신의 이름에 대해서만 때때로 반응하며, 부분적이고 단편적인 사실만 보존됨
CDR 5	기억기능 자체가 의미가 없으며, 본인에 대한 인식이 전혀 없음

78 정답 ⑤

근이영양증

- 듀센형 : X염색체 열성 유전질환으로 주로 남성에게서 3~4세에 발생하고, 30세 전후로 호흡부전으로 사망한다. 트렌델렌버그, 발끝보행 등이 나타나며, 종아리근육의 과비대가 특징적이다.
- 베커형 : X염색체 열성 유전질환으로, 5~20세에 발생한다. 듀센형과 동일하게 근위부 근육약화가 나타나고, 장딴지근육의 가성비대가 나타난다.
- 얼굴어깨위팔형 : 상염색체의 우성 유전질환으로, 남녀 모두에게 발병된다. 얼굴 및 어깨의 근육이 가장 영향을 많이 받는다.
- 근긴장형 : 상염색체 우성 유전질환으로, 성인에게 흔한 유형이다. 근 약화와 근긴장도 증가(긴장성 경련)가 함께 나타나고, 목굽힘근, 목빗근, 손가락모음근, 폄근, 발목근육 등에서 증상이 시작된다.
- 팔다리연결형 : 상염색체 열성 유전질환으로, 10~40대 남녀 모두에게 발생한다. 하지 근위부 약화로부터 시작되어 어깨와 상지 부위의 약화로 진행되며, 날개어깨뼈가 나타난다.

79 정답 ④
치매 환자는 낮 동안 신체적 활동이 적절하며, 극단적인 반응을 일으킬 수 있으므로 사람이 많은 곳에 노출시키는 것은 피해야 한다. 과제는 연속적이 아닌 단계적으로 시행하며, 인지적(기억력, 지남력) 증진훈련을 시행한다.

80 정답 ⑤
헌팅톤병 말기 증상
- 무도증 타입의 움직임이 감소되고 고긴장이 종종 나타난다.
- 수의적 움직임 감소된다.
- 눈동자 움직임의 장애가 점점 악화된다.
- ADL에 많은 도움을 필요로 한다(도움 없이 말하기, 걷기, BADL 등).
- 장기간 보호시설에서 지내게 된다.

81 정답 ①
파킨슨병 초기의 실내환경 수정
- built up handle 사용
- 옷 잠그기의 변형
- 신기 쉬운 신발
- 벨크로 의복
- 바닥깔개 제거 및 가구 재배치
- 팔걸이가 있는 의자의 사용 권장
- 화장실 손잡이, 높은 변기 등의 사용 권장

82 정답 ①
알츠하이머의 주요 증상
실행증, 실어증, 실인증, 기억력 손상

83 정답 ①
ALS(근육위축가쪽경화증) 환자의 작업치료
- 평가 : ALS functional rating scale, ROM, purdue pegboard test 등
- 운 동
  - AROM, PROM, 근력, 지구력 운동 등을 제공한다.
  - 질환상태에 따라 적절한 운동프로그램을 제공한다.
  - 환자 단계변화에 따라 운동을 변형한다.
- 치료 계획
  - 기능의 변화로 인해 환자의 작업수행에 초점을 맞춘다.
  - 환경적 변화에 대한 도움을 제공한다.
  - 의학적 장비를 제공한다.
  - 집안구조를 변경한다.
  - 다양한 보조도구 및 적응도구(neck collar, universal cuff 등)를 제공한다.

84 정답 ③

다발성경화증
- 정의 : 중추신경계 백색질의 플라그 형성으로 인해 탈수초화가 나타나는 진행적 퇴행성 질환이다.
- 역학 : 20~40대 여성에게서 주로 발병한다.
- 임상적 증상 : 복시, 안구진탕, 삼차신경통, 운동실조, 강직, 우울증, 인지손상, 치매, 구음장애, 하지 및 상지 마비

85 정답 ③

노화에 따른 변화
- 구강단계 : 음식덩이를 혀 밑에 담는 자세로 유지하려는 경향이 있어 잔여물이 더 많이 남는다.
- 인두단계
  - 음식을 삼키고 난 후 인두에 잔여물이 증가한다.
  - 후두로 유입되는 음식의 양이 증가한다.
- 식도단계 : 식도 통과시간이 길어지고 잔여물이 증가한다.

86 정답 ①

노화로 인한 감정 변화
- 스트레스의 원인(가족 및 친구의 죽음, 퇴직, 정체성 상실 등)
- 지속적인 우울
- 자신감 상실, 위험성 회피
- 화내기의 감소(내적 전략의 발달)
- 정신과적 질환의 발생(알코올 남용, 우울, 인격장애 등)

87 정답 ⑤

사회유리 이론에 대한 설명이다.

88 정답 ②

노화로 인해 자율신경계 기능 저하로 고온 시 땀 분비 감소 및 수분 섭취량 감소를 보이며, 추위 노출 시 심부 체온 조절력 저하, 혈관수축력 저하가 나타난다.

89 정답 ②

77번 해설 참고

90 정답 ⑤

① 안정성 : 일상생활에서의 사고나 위험의 염려가 없도록 해야 하며, 긴급 시 빠른 조치가 가능해야 한다.
② 편리성 : 각 방으로 이동이 쉬워야 하며, 주택설비가 안전하고 조작이 쉬워야 한다.
③ 보건성 : 알레르기 반응 등이 일어나지 않는 건강하고 위생적으로 생활할 수 있는 건축재료의 선정과 도입이 중요하다.
④ 쾌적성 : 적당한 환기와 냉난방, 효율적인 환경설비의 도입 등 심신과 함께 쉴 수 있는 곳이어야 한다. 개인의 생활양식이나 신체기능의 특성·성격·연령·취미 등에 따라서 다르다.

91 정답 ②

임시취업
임시취업이란 미국의 클럽하우스모델에서 유래된 취업프로그램으로, 기관과 계약을 맺은 지역 내 실제 업체에 정신장애인이 고용되어 시간제로 일하며 직접 고용주로부터 급여를 받는 것을 의미한다. 취업기회 제공을 통한 현장취업훈련의 중요성을 강조한다. 정상적 기능을 하기 위해 반드시 지역사회 속에서 취업할 수 있게 하고, 사회통합을 지향하며, 정신과적 병력과 이전의 취업 성공경험에 관계없이 취업의 욕구가 있는 사람에게 일할 기회를 제공한다.

92 정답 ④

직업재활의 특성
- 개별성 : 직업재활 계획수립은 개인에 맞게 이루어져야 한다(인간은 같은 욕구, 잠재력을 가지고 있지 않음).
- 복잡성 : 장애의 유형과 증상에 맞게 전문적인 직업재활 서비스를 제공한다.
- 종합성 : 각 전문분야(의료적·교육적·사회적·환경적 등)의 연대와 팀워크가 중요하다.
- 역동성 : 장애인 참여확대, 소비자 주권주의를 강조하며, 직업재활 서비스의 정책형성과 결정은 다양한 역동성에 의해 결정된다.
- 책임성 : 장애인 개인뿐만 아니라 국가, 민간단체도 공통으로 책임져야 한다.
- 전문성 : 타학문과의 연계와 전문성을 가져야 한다.

93 정답 ③

휠체어 제작 시 측정해야 하는 것
좌석 폭, 좌석 깊이, 좌석 높이, 등받이 높이, 팔걸이 높이

94 정답 ⑤

CIMT 기준
BBT 44점 이상, MMSE 22점 이상, VAS 4점 미만, MAS 2점 미만, Shoulder flexion·abduction 45° 이상, Elbow flexion·extension 90° 이상, Wrist extension 20° 이상, Finger extension 10° 이상

95 정답 ④

① Locked-in syndrome : 심한 다리뇌 뇌졸중으로 사지마비, 입·후두근 약화, 의식소실이 발생하며, 눈 깜빡임으로 의사소통만이 가능하다.
② Wallenberg's syndrome : 가장 흔한 뇌줄기경색으로 같은 쪽 실조, 반대 측 통증과 온도감각소실, 얼굴 신경통과 감각소실 등이 나타난다.
③ Abulia : 앞대뇌동맥 손상 시 나타나며 자발적 움직임이 감소한다.
⑤ CRPS(Complex Regional Pain Syndrome) : 외상 후 특정 부위에 발생하는 만성적인 신경병성 통증과 이와 동반된 자율신경계 기능 이상, 피부 변화, 기능성 장애를 특징으로 하는 질환이다.

96 정답 ④

균형전략

- 발목 전략 : 지지면 위에 무게중심을 유지하는 방법이다. 흔들림의 폭이 작고 느리거나 지지면이 발보다 넓은 경우 적절하고, 관절가동범위가 손상되거나 고유수용성감각이 소실된 경우에는 부적합하다.
- 엉덩관절 전략 : 엉덩관절의 측면 움직임을 이용한 전략으로, 지지면 위에 무게중심을 유지하고 회복한다. 발목을 이용한 전략보다 빠르고 범위가 넓어 효율적이며, 크고 빠른 동요가 있거나 지지면이 발보다 좁은 경우 적절하다.
- 스테핑 전략 : 움직임의 중심 쪽으로 지지면을 옮겨 지지면을 넓게 하는 방법으로, 발목과 엉덩관절을 사용하는 전략이 비효율적일 때 적용한다. 버스에서 갑자기 설 때 이 전략을 사용하게 된다.

97 정답 ④

Mosey의 집단활동 상호작용 단계

구 분	1단계 (평행집단)	2단계 (과제집단)	3단계 (자기중심적 협력집단)	4단계 (협력집단)	5단계 (성숙집단)
활동목표	집단활동에 대한 안정감, 즐거움 경험	긍정적 체험, 도구재료를 통한 교류	사회적 행동 습득 (자기주장, 욕구충족), 타인감정 예측	집단 내 소속감 체험	사회적 역할, 상호정서적 요구 배려 행동 습득
집단의 특성	장소만 공유	진행자에 의한 의사소통	구성원 간의 직접 교류	과제수행보다 상호교류가 중심 (폐쇄적)	과제수행과 정서적 욕구충족 간의 균형
활동 특성	비구조화된 개방형 활동	1회기성 구조화 활동	협력, 경쟁의 게임활동	대인관계 중심	장기적 목표지향 활동과제
진행자 역할	1:1 관계 즉각적 개입	상호협력 유도	중재자 역할	직접관여 없음	모임 제안, 상담
연령수준	18개월~2세	2~4세	5~7세	9~12세	15~18세

98 정답 ③

알렌인지단계와 인지판별검사

개인의 변화를 동작과 활동의 질적 차이로 구별하며, 6단계의 인지수준에 따라 활동의 기능적 상태를 설명한다.

- 홈질 : 단순한 동작의 반복 수행
- 감침질 : 시공간 단서를 활용하여 실수에 대한 문제해결력
- 코도반 바느질 : 복잡한 소동작과 탐색을 통한 운동계획 및 순서화

수준	행동	반응	치매단계
1	반사적 행동 (Automatic)	자극에 대한 반사수준의 행동	말기
2	자세반응 (Postural)	중력에 대항한 대동작 움직임 가능	
3	조작행동 (Manual)	• 손을 이용한 물건 조작 • 순서화가 되지 않아 한 단계씩 수행하며, 새로운 활동시도는 부적절한 단계임	중기~말기
4	목표지향적 행동 (Goal-directed)	• 단순명료한 과제를 순서에 맞춰 완성하는 방법을 알고 수행함 • 설명과 모방을 통해 미술·원예활동 가능	초기~중기
5	탐색행동 (Exploratory)	• 재료를 이용, 다른 결과나 제품을 만들 수 있도록 변화를 시도함 • 지시하에 새로운 학습 가능	초기
6	계획된 행동 (Planned)	재료를 이용하여 만들게 될 자신의 행위를 미리 예측할 수 있는 정상 인지수준 단계	

99 정답 ③

① 호흡곤란 조절자세 : 앉은 자리에서 팔을 테이블이나 허벅지에 기대어 상체를 지지하며 허리를 앞으로 굽힌다.
② 입술 오므리기 호흡 : 호기 시의 저항을 통해 기도가 좁아지는 것을 방지하는 방법이다. 휘파람을 불 듯이 입을 오므려서 숨을 내쉬고 코로 숨을 들이쉬며, 호기를 흡기의 2배 이상 길게 한다.
④ 이완기법 : 흡기 시 근육을 긴장시키고, 호기 시 흡기의 2배로 길게 내쉬면서 근육을 이완시킨다. 신체 일부(얼굴, 목)에서 시작하여 점진적으로 전체를 이완시킨다.
⑤ 체위배담법 : 여러 가지 체위를 통해 객담을 배출한다.

100 정답 ④

METs(Metabolic Equivalents of Task)

METs	일상생활활동		METs	작업치료활동
	자기관리	이동 및 가사일		
1~2	식사하기, 침대에서 의자로 옮겨 앉기, 머리 빗기, 세면하기	손바느질, 뜨개질, 책·신문 읽기, 마루 쓸기, 자동변속차량 운전하기	1~2	• 자세변환을 위해 잠깐 서있기, 침상이동 • 앉아서 실시하는 간단한 자조관리 활동 • 상지를 지지한 채 실시하는 활동 : 독서, 카드놀이, 컴퓨터 이메일 작업
2~3	목욕의자에 앉아 미지근한 물로 스펀지를 이용하여 목욕하기, 옷 입고 벗기	먼지 털기, 밀가루 반죽하기, 속옷 손빨래하기, 진공청소기로 청소하기, 식사 준비하기	2~3	• 앉은 상태에서 30분 이내로 상지를 지속적으로 사용하는 활동 • 5~30분 정도 서 있기 • 10분 이내로 서서 하는 작업수행 : 전신움직임 활동, 세면대 위생활동, 옷 입기 등
3~4	목욕의자에 앉아 따뜻한 물로 샤워하기, 변기에 앉아 대변보기	침대보 정리하기, 정원 손질하기, 창문 닦기, 서서 다림질하기	3~4	간단한 가정관리 활동
4~5	뜨거운 물로 샤워하기, 침상변기를 사용한 배변활동	침대보 교체하기, 정원의 잡초 뽑기	4~5	다양한 가정관리 활동
5~6	성교	평지에서 빠르게 자전거 타기, 댄스, 낚시	5~6	댄스 여가활동
6~7	목발과 보조기 착용하여 걷기	삽질, 등산, 뛰기, 수영, 스키, 농구	6~	

정답 및 해설(3교시)

문제 p.75

01	02	03	04	05	06	07	08	09	10	11	12	13	14	15	16	17	18	19	20
④	③	⑤	①	⑤	②	⑤	④	③	④	②	④	③	②	③	③	③	④	③	③
21	22	23	24	25	26	27	28	29	30	31	32	33	34	35	36	37	38	39	40
①	①	①	⑤	⑤	③	③	①	⑤	②	⑤	③	③	②	④	⑤	③	④	⑤	②
41	42	43	44	45	46	47	48	49	50										
④	④	③	④	④	①	④	②	④	⑤										

01 정답 ④
보조기 재료의 특징은 신장의 내성, 적합성(늘어짐), 복원력, 강성과 유연성, 접착성, 자기 밀봉형의 모서리, 부드러운 보조기 재료로, 가연성은 해당하지 않는다.

02 정답 ③
사진은 D2 폄 자세(어깨 폄-모음-안쪽돌림)로 야구공 던지기, 테니스 서브에서 공치기, 오른손으로 왼쪽 바지의 단추 잠그기가 있으며, 다리의 D1 굽힘과 폄에서의 회전적 요소들은 팔의 패턴과 유사하다.

03 정답 ⑤
류마티스 관절염의 특징으로 손바닥 쪽 아탈구와 폄 힘줄의 가쪽 치우침과 함께 손허리손가락관절의 자쪽 치우침이 있다.

04 정답 ①
부피측정기는 비교를 위해 양손의 부피를 측정한다. 부피가 증가하는 것은 부종이 있다는 것을 의미한다.

05 정답 ⑤
엉덩관절의 치환술과 관련된 사진이다. 엉덩관절치환술의 외과적 수술 접근법은 크게 두 가지로 나뉜다. 뒤가쪽 접근법의 금기사항으로는 엉덩관절 굽힘 90° 이상 금지, 안쪽돌림 금지, 모음(다리나 발의 교차) 금지이고, 앞가쪽 접근법의 금기사항으로는 엉덩관절 폄 금지, 바깥돌림 금지, 모음(다리나 발의 교차) 금지이다. 따라서 뒤가쪽 접근법, 앞가쪽 접근법의 공통적으로 주의해야 하는 동작은 엉덩관절의 모음이다.

06 정답 ②
그림의 도구는 버튼훅(button hook)으로, 제한된 관절가동범위가 있는 환자에게 사용한다.

07 정답 ⑤
사진의 도구는 전자의수로, 절단 환자에 해당한다. 절단 환자들이 겪는 문제점은 환상사지 통증, 환상사지 감각, 신경종, 우울증 등이 있다.

08 정답 ④

사진은 Froment's sign으로 자신경의 손상으로 문제가 발생한다.

09 정답 ③

사진은 척추의 중립을 위해 무릎을 벌리고 쪼그려 앉는 방법이다.

10 정답 ④

그림은 자폐스펙트럼장애(Autism Spectrum Disorder)의 대표적인 증상이다.

11 정답 ②

피로감, 팔, 다리에서 따끔거리거나 저리고 콕콕 찌르는 듯한 느낌, 복시, 기억력 저하 증상 등은 다발성경화증(Multiple Sclerosis)의 대표적인 증상이다.

12 정답 ④

에너지 보존에 대한 교육과 일의 단순화법칙 교육을 제공하는 중재를 적용한다.

13 정답 ③

운동수준 좌우 측은 다를 수 있으며, 근력이 3/5 이상 되면서 바로 위 분절의 근력이 5/5 조건을 만족하는 가장 아래의 중요 근육근의 신경뿌리 분절을 운동수준으로 결정한다.

14 정답 ②

bed transfer를 연습하기 위한 PNF 치료 패턴은 U/E D1 extension이다.

15 정답 ③

엉덩관절전치환술의 경우 Hip jt.의 과도한 굽힘, 안쪽돌림, 모음을 하지 않는 것이 좋다. 따라서 변기의 높이를 높여 앉는 방법이 가장 적합하다.

16 정답 ③

엉덩관절전치환술의 경우 Hip jt.의 과도한 굽힘, 안쪽돌림, 모음을 하지 않는 것이 좋다. 보기 중 이러한 동작을 줄여줄 수 있는 도구로 긴 구둣주걱이 해당한다.

17 정답 ③

- 개인위생 4점 : 물 온도를 잘 몰라서 맞추는 것만 도움을 받고 있다.
- 목욕하기 4점 : 딸이나 남편이 감독해주는 상황에서 욕실로 혼자서 이동한다.
- 보행 12점 : 지팡이를 이용해서 걷고 있고, 혼자서 어느 정도 걸을 수 있는데 50m 이상은 어렵다.

18 정답 ④

환자가 환측 팔을 이용하여 하고 싶은 활동은 병실에 있는 오른쪽에 위치한 사물함 앞에 서서 환자의 머리 높이에 있는 물건을 꺼내는 동작이다. U/E D2 flexion에 해당한다.

19 정답 ③

환자의 운동기술 및 처리기술의 수행의 질을 확인할 수 있는 평가는 AMPS이다.

20 정답 ③

반복적인 행동, 규칙적인 활동, 눈 마주침 회피 등은 Autism spectrum disorder와 관련된 증상이다.

21 정답 ①

음식을 먹기 전 냄새를 맡는 행동과 평상시 단맛 또는 탄산에 매우 집착하는 등의 행동은 구강감각의 회피와 관련된 감각문제이다.

22 정답 ①

Autism spectrum disorder에서 사회적응 발달은 지연되지만 언어와 인지의 발달은 비교적 정상적인 유사장애는 Asperger syndrome이며, '자기중심적인 사회성'이라는 다른 용어로도 쓰인다.

23 정답 ①

망상, 환각 등의 내용을 미루어보아 조현병과 관계가 깊다.

24 정답 ⑤

환각에서 환청이 가장 흔히 발생한다. 환청을 겪는 사람들은 무언가를 하라는 말이나 비난하는 목소리를 들으며, 음악이나 이상한 소리 또는 누군가의 이름을 부르는 소리가 들리기도 한다. 환시는 벽이 움직이거나, 거울에 낯선 사람의 얼굴이 보이거나, 사람이 투명하거나 납작하게 보이는 사고가 나타난다.

25 정답 ⑤

조현병
- 양성 증상 : 환각, 망상, 연상이완, 무질서한 말과 행동
- 음성 증상 : 무관심, 감정표현의 저하, 목적 지향적 행동의 감소, 자발성의 감소, 위생관리 및 자기관리의 퇴행, 일상생활기능 및 참여의 감소, 사회적 고립, 정신운동 지연

26 정답 ③

사례의 평가도구는 COPM이다.

27 정답 ③

C4 Level의 key muscle은 횡격막(diaphragm)이다.

28 정답 ①

COPM 평가의 결과로 사회생활(교통수단의 이용, 이메일 주고받기)을 가장 중요하게 생각하고 있기 때문에 이러한 점을 중재해야 한다.

29 정답 ⑤

사례의 설명에는 인지기능 등의 문제가 있으나 신체적인 문제는 없다. 보기 중에는 Alzheimer's disease가 가장 가능성이 있다.

30 정답 ②

사례에 나온 평가도구는 GDS에 해당한다.

31 정답 ⑤

다른 사람의 도움 없이는 더 이상 지내기 어렵고, 집주소나 전화번호를 기억하지 못하고, 손자의 이름을 기억하지 못하는 등 현재 사례의 환자의 GDS 점수는 5점에 해당한다.

32 정답 ③

오른쪽 상지 9%, 양쪽 하지 앞면 18%로 27%이다.

33 정답 ③

홍반, 진물, 털이 있는 피부의 큰 터진 수포, 가벼운 접촉은 2도 깊은 화상과 연관된 내용이다.

34 정답 ②

상지에서 발생하는 변형을 예방하는 자세는 어깨관절 벌림, 엉덩관절 벌림, 무릎 폄이다.

35 정답 ④

사례는 성대 내전운동에 대한 설명이다.

36 정답 ⑤

성대 내전운동은 성대 폐쇄가 어려워 거친 소리나 떨리는 소리를 내는 환자에게 적절하다.

37 정답 ③

정중신경 손상은 엄지두덩근육의 위축으로 맞섬 동작을 하기 어렵다.

38 정답 ④

정중신경 손상의 대표적인 변형 중 하나인 ape hand이다.

39 정답 ⑤

C.C의 "물건을 보지 않아도 어떤 물건인지 알고 싶어요."를 미루어보아 입체인지지각(Stereognosis)의 문제가 있을 것이다.

40 정답 ②

Moberg Pick-up Test는 입체인지지각(Sterognosis)의 문제를 확인하는 평가이다.

41 정답 ④

"물건을 자발적으로 잡기와 놓기는 가능하지만 손가락을 독립적으로 조작하는 데는 어려움이 있다."는 브룬스트롬의 5단계에 해당한다.

42 정답 ④

쇼핑백 잡기에 해당하는 grasp는 Hook grasp이다.

43 정답 ③

Hook grasp이 해당하는 브룬스트롬의 단계는 3단계에 해당한다.

44 정답 ④

사례는 척수근위축증(Spinobulbar Muscular Atrophy)에 대한 설명이다. 보조 없이 앉을 수 없으며, 손이나 발의 움직임 제한이 있다. 개구리다리 자세(frog leg posture)나 혀에 문제가 있거나 과도한 침 분비가 있을 수 있다.

45 정답 ④

척수근위축증의 원인으로는 척수의 앞뿔세포와 뇌줄기의 운동핵 퇴화와 소실이 있으며, 상염색체 열성유전으로 5번 염색체의 긴팔 여러 유전자들의 결손이 주요 원인으로 밝혀져 있다. 생존동작신경 유전자의 동형접합성과 신경세포소멸억제단백질 유전자의 동형접합성 결손의 문제로 증상이 나타나는 것으로 확인된다.

46 정답 ①

편집형 조현병은 다른 유형들에 비하여 늦게 발병된다. 교육을 많이 받은 층에서 호발하며, 주로 청각적 환각 및 지각장애를 동반하는 망상이 지배적이다.

47 정답 ⑤

주변환경이나 사람이 자신을 괴롭히거나 감시하고 독살, 미행, 추적한다고 생각하는 내용은 피해망상이다.

48 정답 ②

운동수준 좌우 측은 다를 수 있으며, 근력이 3/5 이상 되면서 바로 위 분절의 근력이 5/5 조건을 만족하는 가장 아래의 중요 근육근의 신경뿌리 분절을 운동수준으로 결정한다.

49 정답 ④

C6의 key muscle은 Wrist extension이다. tenodesis가 가능한 수준이다.

50 정답 ⑤

기립성저혈압의 조치방법에 대한 설명이다. 기립성저혈압이 발생할 경우 혈압을 올려주기 위해 복부 복대, 다리 붕대로 감기, 스타킹 착용, 휠체어에 앉아있는 상황에서 다리 들어 올리기 등 기울이는 자세를 해야 한다.

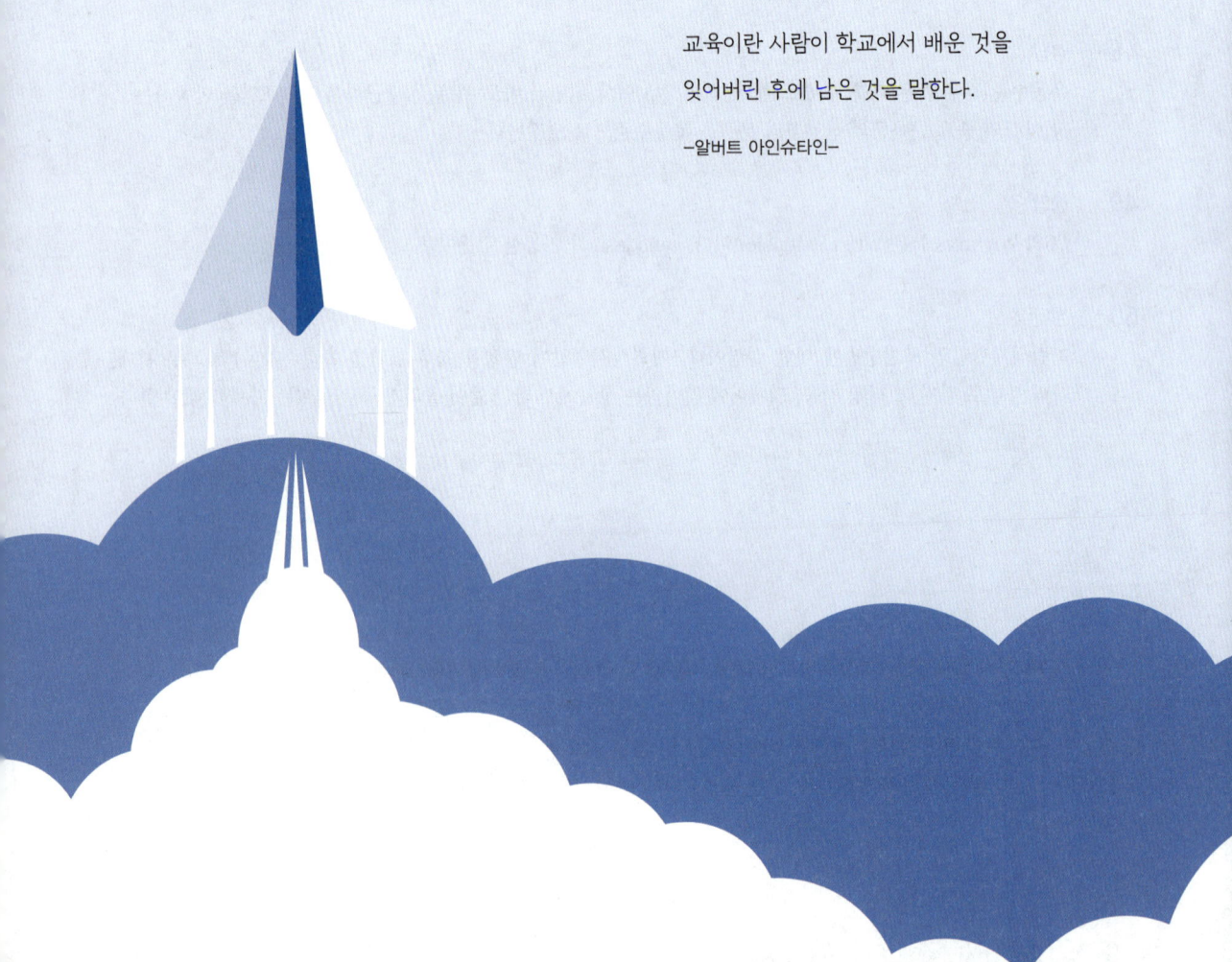

교육이란 사람이 학교에서 배운 것을
잊어버린 후에 남은 것을 말한다.

-알버트 아인슈타인-

시대에듀 작업치료사 최종모의고사

제3회
정답 및 해설

제3회 정답 및 해설(1교시)

문제 p.88

01	02	03	04	05	06	07	08	09	10	11	12	13	14	15	16	17	18	19	20
⑤	④	④	③	④	④	④	①	①	①	②	①	④	③	④	①	②	③	④	⑤
21	22	23	24	25	26	27	28	29	30	31	32	33	34	35	36	37	38	39	40
④	⑤	④	①	②	③	②	④	②	③	③	①	③	①	①	①	①	③	④	③
41	42	43	44	45	46	47	48	49	50	51	52	53	54	55	56	57	58	59	60
③	⑤	④	①	④	⑤	③	①	③	②	②	③	②	②	①	④	③	④	④	①
61	62	63	64	65	66	67	68	69	70	71	72	73	74	75	76	77	78	79	80
①	②	④	③	⑤	②	②	⑤	②	③	⑤	④	③	④	⑤	④	①	④	②	③
81	82	83	84	85	86	87	88	89	90										
④	①	②	⑤	③	④	③	③	③	③										

01 정답 ⑤
① 단층편평상피 : 교환이 용이한 상피이다.
② 단층입방상피 : 분비에 용이한 상피이다.
③ 단층원주상피 : 분비와 운반에 용이한 상피이다.
④ 거짓중층섬모원주상피 : 이동에 용이한 상피이다.

02 정답 ④
뇌머리뼈와 얼굴뼈
- 뇌머리뼈 : 이마뼈, 마루뼈, 관자뼈, 뒤통수뼈, 나비뼈, 벌집뼈
- 얼굴뼈 : 눈물뼈, 코뼈, 광대뼈, 코선반뼈, 보습뼈, 입천장뼈, 위턱뼈, 아래턱뼈

03 정답 ④
④ 먼쪽정강종아리관절은 섬유관절 중 인대결합에 속한다.
① · ② 유리연골결합과 섬유연골결합은 연골관절에 속한다.
③ · ⑤ 봉합, 못박이관절은 섬유관절에 속한다.

04 정답 ③
① A띠 : 어두운 띠이며 미오신과 액틴섬유가 겹친다.
② I띠 : 밝은 띠이며 액틴섬유만 있다.
④ Z선 : 밝은 띠 가운데 어두운 선이다.
⑤ M선 : 미오신섬유가 부푼 곳이다.

05 정답 ④

회전근개는 4개의 근육이 하나의 기관처럼 움직여 어깨부위에서 팔을 안이나 밖으로 돌리는 회전기능을 한다. 어깨밑근, 가시위근, 가시아래근, 작은원근이 속해있다.

06 정답 ④

①·②·③·⑤ 중간넓은근, 가쪽넓은근, 넙다리곧은근, 안쪽넓은근은 넙다리신경의 지배를 받으나 가장 긴 근육은 아니다.

07 정답 ④

전도성 실어증은 이해력과 표현력이 비교적 양호하지만 상대방의 말을 따라하지 못하는 특징을 보이는 실어증 유형이다. 대뇌의 신경섬유 중 연합섬유의 활꼴섬유가 손상되었을 때 나타난다.

08 정답 ①

몸의 평형과 관련된 지점은 안뜰소뇌이며 안뜰소뇌와 관련된 핵은 꼭지핵이다.

09 정답 ①

적색핵은 중간뇌에 위치하여 근긴장도를 조절하며 대뇌와 소뇌를 연결해준다.

10 정답 ①

② 성호긋기손 변형 : 정중신경 손상 시
③ 손목 처짐 : 노신경 손상 시
④ 백조목 변형 : 류마티스관절염으로 인한 관절 손상 시
⑤ 발목 처짐 : 깊은종아리신경 손상 시

11 정답 ②

빛은 '각막 → 방수 → 수정체 → 유리체 → 망막' 순으로 전달된다.

12 정답 ①

작은창자는 샘창자, 빈창자, 돌창자로 이루어져 있으며, 간이자조임근은 샘창자 유두에 있다.

13 정답 ④

토리쪽곱슬세관에서 흡수되는 물질은 Na^+, K^+, 포도당, 아미노산, 물이다. 분비되는 물질은 PAH(탄화수소), 페니실린 등이다.

14 정답 ③

① 감마글로불린 : 면역의 중요한 역할을 한다.
② 알부민 : 동식물의 세포질과 조직에 존재하는 수용성 단백질로, 단순단백질과 복합단백질로 구성되며, 삼투압 조절에 중요한 역할을 한다.
④ 히스타민 : 혈액의 혈구에서 보통 염증 및 알레르기 작용을 유발하여 코와 기관지 점막에서 점액의 분비, 기관지 평활근의 수축, 신경말단에서 가려움과 통증을 유발한다.
⑤ 코르티솔 : 급성 스트레스에 반응해 분비되는 물질이다.

15 정답 ④

후두덮개는 탄력연골이다.

16 정답 ①

② 인슐린 : 혈당 저하
③·④·⑤ 레닌, 안지오텐신 II, 알도스테론 : 혈압 상승

17 정답 ②

정자의 이동통로는 '고환 → 부고환 → 정관 → 사정관 → 요도'이다.

18 정답 ③

수정 부위는 자궁관팽대이다.

19 정답 ④

분만예정일은 마지막 월경일 + 280일이다.

20 정답 ⑤

위팔뼈에는 해부목, 큰결절, 작은결절, 결절사이고랑, 세모근거친면, 갈고리오목, 도르래, 작은머리, 팔꿈치오목이 있다. 부리돌기는 어깨뼈의 관찰 구조물이다.

21 정답 ④

자패임은 노뼈에 있다.

22 정답 ⑤

윤활관절에는 평면관절, 경첩관절, 중쇠관절, 타원관절, 두융기관절, 안장관절, 절구관절이 있다.

23 정답 ④

어깨세모근이 작용하지 못할 때 대신하여 작용하는 근육은 부리위팔근이다.

24 정답 ①

중추아교세포에는 별아교세포, 희소돌기아교세포, 미세아교세포, 뇌실막세포가 있으며, 말초아교세포에는 슈반세포, 위성아교세포가 있다.

25 정답 ②

조건반사, 깨물근반사, 각막반사, 자세평형반사는 뇌반사이고, 교차폄반사는 척수반사이다.

26 정답 ③

1811년 영국의 의사 C.벨이 척수 앞뿌리가 운동성임을 발견하였고, 1922년 프랑스의 생리학자 F.마장디는 척수 뒤뿌리는 감각성이고 척수 앞뿌리는 운동성이라는 것을 실험적으로 증명하였다.

27 정답 ②

② 얼굴신경은 감각신경, 운동신경, 부교감신경을 포함한 혼합신경이다. 감각신경은 혀 앞 2/3의 맛감각을 담당하고, 운동신경은 얼굴근육을 담당하며, 부교감신경에서는 눈물, 턱밑, 혀밑샘 분비를 담당한다.

28 정답 ④

순간적으로 어떤 소리가 났을 때 고개를 획 돌리며 그곳을 쳐다보게 되는 시각 및 청각정보를 처리하는 신경로는 덮개척수로이다.

29 정답 ②

허리천자 검사를 위해 뇌척수액을 채취하는 곳은 거미막밑공간이다.

30 정답 ③

① · ④ 시각앞핵, 옥시토신은 시상하부에 있다.
② · ⑤ 안쪽무릎체와 가쪽무릎체는 시상에 있다.

31 정답 ③

① 비병원성기는 환경위생, 영양개선 등의 적극적인 예방으로 1차 예방수준에 속한다.
② 초기 병원성기는 예방접종 등 특수예방이나 소극적인 예방이 필요하다.
④ 발현성 감염기는 진단과 치료 등 임상의학을 통해 악화를 방지할 수 있다.
⑤ 회복기는 재활 및 사회복귀로, 3차 예방수준에 속한다.

32 정답 ①

WHO 3대 건강지표
비례사망지수, 평균수명(기대수명), (조)사망률

33 정답 ③

자연수동면역은 모체로부터 태반이나 수유를 통해 얻는 면역을 말한다.

34 정답 ①

감염병
- 급성감염병 : 장티푸스, 콜레라, 백일해, 페스트 등
- 만성감염병 : 결핵, 한센병, 성병 등

35 정답 ①

대의감은 의약관청이다.

36 정답 ①

팬데믹은 세계적 대유행이라고도 하며, 해당 질병이 얼마나 심각한지와 무관하게 얼마나 광범위하게 퍼졌는지가 기준이다. 과거 천연두, 폐결핵, 흑사병 등이 해당한다.

37 정답 ①
② 영아사망률 : 국가사회나 지역사회의 보건수준을 나타내는 지표로서, 어떤 연도 중 출생 수 1,000명에 대하여 그 연도 중 발생한 0세(1년 미만)의 사망수이다.
③ 보정영아사망률 : 어떤 해의 출생 코호트에 따른 영아사망률이다.
④ 신생아사망률 : 생후 28일 미만의 영아사망률이다.
⑤ 비례사망률 : 어떤 연도의 사망수 중 한 특성에 의한 사망수의 구성비율이다.

38 정답 ③
습관적 요인에서 중요한 것은 식습관과 규칙적인 운동이다.

39 정답 ④
기초연금법은 65세 이상 노인에게 지급하여 안정적인 소득기반을 제공함으로써 생활안정을 지원하는 것이 목적이다.

40 정답 ③
등간척도는 구간척도라고도 하며, 순서를 정할 수 있는 구분 이외에 이웃하는 순서 간의 간격을 알 수 있는 척도이나 크기 비교는 불가능하다.

41 정답 ③
① · ② · ④ 결핵, 코로나바이러스-19, 콜레라 : 제2급감염병
⑤ 말라리아 : 제3급감염병

42 정답 ⑤
비병원성기의 대책으로 환경개선, 적극적인 예방이 필요하다.

43 정답 ④
Poor(P)는 중력을 제거한 자세에서 full ROM이 가능한 상태에 해당한다.

44 정답 ①
F는 중력에 대항하여 full ROM으로, 앉아서 다리는 아래로 내린 자세로 검사를 진행한다.

45 정답 ④
중력 제거자세에서 완전한 관절가동범위의 움직임을 수행한 경우는 P(2)이다.

46 정답 ⑤
P-(2-)등급의 기준은 중력을 제거해도 완전 관절가동범위(full ROM)가 불가능할 경우이다.

정상 관절가동범위
- 어깨 굽힘 : 0~180°
- 팔꿈치 굽힘 : 0~130-140°
- 손목 굽힘 : 0~80°

47 정답 ③

발목관절 안쪽번짐에 대한 관절가동범위 측정에 대한 설명이다.

48 정답 ①

정상 관절가동범위
- shoulder abduction : 0~170°
- shoulder extension : 0~60°
- elbow flexion : 0~130-140°
- hip flexion : 0~120°
- knee flexion : 0~135°

49 정답 ①

정중신경 검사에는 엎침근증후군검사, 팔렌검사와 역팔렌검사, 손목관압박 검사가 있다.

50 정답 ②

물건을 꼭 잡게 하거나 주먹을 쥘 때 반대 측 팔과 다리에 긴장의 증가가 나타나거나 최소한의 반응이 나타나는 것은 연합반응에 대한 설명이다.

51 정답 ②

눈썹 올리기, 찡그리기, 눈 꼭 감기, 위아래 치아 보이기, 웃기, 볼 부풀리기는 얼굴신경의 운동검사이다.

52 정답 ③

면봉·손끝·지우개 달린 연필의 지우개 부분으로 피부에 자극을 주며, 자극을 받은 후 눈을 뜨고 자극위치를 손끝으로 가리키거나 어디인지 말하도록 하는 평가는 Tactile Localization이다.

53 정답 ②

피부에 쓴 숫자, 글자, 모양을 인식하는 지각능력은 피부그림감각이다.

54 정답 ④

동시에 다른 자극에 집중할 수 있는 주의력은 분리적 주의력이다. 분리적 주의력이란 최상의 과제수행을 위해 필요한 모든 정보에 나누어서 주의하는 능력을 의미한다.

55 정답 ②

① 파킨슨 보행 : 두 팔은 부적절한 연합운동으로 다소 굳은 채 들고 있다. 보행은 질질 끌며 나아가거나 짧게 여러 번 빠른 걸음을 나타내는 것이 특징이다. 몸통은 앞으로 점차적으로 기울어지고, 점점 더 빨리 걷고 멈출 수 없게 된다.

③ 실조성 보행 : 소뇌성 운동실조 환자는 균형을 잃게 되고 넓은 지지면을 가지게 되므로 갑자스럽게 기울어지거나 비틀거리고 모든 운동이 과도하게 일어난다. 감각성 운동실조 환자는 발에 느낌이 없기 때문에 지면에 탁 내려놓으며, 아래를 주시하며 걷는다.

④ 트렌델렌버그 보행 : 엉덩관절 벌림근의 약화로 디딤기 다리 쪽으로의 외측 몸통 기울임이 나타난다. 양쪽에 약화가 있다면 오리걸음 보행(wadding gait)이 나타난다.

⑤ 휘돌림 보행 : 흔듦기 동안 무릎관절 굽힘의 감소나 결여가 나타나고 보상적인 골반을 들어 올리거나 엉덩관절 휘돌림이 나타난다.

56 정답 ①
인지기능
인지기능이란 인간이 정보를 처리하고, 지식을 획득하며, 언어를 사용하는 등의 정신적 과정을 말한다. 이는 학습, 기억, 주의, 인식 등 다양한 멘탈 프로세스를 포함한다.
- 재인 : 이미 경험했거나 학습한 정보를 다시 인식하는 능력이다.
- 조직화 : 정보를 의미 있는 단위로 분류하고 구조화하는 과정이다.
- 메타인지 : 자신의 인지과정에 대한 인식과 조절능력을 말한다.
- 문제해결 : 복잡한 상황이나 과제에서 해결책을 찾는 과정이다.
- 개념형성 : 개별 사물이나 사건을 일반적인 규칙이나 범주에 맞추어 이해하는 과정이다.

57 정답 ④
④ 공간 내 위치 : 한 물체의 형태와 공간관계 또는 다른 형태나 물체 사이의 공간관계를 판단하는 능력이다.
① 형태항상성 : 형태와 물체를 다양한 환경, 위치, 크기에서 똑같은 것으로 인식하는 능력이다.
② 시각적 폐쇄 : 불완전하게 제시된 물체 또는 형태를 확인하는 능력이다.
③ 전경-배경구분 : 형상과 배경이 되는 물체를 구별하는 능력이다.
⑤ 공간관계성 : 물체 상호 간의 위치를 인식하는 능력이다.

58 정답 ③
① 시각고정 : 의지적으로 시각을 고정할 수 있는 능력이다.
② 시각추적 : 움직이는 물체를 지속적으로 따라보기 위해 망막중심오목에 영상을 유지하는 능력으로, 정보의 효율적인 진행을 위해 중요한 기술이다.
④ 수렴과 확산 : 두 눈을 안쪽으로, 바깥쪽으로 돌리는 능력이다.
⑤ 원근조절 : 흐릿한 영상을 보상하기 위한 눈의 능력이다. 다양한 거리에서 물체에 초점을 맞추고 선명한 시각을 획득하기 위해 이용되는 과정이다.

59 정답 ④
처리기술은 수행을 유지, 지식을 적용, 시간을 조직화, 공간과 물체를 조직화, 그리고 수행을 적응하는 것을 포함하여 얼마나 효율적으로 물체, 시간, 공간을 조직화하는지를 일컫는다.

60 정답 ①
프로이드(Freud)의 심리적 이론 중 빨고, 마시고, 먹는 것과 같은 구강활동을 통한 쾌락인 리비도를 추구하는 단계는 구강기이다.

61 정답 ①
분리불안장애는 주로 어린이나 청소년에서 발생하며, 주된 증상은 가족이나 주요한 동반자로부터 멀어지는 것에 대한 과도한 불안이다. 예를 들어, 부모나 주요 동반자와 멀어지거나 그들을 잃을까 봐 지속적으로 걱정하는 것이 특징이다.

62 정답 ②
Freud의 항문기에 해당하며, 대소변 조절과 환경탐색을 통해 자유로운 선택을 경험하게 되면서 사회적 갈등을 일으키는 단계는 자율성 대 수치심/의심이다.

63 정답 ④
잡기의 발달순서
- 전체적 움직임 → 선별적 움직임
- 직선 움직임 → 조절된 돌림
- 비대칭 → 대칭 → 분리되고 조절된 패턴
- 자쪽 잡기 → 노쪽 잡기
- 손바닥 전체 → 손가락면

64 정답 ③
매슬로(Maslow)의 인간 욕구이론
- 생리적 욕구 : 기본적인 생존을 위한 욕구이다.
- 안전의 욕구 : 신체적, 정서적 안전을 포함한 안정감을 추구한다.
- 애정과 소속의 욕구 : 사랑, 친밀감, 소속감 등 인간관계에 대한 욕구이다.
- 존중의 욕구 : 자신감, 성취감, 타인으로부터의 인정과 존경을 받고자 하는 욕구이다.
- 자아실현의 욕구 : 개인의 잠재력을 실현하고자 하는 욕구로, 창의성과 자기발전을 추구한다.

65 정답 ⑤
인간의 생애주기
- 영아기 : 신체와 뇌의 급속한 성장이 일어나며, 대인관계에 대한 기본적 태도가 형성되는 중요한 시기이다.
- 유아기 : 독립성이 생기고 언어의 이해와 발달이 일어나며, 기본적인 식생활 습관이 형성되는 시기이다.
- 아동기 : 활동량이 증가하고 독립적인 성향이 발달하며, 식습관이 확립되는 시기이다.
- 청소년기 : 신체적, 정신적, 심리적 변화가 일어나며 성적 성숙이 발생하는 시기이다.
- 성인기 : 성장이 완료되고 사회적, 경제적 책무를 가지며 자아개발을 하는 시기이다.
- 노년기 : 생리기능이 감소하고 만성질환의 위험이 증가하는 시기로, 건강한 노후를 위한 관리가 필요한 시기이다.

66 정답 ②
자기중심적인 사고, 물활론적 사고, 인공론적 사고, 상징적 사고를 갖는 단계는 전조작기이다.

67 정답 ②
1인의 작업치료사가 1인의 환자를 1대 1로 중심적으로 10~30분 정도 실시한 경우 알맞은 작업치료 보험수가는 복합작업치료이다.

68 정답 ⑤

⑤ 역할모델링 : 의료제공자가 좋은 인간관계를 맺는 모습을 보여주어, 환자가 이를 본받을 수 있도록 돕는다.
① 존중 : 환자의 존엄과 가치를 인정하고, 개인적인 선호와 의견을 존중하는 태도이다.
② 진실성 : 의료제공자가 정직하고 개방적인 태도로 환자와 상호작용하며, 환자의 성장과 변화를 촉진한다.
③ 공감능력 : 환자의 감정과 경험을 이해하고 인정하는 능력이다.
④ 적극적 경청 : 환자가 말하는 내용에 주의를 기울이고, 환자의 이야기를 중단하지 않으며, 환자의 말을 잘 이해하려고 노력한다.

69 정답 ②

작업치료 서비스에 영향을 주는 현실적 문제에 대해 고려하는 것은 실용적 추론에 대한 설명이다.

70 정답 ③

전환(conversion)
- 정의 : 심리적 충돌이 실제로 신체증상으로 나타나는 것
- 예시 : 협응이 좋지 않은 소녀가 배구할 시간이 되면 두통이 생긴다.

71 정답 ⑤

종합병원의 요건(의료법 제3조의3 제1항)
- 100개 이상의 병상을 갖출 것
- 100병상 이상 300병상 이하인 경우에는 내과·외과·소아청소년과·산부인과 중 3개 진료과목, 영상의학과, 마취통증의학과와 진단검사의학과 또는 병리과를 포함한 7개 이상의 진료과목을 갖추고 각 진료과목마다 전속하는 전문의를 둘 것
- 300병상을 초과하는 경우에는 내과, 외과, 소아청소년과, 산부인과, 영상의학과, 마취통증의학과, 진단검사의학과 또는 병리과, 정신건강의학과 및 치과를 포함한 9개 이상의 진료과목을 갖추고 각 진료과목마다 전속하는 전문의를 둘 것

72 정답 ④

의료인과 의료기관의 장은 의료의 질을 높이고 의료관련감염을 예방하며 의료기술을 발전시키는 등 환자에게 최선의 의료서비스를 제공하기 위하여 노력하여야 한다(의료법 제4조 제1항).

73 정답 ③

의사·치과의사·한의사 및 조산사는 대통령령으로 정하는 바에 따라 최초로 면허를 받은 후부터 3년마다 그 실태와 취업상황 등을 보건복지부장관에게 신고하여야 한다(의료법 제25조 제1항).

74 정답 ④

의료기관 개설 허가에 관한 사항을 심의하기 위하여 시·도지사 소속으로 의료기관개설위원회를 둔다(의료법 제33조의2 제1항).

75 정답 ⑤

심의를 받아 교통수단에 의료광고를 표시할 수 있다(의료법 제57조 제1항 제2호).

76 정답 ④

④ 태아 성 감별 금지규정을 위반하는 행위는 면허 자격정지에 해당하는 내용이다(의료법 제66조 제1항 제4호).

의료인의 품위손상 행위의 범위(의료법 시행령 제32조 제1항)
- 학문적으로 인정되지 아니하는 진료행위(조산업무와 간호업무를 포함)
- 비도덕적 진료행위
- 거짓 또는 과대 광고행위
- 방송, 신문·인터넷신문, 정기간행물 또는 인터넷 매체에서 다음의 건강·의학정보에 대하여 거짓 또는 과장하여 제공하는 행위
  - 식품에 대한 건강·의학정보
  - 건강기능식품에 대한 건강·의학정보
  - 의약품, 한약, 한약제제 또는 의약외품에 대한 건강·의학정보
  - 의료기기에 대한 건강·의학정보
  - 화장품, 기능성화장품 또는 유기농화장품에 대한 건강·의학정보
- 불필요한 검사·투약·수술 등 지나친 진료행위를 하거나 부당하게 많은 진료비를 요구하는 행위
- 전공의의 선발 등 직무와 관련하여 부당하게 금품을 수수하는 행위
- 다른 의료기관을 이용하려는 환자를 영리를 목적으로 자신이 종사하거나 개설한 의료기관으로 유인하거나 유인하게 하는 행위
- 자신이 처방전을 발급하여 준 환자를 영리를 목적으로 특정 약국에 유치하기 위하여 약국개설자나 약국에 종사하는 자와 담합하는 행위

77 정답 ①

의료기사의 종류는 임상병리사, 방사선사, 물리치료사, 작업치료사, 치과기공사 및 치과위생사로 한다(의료기사법 제2조 제1항).

78 정답 ④

의료기사 등이 되려면 의료기사 등의 국가시험에 합격한 후 보건복지부장관의 면허를 받아야 한다(의료기사법 제4조 제1항).

79 정답 ②

피한정후견인은 의료기사의 결격사유에 해당한다(의료기사법 제5조 제3호).

80 정답 ③

보수교육 관계 서류의 보존(의료기사법 시행규칙 제21조)
보수교육실시기관의 장은 다음의 서류를 3년 동안 보존하여야 한다.
- 보수교육 대상자 명단(대상자의 교육 이수 여부가 적혀 있어야 함)
- 보수교육 면제자 명단
- 그 밖에 교육 이수자가 교육을 이수하였다는 사실을 확인할 수 있는 서류

81 정답 ④

"장애인"이란 신체적·정신적 장애로 오랫동안 일상생활이나 사회생활에서 상당한 제약을 받는 자를 말한다(장애인복지법 제2조 제1항).

82 정답 ①
장애인 관련 조사 · 연구 및 정책개발 · 복지진흥 등을 위하여 한국장애인개발원을 설립한다(장애인복지법 제29조의2 제1항).

83 정답 ②
국가와 지방자치단체 외의 자가 장애인복지시설을 설치 · 운영하려면 해당 시설 소재지 관할 시장 · 군수 · 구청장에게 신고하여야 하며, 신고한 사항 중 보건복지부령으로 정하는 중요한 사항을 변경할 때에도 신고하여야 한다(장애인복지법 제59조 제2항).

84 정답 ⑤
인식개선교육 정보시스템의 구축 · 운영 등에 필요한 사항은 대통령령으로 정한다(장애인복지법 제25조 제11항).

85 정답 ③
정신재활시설 이용자의 범위(정신건강복지법 시행령 제2조)
- 기질성 정신장애
- 알코올 또는 약물중독에 따른 정신장애
- 조현병 또는 망상장애
- 기분장애
- 정서장애, 불안장애 또는 강박장애
- 보건복지부장관이 정하여 고시하는 장애

86 정답 ④
정신의료기관 등의 장은 자의입원 등을 한 사람에 대하여 입원 등을 한 날부터 2개월마다 퇴원 등을 할 의사가 있는지를 확인하여야 한다(정신건강복지법 제41조 제3항).

87 정답 ③
작업치료의 작업시간(정신건강복지법 시행규칙 제52조 제2항)
- 정신의료기관 등에서 실시하는 경우 : 1일 6시간 이내 및 1주 30시간 이내
- 정신의료기관 등이 아닌 외부에서 실시하는 경우 : 1일 8시간 이내 및 1주 40시간 이내

88 정답 ③
"부양의무자"라 함은 배우자(사실상의 혼인관계에 있는 자를 포함)와 직계비속 및 그 배우자(사실상의 혼인관계에 있는 자를 포함)를 말한다(노인복지법 제1조의2 제1호).

89 정답 ③
학대노인의 보호와 관련된 업무에 종사하였거나 종사하는 자는 그 직무상 알게 된 비밀을 누설하지 못하는데, 이를 위반한 자는 3년 이하의 징역 또는 3천만 원 이하의 벌금에 처한다(노인복지법 제55조의4 제3호).

90 정답 ③
국가 또는 지방자치단체는 65세 이상의 자에 대하여 국가 또는 지방자치단체의 수송시설 및 고궁 · 능원 · 박물관 · 공원 등의 공공시설을 무료로 또는 그 이용요금을 할인하여 이용하게 할 수 있다(노인복지법 제26조 제1항).

제3회 정답 및 해설(2교시)

문제 p.100

01	02	03	04	05	06	07	08	09	10	11	12	13	14	15	16	17	18	19	20
②	⑤	③	④	④	①	①	④	④	②	②	⑤	④	④	⑤	④	①	①	③	①
21	22	23	24	25	26	27	28	29	30	31	32	33	34	35	36	37	38	39	40
④	④	①	④	⑤	④	③	④	④	①	④	③	⑤	③	②	③	④	③	⑤
41	42	43	44	45	46	47	48	49	50	51	52	53	54	55	56	57	58	59	60
⑤	②	③	④	③	④	③	②	③	①	①	③	②	③	③	①	③	③	②	②
61	62	63	64	65	66	67	68	69	70	71	72	73	74	75	76	77	78	79	80
⑤	③	①	③	③	②	⑤	③	①	④	②	⑤	②	③	①	③	②	⑤	⑤	⑤
81	82	83	84	85	86	87	88	89	90	91	92	93	94	95	96	97	98	99	100
③	⑤	①	②	①	③	④	⑤	③	①	③	⑤	①	③	③	①	③	①	②	②

01 정답 ②

ICF 구성요소
- 신체기능 : 심리적 기능을 포함한 신체계통의 생리적 기능이다.
- 신체구조 : 기관, 팔다리 및 그 구성요소와 같은 신체의 해부학적 부위이다.
- 손상 : 현저한 변형이나 손실에 의한 신체기능 또는 구조에서의 문제이다.
- 활동 : 개인이 과제나 행위를 실행하는 것이다.
- 활동제한 : 개인이 활동을 실행하는 동안 겪을 수 있는 어려움이다.
- 참여 : 생활의 상황에 관여하는 것이다.
- 참여제약 : 개인이 생활의 상황에 관여하는 동안 경험할 수 있는 문제이다.

02 정답 ⑤

개인에 대한 수행패턴(perfomance pattern)

습관	• 습관은 익숙한 환경 또는 상황 속에서 특정한 방식으로 반응하고 수행하며 습득된 성향으로 반복적이거나 비교적 무의식적으로 거의 변화 없이 행해지는 특정한 자동적 행동이다. 작업영역 내 수행을 지지 또는 방해하며 유용한 습관, 우세한 습관, 또는 불완전한 습관이 될 수 있다. • 예 라디오를 들으며 공부하는 습관
일과	• 일과는 일상적인 삶의 구조를 형성하는 관찰 가능하며 규칙적이고 반복적인 행동패턴이다. 일과는 만족되고 증진되거나 무너질 수도 있으며, 순간순간의 책무를 요구하며 문화적·생태적 문맥 안에서 이루어진다. • 예 아침에 일어나면 화장실에 가고, 씻은 후 아침을 먹고 등굣길에 나섬
관습	• 관습은 클라이언트의 정체성에 기여하며 가치와 신념을 강화시키는 정신적·문화적 또는 사회적 의미의 상징적 행동으로, 의식은 강한 정서적 요인을 지니고 있으며 일련의 행사들로 묘사된다. • 예 잠들기 전 기도
역할	• 역할은 사회에서 기대하는 일련의 행동으로, 문화와 배경에 의해 형성되며 더 나아가 클라이언트에 의해 개념화되고 규정지어지기도 한다. • 예 두 아이의 엄마

03 정답 ③

작업의 영역
- 일상생활 : 자신의 몸을 관리하는 활동으로, 기본적 일상생활활동 또는 개인적 일상생활활동이라고도 한다.
- 수단적 일상생활활동 : 가정과 지역사회 안에서 일상적인 삶을 지지하는 활동으로, 복잡한 상호작용이 필요하다.
- 휴식과 수면 : 타 직업에 건강하고 적극적으로 참여하기 위해 재충전의 휴식과 수면을 취하는 활동이다.
- 교육 : 교육적 환경에서 학습하고 참여하기 위해 필요한 활동들이다.
- 일 : 노동 또는 노력 / 물건의 형태, 유형 또는 모양, 구성, 제조 / 서비스나 생활의 과정, 또는 관리를 조직화하고, 계획하고 평가하는 것 / 금전적 보상이 있는 또는 없는 작업에 헌신하는 것이다.
- 놀이 : 즐거움, 여흥, 재미 및 기분전환을 위한 자발적인 활동 또는 조직화된 활동이다.
- 여가 : 의무감 없이 내적동기에 의해 여유로운 시간에 참여하는 활동으로, 일·자조활동·수면과 같이 의무적으로 수행해야 하는 작업수행 외의 자유로운 시간을 이용하고 즐기는 것이다.
- 사회참여 : 동료와 친구뿐 아니라 지역사회와 가족활동에서 원하는 이행을 할 수 있도록 지지하는 여러 작업들이 서로 엮인 것으로, 타인과의 사회적 상황에 관련된 하위활동에 관여하고 사회적 독립성을 지지하는 것이다.

04 정답 ④

작업치료의 수행배경과 환경

배경	문화적 배경	• 사회의 구성원으로서의 관습·신념·활동패턴·행동규범·기대이다. • 개인의 정체성과 활동 선택에 영향을 미친다.
	개인적 배경	• 건강과 관계없는 나이·성별·사회경제적 상태·교육수준을 의미한다. • 단체 차원(예 자원봉사자, 근로자)과 주민 차원(예 사회구성원)을 포괄한다.
	시간적 배경	• '시간적 흐름 안에서의 작업수행의 특정 위치' 작업에 참여함으로써 형성되는 시간의 경험이다. • 일상적인 작업패턴에 이바지하는 작업의 시간적 측면은 '그 주기, 속도, 기간, 그리고 순서'를 의미한다. • 삶의 단계, 하루 시간대, 한 해의 시간, 기간을 포괄한다.
	가상적 배경	• 물리적 접촉 없이 컴퓨터나 공중파를 이용하여 의사소통이 일어나는 환경이다. • 채팅방, 이메일, 원격회의, 라디오중계와 같은 모의로 실시간·최소시일의 환경을 포괄한다. • 무선센서를 통한 원격모니터링 또는 컴퓨터 기반의 자료수집 환경을 포괄한다.
환경	사회적 환경	• 클라이언트가 접하고 있는 개인, 주민참여, 서로 간의 관계, 기대에 의해 형성된 배경이다. - 배우자, 친구, 보호자 같은 중요한 사람의 기대와 가능성 - 규범, 역할기대, 사회적 기틀을 확립하는 데 영향을 주는 제도(정치, 법률, 경제 등) 간의 관계
	물리적 환경	• 자연적으로, 인공적으로 만들어진 환경과 그곳에 있는 물건들을 의미한다. - 자연적 환경 : 지리적 지형, 환경의 감각적 성질, 식물과 동물 - 인공적 환경 : 빌딩, 기구, 도구 또는 장비

05 정답 ④

① 1954년 : 미국선교사에 의해 대구동산병원에서 작업치료 시작
② 1964년 : 삼육재활원에 작업치료실 개설
③ 1975년 : 8개 기관에서 수습제도를 통해 작업치료사 양성
⑤ 1998년 : 49번째 세계작업치료사연맹(WFOT) 가입

06 정답 ①

앞대뇌동맥(Anterior Cerebral Artery)
- 이마엽과 마루엽의 안쪽 및 위쪽 면에 분포한다.
- 반대쪽 하지의 약화를 일으키며, 팔보다 하지의 약화가 더 심하다(손상 : 다리 > 팔). → 하지의 먼 쪽 경직성 마비 및 감각상실
- 실행증, 의식변화, 원시반사, 소·대변 실금이 나타난다.
- 혼동, 지남력장애, 의지상실, 반응지연, 주의산만, 제한된 언어구사, 보속증, 건망증 같은 지적변화가 나타난다.

07 정답 ①

고유수용성신경근촉진법(PNF)
- 신경생리학자이며 의사인 Kabat와 물리치료사인 Dorothy Voss, Maggie Knott에 의해 1951년에 개발된 운동패턴에 바탕을 둔다.
- PNF 접근은 고유감각수용기의 자극을 통해 신경근 기전의 반응을 촉진하는 방법으로 움직임을 촉진하기 위해 대각선패턴을 사용한다.
- 운동반응을 촉진하기 위해 촉각·청각·시각의 입력을 포함하는 감각자극을 사용한다.

08 정답 ④

① Rancho Los Amigos 인지기능 4단계 혼돈-흥분 반응의 특징이다.
② Rancho Los Amigos 인지기능 3단계 부분적 반응의 특징이다.
③ Rancho Los Amigos 인지기능 7단계 자동-적절 반응의 특징이다.
⑤ Rancho Los Amigos 인지기능 6단계 혼돈-적절 반응의 특징이다.

09 정답 ④

캐나다작업수행평가(COPM ; Canadian Occupational Performance Measure)
- 작업수행의 문제점을 파악하고 클라이언트의 우선순위를 결정한다(작업수행의 중요도, 수행도, 만족도 평가).
- 치료를 통한 클라이언트의 작업수행에 대한 인식변화를 측정한다.

10 정답 ②

MAS(Modified Ashworth Scale)

0	근긴장도의 증가 없음
1	관절가동범위 끝부분에서 저항이 느껴짐
1+	관절가동범위 1/2 이하에서 저항이 느껴짐
2	대부분 관절가동범위에서 저항이 느껴지나 수동적인 움직임은 가능함
3	근긴장도의 증가로 수동적인 움직임이 어려움
4	굽힘근 / 폄근에 강직(Rigidity) 발생

11 정답 ②

베르니케실어증(Wernicke's aphasia)
- 자신의 생각을 잘 말할 수는 있지만 타인의 말을 이해하지 못하고 묻는 말에 대하여 동문서답을 한다.
- 말수가 많아 듣기에 유창하게 들리지만 중요한 말(내용)은 거의 없고 알아들을 수 없이 횡설수설하거나 신조어 등을 섞어서 말하므로 이해하기 어려울 수 있다.
- 관자엽에 위치한 감각언어(베르니케) 영역의 손상으로 인해 나타난다.

12 정답 ⑤

브룬스트롬 5단계(팔)
- 경직이 쇠퇴한다.
- 시너지가 더 이상 우세하지 않으며, 시너지에서 벗어난 많은 움직임 결합이 가능하다.
  - 팔을 옆으로 어깨높이로 벌림
  - 팔을 앞쪽으로 움직여 머리 위로 굽힘
  - 팔꿈치가 폄된 상태에서 엎침 / 뒤침

13 정답 ④

율동적 개시(rhythmic initiation)
- 움직임을 시작하는 능력을 증진시키기 위해서 사용한다.
- 움직임을 개시하는 데 문제가 있는 파킨슨병이나 실행증 환자들에게 도움이 된다.

14 정답 ④

글래스고혼수척도(Glasgow Coma Scale) : 언어반응

언어반응	지남력이 있으며, 시간 · 장소 · 사람에 대해 인지함	5점
	질문에 대해 답을 할 수 있으나 대화가 혼란스러움(지남력 ×)	4점
	부정확한 짧은 담화표현 : 문장보다는 단어 사용	3점
	이해할 수 없는 소리 : 신음소리	2점
	언어반응 없음	1점

15 정답 ⑤

⑤ 영수와 철수는 각각 된장찌개, 드라마 태양의 후예를 보고 본인의 구체적인 경험을 떠올렸다. 이 예시는 일화기억에 해당한다.

일화기억(episodic memory)
- 신변에서 발생한 일화에 대한 기억이며, 개인적이고 자전적인(시간, 장소, 감정, 지식) 것들에 관한 기억이다.
- 예컨대 특정 시공간이라는 맥락 속에서 발생한 개인의 구체적인 경험을 저장한다.

16 정답 ④

신경발달치료(NDT)는 움직임이 조직화되고 수행하는 것에 대한 감각정보를 제공하고 긴장과 움직임 조절의 문제를 다루기 위해 도수기술을 사용한다. 이를 핸들링(handling)이라 한다.

핸들링(handling)

목표를 성취하기 위해 치료사의 손을 사용하는 것을 핸들링이라 하며, 핸들링을 통해 촉각, 고유수용성감각과 운동감각 정보를 제공한다. 경직과 이완에 영향을 주며, 환자의 움직임의 질을 조직화하는 데 도움을 준다.

17 정답 ①

Jamar Hydraulic Hand Dynamometer
- 정의 : 초기 장악력 및 진행되어가는 과정에서의 장악력을 측정하기 위한 도구이다.
- 대상 : 손의 외상 및 기능장애가 있는 환자
- 결과기록
  - 측정횟수 : 3회 연속 측정(측정 간 30초 휴식)
  - 결과치 환산 : 3회 측정치의 평균값
  - 건측을 먼저 측정하고 이후 반대 손을 측정하도록 한다.

18 정답 ①

지리적 지남력(topographic orientation)
- 익숙한 환경에서 방향을 알고 길을 찾아가는 능력으로, 환경 내에서 자신의 방향을 아는 것이다.
- 한 번 경험한 새로운 길도 친숙하게 이끄는 능력이다.

19 정답 ③

PAS에 대한 점수기준

점수	기준	결과
1	음식이 기도로 들어가지 않음	정상
2	음식이 기도로 들어갔으나 성대주름 위에 남아있다 기도 밖으로 배출됨	침습
3	음식이 기도로 들어갔으나 기도 밖으로 배출되지 않고 계속 성대주름 위에 남아있음	침습
4	음식이 기도로 들어가 성대주름에 닿았으나 다시 배출됨	침습
5	음식이 기도로 들어가 성대주름에 닿았으며, 밖으로 배출되지도 않음	침습
6	음식이 기도로 들어가 성대주름 아래를 지났으나 후두 또는 기도 밖으로 배출됨	흡인
7	음식이 기도로 들어가 성대주름 아래를 지났으며 후두 또는 기도 밖으로 배출되지 않음	흡인
8	• 음식이 기도로 들어가 성대주름 아래를 지났으며 후두 또는 기도 밖으로 배출되지 않음 • 음식물을 배출하려는 어떠한 노력도 보이지 않음(무증상 흡인)	흡인

20 정답 ①

① 보기의 활동들은 집중을 지속적으로 유지할 수 있는 프로그램들이다.

지속적 집중력(sustained attention)
- 지속적이거나 반복적인 활동을 하는 동안 집중을 지속할 수 있는 능력으로 행동이나 생각을 유지하는 능력이다.
- 지속적 집중력은 주의경계력(vigilance)과 작업기억(working memory)의 두 가지 요소가 포함된다.

21 정답 ④

외상 후 기억상실 기간과 손상의 중증도
- 뇌손상 시점부터 이후의 사건에 대한 기억이 회복될 때까지의 기간을 의미한다.
- 이 기간 동안 환자는 혼수상태에서 벗어났으나 지남력 및 기억력은 결여되어 있으며, 외상후기억상실증은 뇌의 손상 정도뿐만 아니라 예후측정에도 중요한 정보를 제공한다.

외상 후 기억상실 기간	손상 정도
5분 이내	매우 경미(very mild)
5~60분	경미(mild)
1~24시간	중증도(moderate)
1~7일	심각(severe)
1~4주	매우 심각(very severe)
4주 이상	극도로 심각(extremely severe)

22 정답 ④

좌측뇌
- 좌뇌의 기능 : 계산적, 논리적, 언어적, 분석적, 비판적, 부분적으로 쓰기, 언어, 계산능력과 연관됨
- 좌측 뇌 손상 시 발생증상 : 우측마비, 실어증, 조심스러운 행동방식, 공황반응, 인식불능증, 실행증, 쓰기언어불능증, 읽기언어상실증, 계산불능증, 언어기억상실

23 정답 ①

교차 패턴(reciprocal patterns) = 상반 패턴
- 쌍을 이룬 사지들이 동시에 반대방향으로 움직임을 수행하는데, 같은 대각선 또는 혼합된 대각선들로 움직인다. 혼합된 대각선으로 움직임을 수행한다면, 머리·목·몸통에 안정화 효과가 있다.
- 한쪽 사지의 D1 폄으로 다른 한쪽은 D2 굽힘으로 움직이게 된다.
  예 평형대 위에서 걷기, 수영에서의 횡영 등이 있음

24 정답 ④

④ 기능적 감각을 위한 평가는 Moberg Pick-up Test를 진행해야 한다.

Moberg Pick-up Test
- 정 의
  - 정중신경 및 자신경 손상이 있는 사람에게 유용한 검사방법이다.
  - 기능적 감각을 위한 테스트이다.
  - 입체지각능력은 형태 및 일상생활 속에 사용하는 물건들을 만지는 감각으로써 지각하거나 이해하기 위한 능력이다.
  - 촉각능력, 섬세한 잡기, 피부의 감각 되먹임을 포함하고 있다.
- 대상 : 기능적 감각 문제가 있는 환자

25 정답 ⑤

상자와 나무토막검사(Box & Block Test)
- 정의 : 대동작 민첩성 측정 및 장애인의 직업 전 평가
- 대상 : 심한 협응장애가 있는 환자
- 방법 : 150개의 블록을 피검사자의 우세손 방향에 위치시킴(우세손 → 비우세손)
- 시범 : 피검사자가 옮겨야 하는 방향과 동일한 방향으로 3개 정도의 블록 시범
- 시간 : 연습(15초) / 실전검사(1분)
- 블록 개수 기록
  - 한 번에 하나 이상을 옮긴 것과 손끝이 칸막이를 넘어가지 않은 것은 제외시킴
  - 비우세손도 동일한 방법으로 실시
- 점수화
  - 계산방법(환자의 점수-평균) / 표준편차
  - 결과에 대한 해석 : 0~2 미만(정상 or 정상범위 내), -2~-3(경한 손상), -3 미만(중증도 내지 중증 손상)

26 정답 ④

앞척수증후군(Anterior Cord Syndrome)

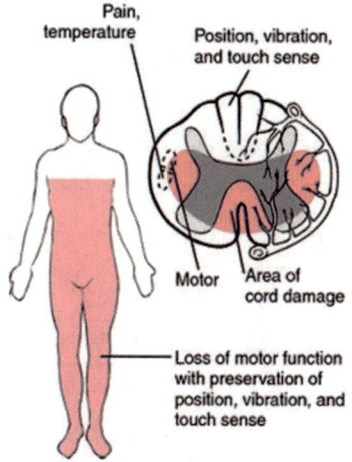

- 척수의 과굽힘 손상에 의해 전방 척수동맥 및 전방 척수의 압박으로 인해 발생한다.
- 전각(ventral horn)의 운동신경이 파괴된다.
- 증 상
  - 손상받은 레벨 양쪽 모두에서 근육이 이완된다.
  - 완전한 운동신경 마비와 통각 및 온도감각의 손실이 나타난다.
  - posterior horn 기능이 잔존하므로 고유수용성, 심부감각, 가벼운 촉각은 보존된다.

27 정답 ③

ASIA 감각평가의 경우 모두 다 2점일 경우 정상으로 한다. 환자의 경우 T5에서 Light touch가 손상되었기에 환자의 감각수준은 T4이다. T4의 감각부위는 젖꼭지 부분이다.

28 정답 ④

④ 하지의 경우 장골을 사용하지 못하므로 골다공증이 흔하게 발생한다. 경사테이블, 스탠딩프레임을 사용함으로써 골다공증의 발생을 늦출 수 있다.
① 욕창을 예방하기 위해 지속적인 압박을 받지 않도록 체위를 변경하고, 피부청결 및 전신에 좋은 영양상태가 유지되도록 해야 한다.
② 자율신경 반사부전은 T6 이상 환자에게서 나타나며 갑작스러운 혈압상승을 보인다. 증상이 나타난 경우 복대·탄력스타킹 등을 느슨하게 하거나 제거한다. 가장 흔한 원인은 방광의 과다 팽창으로, 소변줄을 이용하여 배뇨를 시킨다.
③ 구축을 예방하기 위해 수동관절운동 및 올바른 자세 취하기가 필요하다.
⑤ 경직을 예방하기 위해 침상과 휠체어에서의 일과적인 자세 취하기와 관절가동운동이 필요하다.

29 정답 ④

척수 절반에 손상을 입은 유형은 브라운-세카르이다. 브라운-세카르는 손상부위 밑으로 손상 측 운동마비 및 고유수용성감각 상실, 손상된 반대쪽의 통각·온도감각 및 촉각의 상실을 보인다.

30 정답 ①

운동수준의 좌우 측은 다를 수 있으며, 근력이 3/5 이상 되면서 바로 위 분절의 근력이 5/5 조건을 만족하는 가장 아래의 중요 근육근의 신경뿌리분절을 운동수준으로 결정한다. 환자는 위팔두갈래근부터 손상을 받았다. 근력이 3/5 이상 되어서 해당 부분까지 포함된다. 그러므로 C5이다.

31 정답 ④

ASIA 손상 척도

종류	손상 정도
A	완전손상. 감각이나 운동기능이 척수분절 S4-S5를 포함하여 신경학적 레벨 이하에 없음
B	불완전손상. 감각기능이 척수분절 S4-S5를 포함하여 신경학적 레벨 이하에 있지만 운동기능은 없음
C	불완전손상. 운동기능이 신경학적 레벨 이하에 있으며, 신경학적 레벨 이하의 주근육의 절반 이상이 3등급(근력)보다 낮음
D	불완전손상. 운동기능이 신경학적 레벨 이하에 있으며, 신경학적 레벨 이하의 주근육의 절반 이상이 3등급(근력) 이상임
E	정상. 운동기능과 감각기능이 정상

32 정답 ③

elbow locking을 위한 움직임은 어깨뼈 내림, 어깨뼈 내밈, 어깨관절 바깥돌림, 팔꿉관절 폄, 손목 폄이 필요하다.

33 정답 ⑤

⑤ 침상동작 및 욕창방지 동작이 포함된 평가도구는 SCI 환자에 대한 SCIM-Ⅲ이다.
①·② MBI, FIM은 환자의 일상생활 평가도구이지만, 침상동작 및 욕창방지 동작이 포함되지 않는다.
③ Wee-FIM은 아동용 일상생활 평가도구로, 침상동작 및 욕창방지 동작이 포함되지 않는다.
④ SBD는 '앉기 균형 정의'로 환자의 앉은 자세에서 균형을 평가하는 도구이다.

34 정답 ⑤

중증근무력증(MG ; Myasthenia Gravis)

- 정 의
  - 신경과 근육의 시냅스(nerve muscle synapse) 또는 연결부(neuromuscular junction)에서 화학적 전달과정의 문제가 발생하는 질환이다.
  - 항체가 아세틸콜린(Ach) 수용체를 공격하는 자가면역질환이다.
  - 어느 나이에서나 나타날 수 있지만 여자는 20~30대, 남자는 50~60대에 가장 많이 나타난다.
- 증 상
  - 안검하수증(ptosis), 복시, 골격근의 약화, 피로, 흉선의 비대(large thymus gland), 호흡장애, 언어장애, 연하곤란이 나타난다.
  - 증상은 아침에 가장 경미하고 오후로 갈수록 심해진다.
- 회 복
  - 자발적인 회복이 있으나 다시 재발한다.
  - 증상의 감소와 완화가 반복되어 나타난다.

35 정답 ⑤

근육위축가쪽경화증

단계	증상	운동기능 유지활동	보조도구
1단계	• 특정 근육의 경도 약화(손, 발, 구강) • 걷기 가능 • 독립적 ADL 수행 가능	• 정상활동 • 능동 ROM 또는 피로하지 않을 정도의 저항운동	필요 없음
2단계	• 특정 근육의 중등도 약화 • 걷기 가능 • ADL 수행 경미 감소	• 능동 및 능동보조 ROM 운동 • F+ 이상인 근육에 신중한 근력강화	• 보조기 사용 고려 • 보조도구 사용(단추걸이, 리처, 손잡이를 두껍게 한 도구 등)
3단계	• 발목과 손목, 손의 선택적인 약화 • 독립적인 ADL 수행능력이 보통 정도로 감소 • 숨을 쉬기 위해 약간의 노력 필요	• 능동보조운동이나 수동관절운동 시행 • 에너지 보전과 직업단순화 등을 통해 활동 참여	• 수동 또는 전동휠체어 처방 • 의사소통도구의 이용을 권장 • 집구조 변경 논의
4단계	• 어깨통증과 손의 부종 • 휠체어에 의존 • 심한 하지 약화 • ADL 수행이 가능하나 피로를 쉽게 느낌	• 수동관절운동이나 능동보조운동 시행 • 경직 조절을 위해 마사지나 열치료 • 통증관리 및 부종마사지	• 팔걸이, 오버핸드 슬링, 팔지지대(MAS) • cock-up/resting splint • 타이핑 보조도구
5단계	• 심한 상지·하지 약화 • 휠체어 생활 • ADL 의존도 높음 • 움직임 감소로 인한 피부괴사 위험	• 수동관절운동 시행 • 욕창 방지 및 피부관리 시행 및 교육 • 가족에게 자조활동 보조방법 등을 교육	• 전동병원침대와 압력방지용 보조도구 • 필요시 휠체어에 호흡기 장착 • 전동리프트 작동법 교육
6단계	• 휠체어, 침상생활 • ADL 완전 의존 • 사지의 피로	• 수동관절운동 시행 • 욕창 방지 및 피부관리 시행 • 통증관리 • 삼킴장애 예방 및 치료	• 영양급식관 삽입 • 객담배출기계 • 부수적 언어장비 추천

36 정답 ②

Hoehn & Yahr scale

단계	Hoehn & Yahr scale	ADL
1	• 한쪽 떨림, 소서증 • 기능적 문제는 없으나 지구력 저하와 피로 증가 • 손의 빠른 움직임 시 약한 강직	ADL, IADL 수행이 가능하나 노력과 에너지 필요
2	• 양측성 운동장애(떨림, 강직), 몸통 가동성 및 자세반사 저하 • 자세변화(등이 앞으로 굽고 엉덩, 무릎관절 굽힘) • 경도의 기능장애가 있으나 균형손상은 없음 • 동시과제 수행의 어려움과 집행기능 장애	ADL 수행 가능, IADL 수정 필요
3	• 의자에서 일어서거나 몸을 돌리는 동작이 불안정하며 자세반응(균형, 정위) 지연, 균형손상 • 숙련된 순차적 과제수행의 어려움	서서 수행하는 일상생활(샤워, 식사준비)의 어려움 발생
4	• 걷기는 가능하나 자세 불안정이 증가되어 보조가 필요함 • 손의 민첩성과 조작능력도 감소하여 기능적 장애가 증가함	기본적 일상생활에서도 도움 필요
5	• 운동기능의 심각한 저하 • 침상과 휠체어에 의존 상태	의존적 일상생활

37 정답 ③

다발성경화증의 하위분류

전형적 분류	재발완화형	• 가장 일반적인 형태 • 증상의 재발 이후 부분적 또는 완전한 회복이 일어나며 증상 발현 사이에 안정기를 지나는 형태
	이차진행형	• 처음에는 재발완화형으로 시작하나 일정기간 불규칙한 재발과 이장을 반복하면서 신경계 손상이 축적되어 재발 후 회복정도가 줄어들거나 마치 만성퇴행성 질환의 양상으로 지속적인 약화만 보이는 형태 • 병의 진행에 영향을 주는 약이 개발되기 전에는 재발-완화형의 50%가 10년 안에 이 형태로 전환됨
	일차진행형	발병 후 처음부터 뚜렷한 재발이나 완화 없이 점진적으로 진행되는 형태
	진행재발형	뚜렷하게 신경학적 기능이 악화되는 기간이 있으며 증상이 재발되는 사이에도 병이 지속적으로 진행되는 형태
비전형적 분류	양상형	한두 차례 재발에서 회복 후 악화되지 않고 경미한 장애가 남거나 완전에 가깝게 회복되는 형태
	악성형 (급성진행형)	발병 후 급격히 악화되어 심한 장애를 일으키며 조기에 사망하는 형태

38 정답 ④

누적외상성 장애(CTD) 질환

- 힘줄염(Tendinitis)
- 신경압박증후군(Nerve compression syndromes)
- 근육근막통증(Myofascial pain)

39 정답 ③

③ PWB(Partial Weight Bearing)는 체중의 50%를 실을 수 있다.

수술 후 체중지지 단계

NWB(Non-Weight Bearing)	손상된 다리에 전혀 체중을 지지하지 않음
TTWB(Toe-Touch Weight Bearing)	손상된 다리의 발가락만 닿도록 하며, 체중의 90%는 정상 쪽으로 지지함
PWB(Partial Weight Bearing)	손상된 다리에 부분적인(50%) 체중을 부가함
WBAT(Weight Bearing at Tolerance)	환자가 견딜 수 있을 정도의 체중을 부가함
FWB(Full Weight Bearing)	손상된 다리에 전체(100%) 체중을 지지함

40 정답 ⑤

재활단계 화상 환자의 작업치료 시 흉터관리(피부관리, 흉터마사지, 압박치료, 치료적 운동, 약간의 스트레칭)를 실시하고, 부종 예방을 위해 화상부위를 심장보다 높게 위치시킨다. 양쪽형 동적 손허리손가락관절굽힘 스플린트를 적용하고, 근력강화 · 탈감각화 · 협응력 증진활동을 시행한다.

41 정답 ⑤

탄력붕대의 적용방법

- 8자 모양으로 감는다.
- 붕대적용은 부드럽고 균등하게 한다.
- 먼 쪽에서 몸쪽으로 감는다.
- 너무 단단히 매지 말아야 한다.
- 낮에는 수차례 바꿔주어야 한다.
- 붕대 감은 사이의 피부상태를 확인해야 한다.

42 정답 ④

류마티스 관절염의 분류(1987년 개정)

7가지의 범주 중 최소한 4개의 범주에 속하며 1~4번 범주의 증상이 최소 6주 이상 나타나야 한다.

1. 아침강직	최대한 개선되기 전에 관절주위에 아침강직이 최소 1시간 지속된다.
2. 관절주위의 관절염이 3곳 또는 그 이상	의사가 확인하였을 때 동시에 최소 3곳의 관절부위에 연부조직 종창이나 삼출액이 관찰된다.
3. 수관절 관절염	손목, 손허리손가락관절 또는 몸쪽손가락관절에 최소한 부위의 종창이 관찰된다.
4. 대칭성 관절염	체간 양쪽의 동일 관절부위에 동시적으로 발생한다(몸쪽손가락관절, 손허리손가락관절, 발허리발가락관절의 양측성 문제가 완전한 대칭이 없이 나타남).
5. 류마티스성 결절	골융기, 폄근표면 또는 근접한 관절부위에 피하결절이 관찰된다.
6. 혈청류마티스 요소	혈청류마티스 인자의 비정상적인 양이 어느 방법을 사용해도 정상대상자의 5%가 양성으로 나타난다.
7. 방사선학적 변화	손과 손목의 후전방부위에 전형적인 류마티스 관절염의 방사선적 변화가 보이며 이는 연관된 관절의 침식과 명확한 골탈석회화를 포함한다.

43 정답 ⑤
결절(node)이란 OA 또는 RA에 의해 손상된 연골부위가 커져 돌출된 것으로, DIP(Heberden's node) 관절과 PIP(Bouchard's node) 관절에서 가장 많이 발생한다.

44 정답 ③
복합부위통증증후군(CRPS)은 자발적인 통증이 있어야 하며, 통증부위에 부종, 혈액공급의 이상, 발한기능 이상 등의 증상이 나타난다. 타입 II의 경우 강하고 후끈거리는 작열통이 발생한다.

45 정답 ④
요통 환자에게 온치료와 냉치료는 20분 이상 시행하지 않으며, 물건을 들 때는 몸과 밀착시킨 상태로 넓은 바닥면을 확보해야 한다. 푹신한 매트리스보다는 견고한 매트리스를 사용하며, 반복적으로 허리를 구부리는 동작은 피하는 것이 좋다.

46 정답 ③
9의 법칙(Rule of nine)
화상범위를 정하는 방법으로, 간단하고 빠르지만 정확도가 부족하며 성인과 아동을 다른 비례로 적용한다.

성 인	아 동
• 9% 단위로 신체부위를 나누어 놓음 • 머리, 두 상지(U/E) : 각 9% • 두 하지, 몸통의 앞면·뒷면 : 각 18% • 회음부 : 1%	• 머리 : 18% • 상지 : 18%(각 9%) • 몸통 : 36% • 하지 : 28%(각 14%)

47 정답 ③
C. 어깨관절 굽힘으로 팔꿈치 자세 만들기 → A+B. 팔꿉관절 잠금 → C. 말단장치 조작 → 잡기

말단장치 조절 순서
어깨관절 벌림과 폄이 동시 또는 연속적으로 이루어지면서 말단장치를 물건 위로 이동시켜야 한다.
1. 어깨관절 굽힘(shoulder flexion) : 열기
2. 어깨관절 벌림(shoulder abduction) + 어깨관절 폄(shoulder extension) : 위치 조정
3. 어깨관절 굽힘(shoulder flexion) : 닫기

48 정답 ③
잔여지의 민감성을 감소시키기 위한 중재
- 잔여지 끝부분에 체중 지지시키기
- 진동기 적용하기
- 잔여지를 붕대로 감싸기
- 마사지
- 잔여지를 두드리거나 문지르기

49 정답 ②
① 초기에는 하루 3번 10~20분 정도 누워있도록 한다.
③ 통증이 사라지기 전까지 운동은 금지다.
④ 풀장운동은 물의 부력으로 중력을 줄여 쉽게 움직임이 가능하여 통증이 없다.
⑤ 갑작스러운 통증이 발생하면 기립자세에서 척추의 정상커브를 재정렬해야 한다.

50 정답 ③
자신경
- 자신경은 척수신경 C6-8, T1에서 나온다.
- 운동신경 분포로는 아래팔과 손의 자쪽 면에 있는 근육들로, 엄지모음근, 새끼벌림근, 새끼맞섬근, 짧은새끼굽힘근, 깊은손가락굽힘근(4, 5번 손가락), 손과 손가락굽힘근, 엄지모음근, 3, 4번째 벌레근, 자쪽손목굽힘근, 짧은손바닥근, 뼈사이근(등쪽바닥쪽), 짧은엄지굽힘근(깊은 머리)이다.
- 손상 시 Claw hand(까마귀손) 변형, 뼈사이근 위축, 엄지모음의 상실 증상이 나타난다.

51 정답 ①
방어기제
- 자기중심적(narcissistic) 방어 : 투사, 부정, 왜곡 등 소아 또는 정신병적 상태의 환자가 주로 사용한다.
- 미숙한(immature) 방어 : 퇴행, 조현성 공상, 신체화, 건강염려, 내재화, 수동공격, 행동화, 차단 등 청소년들이 주로 사용한다.
- 신경증적(neurotic) 방어 : 합리화, 해리, 지능화, 억압, 참기, 전치, 외부화, 격리, 성화, 반동형성, 통제 등 스트레스가 있는 성인이 주로 사용한다.
- 성숙한(mature) 방어 : 이타주의, 억제, 예기, 금욕주의, 승화, 유머 등 건강한 성인이 주로 사용한다.

52 정답 ①
홍수법이란 주로 두려워하는 상황이나 사물에 반복 노출시킴으로써 이를 극복하도록 하는 방법이다.

53 정답 ③
③ 강박장애란 강박적 사고 및 강박행동을 특징으로 하는 질환이다.
탈감각화
특정 자극이나 상황에 대하여 비정상적인 불안이나 공포를 나타내는 사람에게 불안이나 공포를 덜 느끼는 상황에서 시작하여 점차 더 강한 자극을 유발하여 최종적으로 특정 자극에 대한 비정상적 불안과 부정적 반응을 제거하는 방법이다.

54 정답 ②
조현병 유형 중 긴장형에 해당한다.

55 정답 ③
① 적응기술 발달 : 사람들이 단계적으로 아직 성취하지 못한 작업에 필요한 기술을 단계적으로 숙련시킨다.
② 사회기술 훈련 : 다른 사람들과 효과적으로 관계하는 기술을 가르치는 것이다.
④ 사회적 모델링 : 숙련된 모델을 사용하여 행동을 가르치는 방법으로, 학습은 모방을 통해 이루어진다.
⑤ 행동 형성 : 한 가지 목표를 달성하면 다음 단계로 넘어가는 식으로 순차적인 단계를 통해 목표를 달성하는 게 목표이다.

56 정답 ③

① 행동화 : 무의식적 충동을 억제하지 못하고 즉각적으로 표현하는 것으로, 가족 사이에 많이 일어난다.
② 합리화 : 용납될 수 없는 행동이나 감정에 변명하는 것으로, 의식적인 거짓말과 달리 순전히 무의식적으로 일어난다.
④ 전환 : 심리적인 갈등이 신체증상으로 표출하는 것이다.
⑤ 전치 : 정서적 감정이 원래 대상에서 다른 대상을 향해 표현하는 것으로, 전치된 대상은 원래 대상보다 덜 위협적인 대상을 선택한다.

57 정답 ①

조현병 예후인자

- 좋은 인자 : 급성 발병, 발병과 관련된 원인적 사건이 있는 경우, 사회적으로 적응이 잘 되고 있을 경우, 대인관계가 유지되고 있는 경우, 긴장이나 우울증을 함께 보이는 경우, 조현병 유형이 편집/긴장형인 경우
- 나쁜 인자 : 어릴 때 발병한 경우, 감정적인 철퇴나 무관심한 감정반응을 보이는 경우, 발병 2~3년 후에도 호전이 없는 경우, 가정 내 긴장감이 고조되어 있는 경우, 조현병 유형이 혼란형(파괴형)인 경우

58 정답 ③

그룹 유지 역할

- 촉진자 : 그룹 내에서 구성원들을 지지, 격려, 칭찬하며, 여러 관점들을 수용하는 자
- 조정자 : 논쟁을 조정하고 구성원 간의 차이점을 인정하고 중재하는 자
- 타협자 : 그룹의 조화를 위해 논쟁을 절충하는 자
- 모니터역할 수행자 : 구성원 간의 대화의 흐름을 조절하고 누구나 의견을 제시하도록 하여 구성원의 참여를 촉진하는 자
- 규범수립자 : 그룹의 규범이나 기준을 수립하는 자
- 관찰자 : 그룹의 의사소통을 기록하고 필요시 해석을 제공하는 자
- 일반구성원 : 그룹 내에서 결정된 사항이나 분위기를 따르는 자

59 정답 ②

망상장애

- 색정형 : 망상의 중심주제가 또 다른 사람이 자신을 사랑하고 있다는 것일 경우 적용한다.
- 질투형 : 망상의 중심주제가 자신의 배우자나 연인이 외도를 하고 있다는 것일 경우 적용한다.
- 피해형 : 망상의 중심주제가 자신이 음모, 속임수, 염탐, 추적, 독극물이나 약물 주입, 악의적 비방, 희롱, 장기목표 추구에 대한 방해 등을 당하고 있다는 믿음을 수반한 경우 적용한다.
- 신체형 : 망상의 중심주제가 신체적 기능이나 감각을 수반한 경우 적용한다.
- 과대형 : 망상의 중심주제가 어떤 굉장한(그러나 확인되지 않은) 재능이나 통찰력을 갖고 있다거나 어떤 중요한 발견을 하였다는 확신일 경우 적용한다.
- 혼합형 : 어느 한 가지 망상적 주제도 두드러지지 않은 경우 적용한다.

60 정답 ②
프로체스카 & 디콜레멘테의 변화단계 모델
- 숙고전단계 : 아무런 문제가 없다고 여기고 술을 마시는 이유를 합리화한다.
- 숙고단계 : 변화의 중요성을 깨닫고 변화를 원하며 자신의 문제에 대해 고민하기 시작한다. 가장 힘든 단계로 절주와 금주가 반복된다.
- 준비단계 : 실제 변화를 희망하여 자신의 결심을 공개하며 도움을 요청하고 받아들인다.
- 실행단계 : 다른 단계에 비해 가시적인 변화를 위해 무언가를 실행한다.
- 유지단계 : 1년 이상 단주를 유지한다.

61 정답 ⑤
QUEST(Quality of Upper Extremity Skills Test)
- 평가연령 : 18개월~8세(뇌성마비 아동의 경우 연령에 관계없이 사용)
- 목적 : 뇌성마비 아동의 운동패턴과 손기능 평가
- 구성 : dissociated movement(분리된 움직임), grasp, W/B, protective extension 평가

62 정답 ③
프로이트 심리성적 발달 중 남근기는 3~6세이다. 아동이 스스로 책을 넘기는 것은 In-hand manipulation 중 Shift(3~3.5세)를 사용한 것이며, 가위를 사용하여 동그라미(3.5~4세)와 사각형(4.5~5세)을 자를 수 있다. 공을 던져 5피트 거리의 목표를 맞출 수 있는 시기는 5세이다.

63 정답 ①
② · ③ 경직형 뇌성마비, ④ 저긴장형 뇌성마비, ⑤ 무정위형 뇌성마비의 특징이다.

64 정답 ③
중간뇌 수준 반사에는 정위반응(목, 몸통, 머리), 시각정위반응, 양서류반응이 있다.

65 정답 ③
애착의 유형
- 안정형 : 양육자와의 상호작용으로부터 얻어진 안전한 패턴이다. 보호자가 있을 때 낯선 환경을 탐색하고 낯선 이를 수용하지만 보호자가 나가면 울고 찾는 모습을 보이고 돌아온 후 쉽게 진정된다.
- 불안형 : 보호자에게 떨어지지 않으려 과도하게 반응하거나 지속적으로 확신을 가지기 위한 행동을 보이는 유형이다.
- 불안정 회피형 : 보호자가 나가도 관심을 보이거나 별다른 저항을 보이지 않으며, 나갔던 보호자가 다시 돌아와도 고개를 돌리거나 시선을 돌리는 등 무관심한 회피 행동을 보인다.
- 불안정 양가형 : 보호자가 곁에 있어도 낯선 상황을 탐색하지 않으며 보호자가 나가면 몹시 고통스러워하고 울기 시작한다. 보호자가 돌아와도 쉽게 안정을 찾지 못하고 계속 울면서 반기지 않고 안아달라고 했다가 몸부림을 치며 내려달라고 고집을 피우기도 한다.
- 혼란형 : 지나친 참견, 철회, 부정적이거나 학대하는 부모로부터 기인된 혼란스런 패턴이다.

66 정답 ②

뚜렛증후군

뚜렛증후군이란 신경 및 행동기능에 영향을 주는 전반장애이다. 18번 염색체상의 유전자와 관련된 상염색체 우성 소질, 도파민 기능장애가 원인이며, 여아보다는 남아에게 더 많이 발생한다. 2세 정도에 일찍 발생하지만 아동기 또는 초기 청소년기에 발병한다. 특정 틱이 일정시간 자주 나타났다가 다른 틱으로 대체되면 없어진다. 치료는 신경이완제, 글쓰기, 사회기술 및 스트레스 해소 프로그램 등으로 이루어진다.

67 정답 ⑤

아동이 어질러진 책상 위에서 연필을 찾는 것에 어려움을 느끼는 것은 전경–배경에 대한 문제로 발생한다. 전경–배경이란 시각자극을 인식할 때 중요한 부분과 덜 중요한 부분으로 분리하여 인지하는 현상이다.

68 정답 ③

행동관리 기법

- 강화 혹은 보상 : 먹는 종류의 1차적 강화와 칭찬이나 스킨십과 같은 2차적 강화가 있다.
- 벌 : 아동의 행동에 대한 후속결과로 벌이나 혐오효과를 이끌어내는 것이다. 특정 행동 후 벌을 주었더니 그 행동의 빈도가 감소했다면, 이는 벌효과라 할 수 있다. 만약 아동이 벌이 무서워 행동을 억제하거나 심리적·정서적 문제가 유발되었다면, 이는 벌의 부작용인 혐오효과라고 할 수 있다.
- 촉구 : 아동이 지시된 행동을 시작하거나 중지하고 다시 시작하지 않을 때 행동을 유발하고자 사용하는 것이다. 촉구에는 신체적·언어적 촉구, 큐 등이 있다.
- 모델링 : 아동들이 수행하지 못하는 과제를 아동이 보는 앞에서 교사나 부모 또는 또래가 시험을 보여주면서 모방을 유도하는 방법이다. 일반적으로 자폐스펙트럼장애 아동들은 시각적 자극에 민감하기 때문에 비디오나 동영상을 이용한 모델링 방법을 사용하는 것이 효과적일 수 있다.
- 강화 상실 또는 소멸 : 현재 받고 있는 관심이나 보상을 중단하거나 차단하는 것이다.
- 타임아웃 : 문제행동을 나타낼 때마다 벌로써 아동을 지정된 특정 공간으로 보내서 일정시간 동안 머물게 하는 결과 유발 행동이다. 아동이 보이는 문제행동이 다소 가벼울 때는 잠시 진행하는 활동을 중단시키고 일정시간 떨어져 있게 하는 활동 타임아웃이 적당하다. 그러나 아동이 자해행동이나 파손행동을 보이는 경우에는 특정 공간이나 방으로 보내는 환경 타임아웃이 필요하다.
- 토큰 사용체계 : 1차적 보상을 사용하는 것보다 체계적이고 유기적인 보상체계로 발전시킨 것을 토큰 사용체계라 한다. 아동이 목표한 행동을 보일 때마다 스티커(토큰)를 주고, 일정 이상 스티커를 모으면 아동이 좋아하는 강화물이나 활동 등과 교환하게 하는 것으로, 아동에게 지속적인 과제의 동기부여에 효과적이다.

69 정답 ①

Denver Developmental Screening Test(DDST)

- 목적 : 발달지연 또는 문제의 가능성이 있는 아동을 선별하기 위한 도구(진단을 위한 도구는 아님)
- 대상 : 1개월~6세 아동
- 검사영역 : 개인사회발달영역, 미세운동 및 적응발달영역, 언어발달영역, 운동발달영역

70 정답 ④
놀이의 유형
- 혼자놀이 : 옆에서 노는 친구와 그 놀이에는 관심 없고 혼자서 노는 형태이다.
- 몰입되지 않은 놀이 : 순간적인 흥미에 따라 바라본다.
- 연합놀이 : 친구들과 함께 놀면서 장난감을 빌려주며 친구의 놀이에 참여하나 목표나 역할분담이 없는 놀이이다.
- 협동놀이 : 활동의 목표를 정하여 역할을 분담하여 조직적으로 놀며, 각자의 역할을 분담하거나 연극활동을 한다.
- 평행놀이 : 같은 공간에서 서로 유사한 놀이를 하지만 서로 간의 상호작용은 없이 자신의 놀이만 하는 형태이다.

71 정답 ②
중증경직형 뇌성마비 치료
- 경직패턴을 분석한다(굽힘 패턴 혹은 폄 패턴).
- 정적인 반사억제 패턴을 사용하지 않는다(많은 움직임, 회전, key-points 사용).
- 기능적인 활동 패턴을 사용한다(설 수 없는 아이에게 네발 기기, 무릎 꿇기는 피할 것).
- 구축을 최소화하거나 방지한다.
- 서서히 자극을 주지만 움직임을 얻기 위해 많은 자극이 필요하다.
- 능동적인 움직임을 촉진한다.

72 정답 ⑤
피아제의 인지발달단계 – 감각운동기
- 반사기 : 빨기·잡기·놀람 등의 기본반사가 작용하는 시기이다.
- 1차 순환반응기 : 손가락·발가락을 빨기 시작, 대상영속성이 없는 시기이다.
- 2차 순환반응기 : 외부세계에 작용, 협응 증가를 보이며 대상영속성이 출현하는 시기이다.
- 3차 순환반응기 : 환경조작, 시행착오를 통한 연습, 도구를 사용하기 시작, 새로운 도식을 시작하는 시기이다.
- 정신적 표상 : 목적 있는 도구 사용의 증가, 언어발달 시작, 대상영속성이 확립하는 시기이다.

73 정답 ②
신경발달적 접근에서 아동은 정상움직임 패턴을 느낄 때 운동패턴을 배운다. 비정상적 근긴장도를 억제하고 정상움직임 패턴을 촉진시키기 위하여 핸들링 기법과 주요조절점을 사용한다. 신경발달적 접근은 운동에서 실수를 해서는 안 된다.

74 정답 ③
Bayley Scale of Infant Development
- 대상 : 1~42개월 아동
- 목적 : 발달검사
- 평가항목
  - 정신척도 : 인지, 언어, 개인-사회성
  - 운동척도 : 대동작, 소동작, 감각통합, 지각-운동통합
  - 행동평가척도 : 사회적 상호작용, 환경과 사물에 대한 지남력, 흥미, 활동수준, 자극에 대한 요구

75 정답 ①
교정연령은 2세 이하이며, 2주 이상 조산인 경우만 계산한다.

76 정답 ③
뇌성마비의 원인
- 산전 원인 : 유전적 요인, 미숙아, 저체중아, 다태아, 대사성질환, 선천성기형(소뇌증, 공뇌증), 모체에 영향을 미치는 위험요인 등
- 주산 원인 : 난산, 허혈성 뇌손상, 뇌출혈, 핵황달 등
- 산후 원인 : 외상성 뇌손상, 뇌종양, 뇌염, 뇌막염 등

77 정답 ②
에르브마비(Erb's palsy)
- 정의 : 팔신경얼기뿌리(brachial plexus root)의 5~6번에 병변 발생
- 증상 : 몸쪽의 근육마비 및 위축이 특징(어깨세모근, 위팔근, 위팔두갈래근, 위팔노근)
  - 임상적으로 팔이 힘 없이 흔들리며 달려 있는 양상이 나타남
  - 웨이터 팁 자세 : 어깨관절 모음과 안쪽돌림, 팔꿈치 폄, 아래팔 엎침, 손목관절 굽힘
  - 기능적 움직임이 매우 제한됨, 어깨의 사용이 어려움, 손 사용 가능(손가락 굽힘 가능)

78 정답 ⑤
베커(Becker)형 근디스트로피에 대한 설명이다.

79 정답 ⑤
책을 읽는 동안 페이지를 한 장씩 넘기는 동작과 동전을 저금통 안으로 밀어 넣는 동작은 손안조작기술 중에서 Shift에 해당하는 기술들이다. Shift는 손안에서 직선으로 일어나는 움직임으로, 뚜껑 돌릴 때, 지폐 넘길 때, 동전을 자판기로 밀어 넣을 때 사용되는 기술이다.

80 정답 ⑤
⑤ 경직형 뇌성마비 아동에게는 tone을 낮추기 위해 Rood 억제기법을 사용한다.
Rood 억제기법
- 촉각자극 : 느린 쓰다듬기
- 온각자극 : 중온, 지속냉각
- 고유수용기 감각 : 장시간 신장, 관절접근, 힘줄압박
- 전정자극 : 느린 구르기, 발달패턴에서 흔들기
- 특수감각자극 : 청각자극, 시각자극 등

81 정답 ③
노랫소리를 최대로 듣는 아동의 행동은 청각적 감각추구 행동이며, 높은 정글짐에 올라가는 행동은 전정감각추구 행동이다. 이러한 감각추구는 신경학적 역치가 높아 끝없이 감각을 탐색하는 모습을 보이게 한다.

82 정답 ⑤

DSM-5에서 ADHD는 12세 이전에 주의력 결핍, 충동성, 과잉행동이 나타나고 이러한 행동들이 6개월 이상 지속되어야 진단을 할 수 있다고 정하였다.

83 정답 ①

보기는 3~4개월 아동에게서 나타나는 운동이다. 정위반응은 0개월에서 6개월까지 나타나는 반응이다.

84 정답 ②

① 손바닥 스피너 : 평평한 막대 형태의 부분에 손바닥을 닿게 위치시켜 사용하는 운전도구로, 근력의 제한으로 손의 핸들을 잡는 데 수동적인 지지가 필요한 경우 유용하게 사용된다.
③ amputee ring : 절단으로 인해 의수를 사용하는 사람에게 주로 적용되며, 대상자의 의수 일부를 고리에 넣어 사용한다.
④ steering wheel extension : 관절가동범위의 제한으로 일반적 크기의 핸들로 조절하기 어려운 경우 적용할 수 있다.
⑤ 스피너 손잡이 : 주로 한 손을 사용하는 운전자에게 가장 많이 사용된다. 한 손으로 핸드컨트롤을 조절하며 이 보조도구를 사용하기 위해서는 지속적인 잡기와 일정한 근력이 요구된다.

85 정답 ①

② 적응행동평가 : 장애아동의 학교 및 사회적응행동 측정을 위해 많이 사용되고 있다. 적응행동검사는 5개의 하위요인인 개인욕구충족, 지역사회 욕구충족, 개인 및 사회책임, 사회적 적응, 개인적 적응으로 구분되어 평가한다.
③ 학교기능평가 : 학교생활에서 학업적·사회적 과제에 참여하는 능력을 평가하며, 유치원부터 6학년까지 학생을 대상으로 한다. 정규 또는 특별수업, 체육시간 또는 쉬는 시간, 통학, 화장실 가기, 학교 내에서의 이행, 간식시간이나 점심시간으로 구성된 6가지 학교생활에 대한 참여수준을 평가한다.
④ 브루닝스 오세레스키 운동적합성 검사 : 4세 반에서 14세 반까지 학생의 운동기능을 평가한다. 8개의 테스트 항목으로 구성되어 있고, 일반적인 소근육운동 숙련도와 전반적인 운동숙련도 검사도구로 사용할 수 있다.
⑤ 브리건스 조기발달 진단목록 : 생후에서 7세까지 학생을 대상으로 하며 식사하기, 옷 입기, 잠금장치 여닫기, 화장실 가기, 목욕하기, 머리 손질하기와 같은 학생의 다양한 자기관리 과제수행에 대해 검사한다.

86 정답 ③

에릭슨 성격발달단계 중 주도성 대 죄책감에 대한 설명이다. 주도성 대 죄책감은 3~6세로, 프로이트 심리성적 발달단계에서 남근기에 해당한다.

87 정답 ④

출입문의 유효폭은 85cm 이상으로 하며 휠체어 사용자의 경우 90cm 이상으로 한다. 침대 주변에는 75~90cm 정도의 여유폭을 두어 휠체어가 쉽게 접근할 수 있도록 한다.

88 정답 ⑤

직업재활

직업능력평가	개인의 적성, 신체적 기능, 흥미, 기질 등의 직업능력을 객관적으로 평가하고 직업내용과 현장에 관한 정보도 함께 제공해주는 서비스
직업지도	• 장애인에 대한 직업상담, 직업적성검사 및 직업능력평가 등을 실시하고, 고용정보를 제공하는 직업상담 서비스를 제공하도록 명시 • 능력에 맞는 직업에 취업하기 위한 직업지도
직업능력개발훈련	근로자에게 필요한 직무수행능력을 습득 및 향상시키기 위하여 실시하는 훈련과정
직무배치	취업할 준비가 된 클라이언트를 적절한 직업에 선별적으로 배치하는 활동
직업적응	• 긍정적인 직업발달을 이루는 데 필요한 기능을 개발하는 과정 • 직업에 대한 태도, 성격, 직업행동 등을 수정 및 개발
취업 후 적응지도	• 직업재활의 최종단계 • 사회적·물리적·기술적 환경에 잘 적응할 수 있도록 지원하는 과정

89 정답 ③

보편적 설계(유니버설 디자인)의 7대 원칙
- 공평한 사용 : 어느 그룹의 사용자에게도 유용하고 시장성이 있다.
- 융통성 있는 사용 : 광범위한 개인의 능력이나 기호에 유연성 있게 적용한다.
- 인식 가능한 정보 : 주위 여건이나 사용자의 지각능력에 상관없이 필요한 정보를 효과적으로 전달한다.
- 단순하고 직관적인 사용 : 사용자의 경험, 지식, 언어능력, 일반적인 집중도에 상관없이 사용 가능하다.
- 적은 신체노력 : 신체적 피로를 최소화하는 효율적이고 편안한 사용이 되도록 한다.
- 접근과 사용을 위한 크기와 공간 : 사용자의 신체크기, 자세, 운동성에 관계 없이 접근하고 작업할 수 있도록 한다.
- 안정성 : 우발적이거나 의도하지 않은 작동으로 인해 발생할 수 있는 부정적 결과를 최소화한다.

90 정답 ①

② 노인들은 젊은 사람보다 인지반응이 느리나 새로운 것을 학습할 수 없는 것은 아니다. 혼란 및 기억상실은 노화의 정상적인 형태가 아니다(치매, 우울증 등 특정 의학적 문제로 발생).
③·⑤ 노인들은 대부분 가족들과 긴밀한 유대관계를 맺고 있으며, 대부분 시설보다 가족의 보호를 받고 있다.
④ 최소 한 가지 이상의 질환을 가졌음에도 젊은 노인들은 활동의 제한으로 어려움을 겪고 있지 않다.

91 정답 ③

METs(Metabolic Equivalents of Task)

METs	일상생활활동		METs	작업치료활동
	자기관리	이동 및 가사일		
1~2	식사하기, 침대에서 의자로 옮겨 앉기, 머리 빗기, 세면하기	손바느질, 뜨개질, 책·신문 읽기, 마루 쓸기, 자동변속차량 운전하기	1~2	• 자세변환을 위해 잠깐 서있기, 침상이동 • 앉아서 실시하는 간단한 자조관리 활동 • 상지를 지지한 채 실시하는 활동 : 독서, 카드놀이, 컴퓨터 이메일 작업
2~3	목욕의자에 앉아 미지근한 물로 스펀지를 이용하여 목욕하기, 옷 입고 벗기	먼지 털기, 밀가루 반죽하기, 속옷 손빨래하기, 진공청소기로 청소하기, 식사 준비하기	2~3	• 앉은 상태에서 30분 이내로 상지를 지속적으로 사용하는 활동 • 5~30분 정도 서 있기 • 10분 이내로 서서 하는 작업수행 : 전신움직임 활동, 세면대 위생활동, 옷 입기 등
3~4	목욕의자에 앉아 따뜻한 물로 샤워하기, 변기에 앉아 대변보기	침대보 정리하기, 정원 손질하기, 창문 닦기, 서서 다림질하기	3~4	간단한 가정관리 활동
4~5	뜨거운 물로 샤워하기, 침상변기를 사용한 배변활동	침대보 교체하기, 정원의 잡초 뽑기	4~5	다양한 가정관리 활동
5~6	성 교	평지에서 빠르게 자전거 타기, 댄스, 낚시	5~6	댄스 여가활동
6~7	목발과 보조기 착용하여 걷기	삽질, 등산, 뛰기, 수영, 스키, 농구	6~	

92 정답 ⑤

① 호흡곤란 조절자세 : 앉은 자리에서 팔을 테이블이나 허벅지에 기대어 상체를 지지하며 허리를 앞으로 굽힌 자세이다.
② 입술 오므리기 호흡 : 호기 시의 저항을 통해 기도가 좁아지는 것을 방지하는 방법이다. 휘파람을 불 듯이 입을 오므려서 숨을 내쉬고 코로 숨을 들이쉬며, 호기를 흡기의 2배 이상 길게 한다.
③ 가로막 호흡 : 칼돌기 아래 책을 놓고 가로막 움직임에 대한 시각적 단서를 제공한다. 흡기 시 책이 올라가도록, 호기 시 책이 내려가도록 한다.
④ 이완기법 : 흡기 시 근육을 긴장시키고, 호기 시 흡기의 2배로 길게 내쉬면서 근육을 이완시킨다. 신체 일부(얼굴, 목)에서 시작하여 점진적으로 전체를 이완시킨다.

93 정답 ①

망 막
- 가장 예민한 부분이다.
- 광선을 굴절시키기 위한 모양을 갖춘다.
- 가장 안쪽에 위치한다.
- 빛과 어둠에 대한 기본적 정보를 제공한다.
- 관련 질환은 영아의 미숙아망막증, 노화로 인한 황반변성이다.

94 정답 ③

임상치매척도(Clinical Dementia Rating)

검사 결과	해 석
CDR 0	지남력은 정상이며, 기억장애가 전혀 없거나 경미한 건망증이 나타난다.
CDR 0.5	부분적 회상이 가능하고, 시간에 대한 경미한 장애를 보이며, 경미하나 지속적인 건망증이 나타난다.
CDR 1	시간에 대해 중증도의 장애가 있으며, 사람과 장소에 대한 지남력은 검사상 정상이나 최근 일에 대한 기억장애가 심각하다. 실생활에서 길 찾기에 어려움을 보인다.
CDR 2	과거에 반복적으로 많이 학습한 것만 기억하며, 새로운 정보를 습득하기는 어렵다. 시간에 대한 지남력은 상실되어 있으며, 장소에 대한 지남력도 심한 기억장애로 손상된다.
CDR 3	심한 기억장애로, 단편적인 사실만 보존된다. 시간과 장소에 대한 지남력의 경우 소실되어 있고, 간혹 사람에 대한 지남력만 정상을 보인다.
CDR 4	자신의 이름에 대해서만 때때로 반응하며, 부분적이고 단편적인 사실만 보존한다.
CDR 5	기억기능 자체가 의미가 없으며, 본인에 대한 인식이 전혀 없다.

95 정답 ②

활동이론이란 노인 스스로의 만족감과 생활만족도를 높이기 위해서는 가능한 한 사회에 통합되어 사회적 활동을 지속해야 한다는 주장이다. 활동이 친밀하고 빈번할수록 역할지지가 확실해지며 이러한 역할지지를 통해 긍정적인 자아상을 유지해야 한다는 견해이다.

96 정답 ③

CHART(Craig Handicap Assessment and Reporting Technique)
초기에 세계보건기구의 핸디캡 차원을 평가하기 위해 개발되었으며, 고객을 면담하거나 전화에 의해 평가될 수 있는 평가도구이다. 기능장애 이후 생활상황에 대한 고객의 참여수준을 반영하는 용어인 핸드캡은 사회활동 수준에서 사회적·경제적·문화적·환경적 기능장애가 통합적으로 작용한 결과로 설명된다.

97 정답 ①

보건소에서 시행하는 통합건강증진사업은 지역 여건에 맞게 주민을 대상으로 건강관리 서비스를 제공하는 사업으로, 신체활동, 영양, 비만예방관리, 구강보건, 심뇌혈관질환예방관리, 절주, 금연, 모자보건지역사회중심재활, 방문건강관리, 치매관리, 한의약건강증진의 사업으로 구분된다.

98 정답 ③

경사로의 높이와 길이 배율은 1:12이므로 높이 2.5인치의 계단에 적합한 경사로의 길이는 30인치로 해야 한다.

99 정답 ②

작업치료 실행체계의 실행범위 중 '배경과 환경'은 문화적·개인적·시간적·가상적 배경과 사회적·물리적 환경으로 구분된다. 인지 저하로 인하여 자동가스차단기 및 배회감지기를 사용하는 것은 인공적으로 만들어진 도구에 의해 작업수행을 증진시키는 물리적 환경접근이다.

100 정답 ②

주택개조의 일반적 원칙
- 범용성 : 노인이나 장애인만 거주하는 주택에 국한하는 것이 아니라 함께 하는 다른 가족의 사용성도 고려하여 개조한다.
- 정주성 : 노인이나 장애인이 시설에 입소하지 않고 살던 지역에 있는 자기 집에서 계속 지낼 수 있도록 지원한다.
- 안정성 : 노화나 질병으로 신체기능이 저하되어 발생할 수 있는 사고를 예방함으로써 안전하게 생활할 수 있도록 지원한다.
- 자립성 : 노인이나 장애인 스스로 타인의 도움 없이 일상생활활동을 할 수 있도록 지원한다.
- 편리성 : 노인이나 장애인과 보호자가 편리하게 이용하도록 가능성을 고려하고, 설비나 부품의 설치, 교체를 용이하도록 개조한다.
- 쾌적성 : 노인이나 장애인이 장시간 머무는 주택의 물리적 환경요건(일조, 채광, 통풍, 환기, 냉난방 등)과 심리적 환경요인(프라이버시, 과밀 등)이 충족될 수 있도록 지원한다.

정답 및 해설(3교시)

문제 p.117

01	02	03	04	05	06	07	08	09	10	11	12	13	14	15	16	17	18	19	20
②	③	⑤	③	⑤	②	④	④	③	①	③	①	⑤	⑤	③	④	④	⑤	①	④
21	22	23	24	25	26	27	28	29	30	31	32	33	34	35	36	37	38	39	40
③	①	⑤	④	②	③	④	④	②	①	⑤	④	①	④	③	④	②	④	⑤
41	42	43	44	45	46	47	48	49	50										
②	④	③	④	③	②	③	③	②	⑤										

01 정답 ②
그림에 해당하는 능력은 대상영속성(object permanence)으로, 4~8개월에 생기는 개념이다.

02 정답 ③
사진의 보조도구는 보청기이다. 후천적 청각장애의 원인은 중이염, 뇌막염, 고막손상, 메니에르병, 소음 노출 등이다.

03 정답 ⑤
뇌졸중 환자가 상의를 입을 때는 환측-건측 팔을 넣은 후 스웨터법으로 입고 옷매무새를 가다듬는다.

04 정답 ③
욕실개조와 관련된 그림이다.
A 비상연락장치, B 상부에 조명이 설치된 거울, C 높이 조절이 가능한 샤워걸이, D 활동공간 확보, E 하부 여유공간이 있는 세면대, F 레버형 수전손잡이, G 안전손잡이이다.

05 정답 ⑤
류마티스 관절염의 사진이다.

06 정답 ②
사진은 한 손을 이용하여 음식을 자를 수 있는 도구로, 편마비 환자들이 주로 사용한다.

07 정답 ④
사진은 손가락 벌림의 도수근력을 측정하는 장면이다.

08 정답 ④
입천장올림근은 기관연골 쪽에서 시작하여 입천장널힘줄에 닿는 근육으로, 미주신경의 지배를 받는다.

09 정답 ③

세발자전거를 탈 수는 있지만 페달을 돌리는 것이 아니라 바닥에 발로 끌면서 전진하는 연령은 24개월이다.

10 정답 ①

사진은 마우스스틱으로, C4 수준에서 사용하는 도구이다.

11 정답 ③

환자는 C6로 key muscle은 Extensor carpi radialis longus & brevis에 해당한다. Tenodesis grasp을 이용하여 일상생활동작의 훈련을 받는 것이 가장 적합하다.

12 정답 ①

괄약근의 감각이 없고 조절이 없으므로 ASIA 손상 척도는 A로 판단된다. 괄약근 조절의 어려움으로 기저귀 등의 위생용품을 사용하는 것으로 미루어 보아 소변·대변 조절은 0점에 해당된다.

13 정답 ⑤

사례는 SCI 합병증의 대표적인 것으로 자율신경 반사기능장애에 해당된다. 자율신경 반사기능장애의 조치사항으로 복대나 탄력스타킹을 제거 후 기립자세를 취해야 한다.

14 정답 ⑤

사례는 주의력결핍 과잉행동장애에 해당하는 내용이다. 주의력결핍 과잉행동장애의 특징으로는 집중 부족(부주의), 과잉활동, 충동행위가 있다.

15 정답 ③

ADHD Rating Scale은 주의력결핍 과잉행동장애를 의심할 수 있는 척도 중 하나로, 18항목의 4점 척도를 가지고 있다. 17점 이상일 경우 ADHD를 의심해 볼 수 있다.

16 정답 ④

사례에서 아동보호자는 아동이 수업을 받는 데 어려움이 없기를 원하고 있다. 아동에게 교실 환경적 적응을 적용한다면 보다 나은 수업의 집중도를 보일 수 있을 것이다.

17 정답 ④

사례는 성대 내전운동에 대한 설명이다.

18 정답 ⑤

성대 내전운동은 성대폐쇄가 어려워 거친 소리나 떨리는 소리를 내는 환자에게 적절하다.

19 정답 ①

안면부의 비대칭적인 외형, 만 7세의 발병 등으로 보아 외상성 뇌손상에 해당한다.

20 정답 ④

구강치료의 여부를 확인할 때에는 흡인과 인지기능 등을 확인하여야 식이가 가능하다.

21 정답 ③

시간에 대한 지남력, 계산능력, 기억력 등의 손상이 두드러진다. 보기 중에 가장 적합한 진단은 알츠하이머 치매에 해당한다.

22 정답 ①

사례에 사용된 도구는 GDS(Global Deterioration Scale)이다.

23 정답 ⑤

사례 환자는 초기 중증의 인지장애에 해당하는 점수이다. 초기 치매에 해당하며 다른 사람의 도움 없이는 더 이상 지낼 수 없고, 자신의 현재 일상생활과 관련된 주요한 사항들을 기억하지 못하는 단계이다.

24 정답 ④

MCA infarction의 특징으로 반대쪽 얼굴과 팔에 광범위한 마비 증상을 보인다.

25 정답 ②

"보호자의 감독하에 밥을 먹는다."는 것은 5점에 해당하는 내용이다.

26 정답 ③

'평상시 대답을 잘하면서도 가끔 "이게 뭐지?" 하면 대답을 못 해요...'라는 것은 명칭실어증(Anomic aphasia)에 해당하는 내용이다.

27 정답 ③

overhead sling(C5), power lift with sling(C1-5), button hook(C6), mouth stick(C1-4), long opponens splint(C5)이다.

28 정답 ④

C6는 핸드림을 이용하여 휠체어 보행이 기능학적으로 가능한 수준이다.

29 정답 ④

① 환자의 오른쪽 팔꿉관절 굽힘근은 5점이다. → Object
② 환자가 밤마다 통증을 호소한다. → Object
③ 환자의 목표는 독립적인 글씨 쓰기이다. → Assessment
⑤ 환자의 가장 큰 문제는 손의 기능이 없다는 것이다. → Assessment

30 정답 ②

목의 과도한 폄, 출혈 및 부종 등으로 발생할 수 있는 Schneider Syndrome에 해당한다.

31 정답 ①

Schneider Syndrome에서 감각적인 문제가 발생하는 해부학적인 구조물은 spinothalamic tract이다.

32 정답 ⑤

척수 손상으로 인한 수술 후에는 척수를 보호하기 위하여 neck collar가 가장 필요하다.

33 정답 ④

환각 등으로 인한 공격적인 행동을 보이는 것을 미루어 보아 조현병과 관련이 깊다.

34 정답 ①

대상자의 심리적 갈등을 폭식·흡연 등을 통해 해소하는 것을 미루어 보아 구강기에서 고착된 양상을 보인다.

35 정답 ④

대상자는 망상, 환청, 지리멸렬한 사고, 혼란스러운 행동은 보였으나 사회적 무관심에 대한 증상을 보이지는 않았다.

36 정답 ③

일상생활에 지장이 초래될 만큼의 최근 일에 대한 기억력의 저하, 지남력의 손상 등 사례 환자의 인지장애 수준은 중등도의 인지장애에 해당한다.

37 정답 ④

중등도 이상의 인지장애가 발생한 경우 문제가 추가적으로 발생하지 않도록 오차배제 학습법을 적용하는 것이 적합하다.

38 정답 ②

환자의 인지장애 수준은 중등도의 인지장애로, CDR에서 1점 초기 치매에 해당한다.

39 정답 ④

턱을 당기는 자세로 기도를 닫고, 후두덮개 계곡과 전방인두 사이를 넓혀 삼킴반사를 촉진시킬 수 있다. 고개를 왼쪽으로 돌려 건강한 오른쪽 인두를 사용할 수 있도록 해주는 것이 좋다.

40 정답 ⑤

후두의 움직임이 감소된 경우 보상적 방법으로 자세를 변화시키는 접근이나 샤케어운동, 멘델슨기법, 가성대 강화훈련 등을 통해 후두의 가동성을 높이는 것이 중요하다.

41 정답 ②

국물에 점도증진제를 첨가하면 bolus의 움직임이 느려져 인두의 압력을 높일 수 있어 삼킴반사를 촉진할 수 있다.

42 정답 ④

운동피질 내의 운동신경원 파괴가 원인인 점을 미루어 보아 (가)에 해당하는 질병은 근육위축가쪽경화증(Amyotrophic Lateral Sclerosis)이다.

43 정답 ③

ALS의 6단계에서는 호흡 등의 문제로 의사소통의 어려움이 발생한다. 그러므로 보완대체의사소통(AAC) 도구 등을 이용하여 의사소통을 한다.

44 정답 ④

눈 뜨기 반응 4점, 운동반응 6점, 언어반응 4점에 해당하여 14점이다.

45 정답 ③

로봇과 같은 자동적인 반응은 란초로스 아미고스 인지기능척도의 7단계에 해당하는 '자동-적절한 반응'에 해당한다.

46 정답 ②

외상 후 50분의 기억상실 기간을 가진 것은 PTA 경도에 해당한다.

47 정답 ③

해당 사례는 거울치료와 관련된다.

48 정답 ③

(가) 거울, (나) 시야에 해당한다.

49 정답 ②

구강기에서는 문제가 발생하지 않았고 삼킴 시 vallecula와 pyriform sinus에 bolus가 고여있는 것을 보아 인두 이동시간의 지연 가능성이 높다.

50 정답 ⑤

감각의 저하 등의 요인이 크며 전구협궁의 수축기전을 증진시키면 증상이 완화될 수 있다.

시대에듀 작업치료사 최종모의고사

제4회
정답 및 해설

제4회 정답 및 해설(1교시)

문제 p.128

01	02	03	04	05	06	07	08	09	10	11	12	13	14	15	16	17	18	19	20
②	④	①	①	⑤	③	④	③	③	③	⑤	②	①	④	②	④	④	②	①	①
21	22	23	24	25	26	27	28	29	30	31	32	33	34	35	36	37	38	39	40
③	②	①	⑤	①	②	⑤	③	③	③	⑤	②	②	⑤	①	②	③	①	⑤	⑤
41	42	43	44	45	46	47	48	49	50	51	52	53	54	55	56	57	58	59	60
④	③	④	⑤	⑤	④	③	④	④	⑤	①	④	③	③	④	②	④	⑤	④
61	62	63	64	65	66	67	68	69	70	71	72	73	74	75	76	77	78	79	80
④	①	①	②	④	④	③	②	④	③	⑤	②	⑤	④	④	④	④	②	③	①
81	82	83	84	85	86	87	88	89	90										
③	④	②	⑤	②	④	③	④	①	②										

01 정답 ②

연골의 특수결합조직 중 가장 질기며 척추사이원반이 속한 곳은 섬유연골이다.

02 정답 ④

위팔뼈의 과도한 굽힘을 방지하는 구조물은 갈고리오목이다.

03 정답 ①

근육의 길이 변화를 감지하는 근육 내 감각수용기는 근방추이다.

04 정답 ①

앞톱니근은 가슴의 외측벽을 덮고 있는 근으로, 상지의 운동에 관계하고 있으며 어깨뼈를 흉곽으로 끌어당기는 역할을 한다. 이 근육이 약해지면 익상견갑골이 생긴다.

05 정답 ⑤

배쪽안쪽핵은 시상하부의 포만감을 담당한다.

06 정답 ③

시상은 후각신경을 제외한 모든 신경의 중계소 역할을 한다. 후각신경은 신경섬유를 통해 대뇌겉질의 후각영역으로 이동한다.

07 정답 ④

널판핵과 쐐기핵은 상지·하지의 고유감각을 담당하고 있으며, 이 핵이 있는 지점은 숨뇌이다.

08 정답 ③
① 목신경얼기 : C1~C4
② 팔신경얼기 : C5~T1
④ 엉치신경얼기 : L4~S4
⑤ 꼬리신경얼기 : S4~C0

09 정답 ③
수정체의 두께 조절은 섬모체에서 이루어진다.

10 정답 ③
지방을 소화하는 효소는 리파아제이다.

11 정답 ⑤
토리곁세포에서는 레닌을 분비한다.

12 정답 ②
콩팥과 요관을 연결하는 부위는 콩팥깔때기이다.

13 정답 ①
림프는 혈관과 조직을 연결하며 면역항체를 수송하고, 장에서는 지방을 흡수·운반한다. 그중 가장 큰 림프 기관은 지라이다.

14 정답 ④
후두연골은 갑상연골, 윤상연골, 후두개연골, 피열연골, 소각연골, 설상연골 총 6개의 종류로 이루어져 있다.

15 정답 ②
① 글루카곤 : 혈당 상승
③·④·⑤ 레닌, 안지오텐신 II, 알도스테론 : 혈압 상승

16 정답 ④
수정란의 자궁벽 착상 시 도움을 주는 호르몬은 프로게스테론이다.

17 정답 ④
난소의 배란조절중추는 뇌하수체이다.

18 정답 ②
단일가닥은 RNA의 특징이다.

19 정답 ①
부종이 생기는 원인에는 모세혈관의 액압 상승, 혈장단백질 감소, 림프관 폐쇄, 타박상 등이 있다.

20 정답 ①

② 단층입방상피 : 분비에 용이하다.
③ 단층원주상피 : 분비와 운반에 용이하다.
④ 거짓중층섬모원주상피 : 이동에 용이하다.
⑤ 중층편평상피 : 마찰을 보호한다.

21 정답 ③

목뼈 7개, 등뼈 12개, 허리뼈 5개, 엉치뼈 1개(5개가 뭉쳐서 하나를 형성), 꼬리뼈 1개로 총 26개이다.

22 정답 ②

뇌머리뼈는 이마뼈, 마루뼈, 관자뼈, 뒤통수뼈, 나비뼈, 벌집뼈로 이루어져 있으며, 이 중 마루뼈와 관자뼈는 양쪽으로 존재한다.

23 정답 ①

① 관상봉합 : 마루뼈와 이마뼈
② 시상봉합 : 마루뼈와 마루뼈
③ 비늘봉합 : 마루뼈와 관자뼈
④ 시옷봉합 : 마루뼈와 뒤통수뼈

24 정답 ⑤

갈고리뼈와 관절을 이루는 뼈는 손허리뼈이다.

25 정답 ①

발목관절을 형성하는 뼈는 목말뼈이다.

26 정답 ②

복장뼈의 갈비패임은 총 7쌍이다.

27 정답 ⑤

무릎관절은 두융기관절에 속한다.

28 정답 ③

적색근은 수축속도가 느리며 수축기간은 길고 미오글로빈 함량이 높으며 모세혈관 밀도도 높다.

29 정답 ③

혀의 내재근은 혀의 모양을 만들고 혀의 외재근은 혀의 운동을 만드는데, 이 중 혀를 앞으로 내미는 근육은 턱끝혀근이다.

30 정답 ③

작은가슴근은 안쪽가슴신경의 신경지배를 받는다.

31 정답 ⑤
① 공중보건학의 목적은 질병예방, 수명연장, 신체 · 정신적 효율의 증진이다.
② 공중보건의 대상은 사회집단이다.
③ 개인이나 일부 전문가의 노력에 의해서가 아닌 조직화된 지역사회의 노력으로 달성할 수 있다.
④ 사업수행을 위한 최소단위는 지역사회이다.

32 정답 ②
분석역학
- 단면적 연구 : 현재 시점에서 연구함
- 환자-대조군 연구 : 현재 결과에 대한 것은 과거에서 원인을 찾고자 함
- 코호트 연구 : 전향성 코호트 연구, 후향성 코호트 연구

33 정답 ②
② 두창은 제1급 감염병에 해당한다.
① · ③ · ④ · ⑤ A형간염, 홍역, 파라티푸스, 유행성이하선염은 제2급 감염병에 해당한다.

34 정답 ⑤
① 전형사 : 의약업무 담당
② 내의원 : 왕실의료 담당
③ 혜민서 : 서민의료 담당
④ 활인서 : 전염병환자 담당

35 정답 ①
피라미드형은 인구가 증가할 잠재력을 많이 가지고 있으며 출생률과 사망률은 높고 평균수명이 낮은 형이다. 14세 이하 인구가 65세 이상 인구의 2배 이상이 된다.

36 정답 ②
과정모형은 주로 지역사회조직에서 사용되는 개념으로 지역사회에 대한 원조과정을 순서 있게 단계별로 배열하여 설명한 것이다. 기본적으로 문제의 파악, 계획수립, 계획실시, 평가의 4단계가 대체로 일치된 준거 틀이다.

37 정답 ③
비례사망지수는 건강지표로서 총사망수에 대한 50세 이상의 사망수의 백분율을 나타낸 것으로, 비례사망률과는 의미가 다른 표현이다. 비례사망률이란 어떤 연도의 사망수 중 한 특성에 의한 사망수의 구성비율이다.

38 정답 ①
당뇨병의 원인으로 가족력, 과체중(체질량 지수 25kg/m^2 이상), 공복혈당장애, 고혈압, 인슐린 저항성, 뇌 · 심혈관 질환 등이 해당한다.

39 정답 ⑤

도수분포도는 평면의 직교좌표를 이용하여 변수의 특성값을 X축에 표시하고, Y축에 막대 또는 선으로 측정값의 크기를 나타내는 것이다.

40 정답 ⑤

보건복지부의 주요사업
건강증진사업, 질병관리사업, 암관리사업, 모자보건사업, 정신보건사업, 구강보건사업, 기초생활보장사업, 노인복지사업, 장애인복지사업, 아동복지사업, 가정복지사업

41 정답 ④

④ 한센병 : 제2급감염병
①·②·③·⑤ 인플루엔자, 회충증, 클라미디아감염증, 사람유두종바이러스 감염증 : 제4급감염병

42 정답 ③

불현성 감염기의 대책으로 조기진단·조기치료, 집단정기검진이 해당한다.

43 정답 ④

Fair minus(F−)는 중력에 대항하여 50% 이상의 ROM을 수행한다.

44 정답 ⑤

Fair puls(F+)는 약간의 저항과 함께 중력에 대항하는 자세로 full ROM을 수행한다. 엎드려 누운 자세에서 위팔뼈(humerus)의 90° 벌림, 팔꿉(elbow)의 90° 굽힘 자세에서 검사를 진행한다.

45 정답 ⑤

앉은 자세는 어깨 가쪽돌림(shoulder external rotation)의 중력제거 보상방법에 해당하는 검사 자세이다. 어깨 가쪽돌림의 정상 관절가동범위는 70°이며, 중력제거 자세에서 완전 관절가동범위를 수행하지 못했기 때문에 MMT P− 등급에 해당한다.

46 정답 ④

④ P(2)등급의 기준은 중력을 제거하고 완전 관절가동범위(full ROM)가 가능할 경우이다.
정상 관절가동범위
- 어깨관절 굽힘 : 0~180°
- 팔꿈치 굽힘 : 0~130−140°
- 손목 폄 : 0~70°

47 정답 ③

보기는 손허리손가락관절 벌림에 대한 설명이다.

48 정답 ④

수동적 부족(passive insufficiency)이라는 특성으로 인해 측정하고자 하는 ROM의 영향을 받게 된다. 따라서 두관절근육이 지나가는 관절을 측정할 때는 중립이나 이완된 자세를 취해 두관절근육들이 느슨해진 상태가 되도록 해야 한다.

49 정답 ④

① 애드손 검사 : 가슴우리출구증후군 검사로, 치료사는 대상자 뒤에 서서 노동맥 촉진 후 팔을 벌림, 폄, 가쪽돌림 자세를 한다. 이때 숨을 깊이 들이쉬고 검사하는 팔 쪽으로 머리를 돌리도록 한다.
② 팔렌 검사 : 정중신경 압박 확인검사로, 손등을 맞대고 누른 상태에서 1분간 유지한다.
③ 알렌 검사 : 자동맥과 노동맥의 혈류검사로, '주먹 쥐기 반복 후 주먹을 쥔다 → 자·노동맥 폐쇄 후 편다 → 한쪽 동맥씩 손을 떼서 압력을 풀어 준다'의 순서로 시행한다.
⑤ 호킨스-케네디 검사 : 가시위근 힘줄의 충돌검사로, 팔꿈치를 90° 굽힌 상태에서 검사자가 피검자의 어깨관절을 안쪽으로 돌린다.

50 정답 ⑤

바로 누운 자세에서 머리를 한쪽으로 돌리게 되면 돌린 머리 쪽 팔과 다리가 펴지면서 유지되고 반대쪽 팔과 다리는 굽힘현상이 일어나는 반사는 비대칭성 긴장성 목반사이다.

51 정답 ①

시선눈동자의 아래쪽, 안쪽 움직임 평가는 도르래신경이다. 도르래신경은 위쪽빗근을 지배한다.

52 정답 ④

두점분별감각을 평가하는 평가도구는 Two-point Discrimination이다. 정적 두점분별감각은 Aesthesiometers를 사용하고, 동적 두점분별감각은 Disk-criminator를 사용하여 평가한다.

53 정답 ③

신체부분들의 관계성과 몸의 자세에 관한 인식을 하는 지각영역은 신체도식이다. 평가방법으로는 사람 그리기, 신체 지적하기, 신체퍼즐 맞추기, 신체위치 검사, 손가락 인식검사 등이 있다.

54 정답 ③

실에 구멍이 뚫린 빨간색 나무블록과 파란색 나무블록을 번갈아 낄 때 양쪽 자극에 교대로 집중하는 교대적 주의력(상황에 따라 주의집중을 바꾸는 능력)이 필요하다.

55 정답 ③
① 가위 보행 : 엉덩관절 모음근의 경련성 마비로 인해 나타나며, 양 무릎을 서로 끌어당기게 되어 매우 힘들게 다리를 앞으로 내밀게 된다.
② 실조성 보행 : 소뇌성 운동실조 환자는 균형을 잃게 되고 넓은 지지면을 가지게 되므로 갑작스럽게 기울어지거나 비틀거리고 모든 운동이 과도하게 일어난다. 감각성 운동실조 환자는 발에 느낌이 없기 때문에 지면에 탁 내려놓으며, 아래를 주시하며 걷는다.
④ 휘돌림 보행 : 흔듦기 동안 무릎관절 굽힘의 감소나 결여가 나타나고 보상적인 골반을 들어 올리거나 엉덩관절 휘돌림이 나타난다.
⑤ 파킨슨 보행 : 두 팔은 부적절한 연합운동으로 다소 굳은 채 들고 있다. 보행은 질질 끌며 나아가거나 짧게 여러 번 빠른 걸음을 나타내는 것이 특징이다. 몸통은 앞으로 점차적으로 기울어지고, 점점 더 빨리 걷고 멈출 수 없게 된다.

56 정답 ④
인지기능
인지기능이란 인간이 정보를 처리하고, 지식을 획득하며, 언어를 사용하는 등의 정신적 과정을 말한다. 이는 학습, 기억, 주의, 인식 등 다양한 멘탈 프로세스를 포함한다.
- 재인 : 이미 경험했거나 학습한 정보를 다시 인식하는 능력이다.
- 조직화 : 정보를 의미 있는 단위로 분류하고 구조화하는 과정이다.
- 메타인지 : 자신의 인지 과정에 대한 인식과 조절능력이다.
- 문제해결 : 복잡한 상황이나 과제에서 해결책을 찾는 과정이다.
- 개념형성 : 개별 사물이나 사건을 일반적인 규칙이나 범주에 맞추어 이해하는 과정이다.

57 정답 ②
① 형태항상성 : 형태와 물체를 다양한 환경·위치·크기에서 똑같은 것으로 인식하는 능력이다.
③ 전경-배경구분 : 형상과 배경이 되는 물체를 구별하는 능력이다.
④ 공간 내 위치 : 한 물체의 형태와 공간관계 또는 다른 형태나 물체 사이의 공간관계를 판단하는 능력이다.
⑤ 공간관계성 : 물체 상호 간의 위치를 인식하는 능력이다.

58 정답 ④
① 일차시각기술 : 안구운동, 시야, 시력을 의미한다.
② 시각집중 : 시각적 입력을 선택하는 능력으로, 철저한 훑어보기 경로를 위해서는 시각적 집중이 요구된다.
③ 형태재인 : 시각수용기를 통해 입력된 물체의 일반적 특징(모양, 구성 등)과 구체적 특징(색깔, 명암, 촉감 등)을 장기기억에 저장된 정보와 비교함으로써 그 형태를 인식하는 과정을 의미한다.
⑤ 시각인지 : 문제해결, 목표설정, 의사결정을 위해 정신적으로 시각정보를 조작하고 다른 감각정보와 통합하는 능력이다.

59 정답 ⑤
운동기술은 신체의 위치 잡기, 물체 획득 및 잡기, 자신과 물체를 움직이기, 수행 유지하기를 포함한 자신이 얼마나 효율적으로 움직이는지 또는 물체와 상호작용을 하는지를 일컫는다.

60 정답 ④
프로이드(Freud)의 심리적 이론 중 사회적·도덕적 가치 습득의 시기는 잠복기이다. 잠복기는 부모, 동성과의 유대관계를 확립하는 단계이기도 하다.

61 정답 ④
편집증은 실제로는 존재하지 않는 환상적인 경험을 경험하는 정신건강 장애이다.

62 정답 ①
Pavlov의 고전적 조건형성
중립적 자극이 학습에 의해서 무조건자극과 연계되어 조건자극이 형성된다.

63 정답 ①
① finger to palm : 12~15개월
② palm to finger : 24~30개월
③ simple rotation : 24~30개월
④ shift : 36~42개월
⑤ complex rotation : 30~36개월

64 정답 ②
매슬로(Maslow)의 인간 욕구이론
- 생리적 욕구 : 기본적인 생존을 위한 욕구이다.
- 안전의 욕구 : 신체적, 정서적 안전을 포함한 안정감을 추구한다.
- 애정과 소속의 욕구 : 사랑, 친밀감, 소속감 등 인간관계에 대한 욕구이다.
- 존중의 욕구 : 자신감, 성취감, 타인으로부터의 인정과 존경을 받고자 하는 욕구이다.
- 자아실현의 욕구 : 개인의 잠재력을 실현하고자 하는 욕구로, 창의성과 자기발전을 추구한다.

65 정답 ④
인간의 생애주기
- 영아기 : 신체와 뇌의 급속한 성장이 일어나며, 대인관계에 대한 기본적 태도가 형성되는 중요한 시기이다.
- 유아기 : 독립성이 생기고 언어의 이해와 발달이 일어나며, 기본적인 식생활 습관이 형성되는 시기이다.
- 아동기 : 활동량이 증가하고 독립적인 성향이 발달하며, 식습관이 확립되는 시기이다.
- 청소년기 : 신체적·정신적·심리적 변화가 일어나며 성적 성숙이 발생하는 시기이다.
- 성인기 : 성장이 완료되고 사회적, 경제적 책무를 가지며 자아개발을 하는 시기이다.
- 노년기 : 생리기능이 감소하고 만성질환의 위험이 증가하는 시기로, 건강한 노후를 위한 관리가 필요한 시기이다.

66 정답 ④
새로운 상황에 직면했을 때 현재의 경험뿐 아니라 과거의 경험을 이용할 수 있으며, 체계적인 과학적 사고와 이상주의적 사고를 갖는 단계는 형식적 조작기이다.

67 정답 ③

연하재활 기능적 전기자극치료의 알맞은 보험수가는 중추신경계질환 등으로 인한 연하장애 환자에게 30분 이상 훈련을 실시한 경우 산정하며, 1일 2회 이상 실시한 경우에도 외래는 1일 1회, 입원은 1일 2회만 산정한다.

68 정답 ②

작업치료 윤리강령 제2조
제2조 작업치료사는 서비스 대상자의 알 권리 및 자기결정권을 존중한다.
- 제1항 : 작업치료사는 작업치료 대상자가 자신의 건강상태나 자신에게 수행되는 치료 서비스에 대해 정확한 정보를 알고, 의사결정에 참여할 권리가 있음을 인정하고 이를 존중한다.
- 제2항 : 작업치료사는 작업치료 서비스를 제공할 때 작업치료 대상자의 요구와 관심, 교육정도, 연령, 심신상태, 이해능력 등을 고려하여 작업치료의 목적, 방법, 기대되는 결과와 그에 따르는 위험성 등을 설명하여야 한다.
- 제3항 : 작업치료사는 작업치료 대상자가 의사결정 능력이 없거나 부족한 경우, 의사결정을 할 수 없는 경우, 미성년자인 경우, 기타 이에 상응하는 경우에는 법정 대리인 또는 성년후견인의 동의를 구하여야 한다.
- 제4항 : 작업치료사는 중재의 특성, 위험요소, 가능한 결과를 포함한 중재과정 전반에 걸쳐 목표와 우선순위를 결정할 때 서비스 대상자와 상의한다.
- 제5항 : 작업치료사는 작업치료 대상자의 개인적 · 신체적 · 사회적 · 심리적 · 영적 요구 등 개인의 욕구에 따라 개별화되고 차별화된 서비스를 제공한다.

69 정답 ④

치료의 방향과 결과에 영향을 주는 다양한 변수들과 작업배경을 고려하는 것은 상황적(조건적) 추론에 대한 설명이다.

70 정답 ③

승화(sublimation)
- 정의 : 수용 불가능한 소망을 사회적으로 수용할 만한 행동으로 전환하는 것
- 예시 : 무엇인가를 잘라 보고 싶은 아이가 커서 외과의사가 된다.

71 정답 ⑤

이 법은 모든 국민이 수준 높은 의료 혜택을 받을 수 있도록 국민의료에 필요한 사항을 규정함으로써 국민의 건강을 보호하고 증진하는 데에 목적이 있다(의료법 제1조).

72 정답 ②

환자의 배우자, 직계 존속 · 비속, 형제 · 자매(환자의 배우자 및 직계 존속 · 비속, 배우자의 직계존속이 모두 없는 경우에 한정) 또는 배우자의 직계 존속이 환자 본인의 동의서와 친족관계임을 나타내는 증명서 등을 첨부하는 등 보건복지부령으로 정하는 요건을 갖추어 요청한 경우 의료인, 의료기관의 장 및 의료기관 종사자는 그 기록을 열람하게 하거나 그 사본을 교부하는 등 그 내용을 확인할 수 있게 하여야 한다(의료법 제21조 제3항 제1호).

73 정답 ⑤

조산원을 개설하려는 자는 시장·군수·구청장에게 신고하여야 한다(의료법 제33조 제3항).

74 정답 ④

가정간호를 실시하는 의료기관의 장은 가정간호에 관한 기록을 5년간 보존하여야 한다(의료법 시행규칙 제24조 제6항).

75 정답 ④

의료기관의 인증기준(의료법 제58조의3 제1항)
- 환자의 권리와 안전
- 의료기관의 의료서비스 질 향상 활동
- 의료서비스의 제공과정 및 성과
- 의료기관의 조직·인력관리 및 운영
- 환자 만족도

76 정답 ④

의료인은 진료기록부 등을 거짓으로 작성하거나 고의로 사실과 다르게 추가기재·수정하여서는 아니 되는데, 이를 위반한 자는 3년 이하의 징역 또는 3천만 원 이하의 벌금에 처한다(의료법 제88조 제1호).

77 정답 ④

자격정지처분은 그 사유가 발생한 날부터 5년이 지나면 하지 못한다(의료기사법 제22조 제4항).

78 정답 ②

보수교육의 시간은 매년 8시간 이상이다(의료기사법 시행령 제11조 제1항 제1호).

79 정답 ③

의료기사 등은 최초로 면허를 받은 후부터 3년마다 그 실태와 취업상황을 보건복지부장관에게 신고하여야 한다(의료기사법 제11조 제1항).

80 정답 ①

2개소 이상의 치과기공소를 개설한 자는 500만 원 이하의 벌금에 처한다(의료기사법 제31조 제1의2호).

81 정답 ③

보건복지부장관은 의지·보조기 기사, 언어재활사 및 장애인재활상담사의 국가시험을 매년 1회 이상 시행하여야 한다(장애인복지법 시행령 제37조 제1항).

82 정답 ④

장애인에 대한 국민의 이해를 깊게 하고 장애인의 재활의욕을 높이기 위하여 매년 4월 20일을 장애인의 날로 하며, 장애인의 날부터 1주간을 장애인 주간으로 한다(장애인복지법 제14조 제1항).

83 정답 ②

시장·군수·구청장은 장애인이 이용하는 자동차 등을 지원하는 데에 편리하도록 장애인이 사용하는 자동차 등임을 알아볼 수 있는 표지를 발급하여야 한다(장애인복지법 제39조 제2항).

84 정답 ⑤

⑤ 장애인 직업적응훈련시설은 장애인 직업재활시설에 해당한다.

장애인 지역사회 재활시설(장애인복지법 시행규칙 별표 4)

장애인복지관, 장애인 주간이용시설, 장애인 체육시설, 장애인 수련시설, 시각장애인 등 생활지원센터, 수어통역센터, 점자도서관, 점자도서 및 녹음서 출판시설, 장애인 재활치료시설

85 정답 ②

정신건강전문요원은 그 전문분야에 따라 정신건강임상심리사, 정신건강간호사, 정신건강사회복지사 및 정신건강작업치료사로 구분한다(정신건강복지법 제17조 제2항).

86 정답 ④

정신건강전문요원의 보수교육은 시간은 매년 12시간 이상이다(정신건강복지법 시행규칙 제9조 제1항 제3호).

87 정답 ③

정신건강작업치료사의 개별 업무(정신건강복지법 시행령 별표 2)
- 정신질환자 등에 대한 작업수행 평가, 정신질환자 등의 신체적·정신적 기능 향상을 위한 작업치료
- 정신질환자 등과 그 가족에 대한 작업치료 교육과 작업치료 서비스 기획·수행

88 정답 ④

보건복지부장관은 노인의 보건 및 복지에 관한 실태조사를 3년마다 실시하고 그 결과를 공표하여야 한다(노인복지법 제5조 제1항).

89 정답 ①

노인주거복지시설(노인복지법 제32조 제1항)
- 양로시설 : 노인을 입소시켜 급식과 그 밖에 일상생활에 필요한 편의를 제공함을 목적으로 하는 시설
- 노인공동생활가정 : 노인들에게 가정과 같은 주거여건과 급식, 그 밖에 일상생활에 필요한 편의를 제공함을 목적으로 하는 시설
- 노인복지주택 : 노인에게 주거시설을 임대하여 주거의 편의·생활지도·상담 및 안전관리 등 일상생활에 필요한 편의를 제공함을 목적으로 하는 시설

90 정답 ②

보건복지부장관, 특별시장·광역시장·특별자치시장·도지사·특별자치도지사 또는 시장·군수·구청장은 건강진단을 실시하려는 경우에는 그 실시기간, 실시장소, 진단기관 및 대상자의 범위 등을 정하여 건강진단 실시 예정일 14일 전까지 공고하여야 한다(노인복지법 시행규칙 제9조 제1항).

정답 및 해설(2교시)

문제 p.140

01	02	03	04	05	06	07	08	09	10	11	12	13	14	15	16	17	18	19	20
④	①	①	②	②	⑤	④	①	④	⑤	②	②	②	③	④	④	③	④	④	①
21	22	23	24	25	26	27	28	29	30	31	32	33	34	35	36	37	38	39	40
⑤	③	③	④	④	⑤	①	⑤	①	⑤	④	④	③	②	②	②	②	①	①	②
41	42	43	44	45	46	47	48	49	50	51	52	53	54	55	56	57	58	59	60
④	④	⑤	①	⑤	②	⑤	②	④	④	③	④	④	④	②	②	④	②	③	⑤
61	62	63	64	65	66	67	68	69	70	71	72	73	74	75	76	77	78	79	80
④	①	①	②	④	②	⑤	②	②	①	③	③	④	①	④	④	③	④	⑤	①
81	82	83	84	85	86	87	88	89	90	91	92	93	94	95	96	97	98	99	100
③	①	②	①	④	⑤	①	③	⑤	②	⑤	④	③	②	⑤	⑤	②	②	②	④

01 정답 ④

① 수행기술 : 기능적인 목적에 입각한 관찰 가능한 행동요소이다. 기술은 행동의 유형으로, 다양한 역량(신체기능과 신체구조)을 아우르는 것이며, 이것들이 연합될 때 원하는 작업이나 행동에 참여하기 위한 바탕이 된다.

② 클라이언트 요인 : 가치, 신념, 영성-작업이행에 영향을 주는 클라이언트의 지각, 동기, 그리고 그와 관련된 의미이다.

③ 수행패턴 : 습관 또는 일상적인 활동과 관련된 행동패턴이다.

⑤ 환경 : 클라이언트의 일상적인 작업이 일어나는, 그리고 클라이언트를 둘러싼 외적인 물리적, 사회적 상황을 의미한다.

02 정답 ①

개인에 대한 수행패턴(perfomance pattern)

습관	• 습관은 익숙한 환경 또는 상황 속에서 특정한 방식으로 반응하고 수행하며 습득된 성향으로 반복적이거나 비교적 무의식적으로 거의 변화 없이 행해지는 특정한 자동적 행동이다. 작업영역 내 수행을 지지 또는 방해하며 유용한 습관, 우세한 습관, 또는 불완전한 습관이 될 수 있다. • 예 라디오를 들으며 공부하는 습관
일과	• 일과는 일상적인 삶의 구조를 형성하는 관찰 가능하며 규칙적이고 반복적인 행동패턴이다. 일과는 만족되고 증진되거나 무너질 수도 있으며, 순간순간의 책무를 요구하며 문화적 · 생태적 문맥 안에서 이루어진다. • 예 아침에 일어나면 화장실에 가고, 씻은 후 아침을 먹고 등굣길에 나섬
관습	• 관습은 클라이언트의 정체성에 기여하며 가치와 신념을 강화시키는 정신적 · 문화적 또는 사회적 의미의 상징적 행동으로, 의식은 강한 정서적 요인을 지니고 있으며 일련의 행사들로 묘사된다. • 예 잠들기 전 기도
역할	• 역할은 사회에서 기대하는 일련의 행동으로, 문화와 배경에 의해 형성되며 더 나아가 클라이언트에 의해 개념화되고 규정지어지기도 한다. • 예 두 아이의 엄마

03 정답 ①
화술적(서술적) 추론
- 화술적 추론이란 클라이언트의 작업과 활동의 경험을 바탕으로 한 스토리텔링이다.
- 실행방법은 손상 또는 장애가 클라이언트의 삶과 작업수행에 미치는 영향에 변화에 대해 논의하고, 클라이언트와 가족의 사회적·문화적 배경 속에서 작업의 변화를 탐색한다.
- 일상적인 활동, 선호활동, 학교와 사회활동, 가족 재원·지원 등에 관해 클라이언트, 가족과 이야기를 나눈다.
- 치료사와 클라이언트가 함께 가족과 클라이언트 모두에게 의미 있는 치료결과를 얻을 수 있는 방법에 대해 모색하고, 능동적인 참여를 증진시키고 동기를 유발한다.

04 정답 ②
② O(Objective) : 치료사에 의해 클라이언트를 객관적으로 관찰하여 얻은 정보나 평가방법을 통해서 얻은 정보들을 기술한다. 치료 이후의 변화양상을 설명할 수 있도록 측정 가능하고, 관찰 가능한 방법으로 기술되어야 한다.
① S(Subjective) : 클라이언트 또는 보호자를 통해서 얻는 주관적인 정보(클라이언트의 현재 상태에 대한 정보)를 작업치료적 관점에서 기술한다.
③ A(Assessment) : 주관적 정보와 객관적 측정자료를 종합·분석·해석하는 과정이다. 클라이언트가 지닌 강점과 문제목록을 작성하며, 'A'의 마지막 부분에서는 작업치료의 타당성을 언급한다.
④ P(Plan) : short term goal을 성취하기 위한 구체적인 치료의 정보, 퇴원계획 등을 기술한다.
⑤ C.C(Chief Complaint) : 대상의 주호소를 말한다.

05 정답 ②
① 1952년 : 재활의학 발판인 정양원을 설립하였다.
③ 1979년 : 정규교육과정이 설립되었다.
④ 1993년 : 대한작업치료사협회를 창단하였다.
⑤ 1995년 : 아시아-태평양 작업치료사연맹에 가입하였다.

06 정답 ⑤
⑤ 다음에서 설명하는 내용은 브룬스트롬 손의 5단계의 원통 쥐기이다.
브룬스트롬 5단계(손)
손바닥 잡기(palmar prehension), 원통 쥐기, 구면 쥐기, 물건을 놓는 것이 가능하다.

07 정답 ④
④ 환자는 인지적인 문제가 관찰되기에 인지기능 측면을 포함하고 있는 일상생활평가도구인 FIM을 사용해야 한다.
FIM(Functional Independence Measure)
- 정 의
  - 신체적 손상과 관련된 장애를 측정하고자 개발됐다.
  - ADL을 평가하는 기존도구보다 의사소통과 인지기능 측면에서 포괄적인 내용을 포함한다.
- 대상 : 성인
- 방법 : 직접적인 관찰과 면담을 통해 과제수행 시 필요한 도움의 양, 형태를 기준으로 점수를 결정한다.

08 정답 ①

브로카실어증(Broca's aphasia)
- 타인의 말을 잘 이해하지만 자신의 뜻을 표현하지 못한다.
- 잘못된 발음과 함께 느리고 부자연스러운 언어를 보이며, 문장구조는 문법상실증(Agrammatism) 때문에 간결하며, 전송언어를 나타낸다.
- 이마엽에 위치한 운동언어(브로카) 영역의 손상으로 인해 나타난다.

09 정답 ④

외상 후 기억상실 기간과 손상의 중증도

외상 후 기억상실 기간	손상 정도
5분 이내	매우 경미(very mild)
5~60분	경미(mild)
1~24시간	중증도(moderate)
1~7일	심각(severe)
1~4주	매우 심각(very severe)
4주 이상	극도로 심각(extremely severe)

10 정답 ⑤

⑤ 환자는 란초로스아미고스 인지기능척도 7단계에 해당한다.

란초로스아미고스 인지기능척도(Ranchos Los Amigos Scale)
- 환자의 인지수준을 판별하기 위해 환자가 주위환경에 적절하게 반응하는지를 주로 평가하며, 주로 행동관찰을 사용한다.
- 7단계[자동-적절 반응(automatic-appropriate response)]
  - 판단과 문제해결이 결여된 로봇과 같은 반응을 보임
  - 혼동이 거의 없으며 지남력이 있음
  - 자신의 상태에 대한 질병인식이 떨어지며, 미래에 대한 현실적인 계획이 결여됨
  - 새로운 학습을 전이할 수 있지만 속도가 느림
  - 기본일상생활활동에 독립적이며, 집·지역사회 기술에서는 감독이 필요함
  - 구조화와 함께 사회·여가활동을 시작할 수 있음

11 정답 ②

기억증진술
- 덩어리 짓기(Chunking) : 많은 작은 조각보다는 몇 개의 큰 묶음으로 정보를 처리하는 전략이다.
- 심상법(Visual imagery) : 기억해야 할 내용을 머릿속에 그려서 기억하는 방법이다.
- 장소법(Method of loci) : 낯익은 공간이나 장소를 이용하여 많은 항목을 기억하는 방법이다.
- 페타입 방법(Peg-type method) : 어떤 일련의 항목을 배우기를 원할 때마다 이미 기억체계 속에 있는 기본 걸이못에 이러한 새로운 정보를 관련시키는 것이다.
- 연결법(Chain method) : 쇠사슬을 고리로 연결해 나가듯이 한다고 해서 붙여진 이름이다. 첫 번째 항목을 외우기 위해서 두 번째 항목과 연결하고, 두 번째는 세 번째와 연상시켜나가는 방법이다.

12 정답 ②

① Monofilament Test : 압각을 평가하기 위한 도구이며, 한 가지 방법밖에 없다.
③ Moberg Pick-up Test : 입체지각능력을 평가하기 위한 도구이다.
④ Visual Analog Scale Test : 통증 정도를 평가하는 도구이다.
⑤ Albert Test : 편측무시 환자를 평가하는 도구이다.

이점분별감각(Two-point Discrimination)
- 대상 : 감각 문제가 있는 환자
- 목적 : 촉각 손상 여부 확인
- 방 법
  - 정적이점분별감각(Static Two-point Discrimination) : 시작 mm에 대해서 표준화되어 있지는 않지만 일반적으로 5mm에서 시작하고, 자극은 손과 평행한 방향에서 3초간 유지한다.
  - 동적이점분별감각(Moving Two-point Discrimination) : 5~8mm에서 시작하며 가까운 쪽에서 먼 쪽 방향으로 한 점이나 두 점으로 손가락과 평행하게 긁는다.
- 반응 : 대상자는 "두 점" 또는 "한 점"이라고 말한다.

13 정답 ②

② 필요한 물품들을 환자 시야 내에 배치한다는 것은 적응적 중재접근 중 환경변화에 해당한다.
①·③·④·⑤ 편측무시 중재법 중 교정적 중재접근에 해당하는 방법이다.

14 정답 ③

리실버만음성치료(LSVT ; Lee Silverman Voice Treatment)
- 발성하는 동안 최대한으로 호흡을 하도록 훈련시키는 프로그램으로, 파킨슨병으로 인해 조음장애가 동반된 환자를 대상으로 언어적 명료함을 훈련한다.
- 방 법
  - 말할 때 크고 명료한 목소리로 한다. "일상 대화 시에 소리 낼 수 있는 가장 큰 소리로 말씀하세요."
  - '아'(모음) 소리를 낼 수 있는 최대한의 소리로 크고 길게 유지한다.
  - '아' 소리를 점차 높여서 가장 높은 소리를 지속적으로 유지한다.

15 정답 ④

MBI(Modified Barthel Index) - 보행/휠체어(Ambulation/Wheelchair)

0점	의자차 보행에 전적인 도움이 필요하다.
1점	평지에서 의자차를 단거리로는 전진시킬 수 있으나 그 외의 모든 의자차 조작에 도움이 필요하다.
3점	한 명의 도움이 필요하고 탁자나 침대 등에 의자차를 가까이 할 때는 항상 도움이 필요하다.
4점	환자가 평범한 지면에서는 의자차 보행을 충분한 시간 동안 혼자 사용할 수 있지만, 좁은 길모퉁이에서는 약간의 도움이 필요하다.
5점	휠체어를 독립적으로 밀기 위해서는 길모퉁이 주위를 다닐 수 있고, 회전할 수 있고 탁자·침대·화장실 등에서 조작할 수 있어야만 된다. 환자는 휠체어를 적어도 50m는 밀 수 있어야 한다.

16 정답 ④
브룬스트롬 4단계(팔)
- 경직이 감소하며, 시너지로 인해 어려웠던 복합적인 움직임이 가능하다.
- 손을 등 뒤로 가져간다.
- 팔을 앞쪽으로 어깨높이까지 굽힌다.
- 팔꿈치 90° 굽힘 상태에서 아래팔을 엎침/뒤침할 수 있다.

17 정답 ③
③ 자동차 안에서 문을 열기 위해 밀 때는 D1 extension 동작을 사용하게 된다.

D1 extension
- 어깨뼈의 내림, 모음, 돌림
- 어깨의 폄, 벌림, 안쪽돌림
- 팔꿈치의 굽힘이나 폄
- 아래팔의 엎침
- 손목의 자쪽 폄
- 손가락들의 폄이나 벌림
- 엄지의 바닥 쪽 벌림

18 정답 ④
브룬스트롬(Brunnstrom)의 치료접근
- Signe Brunnstrom(PT)에 의해 개발됐다.
- 개념
  - 뇌졸중 이후 나타나는 경직성 또는 이완성 근긴장과 반사적 움직임은 회복의 정상과정이며, 의지적 움직임을 회복하는 데 필요한 중간단계로 본다.
  - 초기단계에 움직임을 유발하기 위해 반사, 연합반응(AR ; Associated Reaction)을 이용한다.
- 브룬스트롬 움직임 치료의 가정과 원칙
  - 정상운동발달에서 척수 및 뇌줄기 반사들은 조절되며 상위중추의 작용을 통해 목적 있는 움직임으로 재배열된다.
  - 뇌졸중 후 수의적 움직임의 회복은 굽힘근이나 폄근 시너지 패턴에서 두 가지 패턴이 결합된 움직임으로, 마지막으로 분리 움직임의 순서로 진행된다.

19 정답 ④

④ 지문을 해석하면 눈 뜨기 2점, 운동반응 3점, 언어반응 2점으로 총 점수 7점에 해당된다.

글래스고혼수척도(Glasgow Coma Scale)

검사항목	환자의 반응	점수
눈 뜨기	자발적으로 눈을 뜸	4
	언어적 자극, 명령, 말에 눈을 뜸	3
	압박자극에 대해 눈을 뜸	2
	눈뜨기 반응 없음	1
운동반응	움직임 명령을 따라 수행함	6
	통증자극에 대해 목적 있는 움직임(한정적임)	5
	통증자극에 대해 부분적 회피반응	4
	통증에 대해 굽힘반응	3
	통증에 대해 폄반응	2
	운동반응 없음	1
언어반응	지남력이 있으며, 시간·장소·사람에 대해 인지함	5
	질문에 대해 답을 할 수 있으나 대화가 혼란스러움(지남력 ×)	4
	부정확한 짧은 담화표현 : 문장보다는 단어 사용	3
	이해할 수 없는 소리 : 신음소리	2
	언어반응 없음	1

20 정답 ①

내일 친구와 함께 목욕탕에 가는 것을 기억하는 기억력은 예견기억(prospective memory)에 해당한다. 예견기억이란 이전에 계획된 행동을 미래의 적정 시점에 수행할 것에 대해 기억하는 것을 의미한다.

21 정답 ⑤

샤케어운동(Shaker exercise, Head-Lifting exercise)

- 샤케어운동은 인두식도조임근 개방에 관여하는 근육군의 힘을 증가시켜서 인두식도 분절의 개방을 향상시키는 방법이다. 삼키는 동안에 목뿔위근육군은 목뿔뼈의 전상방 움직임을 돕고, 인두식도조임근을 같은 방향으로 끌어당긴다. 약해진 목뿔위근육군의 강화는 인두식도조임근 개방에 긍정적인 효과를 기대한다.
- 샤케어운동 방법 : 바닥에 바로 누운 자세에서 고개를 들어 1분 동안 자신의 발가락을 바라본다. 1분간 지속하고 1분간 휴식하는 것을 반복한다.

22 정답 ③

① 패턴 : 단순하고 단색을 사용하여 사물을 구분하기 쉽도록 한다.
② 색깔 : 밝은색을 사용하여 보기 쉽도록 한다.
④ 대조 : 사물 간에 대조를 증가시켜 사물이 더 잘 보이도록 한다.
⑤ 조명 : 눈부심을 줄이고 그림자가 생기지 않도록 1개 이상의 조명을 사용한다.

23 정답 ③
앞대뇌동맥 손상 시 주로 나타나는 증상이다.

24 정답 ④
① 전경-배경 손상 시 비슷한 사물들이 있는 공간에서 치료사가 원하는 사물 찾기 같은 활동을 시도한다.
② 형태항상성 손상 시 비슷한 형태의 도구와 같은 기능적 사물을 구분하도록 연습한다.
③ 공간관계 손상 시 사물의 위치와 거리와 관련된 촉각-운동감각 입력을 해준다.
⑤ 좌우구별 손상 시 촉각, 고유수용성감각 자극을 제공한다.

25 정답 ④
① Handling : 비정상 긴장과 비정상 협응을 감소시키거나 예방하며, 정상움직임을 재훈련하고 기능적인 마비 쪽 사용을 증가시키는 것을 목표로 한다.
② Rhythmic initiation : 움직임을 시작하는 능력을 증진시키기 위해서 사용되며, 움직임 개시가 어려운 파킨슨이나 실행증 환자에게 많이 사용된다.
③ Stabilizing reversal : 근육의 안정성과 균형 증진 및 근력 증가를 위해 이용된다.
⑤ Key point of control : 편마비 환자의 치료과정에 비정상적인 자세와 움직임 패턴을 치료하는 데 많이 사용된다.

26 정답 ⑤
① 일과성 허혈발작 : 뇌에 혈액공급의 일시적 차단으로 일어나며, 24시간 이내 지속되며 완전히 회복된다.
② 혈전성 뇌졸중 : 뇌혈관 벽에서 자라나는 혈전이나 콜레스테롤 등이 혈관벽에 쌓이면서 혈관이 좁아지다가 막힐 때 발생한다.
③ 작은 뇌졸중 : 뇌졸중 증상이 하루 이상 지속되었고 그 후에 완전히 회복되었거나 혹은 경미한 신경학적 손상만 남은 경우이다.
④ 열공성 뇌졸중 : 관통동맥이 막히면서 발생하는 비교적 작은 뇌경색으로, 순수운동장애와 순수감각장애가 나타난다.

27 정답 ①
물렁입천장 움직임 증진을 위해서 하품하기, 다양한 자세에서 물렁입천장 위로 당기기, 다양한 활동을 통하여 불기를 할 수 있다.

28 정답 ⑤
① · ③ · ④ 뒤척수증후군 환자에게서 나타나는 기능적 소실이다.
② 말총증후군 환자에게서 나타나는 기능적 소실이다.

29 정답 ①
짧은 맞섬 스플린트는 손목을 지지해주지 않기 때문에 손목폄근의 MMT 등급이 F+ 이상이어야 한다.

30 정답 ⑤

① C3 환자는 가로막 기능 감소로 호흡 관련 보조도구가 필요하다.
② · ④ MAS, 오버헤드슬링은 팔을 지지하고 마찰을 감소시키기 위한 보조도구로, C7, T1 환자와 같이 팔을 들 수 있는 환자에게는 부적절하다.
③ C4 환자의 신경지배근육은 upper trapezius로 마우스스틱, 헤드포인터 등의 보조도구가 필요하다.

31 정답 ④

C4 완전척수 손상 환자는 몸통, 상지, 하지의 움직임의 부재로 머리, 턱, 호흡으로 조절하는 장치가 있는 휠체어를 사용해야 하므로 머리의 움직임이 필요하다.

32 정답 ④

설명하는 합병증은 자율신경 반사부전이다. 자율신경 반사부전의 가장 흔한 원인은 방광의 팽창이며, 소변줄을 이용하여 배뇨시켜주어야 한다.

33 정답 ③

브라운-세카르증후군(Brown-Sequard Syndrome)

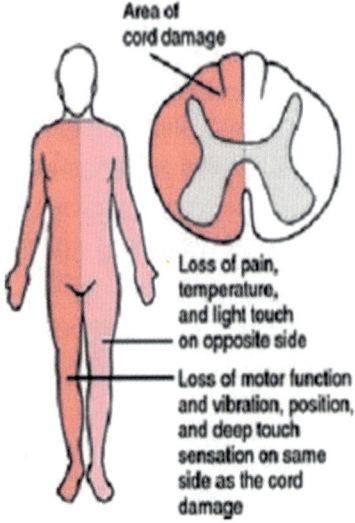

- 척수의 한쪽 절반이 손상된 것을 의미하며 골절 · 관통상 · 손상 · 종양 등에 의해 발생된다.
- 증 상
  - 동측(같은 쪽) : 운동조절의 상실 및 손상 레벨 이하에서 이완이 나타나고(Corticospinal tract의 손상), 촉각 · 압각 · 진동 · 고유수용성감각의 상실이 나타난다(Dorsal column의 손상).
  - 반측(반대쪽) : 반대쪽 손상 레벨 이하에서 통증과 온도감각의 상실이 나타난다(Spinothalamic tract의 손상).

34 정답 ②

② 다음 환자의 ASIA 손상 척도는 B이다.

ASIA 손상 척도

종류	손상 정도
A	완전손상. 감각이나 운동기능이 척수분절 S4–S5를 포함하여 신경학적 레벨 이하에 없음
B	불완전손상. 감각기능이 척수분절 S4–S5를 포함하여 신경학적 레벨 이하에 있지만 운동기능은 없음
C	불완전손상. 운동기능이 신경학적 레벨 이하에 있으며, 신경학적 레벨 이하의 주근육의 절반 이상이 3등급(근력)보다 낮음
D	불완전손상. 운동기능이 신경학적 레벨 이하에 있으며, 신경학적 레벨 이하의 주근육의 절반 이상이 3등급(근력) 이상임
E	정상. 운동기능과 감각기능이 정상

35 정답 ②

운동수준 좌우 측은 다를 수 있으며, 근력이 3/5 이상 되면서 바로 위 분절의 근력이 5/5 조건을 만족하는 가장 아래의 중요 근육근의 신경뿌리분절을 운동수준으로 결정한다. 위팔두갈래근은 C5의 주요근육이며, 손목폄근, 손가락굽힘근은 C6, C8이다. C6의 근력이 2점으로 인하여 3 미만으로 포함하지 않는다. 정답은 C5이다.

36 정답 ②

ASIA 감각평가의 경우 모두 다 2점일 경우 정상으로 한다. 환자의 경우 C6에서 Pinprick이 손상되었기에 환자의 감각수준은 C5이다. C5의 감각부위는 팔꿈치 안쪽 오금부위이다.

37 정답 ②

기립성저혈압

- 누운 자세에서 갑자기 일으켜 세우면 심박수가 증가하고, 혈압이 떨어지면서 어지러움을 호소하며, 심하면 의식을 잃게 된다.
- T6 이상의 손상받은 환자에서 흔하며 자율신경 조절장애가 원인이 된다(장기간 침상에 있는 것에 의해 악화됨).
- 증상 : 가벼운 두통, 어지러움, 얼굴의 창백함, 시각변화 등(즉시 치료되지 않은 경우 의식을 잃을 수 있음)
- 예방 및 치료
  - 환자가 일어나 앉을 때 침대머리 부위의 경사올림이나 경사휠체어 및 경사테이블을 사용하여 천천히 단계적으로 일어나도록 한다. 다리에 탄력스타킹이나 탄력붕대를 사용하고, 복대를 착용하도록 하면 도움이 된다.
  - 휠체어에서 발생 시 증상이 완화될 때까지 등받이를 뒤로 눕히고 다리를 들어 올린다(시간이 흐름에 따라 앉는 지구력과 활동수준이 증가하면서 소멸됨).

38 정답 ①

헌팅톤병(HD ; Huntington's Disease)
- HD와 관련된 신경학적 구조는 줄무늬체(corpus striatum)이다.
- 꼬리핵의 손상은 더욱 심하게 나타나고, 조가비핵의 위축보다 더 먼저 일어난다.
- 줄무늬체는 운동조절에서 중요한 역할을 하고 이 부위의 손상은 HD와 관련된 무도병(Chorea)에 영향을 준다.
- 꼬리핵은 대뇌겉질과 연결을 통해 인지와 감정기능과 관련이 있다.
- 병이 진행될수록 꼬리와 뒤가쪽 이마엽 겉질에서 회색질은 얇아진다.
- 줄무늬체의 퇴행은 신경전달물질인 감마-아미노부티르산(GABA) 감소를 일으킨다.
- 무도병이 주증상이다.

39 정답 ①

Hoehn & Yahr Scale

단계	임상적 증상
1단계	• 기능적 손상 없음 • 소서증 • 편측 손의 휴식 시 떨림(Resting tremor) • 빠른 손의 쥐기와 펴기 시 약간의 강직이 나타남
2단계	• 양측의 운동장애가 나타남 • ADL은 아직 독립적(보행 포함) • 자세는 약간 굽어지기 시작 • 양측의 강직과 떨림이 나타남
3단계	• 정위반응 및 평형반응이 느려짐 • 균형감의 손상이 발생됨
4단계	• 일상생활의 수행에 현저한 장애가 나타남 • 보행은 아직 가능 • 운동조절은 매우 감소된 상태
5단계	• 휠체어 사용 및 침상생활 • 대부분의 자조활동을 타인에게 의존하게 됨

40 정답 ②

① 알츠하이머형 치매 : 전체 치매의 50~70% 정도를 차지하며, 6개월 이상 경과된 점진적 기억 저하, 신경심리검사상 유의한 일화기억 저하 등이 나타난다.
③ 전측두엽치매 : 이마엽의 심각한 소실로 발생한다. 감정억제, 사고 융통성의 저하로 대인관계의 문제가 초기에 발현되며, 기억력은 상대적으로 양호하다.
④ 루이체치매 : 루이체 물질이 피질에 쌓여 인지장애를 유발한다. 초기부터 인지장애 기복이 심하며, 주의집중과 시공간능력 저하가 두드러진다.
⑤ 파킨슨치매 : 기억력의 손상보다는 집행기능, 집중력의 저하가 두드러진다. 파킨슨 발병 이후 인지기능의 저하가 발생한다.

41 정답 ④

① 근육위축가쪽경화증 : 위·아래 운동신경세포만 선택적으로 파괴되는 진행성 퇴행질환이다.
② 알츠하이머 : 신경세포 내 뼈대의 과인산화로 인한 신경섬유다발을 형성한다.
③ 파킨슨병 : 뇌줄기의 흑색질 이상 및 신경회로의 퇴행으로 인해 신체의 자동적 움직임을 조절하는 바닥핵에 작용하는 신경전달물질인 도파민의 부족으로 발생한다.
⑤ 헌팅톤병 : 퇴행성 신경질환으로, 운동조절 장애와 이상행동, 진행성 치매를 동반한다.

42 정답 ④

파킨슨병의 증상

무표정한 얼굴, 구부정한 자세, 종종걸음(끌리는 걸음), 강직, 운동완서증, 균형장애, 정지성 떨림, 협응의 어려움, 인지저하 등

43 정답 ⑤

후방 교차점이 C7 극돌기 하부에서 약간 건측으로 위치해야 역학적 효율성이 높다.

44 정답 ①

②·③·④·⑤ 팔꿈관절 장치에 대한 설명이다.

45 정답 ⑤

손목 이단 및 아래팔 절단 환자 훈련순서

1. 말단장치 착탈 훈련
2. 말단장치를 이용한 잡기와 놓기(전범위 → 1/3 열기, 1/2 열기, 3/4 열기)
3. 말단장치 돌리기 소개
4. 어깨관절, 팔꿈관절, 말단장치 조절훈련을 위해 치료사의 동작 따라하기
5. 신체 정중선에 의수를 위치시키고 훈련
6. 다양한 자세, 다양한 높이에서 좌우 물체들을 잡기와 놓기
7. 부서뜨림 없이 다양한 질감과 밀도를 지닌 물체(부드러운 공, 감자칩 등)를 잡기와 놓기

46 정답 ②

절단지 관리

마사지	〈목 적〉 • 남겨진 사지의 흉터 유착 방지 • 혈액순환 증가 • 탈감각 보조 • 부종 감소
탈감각	• 태 핑 • 진 동 • 지속적 압박 • 사지에 다양한 재질(천, 면 등) 적용
붕대 감기	〈적 용〉 • 8자 모양 방법 • 먼 쪽에서 몸쪽으로 감음 • 너무 단단히 매지 말아야 함 • 낮에는 수차례 바꿔주어야 함

47 정답 ⑤

무릎관절전치술(TKR ; Total Knee Replacement)

- 일반적으로 관절염, 골절이 있을 때 수행한다.
- 무릎 지지 제공을 위해 knee immobilizer를 사용한다.
- 수술 후 12주까지는 무릎 돌림을 피해야 한다.
- 구부림의 제한은 없다.
- 치료와 동시에 움직임의 발생이 중요하다.

48 정답 ②

① 몸쪽에서 먼 쪽으로의 마사지 후 먼 쪽에서 몸쪽으로 림프선을 따라 마사지를 한다.
③ 마사지 이후에 운동이 필요하다.
④ 1분간 찬물에, 1분은 따뜻한 물에 넣는 대조욕을 20분간 실시한다.
⑤ 손을 심장보다 높게 위치시킨다.

49 정답 ⑤

RA 진단기준

- 조조강직 : 1시간 이상(보통 2시간)
- 3개 이상의 관절염 : (오른쪽 혹은 왼쪽) PIP, MCP, 팔목, 팔꿈치, 무릎, 발, MTP 관절
- 손의 관절염 : 손목, MCP, PIP 중 적어도 한 부위에 발생
- 대칭적인 관절염
- 류마티스 결절
- 방사선상 골다공증 관찰

50 정답 ④

① 손잡이가 굵은 도구를 사용해야 한다.
② 피곤해지기 전에 멈추거나 쉬어야 한다.
③ 다리미질, 쓸기, 밀대 사용 시 길게 밀며, 가능한 한 많은 팔의 사용으로 굽힘, 폄을 실시한다.
⑤ 머그컵을 잡을 때는 손가락을 사용하지 않는다.

51 정답 ③

업무관련 누적외상성 장애(CTD)의 발생위험 요소
- 반 복
- 높은 강도
- 나쁜 관절의 자세
- 직접적인 압력
- 진 동
- 장시간의 정적인 자세

52 정답 ④

화상 후 새롭게 회복된 피부를 위한 치료
- 매회 치료 시 마사지가 필요하다.
- 유동성 증진을 위해 건조하고 팽팽해진 흉터에 마사지한다.
- 수분유지로션을 사용한다.
- 환자는 자신의 피부에 마사지를 수행할 수 있어야 한다.
- 흉터가 부드러워지면 천천히 지속적인 스트레칭을 해야 한다.
- 스트레칭 시 보습제를 같이 사용하면 효과적이다.
- 거울을 환자 앞에 놓으면 자세교정에 도움이 된다.

53 정답 ④

요통이 있을 경우 전면에 입구가 있는 세탁기가 좋으며, 빨래를 큰 뭉치보다 여러 개의 작은 뭉치로 나누어 허리의 스트레스를 줄여야 한다.

54 정답 ②

수술 후 체중지지 단계
- NWB(Non-Weight Bearing) : 손상된 다리에 전혀 체중을 지지하지 않는다.
- TTWB(Toe-Touch Weight Bearing) : 손상된 다리의 발가락만 닿도록 하며, 체중의 90%는 정상 쪽으로 지지한다.
- PWB(Partial Weight Bearing) : 손상된 다리에 부분적인(50%) 체중을 부가한다.
- WBAT(Weight Bearing at Tolerance) : 환자가 견딜 수 있을 정도의 체중을 부가한다.
- FWB(Full Weight Bearing) : 손상된 다리에 전체(100%) 체중을 지지한다.

55 정답 ①
방어기제
- 자기중심적(narcissicsic) 방어 : 투사, 부정, 왜곡 등 소아 또는 정신병적 상태의 환자가 주로 사용한다.
- 미숙한(immature) 방어 : 퇴행, 조현성 공상, 신체화, 건강염려, 내재화, 수동공격, 행동화, 차단 등 청소년들이 주로 사용한다.
- 신경증적(neurotic) 방어 : 합리화, 해리, 지능화, 억압, 참기, 전치, 외부화, 격리, 성화, 반동행성, 통제 등 스트레스가 있는 성인이 주로 사용한다.
- 성숙한(mature) 방어 : 이타주의, 억제, 예기, 금욕주의, 승화, 유머 등 건강한 성인이 주로 사용한다.

56 정답 ②
① 보편성 : 참여자 자신만 심각한 문제, 생각, 충동을 가진 것이 아니라 다른 사람들도 자신과 같은 비슷한 갈등과 생활경험, 문제를 지니고 있음을 통해 위로를 받는 것이다.
③ 모방행동 : 집단상담자와 집단구성원은 새로운 행동을 배우는 데 좋은 모델이 될 수 있다.
④ 집단응집력 : 집단 내에서 자신이 인정받고 수용된다는 소속감은 그 자체로 집단구성원의 긍정적인 변화에 영향을 미친다.
⑤ 대인관계학습 : 집단구성원들과의 상호작용을 통해 자신의 대인관계에 대한 통찰과 자신이 원하는 관계형성에 대한 아이디어를 얻을 수 있으며 대인관계 형성의 새로운 방식을 시험해 볼 수 있는 장이 된다.

57 정답 ④
조현병 환자는 약물치료를 통해 양성증상은 쉽게 호전될 수 있으나, 음성증상은 항정신적 약물로 호전되기가 어렵다. 무언증, 무논리증, 감정표현의 감소, 사회적 위축은 음성증상이며, 망상, 환청, 와해된 언어, 긴장증적 행동 등은 양성증상이다.

58 정답 ⑤
지원고용
- 지원고용이란 보호작업장과 임시취업의 중간적인 형태의 취업으로 중증장애인을 대상으로 지역사회 내의 취업장에서 일하며 장기간 전문가의 도움을 받도록 하는 프로그램이다.
- 하위항목 : 개별배치 모델, 소집단 현직훈련 모델, 이동작업대 모델 등
- 지적장애인 프로그램에서 시작하였다. 선 배치 후 훈련을 시행하며, 중증정신장애인에게 통합된 취업환경을 제공하고, 적합한 취업장을 연결하여 장기적으로 도움을 제공한다. 클라이언트가 지역사회에서 성공적으로 일하는 데 필요한 지원의 종류는 어떤 것인가에 초점을 둔다.

59 정답 ③
만성 조현병 환자에게서 공통적으로 관찰되는 자세와 움직임
- S 커브 자세 : 머리와 목은 구부러지고, 어깨는 둥글게 되고, 배는 튀어나오고, 골반은 앞쪽으로 기울어짐
- 발을 질질 끄는 걸음걸이
- 팔을 머리 위로 올리기 어려움
- 목과 어깨관절의 유연성 부족으로 머리 회전 방해
- 휴식자세는 어깨와 고관절이 굴곡, 내전
- 손의 변형, 쥐기가 약해지고 자측편위됨

60 정답 ⑤

① 전환 : 심리적인 갈등이 신체증상으로 표출된다.
② 행동화 : 무의식적 충동을 억제하지 못하고 즉각적으로 표현한다.
③ 투사 : 받아들일 수 없는 감정이 다른 사람에 의한 것이라고 믿는 것으로, 용납할 수 없는 자신의 문제원인이 외부에 있다고 생각한다.
④ 해리 : 인격들 사이의 의사소통이 잘 이뤄지지 않을 때 주로 나타난다. 성격의 일부가 본인의 지배를 벗어나 하나의 독립적인 성격처럼 행동한다.

61 정답 ④

DSM-5에서 설명하는 조현병 중 파괴형(혼란형)에 대한 내용이다.

62 정답 ①

알코올 사용장애 대처기술
- 갈망관리 : 갈망에 대한 대처카드(음주로 인한 불쾌한 경험, 단주했을 때 얻는 이익 등을 기재함)를 소지하고 갈망이 일어날 때마다 카드를 보도록 한다.
- 분노관리 : 분노의 내적·외적 신호를 파악하고 통제 불가능한 분노로 발전하기 이전에 진정시킨다.
- 부정적 사고 개선 : 자동적으로 발생하는 부정적 사고를 긍정적 사고나 느낌으로 대처하거나 사고중지, 긍정적 자기대화 등의 방법을 사용한다.
- 음주 거절하기 : 음주를 권유받을 때 단호하게 "안 마신다."라고 의사를 밝히고 화제를 다른 것으로 돌린다. 그래도 계속 강요하면 음주를 권유하지 말도록 요청한다. 거절하는 상황을 경험하는 역할극을 활용할 수 있다.
- 이완요법 : 음주의 선행조건이 되는 불안, 분노 등을 경감시키는 방법이다. 호흡과 근전도의 바이오피드백이나 명상 등을 활용하여 스트레스 상황에서 발생하는 부정적 선행조건을 감소시켜서 음주로 연결되지 않도록 한다.

63 정답 ①

우울증의 주요 특징
우울한 기분, 흥미 상실, 죄의식, 무가치감, 자살, 식욕 감소 또는 증가, 불면 혹은 과수면, 에너지 감소, 무쾌락감 등

64 정답 ②

① 자신이 특별하다고 생각함 : 자기애적 성격장애
③ 다른 사람에게 결정을 미룸 : 의존성 성격장애
④ 타인과 사회적 접촉을 두려워함 : 회피성 성격장애
⑤ 사소한 것에 집중하는 완벽주의를 추구함 : 강박성 성격장애

65 정답 ④

척수수준 반사에는 Flexor withdrawal, 폄밀기반사, 교차폄반사 1·2가 있다.

66 정답 ②
모래밭에서 모래 위를 뒹구는 모습을 보이는 아이는 모래에서 더 많은 촉각에 대한 자극을 받아들이기 위한 행동으로 관찰되고, 옷에 붙은 라벨들을 제거하는 모습을 보이는 아이는 촉각에 대한 과민반응을 하는 것으로 관찰된다.

67 정답 ⑤
아동의 글씨쓰기 발달단계는 '│ → ─ → ○ → ＋ → □ → ／ → ＼ → △ → ◇' 순으로 발달하므로 동그라미를 그릴 수 있는 아동은 다음 단계인 십자가 그리기를 선행 연습해야 한다.

68 정답 ②
지적장애 기준

단계	지능지수	연령수준	특징
경도	50~69	9~12세	• 집안에서의 일상생활활동은 독립적인 수행이 가능하며 간단한 기술을 활용한 직업생활도 가능하다. • 낯선 환경에서 도움이 필요하다.
중등도	35~49	6~9세	• 일상적인 집안일과 자기관리는 가능하지만 지역사회 활동에서는 보호자의 지도·감독이 필요하다. • 단순직업활동의 수행이 가능하다.
중도	20~34	3~6세	• 많은 훈련을 통해 기초적인 자조활동을 수행할 수 있으나, 보호자의 도움이 필요한 경우가 대부분이다. • 언어습득의 어려움이 있다.
최중도	20 미만	3세 이하	언어사용이 제한적이며 전반적인 일상생활이 의존적이다.

69 정답 ②
② 전자기기 사용설명서를 읽고, 레시피를 읽는 것은 필요한 정보를 얻기 위한 요구하기(inquires) 기술이다.
① 선택하기(chooses) : 과제에 필요하며, 적절한 형태와 양의 도구·재료를 선택하는 기술이다.
③ 순서대로 하기(sequences) : 부적절하게 반복되는 단계 없이 효과적이고 논리적인 순서로 각 단계를 수행하는 것이다.
④ 유념하기(heeds) : 타인에 의해 명시된 과제를 수행하고 완수하는 것이다.
⑤ 사용하기(uses) : 의도에 맞게 도구와 재료를 사용하는 것과 위생적으로 사용하는 것이다.

70 정답 ①
① 피아노 치기는 양측활동으로, 자세와 움직임을 인식하는 고유감각을 자극하는 데 적절하다.
②·⑤ 면도크림으로 그림 그리기와 솔로 문지르기 활동은 감각방어가 있는 아동에게 둔감화를 목적으로 사용되는 방법이다.
③ 그네 타기는 전정자극을 주기 위한 활동으로 사용된다.
④ 스쿠터 타기는 속도감을 제공하여 전정계를 자극하는 활동이다.

71 정답 ③

행동관리 기법

- 강화 혹은 보상 : 강화에는 먹는 종류의 1차적 강화와 칭찬이나 스킨십과 같은 2차적 강화가 있다.
- 벌 : 아동의 행동에 대한 후속결과로 벌이나 혐오효과를 이끌어내는 것이다. 특정 행동 후 벌을 주었더니 그 행동의 빈도가 감소했다면, 이는 벌효과라 할 수 있다. 만약 아동이 벌이 무서워 행동을 억제하거나 심리적·정서적 문제가 유발되었다면, 이는 벌의 부작용인 혐오효과라고 할 수 있다.
- 촉구 : 아동이 지시된 행동을 시작하거나 중지하고 다시 시작하지 않을 때 행동을 유발하고자 사용하는 것이다. 촉구에는 신체적 촉구, 언어적 촉구, 큐 등이 있다.
- 모델링 : 아동들이 수행하지 못하는 과제를 아동이 보는 앞에서 교사나 부모 또는 또래가 시험을 보여주면서 모방을 유도하는 방법이다. 일반적으로 자폐스펙트럼장애 아동들은 시각적 자극에 민감하기 때문에 비디오나 동영상을 이용한 모델링 방법을 사용하는 것이 효과적일 수 있다.
- 강화 상실 또는 소멸 : 현재 받고 있는 관심이나 보상을 중단하거나 차단하는 것이다.
- 타임아웃 : 문제행동을 나타낼 때마다 벌로써 아동을 지정된 특정 공간으로 보내서 일정시간 동안 머물게 하는 결과 유발 행동이다. 아동이 보이는 문제행동이 다소 가벼울 때는 잠시 진행하는 활동을 중단시키고 일정시간 떨어져 있게 하는 활동 타임아웃이 적당하다. 그러나 아동이 자해행동이나 파손행동을 보이는 경우에는 특정 공간이나 방으로 보내는 환경 타임아웃이 필요하다.
- 토큰 사용체계 : 1차적 보상을 사용하는 것보다 체계적이고 유기적인 보상체계로 발전시킨 것을 토큰 사용체계라 한다. 아동이 목표한 행동을 보일 때마다 스티커(토큰)를 주고, 일정 이상 스티커를 모으면 아동이 좋아하는 강화물이나 활동 등과 교환하게 하는 것으로, 아동에게 지속적인 과제의 동기부여에 효과적이다.

72 정답 ③

Parton의 놀이발달

- 몰입되지 않은 놀이 : 순간적인 흥미에 따라 바라본다.
- 혼자놀이 : 다른 아동과 함께 같은 공간에 있지만 서로 다른 장난감을 가지고 놀며 사회적 상호작용이 없다. 옆에서 노는 친구와 그 놀이에는 관심이 없고 혼자서 노는 형태이다.
- 연합놀이 : 친구들과 함께 놀면서 장난감을 빌려주며 친구의 놀이에 참여하나 목표나 역할분담이 없는 놀이이다.
- 협동놀이 : 활동의 목표를 정하여 역할을 분담하여 조직적으로 놀며, 각자의 역할을 분담하거나 연극활동을 한다.
- 평행놀이 : 같은 공간에서 서로 유사한 놀이를 하지만 서로 간의 상호작용은 없이 자신의 놀이만 하는 형태이다.

73 정답 ④

뇌성마비 원인

- 산전 원인 : 유전적 요인, 미숙아, 저체중아, 다태아, 대사성질환, 선천성기형(소뇌증, 공뇌증), 모체에 영향을 미치는 위험요인
- 주산 원인 : 난산, 허혈성 뇌손상, 뇌출혈, 핵황달 등
- 산후 원인 : 외상성 뇌손상, 뇌종양, 뇌염, 뇌막염 등

74 정답 ①

② 근면성 대 열등감 : 기술을 습득하고 또래와 자신을 비교하고, 선생님과 부모, 다른 아이들의 태도가 자신의 능력에 대한 감각에 기여하는 시기이다.
③ 자율성 대 수치심/의심 : 대소변 조절법을 배워 독립성을 기르고 신체기능에 대한 부모의 태도, 아이 스스로 조절을 허용하는 부모에 의해 아이의 동기와 의지를 형성한다.
④ 생산성 대 침체감 : 미래지향, 일과 지역사회 리더십, 자녀양육을 통해 기여한다.
⑤ 자아통합 대 절망 : 죽음을 예견하며, 일생을 돌아보며 의미를 부여한다.

75 정답 ④

트렌델렌버그 보행은 엉덩관절 벌림근의 약화로 디딤기 다리 쪽으로 외측 몸통 기울임이 나타나므로, 엉덩관절 벌림근 강화를 선행하여야 한다.

76 정답 ④

책을 읽는 동안 형광펜을 사용하여 밑줄을 그으면서 책을 읽거나 아동이 읽는 부분을 손가락을 이용하여 글씨를 따라가면서 읽도록 하는 행동은 시각적 집중향상을 위함이다.

77 정답 ③

자폐스펙트럼장애의 진단기준
다양한 분야에 걸쳐 나타나는 사회적 의사소통 및 사회적 상호작용의 지속적인 결함으로 현재 또는 과거력상의 '상상놀이를 타인과 공유하거나 친구 사귀기 어려움, 타인과 상호작용의 어려움, 의사소통의 제한'과 같은 문제를 보인다. 또한, 제한적이고 반복적인 행동이나 흥미, 활동이 현재 또는 과거력상의 '물건 튕기기, 장난감 정렬하기를 자주 보임' 같은 행동적 모습을 보인다.

78 정답 ④

노화로 인한 신체변화
- 신장의 여과기능 효율성이 저하된다.
- 신체부피의 감소, 높아진 체지방, 줄어든 수분 등으로 인해 신체 내 약물분산의 변화로 혈중 약물농도가 상승한다.

79 정답 ⑤

정중신경
- 척수신경 C6-8, T1에서 나오며 운동신경 분포로는 손목, 손, 손가락의 굽힘근, 아래팔엎침근, 엄지맞섬근, 짧은엄지벌림근, 짧은엄지굽힘근, 첫째와 둘째 벌레근이다.
- 손상 시 나타나는 증상으로는 Ape hand(원숭이손) 변형, 쥐기 약화, 엄지두덩 위축, 엄지맞섬 불능 등이 있다.

80 정답 ①

ALS 환자에게 잘 나타나지 않는 증상
- 안구운동 장애
- 방광 및 직장의 장애
- 감각의 장애
- 욕 창
- 인지장애

81 정답 ③

파킨슨병의 임상적 양상
- 느린 진행
- 퇴행적인 운동의 장애
- 치명적이진 않으나 기능적 작업수행에 영향을 미침
- 점진적인 운동기능의 상실
- 폐렴 발생
- 수의적 및 불수의적 움직임의 장애 발생
- 보행, 자세, 표정, 감정의 문제 발생
- 인지, 자율신경계 기능, 구강 기능 등의 문제 발생

82 정답 ①

① 턱 내리기는 혀와 인두벽 사이를 가깝게 만들어주므로 인두의 압력을 증가시켜 인두로 음식덩이가 들어가는 것을 용이하게 해준다.
②·③·④ 마사코기법, 노력삼킴, 혀바닥부 감각자극은 교정적 접근방법이다.

83 정답 ②

① Dynamometer : 손 장악력 평가도구이다.
③ MAS : 근긴장도 평가도구이다.
④ VAS : 주관적인 통증에 대한 평가도구이다.
⑤ Moberg Pick-up Test : 정중신경·자신경 손상에 대한 평가도구이다.

84 정답 ①

MFT 평가에서 진행하는 평가항목이다.

85 정답 ④

CIMT 기준
BBT 44점 이상, MMSE 22점 이상, VAS 4점 미만, MAS 2점 미만, Shoulder flexion·abduction 45° 이상, Elbow flexion·extension 90° 이상, Wrist extension 20° 이상, Finger extension 10° 이상

86 정답 ⑤
직업재활

직업능력평가	개인의 적성, 신체적 기능, 흥미, 기질 등의 직업능력을 객관적으로 평가하고 직업내용과 현장에 관한 정보도 함께 제공해주는 서비스
직업지도	• 장애인에 대한 직업상담, 직업적성검사 및 직업능력평가 등을 실시하고, 고용정보를 제공하는 직업상담 서비스를 제공하도록 명시 • 능력에 맞는 직업에 취업하기 위한 직업지도
직업능력개발훈련	근로자에게 필요한 직무수행능력을 습득 및 향상시키기 위하여 실시하는 훈련과정
직무배치	취업할 준비가 된 클라이언트를 적절한 직업에 선별적으로 배치하는 활동
직업적응	• 긍정적인 직업발달을 이루는 데 필요한 기능을 개발하는 과정 • 직업에 대한 태도, 성격, 직업행동 등을 수정 및 개발
취업 후 적응지도	• 직업재활의 최종단계 • 사회적 · 물리적 · 기술적 환경에 잘 적응할 수 있도록 지원하는 과정

87 정답 ①
직무분석에 관한 설명이다.

88 정답 ③
① · ② · ④ 긴맞섬보조기, 오버헤드슬링, 접시가드는 C5에게 필요한 보조도구이다.
⑤ 미끄럼판은 C7~C8 환자의 휠체어에서 침대, 침대에서 휠체어 이동에 필요한 보조도구이다.

89 정답 ⑤
관념운동실행증은 개념과 방법은 이해하지만 명령에 의해 목적 있는 운동을 수행하는 것이 어렵다. 운동감각 기억패턴이 유지되어 습관처럼 자동적인 일은 수행할 수 있다.

90 정답 ②
직무능력강화프로그램의 구체적 목표
- 매일 직무에 참여하는 시간을 증진시킨다.
- 직무수행 시 요구되는 필수적인 수준까지 신체적 지구력을 증진시킨다.
- 신체역학을 사용하는 법과 적절한 자세사용을 하도록 돕는다.
- 통증관리방법을 제시하여 기능수행을 극대화한다.
- 직장에서 자기관리를 위한 문제해결기술을 제안한다.
- 시간 엄수와 출근과 같은 근로자로서 지켜야 할 적절한 행동을 향상시킨다.

91 정답 ⑤
OMAS(Oral Motor Assessment Scale)
뇌성마비 등과 같이 신경학적 손상으로 인해 장애가 있는 소아의 구강운동 기능을 평가하는 검사도구로 개발되었다. 입 다물기, 먹이도구 위로 입술 다물기, 삼키는 동안 입술 다물기, 삼키는 동안 음식(고체/액체) 조절하기, 씹기, 빨대 빨기 항목으로 구성되어 있다. 검사자는 음식을 먹는 과정을 관찰하였다가 각 항목별로 점수를 매기며, 점수는 4점 척도로 되어있다.

92 정답 ②

코 부분을 자른 컵(nose cut-out cup)은 목관절의 관절가동범위에 제한이 있거나 목보조기를 착용하여 머리를 들어 올리기 힘든 사람에게 유용한 보조도구이다.

93 정답 ④

보조기기 이용실태 관련 모니터링은 중앙보조기기센터에서 수행하는 사업이고, 보조기기 전시장 운영, 보조기기 재사용 사업, 보조기기 정보제공 및 교육, 보조기기 장기 대여 등과 같은 사업은 지역보조기기센터에서 운영한다(장애인보조기기법 제13~14조).

94 정답 ③

① 장애인 복지관 : 장애인에 대한 각종 상담 및 사회심리 · 교육 · 직업 · 의료재활 등 장애인의 지역사회생활에 필요한 종합적인 재활서비스를 제공하고 장애에 대한 사회적 인식개선사업을 수행하는 시설이다.
② 장애인 주간이용시설 : 일상생활 및 지역사회생활을 영위하는 데 지원이 필요한 장애인에게 낮 시간 동안 활동 위주의 프로그램 및 교육 지원 등을 제공하는 시설이다.
④ 장애인 체육시설 : 장애인의 체력증진 또는 신체기능 회복활동을 지원하고 이와 관련된 편의를 제공하는 시설이다.
⑤ 장애인 단기거주시설 : 보호자의 일시적 부재 등으로 도움이 필요한 장애인에게 단기간 주거서비스, 일상생활지원서비스, 지역사회생활서비스를 제공하는 시설이다.

95 정답 ②

안구운동 기능 중재

안구운동	중재의 예
고 정	• 구슬 꿰기 • 작은 관에 구슬 넣기
추 적	• 끈에 매단 공 움직임 추적하기 • 지도에서 길 찾기 • 움직이는 불빛 따라보기
단속안구운동	• 방안에서 물건 찾기 • 두 차트(그래프) 비교하기 • 점/글자 선잇기 • 두더지 게임
조 절	• 칠판에 있는 것 종이에 옮기기 • 가까이 혹은 멀리 있는 두 차트 비교하기
수 렴	pencil push up technique : 연필 끝에 초점을 맞추고 두 개로 보이기 전까지 눈에 가까이하였다가 멀리하는 안구 수렴운동

96 정답 ⑤

광역치매센터의 추진사업(치매관리법 제16조의2)
- 치매관리사업 계획
- 치매연구
- 치매안심센터 및 노인복지시설 등에 대한 기술 지원
- 치매 관련 시설·인프라 등 자원조사 및 연계체계 마련
- 치매 관련 종사인력에 대한 교육·훈련
- 치매환자 및 가족에 대한 치매의 예방·교육 및 홍보
- 치매 인식개선 교육 및 홍보
- 후견인 후보자 추천
- 선임된 후견인에 대한 감독지원 및 후견사무의 지원
- 그 밖에 보건복지부장관이 정하는 치매 관련 업무

97 정답 ⑤

빛의 밝기를 조절하는 것은 저시력 노인을 위한 보상방법으로, '조도가 높은 조명 사용하기'는 빛의 밝기를 높여 잘 보이게 하여 낙상을 예방할 수 있다.

98 정답 ②

작업치료에 영향을 미치는 노인의 특성
- 생명 연장으로 노인인구의 증가
- 노인그룹 속의 다양성 증가
- 만성적 상태와 관련성 높음
- ADL, IADL 수행에 제한이 많음
- 인지손상 발병률이 높음
- 사회심리적 이슈 발생
- 건강관리에 대한 요구 증가
- 보호시설 및 지지시스템에 대한 요구 증가
- 사회적 지지의 필요성 증가
- 나이에 따른 다양하고 복잡한 임상적 양상 발생

99 정답 ②

METs(Metabolic Equivalents of Task)

METs	일상생활활동		METs	작업치료활동
	자기관리	이동 및 가사일		
1~2	식사하기, 침대에서 의자로 옮겨 앉기, 머리 빗기, 세면하기	손바느질, 뜨개질, 책·신문 읽기, 마루 쓸기, 자동변속차량 운전하기	1~2	• 자세변환을 위해 잠깐 서있기, 침상이동 • 앉아서 실시하는 간단한 자조관리 활동 • 상지를 지지한 채 실시하는 활동 : 독서, 카드놀이, 컴퓨터 이메일 작업
2~3	목욕의자에 앉아 미지근한 물로 스펀지를 이용하여 목욕하기, 옷 입고 벗기	먼지 털기, 밀가루 반죽하기, 속옷 손빨래하기, 진공청소기로 청소하기, 식사 준비하기	2~3	• 앉은 상태에서 30분 이내로 상지를 지속적으로 사용하는 활동 • 5~30분 정도 서 있기 • 10분 이내로 서서 하는 작업수행 : 전신움직임 활동, 세면대 위생활동, 옷 입기 등
3~4	목욕의자에 앉아 따뜻한 물로 샤워하기, 변기에 앉아 대변보기	침대보 정리하기, 정원 손질하기, 창문 닦기, 서서 다림질하기	3~4	간단한 가정관리 활동
4~5	뜨거운 물로 샤워하기, 침상변기를 사용한 배변활동	침대보 교체하기, 정원의 잡초 뽑기	4~5	다양한 가정관리 활동
5~6	성 교	평지에서 빠르게 자전거 타기, 댄스, 낚시	5~6	댄스 여가활동
6~7	목발과 보조기 착용하여 걷기	삽질, 등산, 뛰기, 수영, 스키, 농구	6~	

100 정답 ④

① 호흡곤란 조절자세 : 앉은 자리에서 팔을 테이블이나 허벅지에 기대어 상체를 지지하며 허리를 앞으로 굽힌 자세이다.
② 입술 오므리기 호흡 : 호기 시의 저항을 통해 기도가 좁아지는 것을 방지하는 방법이다. 휘파람을 불 듯이 입을 오므려서 숨을 내쉬고 코로 숨을 들이쉬며, 호기를 흡기의 2배 이상 길게 한다.
③ 가로막 호흡 : 칼돌기 아래 책을 놓고 가로막 움직임에 대한 시각적 단서를 제공한다. 흡기 시 책이 올라가도록, 호기 시 책이 내려가도록 한다.
⑤ 일 단순화와 에너지 보존 : 뜨겁고 습한 공기에 의해 호흡곤란이 발생하지 않도록 목욕 시 환기팬을 사용하거나 문을 열어두고 목욕하도록 교육한다. 목욕의자, 목욕가운, 전동칫솔과 같은 전동기구를 사용함으로써 에너지의 사용을 줄인다. 몸을 굽히는 것을 피하기 위해 탄력 신발끈, 긴 신발주걱, 리처 등을 사용하게 한다.

정답 및 해설(3교시)

문제 p.156

01	02	03	04	05	06	07	08	09	10	11	12	13	14	15	16	17	18	19	20
③	②	②	②	①	③	②	②	③	③	④	④	①	①	①	⑤	④	①	④	③
21	22	23	24	25	26	27	28	29	30	31	32	33	34	35	36	37	38	39	40
①	⑤	②	③	④	③	③	③	③	①	②	⑤	①	⑤	④	④	⑤	②	①	④
41	42	43	44	45	46	47	48	49	50										
①	⑤	①	④	②	②	③	①	⑤	②										

01 정답 ③
사진은 Tenodesis grasp로, 주로 SCI C6 Level의 환자들에게서 관찰된다.

02 정답 ②
사진은 벌림웨지(abduction wedge)로, 클라이언트가 바로 누운 자세에서 다리를 벌리는 자세를 유지시키기 위해서 사용된다.

03 정답 ②
사진은 노신경 보조기로, 손목이 굽힘되었을 때 손허리손가락관절이 약간 폄되고 손목이 폄되었을 때 손허리손가락관절을 약간 굽혀 균형을 이루도록 주의 깊게 당겨야 한다.

04 정답 ②
사진은 다리 D1 굽힘 자세(엉덩관절 굽힘-모음-바깥돌림)로, 축구공을 차거나 바로 누운 자세에서 엎드린 자세로 눕거나 다리를 교차하여 신발을 신는 것이 있다.

05 정답 ①
구성실행증(Constructional apraxia)은 실행증의 정의 안에 분명하게 포함되지 않기 때문에 2차원적이고 3차원적인 구조적 실행증의 용어로 사용한다. 여러 작업수행은 시구조적인 기술에 의존하고, 의미 있는 공간 제시의 시각정보를 조직하는 능력에 의존한다. 블록 디자인(3차원)을 함께 놓거나 그리기(2차원)처럼 부분을 전체로 인식하고 합치는 것이 불가능한 것을 말한다.

06 정답 ③
볼기근의 약화로 인해 요동성 걸음의 형태를 보이는 트렌델렌버그 걸음이다. 진행성 근이영양증의 뒤시엔느형에서 많이 보인다.

07 정답 ②
해당 보조도구는 버튼훅으로, 에너지 보존이 필요하거나 관절가동범위의 제한이 있는 환자에게 사용한다.

08 정답 ②

사진은 휴식용 손 스플린트(resting hand splint)이다. 이 스플린트는 팔과 손을 지지해주는 보조도구로 에너지를 보존하기 위함이 가장 크며, 따라서 근육위축가쪽경화증(ALS) 환자가 가장 대표적으로 사용한다.

09 정답 ③

빗으로 머리 빗는 행동, 전화 사용하는 방법을 이해하고 흉내를 내는 시기는 12개월의 사회성발달이 이루어질 때 나타난다.

10 정답 ③

사진은 연하 전기자극 치료기기로, 연하치료가 필요한 환자에게 사용한다. 중증근무력증은 연하의 문제가 두드러지는 질환이다.

11 정답 ④

감각의 저하와 미세운동의 조절과 관련된 평가는 Moberg Pick-up Test에 해당한다.

12 정답 ④

평가결과 주된 문제는 미세동작으로, 이를 해결하기 위해서는 In-hand manipulation과 관련된 활동이 필요하다.

13 정답 ①

MVPT 결과에서 Rt. side와 Lt. side의 점수 변화폭을 미루어보아 편측무시가 의심된다.

14 정답 ①

운동수준 좌우 측은 다를 수 있으며, 근력이 3/5 이상 되면서 바로 위 분절의 근력이 5/5 조건을 만족하는 가장 아래의 중요 근육근의 신경뿌리 분절을 운동수준으로 결정한다.

15 정답 ①

bed transfer는 PNF 치료 U/E D1 extension에 해당한다.

16 정답 ⑤

얼굴의 표정이 없고, 등이 굽어있으며, 발을 질질 끌면서 보행하는 등의 특징을 가진 질환은 Parkinson's disease에 해당한다.

17 정답 ④

Parkinson's disease의 특징으로는 무표정 얼굴, 질질 끄는 보행, 휴식 시 떨림, 강직, 보행동결, 등 굽음 등이 있다.

18 정답 ①

사례의 환자는 Parkinson's disease의 중기로 보인다. 이 시기부터는 소동작의 기능 저하가 발생하기 때문에 단추를 대체할 수 있는 벨크로 제품을 사용하는 것이 좋다.

19 정답 ④

손 등 견고한 부위의 물집은 정상이고, 가벼운 접촉에도 심한 통증이 발생하였으며, 회복기간은 2주 이상 예상되는 것을 보아 심부부분화상으로 볼 수 있다.

20 정답 ③

양쪽 팔 앞면, 양쪽 다리 앞면, 회음부의 화상을 입었다. Nine of rule을 이용하면 28%에 해당한다.

21 정답 ①

화상으로 인한 피부구축을 예방하는 것은 중요한 중재 중 하나이다. 겨드랑이는 90~100° 벌림자세를 유지하는 것이 올바른 예방자세라 볼 수 있다.

22 정답 ⑤

물체를 향해 손을 뻗을 때 흔들림을 보이며, 머리가 돌아간 방향으로 몸통 돌림을 보이는 현상은 목정위반사에 대한 내용이다. 목정위반사는 음성일 경우 몸통의 돌림이 일어나지 않으며, 생후 6개월까지는 양성반응이 나타나도 정상이나, 6개월 이후 음성반응이 나타나면 반사 성숙의 지연이다.

23 정답 ②

보기에서 발달과 관련된 평가는 PDMS이다. 아동의 운동발달 지연과 비정상 운동발달 선별, 대동작 기능과 소동작 기능발달 비교, 시간이 경과된 후 혹은 치료 후 발달의 변화추적에 용이한 평가이다. 대상은 만 0~5세이며, 영역으로 반사(8개), 고정(30개), 이동(89개), 사물조작(24개)가 있다.

24 정답 ③

사례의 아동은 독립적인 서기와 걷기가 어려운 아동으로, 앞에 있는 공을 발로 차기는 어려운 활동에 해당한다.

25 정답 ④

환각, 망상 등의 증상이 두드러지는 치매는 루이체치매에 해당한다.

26 정답 ③

코도반 바느질은 시범을 보였으나 어려워하고, 감침질은 반복적으로 할 수 있는 상태로, Allen Cognitive Level Screen-5에서 4.2 수준에 해당한다.

27 정답 ③

현재 단계에서는 단순명료한 과제를 순서에 맞춰 완성하는 방법을 알고 수행할 수 있으나, 주변 환경에 대한 흥미 등이 떨어지고 미래행동 예측 등의 어려운 과제는 수행이 어렵다.

28 정답 ③

사례 환자는 몸쪽의 기능이 먼저 손상되고, 종아리의 과비대 등을 특징적으로 하는 Muscular dystrophy(근이영양증)에 해당한다.

29 정답 ③

사례에서 "아동에게 '일어나볼래?'라는 지시를 하면 아동은 허벅지를 짚으면서 일어나며, 일어나서 배를 앞으로 내밀고 서 있는 모습을 취함"에 해당하는 증상은 가우어 징후이다. 가우어 징후는 뒤시엔느형 증후군 아동이 바닥에 앉았다가 일어나려고 할 때 나타나며, 넙다리네갈래근의 약화로 인해 발과 손을 바닥에 넓게 벌려 짚은 상태에서 완전히 서기까지 손을 사용하여 허벅지를 밀어 올리며 일어나는 징후이다.

30 정답 ①

뇌성마비에서 근긴장도가 휴식 시에는 정상에 가까우나 활동 시 증가하는 분류는 경직성 뇌성마비이다. 침범 부위에 따른 분류에서 건측으로 그림을 그릴 수 있는 상지의 기능을 가진 반면, 편측은 근긴장도가 높고 독립적인 서기에 어려움을 보일 수 있다. MAS 평가에서 상지 G0/G2, 하지 G0/G2인 것을 보아 사례 아동의 뇌성마비 유형은 경직형 편마비이다.

31 정답 ②

사례 아동은 에릭슨의 발달단계에서 '주도성 대 죄책감(3~5세)'에 해당하는 시기이다. 해당 연령은 놀이로 도구를 사용하고 구성을 배우며, 부모를 역할 모델화하는 시기이다. 반대의 결과일 경우 생각과 행동이 잘못되고, 열등하고 나쁘다고 믿을 수 있다.

32 정답 ⑤

아동은 손으로 그림을 그릴 때 정확한 그림을 그리기 어렵다. 보기에 제시된 평가도구 중 발달과 관련된 평가도구는 K-Bayley-3이다. K-Bayley-3는 1~42개월까지 적용 가능하며, 전반적인 발달의 기능을 살펴볼 수 있고 객관적인 발달지수가 제시되므로 상대적 발달상태 파악에 도움을 줄 수 있다.

33 정답 ①

진단명을 통하여 C5 ASIA A Level로 알 수 있다. C5가 가능한 중재활동은 독립적인 식사를 위한 훈련이 있다.

34 정답 ⑤

C5 ASIA A level에서는 key muscle이 bicep이다. 따라서, long opponens splint가 가장 적합한 보조도구이다.

35 정답 ④

SOAP의 Object는 평가나 검사를 통한 내용이 해당된다.

36 정답 ④

FE 4점, LE 3점, PO 3점, PD 3점, GR 3점, PI 3점, CC 3점, PP 3점으로, 총 25점이다.

37 정답 ⑤

"독립적인 보행은 가능하고 50m 이상 감독 도움 없이 걸을 수 있음"을 보아 Ambulation 항목에서 15점에 해당한다.

38 정답 ②
감각의 저하, Flaccid type 등을 보아 루드 접근법을 이용한 중재에는 가볍게 두드리기가 가장 적합하다.

39 정답 ①
눈 뜨기, 운동반응, 언어반응을 신경학적 기능을 통해 예후와 손상정도를 표현하는 척도는 글래스고혼수척도이다.

40 정답 ④
환자는 눈 뜨기 반응 3점, 언어반응 4점, 운동반응 5점으로 총점은 12점이며, 중등도의 심각 상태이다.

41 정답 ①
COPM 평가는 보호자 대상으로도 진행이 가능하다.

42 정답 ⑤
사례에 해당하는 증상은 망상장애에 해당한다.

43 정답 ①
망상장애의 치료원칙으로는 환자의 비밀을 전적으로 지킨다는 확신을 주는 것이다.

44 정답 ④
사례의 증상은 공황장애의 대표적인 증상이다. 갑작스러운 공포나 불안감, 생리적 반응(숨이 막히는 느낌, 흉통, 현기증, 땀), 패닉어택(공포와 불안이 심할 경우) 등이 있다.

45 정답 ②
공황장애의 중재방법으로는 스트레스 관리기법, 약물치료, 인지행동치료, 자조모임, 규칙적인 생활 등이 있다.

46 정답 ②
보기의 사례에 해당하는 뇌성마비는 경직형 사지마비(Spastic quadriplegia)이다.

47 정답 ③
과제 수행 시 한 손을 사용할 때 다른 손의 근긴장도가 함께 높아지는 것은 연합반응에 해당한다.

48 정답 ①
하지의 문제로 인하여 기능적인 이동을 위해서는 후방지지보행기(posterior control walker)가 가장 적절한 보조도구이다.

49 정답 ⑤
안면부의 비대칭적인 외형, 만 7세의 발병 등을 보아 외상성 뇌손상에 해당한다.

50 정답 ②
구강치료의 여부를 확인할 때에는 흡인과 인지기능 등을 확인하여야 식이가 가능하다.

시대에듀 작업치료사 최종모의고사

제5회
정답 및 해설

제5회 정답 및 해설(1교시)

문제 p.168

01	02	03	04	05	06	07	08	09	10	11	12	13	14	15	16	17	18	19	20
④	④	④	①	⑤	②	⑤	③	②	③	③	①	④	①	③	①	③	②	③	⑤
21	22	23	24	25	26	27	28	29	30	31	32	33	34	35	36	37	38	39	40
④	⑤	②	③	④	②	④	①	④	③	③	②	⑤	③	④	④	②	③	①	⑤
41	42	43	44	45	46	47	48	49	50	51	52	53	54	55	56	57	58	59	60
②	③	③	③	②	②	②	③	④	⑤	⑤	⑤	③	①	⑤	③	②	①	⑤
61	62	63	64	65	66	67	68	69	70	71	72	73	74	75	76	77	78	79	80
⑤	②	④	①	④	④	②	③	⑤	⑤	⑤	④	②	③	③	①	③	③	①	②
81	82	83	84	85	86	87	88	89	90										
④	②	③	④	②	⑤	①	②	⑤	⑤										

01 정답 ④
신체를 구성하는 5대 기본원소는 O, C, H, N, Ca이다.

02 정답 ④
신체의 뼈대
- 몸통 뼈대(80개) : 머리뼈 22개, 목뿔뼈 1개, 귓속뼈 6개, 척추뼈 26개, 복장뼈 1개, 갈비뼈 24개
- 팔다리 뼈대(126개) : 팔뼈 64개, 다리뼈 62개

03 정답 ④
① 체판구멍 : 후각신경이 통과한다.
②·③ 타원구멍, 원형구멍 : 삼차신경이 통과한다.
⑤ 붓꼭지구멍 : 얼굴신경이 통과한다.

04 정답 ①
가장 큰 굴이며 중간콧길로 열리고 축농증을 유발하는 코곁굴은 위턱굴이다.

05 정답 ⑤
뼈되기가 가장 먼저 시작되는 S자형 뼈는 빗장뼈이다.

06 정답 ②
손목뼈는 몸쪽에 손배뼈, 반달뼈, 세모뼈, 콩알뼈로 이루어져 있으며, 먼 쪽에는 큰마름뼈, 작은마름뼈, 알머리뼈, 갈고리뼈로 이루어져 있다. 이 중 가장 큰 뼈는 알머리뼈이다.

07 정답 ⑤

칼돌기(xiphoid process)

복장뼈를 구성하는 세 부분 가운데 가장 얇고 작은 부분으로, 맨 아래에 위치하며 2~3cm 길이의 연골조직이다. 중년기 이후에는 골화가 진행된다. 위는 복장뼈몸통과 아래쪽으로는 배곧은근집 내부에 닿아 있다. 칼돌기는 유연한 조직이며, 호흡에 따라 복장뼈에 연동되어 움직이게 된다. 7번 갈비뼈의 전면에서 유래하는 갈비뼈-칼돌기 인대에 의하여 지지되어 횡격막의 움직임에도 불구하고 뒤쪽으로 끌려가지 않게 한다.

08 정답 ③

① 중쇠관절 : 관절두는 골단이 짧은 원주상의 차바퀴와 같은 형태이다.
② 타원관절 : 구관절과 비슷하지만 이축관절로서, 직각의 한 방향은 다른 것보다 훨씬 긴 관절면을 가지고 있으며 주변이 타원형인 관절이다.
④ 경첩관절 : 경첩관절의 움직임은 융기선의 홈에 따른 방향으로만 행하여지는 운동으로 일측성의 관절이다.
⑤ 두융기관절 : 한쪽 관절면은 약간 둥글게 볼록한 관절융기로서, 다른 쪽은 약간 오목한 관절면 두 개씩이 하나의 관절주머니에 싸여 있는 관절이다. 경첩관절처럼 굽힘과 폄이 주로 일어나나, 약간의 돌림과 미끄럼운동이 나타나는 관절이다.

09 정답 ②

① 뼈 : 사람의 골격을 이루는 가장 단단한 조직 중 하나이다.
③ 디스크 : 척추뼈의 추체와 추체 사이에 있는 편평한 판 모양의 물렁뼈이다. 탄력이 좋아 추체 사이의 가동성을 높여 완충작용을 한다.
④ 인대 : 뼈와 뼈를 연결시켜주며 관절의 안정성을 제공하고, 또한 연결된 두 뼈 사이에서는 다른 뼈의 이동을 저지한다.
⑤ 근방추 : 골격근에 분포하여 근육의 길이 변화를 감지하는 감각수용기이다. 골격근의 수축과 이완에 대한 정보를 제공함으로써 정교한 운동과 자세제어에 관여하고, 길이 변화에 대한 근방추의 반응은 운동신경세포를 활성화시킴으로써 근육의 신장에 대한 반사작용에 관여하여 근육의 수축을 조절한다.

10 정답 ③

③ 눈꺼풀올림근은 3번 뇌신경의 지배를 받는다.
①·②·④·⑤ 이마근, 눈둘레근, 볼근, 큰광대근은 7번 뇌신경의 지배를 받는다.

11 정답 ③

① 넓은등근 : 가슴등신경의 지배를 받는다.
②·④ 어깨올림근, 작은마름근 : 등쪽어깨신경의 지배를 받는다.
⑤ 어깨세모근 : 겨드랑신경의 지배를 받는다.

12 정답 ①

② 미세아교세포 : 포식작용을 한다.
③ 뇌실막모세포 : 중추의 뇌척수액을 생산한다.
④ 신경집세포 : 말초의 말이집을 형성한다.
⑤ 위성세포 : 말초의 신경절에 존재하는 세포체를 보호한다.

13 정답 ④

정지시떨림(resting tremor)은 바닥핵 손상 시 나타나는 기능장애이다.

14 정답 ①

흑색질은 중간뇌에 있는 검은 갈색의 큰 회백질로, 신경세포가 많이 모여 있어서 골격근의 무의식적인 운동을 담당한다.

15 정답 ③

① 쐐기다발 : 상지의 고유수용성감각
② 널판다발 : 하지의 고유수용성감각
④ 가쪽척수시상로 : 통각, 온도감각
⑤ 가쪽겉질척수로 : 뼈대근육의 수의조절

16 정답 ①

안구벽은 섬유막, 혈관막, 신경막으로 구성되어 있으며, 이 중 눈 색을 결정하는 것은 혈관막의 홍채이다.

17 정답 ③

① · ② 둥근주머니평형반, 타원주머니평형반 : 머리의 위치감각, 선형가속 방지
④ 달팽이관 : 듣기 담당
⑤ 유스타키오관 : 가운데귀에 속하며, 귀 내 · 외부 압력 조절

18 정답 ②

간은 평균 1.5kg으로, 체내에서 가장 무거운 장기이다.

19 정답 ③

토리에서 여과되나 세뇨관에서 흡수 · 분해되지 않는 물질은 이눌린이다.

20 정답 ⑤

혈압이 가장 높은 혈관은 대동맥이고 그다음 순으로 나열하면 '동맥 → 모세혈관 → 정맥 → 대정맥'이다.

21 정답 ④

헤모글로빈의 산소포화도 증가 시 산소해리곡선은 왼쪽으로 이동하게 되며, 체온 저하, CO_2 분압 저하, pH 상승, 2,3-DPG 저하가 나타난다.

22 정답 ⑤

염증반응을 억제하고 과잉 시 쿠싱증후군, 결핍 시 애디슨병이 나타나는 호르몬은 코르티솔이다.

23 정답 ②

임신이 가장 잘되는 시기는 분비기이며, 이때 프로게스테론 분비가 가장 많다.

24 정답 ③

브로드만영역에서 청각영역은 관자엽에 있다.

25 정답 ④

대뇌동맥고리는 앞대뇌동맥, 앞교통동맥, 속목동맥, 뒤대뇌동맥, 뒤교통동맥으로 이루어져 있다.

26 정답 ②

혈압 측정에 이용되는 혈관은 위팔동맥이다.

27 정답 ④

후두융기와 Adam's apple를 형성하는 구조물은 방패연골이다.

28 정답 ①

시각반사가 나타나는 위둔덕은 중간뇌에 위치한다.

29 정답 ④

부교감 신경이 활성화되면 동공 축소, 심박동 감소, 방광조임근 이완, 발기, 소화 증진 등이 나타난다.

30 정답 ③

① 도르래신경 : 운동신경
② 삼차신경 : 혼합신경(운동+감각)
④ 속귀신경 : 감각신경
⑤ 더부신경 : 운동신경

31 정답 ③

스웨덴은 여명기인 1749년에 세계 최초로 국세조사를 실시하였다.

32 정답 ②

바이러스는 세균보다 더 미세한 생물로서 DNA나 RNA 중 어느 한쪽만 가지고 있으며, 홍역, 폴리오, 유행성이하선염, 일본뇌염, 광견병, 후천성면역결핍증, 간염 등을 유발한다.

33 정답 ⑤

병원체의 침입경로
- 호흡기계 탈출 : 백일해, 홍역, 수두, 천연두
- 기계적 탈출 : 발진티푸스

34 정답 ③

① 전형사 : 의약 담당
② 내의원 : 왕실의료 담당
④ 혜민서 : 서민 구료사업 담당
⑤ 활인서 : 감염병 담당

35 정답 ④

④ 합계생산율 : 한 여성이 일생 동안 몇 명의 아기를 낳는가를 나타낸 것
① 보통출생률 : 사산아를 포함하지 않은 정상 출산율
② 일반출생률 : 생식 가능 여자인구(15~49세) 1,000명당 출생률
③ 연령별 출생률 : 특정 연도의 특정 연령(X세)의 여자인구가 낳은 출생아 수를 같은 연령(X세)의 여자인구로 나눈 것
⑤ 총재생산율 : 한 여성이 일생 동안 몇 명의 여아를 낳는가를 나타낸 것

36 정답 ④

쓰레기통 모형이란 정책결정이 일정한 규칙에 따라 이루어지는 것이 아니라 문제, 해결책, 선택기회, 참여자의 4가지 요소가 쓰레기통같이 뒤죽박죽 움직이다가 어떤 계기로 교차하여 이루어진다고 보는 정책결정 모형을 말한다. 해당하는 조직의 예로는 대학사회, 친목단체 등이 있다.

37 정답 ②

발병률은 발생률의 일종으로, 식중독이나 감염병같이 감염에 폭로될 수 있는 제한된 인구만을 분모로 하는 발생률을 말한다. 발병률과 발생률은 비슷해 보일 수 있으나 다른 개념으로, 발생률은 특정 기간 동안 일어난 새로운 사건의 빈도를 말하며, 발병률은 특정 시점에서 해당 사건이 발생한 사람들의 비율을 나타낸다.

38 정답 ③

인(P)은 뼈, 뇌신경의 주성분으로 부족 시 뼈 및 신경작용의 장애가 발생하고, 질병에 대한 저항력이 약화될 수 있다.

39 정답 ①

명목척도는 대상의 특성이나 성질을 나타내는 척도로, 질적인 수준이 가장 낮으며 성별, 직업, 출신지역, 종교 등을 측정한다.

40 정답 ⑤

잠함병의 4대 증상
- 피부소양감과 사지관절통
- 척추마비, 반신불수
- 내이와 미로의 장애
- 혈액순환 및 호흡기계 장애

41 정답 ②

한센병은 간접전파와 직접전파를 통해 전파될 수 있으며, 중세유럽에 대유행을 가져왔고 과거 우리나라에서는 나병 또는 문둥병으로 불렸다.

42 정답 ③

발현성 감염기는 감염되어 증상이 나타나는 시기이며, 대책은 진단과 치료를 진행하는 임상의학이다.

43 정답 ③

MMT(Manual Muscle Test) 등급
- Normal(N) : 중력과 최대의 저항에 대해 완전한 ROM을 움직인다.
- Good(G) : 중력과 중간 정도의 저항을 이기고 완전한 ROM을 움직인다.
- Fair plus(F+) : 중력과 약간의 저항을 이기고 완전한 ROM을 움직인다.
- Fair(F) : 중력에 대항해 완전한 ROM을 움직인다.
- Fair minus(F−) : 중력에 대항해 full ROM의 50% 이상을 움직인다.
- Poor plus(P+) : 중력에 대항해 full ROM의 50% 미만을 움직이며, 중력이 감소된 상태에서 완전한 ROM으로 움직인다.
- Poor(P) : 중력이 감소된 상태에서 완전한 ROM으로 움직인다.
- Poor minus(P−) : 중력이 감소된 상태에서 불완전한 ROM으로 움직인다.
- Trace(T) : 관찰되거나 촉지되는 근수축이 있으나 움직임이 없다.
- Zero(Z) : 관찰되거나 촉지되는 근수축이 없다.

44 정답 ③

자뼈(ulnar)를 축으로 하여 관절가동범위를 측정한다.

45 정답 ②

앉은 자세는 엉덩관절 굽힘(hip flexion)의 항중력 자세이다. 엉덩관절 굽힘(무릎이 굽혀있을 때)의 정상범위는 약 135°이다. 항중력 상태에서 검사자는 약간의 저항을 이기고 완전 관절가동범위의 움직임이 가능하여 MMT F+에 해당한다.

46 정답 ②

② F(3) 등급의 기준은 중력을 이기고 완전 관절가동범위(full ROM)가 가능할 경우이다.

정상 관절의 가동범위
- 어깨관절 굽힘 : 0~180°
- 팔꿈치 굽힘 : 0~130−140°
- 손목 굽힘 : 0~80°
- 손목 폄 : 0~70°

47 정답 ②

보기는 어깨관절 폄에 대한 설명이다.

48 정답 ③
관절가동범위 측정 시 금기사항 및 주의사항

금기사항	주의사항
• 탈 골 • 완전히 치료되지 않은 골절 • 관절 주위의 연조직 수술 직후 • 골화성 근염	• 관절의 염증 • 통증 감소를 위해 약이나 근육이완제를 처방받음 • 골다공증, 과도한 움직임, 관절의 아탈구 • 혈우병 • 혈 종 • 연조직의 상처 • 최근에 치료된 골절 • 계속 움직이지 않은 자세를 유지해야 하는 경우 • 골성 관절경직 의심 • 뼈의 종양, 뼈가 취약한 상태

49 정답 ③
프로망 징후 검사는 종이를 양손의 엄지를 이용하여 잡도록 한 후 잡아당겨 진행한다. 엄지 IP joint 굽힘을 평가하는데, 엄지모음근 약화 시 긴엄지굽힘근을 이용하여 보상작용을 한다.

50 정답 ④
도움을 받아 네발기기 자세로 균형을 유지한 상태로 머리를 앞으로 숙이면 양쪽 팔이 굽혀지고, 굽힘근의 긴장이 나타나며, 양쪽 다리가 펴지고 폄근의 긴장이 나타나는 반사는 대칭성 긴장성 목반사에 대한 설명이다.

51 정답 ⑤
Line Bisection Test, Drawing and Copying Task, Cancellation Task, Albert's Test는 편측무시의 평가도구이다.

52 정답 ⑤
일상적인 물건에 대한 촉각인식을 평가하기 위한 도구이며, 물건을 쥐는 형태를 통해 정중신경 또는 자신경의 손상을 평가할 수 있는 평가는 Dellon에 의해 수정된 Moberg Pick-up Test이다.

53 정답 ⑤
주위 사람과 가족 얼굴에 대한 지각능력은 얼굴지각이며, 이 지각능력이 부족할 경우 얼굴인식불능증의 증상이 나타난다.

54 정답 ③
카페에서 대화할 때 주변 사람들의 이야기에 귀를 기울이지 않고 내 앞에 있는 친구와 대화할 수 있는 능력은 선택적 주의력(환경에서 오는 여러 자극 중 원하는 자극에만 집중하는 능력)이다.

55 정답 ①
정적평가와 동적평가
- 정적평가 : 두 다리로 서기, 한 다리로 서기, 발뒤꿈치로 서기, 롬베르그 검사
- 동적평가 : 기능적 팔뻗기 검사, 버그균형 검사, 일어나 걷기 검사(TUG), 자세스트레스 검사

56 정답 ⑤

인지기능

인지기능이란 인간이 정보를 처리하고, 지식을 획득하며, 언어를 사용하는 등의 정신적 과정을 말한다. 이는 학습, 기억, 주의, 인식 등 다양한 멘탈 프로세스를 포함한다.
- 재인 : 이미 경험했거나 학습한 정보를 다시 인식하는 능력이다.
- 조직화 : 정보를 의미 있는 단위로 분류하고 구조화하는 과정이다.
- 메타인지 : 자신의 인지과정에 대한 인식과 조절능력을 말한다.
- 문제해결 : 복잡한 상황이나 과제에서 해결책을 찾는 과정이다.
- 개념형성 : 개별 사물이나 사건을 일반적인 규칙이나 범주에 맞추어 이해하는 과정이다.

57 정답 ③

① 형태항상성 : 형태와 물체를 다양한 환경, 위치, 크기에서 똑같은 것으로 인식하는 능력이다.
② 시각적 폐쇄 : 불완전하게 제시된 물체 또는 형태를 확인하는 능력이다.
④ 공간 내 위치 : 한 물체의 형태와 공간관계 또는 다른 형태나 물체 사이의 공간관계를 판단하는 능력이다.
⑤ 공간관계성 : 물체 상호 간의 위치를 인식하는 능력이다.

58 정답 ②

① 일차시각기술 : 안구운동, 시야, 시력을 의미한다.
③ 형태재인 : 시각수용기를 통해 입력된 물체의 일반적 특징(모양, 구성 등)과 구체적 특징(색깔, 명암, 촉감 등)을 장기기억에 저장된 정보와 비교함으로써 그 형태를 인식하는 과정을 의미한다.
④ 시각기억 : 즉각적인 회상이나 이후의 인출을 위해 정보를 저장하는 능력을 의미한다.
⑤ 시각인지 : 문제해결, 목표설정, 의사결정을 위해 정신적으로 시각정보를 조작하고 다른 감각정보와 통합하는 능력이다.

59 정답 ①

개인적 요소

개인적 요소는 건강상황 또는 건강상태의 일부가 아니고 개인의 삶과 생활의 특정 배경을 이루는 그 사람의 독특한 특징이다. 개인적 요소는 긍정적이거나 부정적으로 비춰지는 기능 및 장애에 영향을 주는 내적 영향 요소가 아니라 그 사람의 본질, 즉 "그는 누구인가"를 반영한다. 클라이언트가 인구학적인 정보를 제공하면 그들은 일반적으로 개인적 요소를 설명한다. 개인적 요소는 관습, 신념, 활동양상, 행동기준, 그리고 그 사람이 소속되어 있는 사회 또는 문화적 집단이 받아들이는 기대치를 포함한다.

60 정답 ⑤

프로이드(Freud)의 심리적 이론 중 성적 욕망이 다시 일어나 잠복기에 확립되었던 원초아, 자아, 초자아 간의 균형이 혼란을 겪는 시기는 생식기이다.

61 정답 ⑤

정신분열증은 현실인식의 왜곡, 사고의 분열, 감정의 소통 부족 등을 포함하는 복잡한 정신건강 장애이다.

62 정답 ②

Skinner의 조작적 조건형성

자발적 행동이 우호적인 결과를 낳으면 그 행동이 강화되어 행동을 반복하게 된다.

63 정답 ④
DDST(Denver Development Screening Test)
- | : 2세
- — : 2.5세
- ○ : 3세
- △ : 5세

64 정답 ①
매슬로(Maslow)의 인간 욕구이론
- 생리적 욕구 : 기본적인 생존을 위한 욕구이다.
- 안전의 욕구 : 신체적, 정서적 안전을 포함한 안정감을 추구한다.
- 애정과 소속의 욕구 : 사랑, 친밀감, 소속감 등 인간관계에 대한 욕구이다.
- 존중의 욕구 : 자신감, 성취감, 타인으로부터의 인정과 존경을 받고자 하는 욕구이다.
- 자아실현의 욕구 : 개인의 잠재력을 실현하고자 하는 욕구로, 창의성과 자기발전을 추구한다.

65 정답 ④
인간의 생애주기
- 영아기 : 신체와 뇌의 급속한 성장이 일어나며, 대인관계에 대한 기본적 태도가 형성되는 중요한 시기이다.
- 유아기 : 독립성이 생기고 언어의 이해와 발달이 일어나며, 기본적인 식생활 습관이 형성되는 시기이다.
- 아동기 : 활동량이 증가하고 독립적인 성향이 발달하며, 식습관이 확립되는 시기이다.
- 청소년기 : 신체적·정신적·심리적 변화가 일어나며 성적 성숙이 발생하는 시기이다.
- 성인기 : 성장이 완료되고 사회적·경제적 책무를 가지며 자아개발을 하는 시기이다.
- 노년기 : 생리기능이 감소하고 만성질환의 위험이 증가하는 시기로, 건강한 노후를 위한 관리가 필요하다.

66 정답 ④
Vygotsky의 사회문화적 인지이론
아동의 인지발달은 사회가 중재하는 과정이므로 아동발달의 결정적인 요인은 문화이며 다음 세대로의 문화전승에 있어 부모의 역할을 강조한다.

67 정답 ②
작업치료 보험수가에서 일상생활동작훈련 치료는 1인의 작업치료사가 1인의 환자를 1대 1로 중심적으로 식사, 옷 입고 벗기, 배변 및 위생훈련 등 일상생활동작 적응훈련을 최소 20분 이상 실시한 경우 산정한다.

68 정답 ③
작업치료 윤리강령 제5조
제5조 작업치료사는 성실하고 공정한 방법으로 업무를 수행하며, 어떠한 부당한 압력에도 타협하지 않는다.
- 제1항 : 작업치료사는 자신에게 주어진 책임과 의무를 숙지하고 성실히 수행한다.
- 제2항 : 작업치료사는 자신의 전문적인 판단과 의사결정에 의해 수행한 작업치료에 대해 그 정당성을 설명하고 책임질 수 있어야 한다.
- 제3항 : 작업치료사는 무자격자에 의한 작업치료 행위를 묵인하거나 방조하지 않는다.
- 제4항 : 작업치료사는 외부적 압력에 굴복하거나 금전적 유혹에 현혹되지 않는다.
- 제5항 : 작업치료사는 타보건의료인의 불법행위 또는 비윤리적 행위에 대한 목격 및 협조요청이 있을 경우 이에 응하지 않고, 해당 기관 및 관계부처에 보고한다.

69 정답 ⑤
클라이언트에게 적용하는 중재방법의 위험성과 윤리적 측면을 고려함은 윤리적 추론에 대한 설명이다.

70 정답 ⑤
이상화(idealization)
- 정의 : 누군가를 과대평가하거나 그 사람이 지닌 실제 장점과 실제 성격보다 더 높게 평가하는 것
- 예시 : 어떤 여자는 그 그룹의 리더가 세상에서 제일 잘생기고 친절한 사람이라고 말한다.

71 정답 ⑤
⑤ 의료인의 품위를 심하게 손상시키는 행위를 한 경우는 자격정지에 해당한다(의료법 제66조 제1항 제1호).

결격사유 등(의료법 제8조)
다음의 어느 하나에 해당하는 자는 의료인이 될 수 없다.
- 정신질환자. 다만, 전문의가 의료인으로서 적합하다고 인정하는 사람은 그러하지 아니하다.
- 마약·대마·향정신성의약품 중독자
- 피성년후견인·피한정후견인
- 금고 이상의 실형을 선고받고 그 집행이 끝나거나 그 집행을 받지 아니하기로 확정된 후 5년이 지나지 아니한 자
- 금고 이상의 형의 집행유예를 선고받고 그 유예기간이 지난 후 2년이 지나지 아니한 자
- 금고 이상의 형의 선고유예를 받고 그 유예기간 중에 있는 자

72 정답 ④
진료기록부 등의 보존(의료법 시행규칙 제15조 제1항)
- 2년 : 처방전
- 3년 : 진단서 등의 부본(진단서·사망진단서 및 시체검안서 등을 따로 구분하여 보존할 것)
- 5년 : 환자명부, 검사내용 및 검사소견기록, 방사선 사진(영상물 포함) 및 그 소견서, 간호기록부, 조산기록부
- 10년 : 진료기록부, 수술기록

73 정답 ②
해당 연도의 보수교육 면제자(의료법 시행규칙 제20조 제6항)
- 전공의
- 의과대학·치과대학·한의과대학의 대학원 재학생
- 면허증을 발급받은 신규 면허취득자
- 보건복지부장관이 보수교육을 받을 필요가 없다고 인정하는 사람

해당 연도의 보수교육 유예자(의료법 시행규칙 제20조 제7항)
- 해당 연도에 6개월 이상 환자진료 업무에 종사하지 아니한 사람
- 보건복지부장관이 보수교육을 받기가 곤란하다고 인정하는 사람

74 정답 ③
요양병원의 입원 대상자(의료법 시행규칙 제36조 제1항)
- 노인성 질환자
- 만성질환자
- 외과적 수술 후 또는 상해 후 회복기간에 있는 자

75 정답 ③
이 법이 시행되기 전의 규정에 따라 자격을 받은 접골사, 침사, 구사(이하 "의료유사업자"라 함)는 각 해당 시술소에서 시술을 업으로 할 수 있다(의료법 제81조 제1항).

76 정답 ①
의료인 또는 의료기관 개설자는 진료나 조산 요청을 받으면 정당한 사유 없이 거부하지 못하는데, 이를 위반한 자는 1년 이하의 징역 또는 1천만 원 이하의 벌금에 처한다(의료법 제89조 제1호).

77 정답 ③
의료기사의 종류는 임상병리사, 방사선사, 물리치료사, 작업치료사, 치과기공사 및 치과위생사로 한다(의료기사법 제2조 제1항).

78 정답 ③
의료기사 등은 최초로 면허를 받은 후부터 3년마다 그 실태와 취업상황을 보건복지부장관에게 신고하여야 한다(의료기사법 제11조 제1항).

79 정답 ①
① 타인에게 의료기사 등의 면허증을 빌려준 경우는 면허의 취소 사유에 해당한다(의료기사법 제21조 제1항 제3호).
② · ③ · ④ · ⑤ 자격의 정지에 해당한다(의료기사법 제22조 제1항).

80 정답 ②
다른 사람에게 면허를 대여한 자는 3년 이하의 징역 또는 3천만 원 이하의 벌금에 처한다(의료기사법 제30조 제1항 제2호).

81 정답 ④
④ 노인의 질환을 사전예방 또는 조기발견하는 것은 노인복지법의 목적에 해당한다.
목적(장애인복지법 제1조)
이 법은 장애인의 인간다운 삶과 권리보장을 위한 국가와 지방자치단체 등의 책임을 명백히 하고, 장애발생 예방과 장애인의 의료 · 교육 · 직업재활 · 생활환경개선 등에 관한 사업을 정하여 장애인복지대책을 종합적으로 추진하며, 장애인의 자립생활 · 보호 및 수당지급 등에 관하여 필요한 사항을 정하여 장애인의 생활안정에 기여하는 등 장애인의 복지와 사회활동 참여증진을 통하여 사회통합에 이바지함을 목적으로 한다.

82 정답 ②

교육비 지급 대상 · 기준 및 방법 등에 관하여 필요한 사항은 보건복지부령으로 정한다(장애인복지법 제38조 제2항).

83 정답 ③

보건복지부장관은 장애인 복지정책의 수립에 필요한 기초자료로 활용하기 위하여 3년마다 장애실태조사를 실시하여야 한다(장애인복지법 제31조 제1항).

84 정답 ④

장애인 보호작업장 근로장애인은 10명 이상으로 하고, 작업활동 프로그램을 운영하는 경우에도 10명 이상으로 한다(장애인복지법 시행규칙 별표 5).

85 정답 ②

정신건강전문요원의 자격증을 발급받으려는 사람은 정신건강전문요원 자격증 발급신청서에 관련서류를 첨부하여 국립정신건강센터의 장에게 제출해야 한다(정신건강복지법 시행규칙 제8조 제1항).

86 정답 ⑤

정신의료기관 등의 장은 입원 등을 한 정신질환자가 퇴원 등을 신청한 경우에는 지체 없이 퇴원 등을 시켜야 한다. 다만, 정신질환자가 보호의무자의 동의를 받지 아니하고 퇴원 등을 신청한 경우에는 정신건강의학과전문의 진단 결과 환자의 치료와 보호 필요성이 있다고 인정되는 경우에 한정하여 정신의료기관 등의 장은 퇴원 등의 신청을 받은 때부터 72시간까지 퇴원 등을 거부할 수 있고, 퇴원 등을 거부하는 기간 동안 입원 등으로 전환할 수 있다(정신건강복지법 제42조 제2항).

87 정답 ①

입원적합성심사위원회의 위원장은 최초로 입원 등을 한 날부터 1개월 이내에 정신의료기관 등의 장에게 입원 등의 적합 또는 부적합 여부를 서면으로 통지하여야 한다(정신건강복지법 제47조 제3항).

88 정답 ②

② 3년 이하의 징역 또는 3천만 원 이하의 벌금에 처한다(노인복지법 제55조의4 제1호).
①·③·④·⑤ 5년 이하의 징역 또는 5천만 원 이하의 벌금에 처한다(노인복지법 제55조의3 제1항).

89 정답 ⑤

노인주거복지시설(노인복지법 제32조 제1항)
- 양로시설 : 노인을 입소시켜 급식과 그 밖에 일상생활에 필요한 편의를 제공함을 목적으로 하는 시설
- 노인공동생활가정 : 노인들에게 가정과 같은 주거여건과 급식, 그 밖에 일상생활에 필요한 편의를 제공함을 목적으로 하는 시설
- 노인복지주택 : 노인에게 주거시설을 임대하여 주거의 편의·생활지도·상담 및 안전관리 등 일상생활에 필요한 편의를 제공함을 목적으로 하는 시설

노인의료복지시설(노인복지법 제34조 제1항)
- 노인요양시설 : 치매·중풍 등 노인성질환 등으로 심신에 상당한 장애가 발생하여 도움을 필요로 하는 노인을 입소시켜 급식·요양과 그 밖에 일상생활에 필요한 편의를 제공함을 목적으로 하는 시설
- 노인요양공동생활가정 : 치매·중풍 등 노인성질환 등으로 심신에 상당한 장애가 발생하여 도움을 필요로 하는 노인에게 가정과 같은 주거여건과 급식·요양, 그 밖에 일상생활에 필요한 편의를 제공함을 목적으로 하는 시설

90 정답 ⑤

국가 또는 지방자치단체 외의 자가 노인의료복지시설을 설치하고자 하는 경우에는 시장·군수·구청장에게 신고하여야 한다(노인복지법 제35조 제2항).

제5회 정답 및 해설(2교시)

문제 p.181

01	02	03	04	05	06	07	08	09	10	11	12	13	14	15	16	17	18	19	20
③	①	⑤	④	③	③	②	②	③	③	①	②	⑤	①	④	①	①	③	③	⑤
21	22	23	24	25	26	27	28	29	30	31	32	33	34	35	36	37	38	39	40
③	③	④	④	④	①	②	⑤	④	⑤	④	③	④	②	④	①	①	①	④	②
41	42	43	44	45	46	47	48	49	50	51	52	53	54	55	56	57	58	59	60
④	⑤	②	①	③	⑤	③	②	③	①	③	②	③	④	②	①	③	①	③	③
61	62	63	64	65	66	67	68	69	70	71	72	73	74	75	76	77	78	79	80
②	②	③	④	①	④	①	①	③	①	④	②	⑤	③	⑤	③	④	②	③	②
81	82	83	84	85	86	87	88	89	90	91	92	93	94	95	96	97	98	99	100
④	④	⑤	③	①	③	③	②	③	③	②	④	④	③	④	③	⑤	①	①	⑤

01 정답 ③

개인에 대한 수행패턴(perfomance pattern)

습관	• 습관은 익숙한 환경 또는 상황 속에서 특정한 방식으로 반응하고 수행하며 습득된 성향으로 반복적이거나 비교적 무의식적으로 거의 변화 없이 행해지는 특정한 자동적 행동이다. 작업영역 내 수행을 지지 또는 방해하며 유용한 습관, 우세한 습관, 또는 불완전한 습관이 될 수 있다. • 예 라디오를 들으며 공부하는 습관
일과	• 일과는 일상적인 삶의 구조를 형성하는 관찰 가능하며 규칙적이고 반복적인 행동패턴이다. 일과는 만족되고 증진되거나 무너질 수도 있으며, 순간순간의 책무를 요구하며 문화적·생태적 문맥 안에서 이루어진다. • 예 아침에 일어나면 화장실에 가고, 씻은 후 아침을 먹고 등굣길에 나섬
관습	• 관습은 클라이언트의 정체성에 기여하며 가치와 신념을 강화시키는 정신적·문화적 또는 사회적 의미의 상징적 행동으로, 의식은 강한 정서적 요인을 지니고 있으며 일련의 행사들로 묘사된다. • 예 잠들기 전 기도
역할	• 역할은 사회에서 기대하는 일련의 행동으로, 문화와 배경에 의해 형성되며 더 나아가 클라이언트에 의해 개념화되고 규정지어지기도 한다. • 예 두 아이의 엄마

02 정답 ①
작업치료의 수행배경과 환경

배경	문화적 배경	• 사회의 구성원으로서의 관습·신념·활동패턴·행동규범·기대이다. • 개인의 정체성과 활동 선택에 영향을 미친다.
	개인적 배경	• 건강과 관계없는 나이·성별·사회경제적 상태·교육수준을 의미한다. • 단체 차원(예 자원봉사자, 근로자)과 주민 차원(예 사회구성원)을 포괄한다.
	시간적 배경	• '시간적 흐름 안에서의 작업수행의 특정 위치' 작업에 참여함으로써 형성되는 시간의 경험이다. • 일상적인 작업패턴에 이바지하는 작업의 시간적 측면은 '그 주기, 속도, 기간, 그리고 순서'를 의미한다. • 삶의 단계, 하루 시간대, 한 해의 시간, 기간을 포괄한다.
	가상적 배경	• 물리적 접촉 없이 컴퓨터나 공중파를 이용하여 의사소통이 일어나는 환경이다. • 채팅방, 이메일, 원격회의, 라디오중계와 같은 모의로 실시간·최소시일의 환경을 포괄한다. • 무선센서를 통한 원격모니터링 또는 컴퓨터 기반의 자료수집 환경을 포괄한다.
환경	사회적 환경	• 클라이언트가 접하고 있는 개인, 주민참여, 서로 간의 관계, 기대에 의해 형성된 배경이다. – 배우자, 친구, 보호자 같은 중요한 사람의 기대와 가능성 – 규범, 역할기대, 사회적 기틀을 확립하는 데 영향을 주는 제도(정치, 법률, 경제 등) 간의 관계
	물리적 환경	• 자연적으로, 인공적으로 만들어진 환경과 그곳에 있는 물건들을 의미한다. – 자연적 환경 : 지리적 지형, 환경의 감각적 성질, 식물과 동물 – 인공적 환경 : 빌딩, 기구, 도구 또는 장비

03 정답 ⑤

① 강화 : 수행의 손실이 없을 때 적용하는 것으로 이러한 결과물은 일상적인 삶의 작업에서 수행을 증가시키는 수행기술과 수행패턴을 발전시키는 것이다.
② 예방 : 건강하지 못한 상태, 위험요인, 질병, 또는 손상의 유병률을 감소시키고 발병률을 확인, 감소 또는 예방하기 위한 교육 또는 건강증진을 위한 노력이다. 작업치료는 개인, 단체, 기관, 지역사회 그리고 정부 또는 정책 차원에서 건강한 라이프 스타일을 도모한다.
③ 건강 : 사회적·개인적 자원과 신체적 역량을 강조하는 개념일 뿐만 아니라 신체적·정신적·사회적 웰빙 상태를 의미한다.
④ 웰빙 : 자신의 건강, 자존감, 소속감, 안정감, 자기결정, 의의, 역할, 타인을 돕는 기회들을 통한 만족감이다. 신체적·정신적·사회적 측면을 포함한 인간 삶의 모든 것을 아우르는 일반적 용어이다.

04 정답 ④
작업치료 철학의 역사적 흐름

18C 말	19C 초	19C 말	20C 초	20C 중반	20C 말
프랑스 시민혁명, 인본주의, 산업혁명		산업혁명	1차 세계대전	2차 세계대전, 1930년대 경제대공황	–
–	도덕적 치료	예술과 수공예 운동	작업중심 패러다임	재활모델, 의료모델, 축소주의, 환원주의 기계적 패러다임	2차 위기 신흥패러다임

	정신장애인에 대한 도덕적 치료	산업혁명으로 인한 산업재해 환자의 예술·수공예를 이용한 치료	• 현대작업치료 첫 모임(1917) • 상이군인의 신체적·정신적 회복을 위한 수공예 활동	• 신체장애 작업치료에 초점 • 병리학적 관점에서 질병을 인식 • 양적으로는 성장하였으나 정체성 상실	• 축소주의 한계 • 작업치료 철학 회복 • 신체와 정신, 환경적 측면을 모두 고려한 작업기반, 전인적 접근

05 정답 ③

브룬스트롬 3단계(손)
집단패턴의 쥐기나 후크(Hook) 쥐기가 가능하며, 수의적 손가락 폄이나 놓기가 안 된다.

06 정답 ③

전도실어증(Conduction aphasia)
- 감각영역와 운동영역이 모두 정상이어서 자신의 생각을 표현하고 남의 말을 이해하는 것은 모두 가능하지만 상대방의 말을 따라 하지 못하는 특징을 보인다.
- 활모양다발의 손상으로 인해 나타난다.

07 정답 ②

글래스고혼수척도(Glasgow Coma Scale) : 눈 뜨기

	자발적으로 눈을 뜸	4점
눈 뜨기	언어적 자극, 명령, 말에 눈을 뜸	3점
	압박자극에 대해 눈을 뜸	2점
	눈 뜨기 반응 없음	1점

08 정답 ②

외상 후 기억상실 기간과 손상의 중증도
- 뇌손상 시점부터 이후의 사건에 대한 기억이 회복될 때까지의 기간을 의미한다.
- 이 기간 동안 환자는 혼수상태에서 벗어났으나 지남력 및 기억력은 결여되어 있으며, 외상후기억상실증은 뇌의 손상 정도뿐만 아니라 예후 측정에도 중요한 정보를 제공한다.

외상 후 기억상실 기간	손상 정도
5분 이내	매우 경미(very mild)
5~60분	경미(mild)
1~24시간	중증도(moderate)
1~7일	심각(severe)
1~4주	매우 심각(very severe)
4주 이상	극도로 심각(extremely severe)

09 정답 ③

③ 환자는 란초로스아미고스 인지기능척도 4단계에 해당한다.

란초로스아미고스 인지기능척도(Rancho Los Amigos Scale)
- 환자의 인지수준을 판별하기 위해 환자가 주위환경에 적절하게 반응하는지를 주로 평가하며, 주로 행동관찰을 사용한다.
- 4단계[혼돈-흥분 반응(confused-agitated response)]
  - 고조되고 심하게 혼동된 반응을 보이며, 공격적일 수 있다.
  - 내적 혼동과 관련되어 흥분을 보인다.
  - 집중기간이 짧고, 선택적 집중이 없으며, 상황을 인식하지 못하며 부적절한 행동을 보인다.
  - 말은 사리에 맞지 않고 부적절하며, 치료에 협조하지 못한다.
  - 자조생활에 최대 도움이 필요하다.

10 정답 ③

MBI(Modified Barthel Index) - 옷 입기(Dressing)

0점	스스로 할 수 있는 요소가 없고 모든 동작을 타인에게 의존한다.
2점	어느 정도는 옷 입기에 참여하지만, 모든 과정에서 타인의 도움이 필요하다.
5점	옷을 입고 벗는 과정에서 타인의 도움이 필요하다.
8점	옷을 조이는 과정(단추, 지퍼, 브래지어, 신발 등)에서 타인의 도움이 약간 필요하다.
10점	옷을 입고 벗고 조이거나 신발 끈 매기, 코르셋이나 보조기를 조이고 벗기 등을 독립적으로 수행 가능하다.

11 정답 ①

① 보기의 점수체계를 가진 도구는 Monofilament Test이다.

비분별성 촉각/압각 평가(Light touch & Pressure sensation)
- 목적 : 촉각/압각의 손상 여부를 확인하기 위함
- 대상 : 감각의 문제가 있는 환자
- 방법 : 모노필라멘트(Monofilament) 사용 / 면봉·손끝·지우개 달린 연필의 지우개 부분 이용
  - 1.5초간 손과 수직방향이 되도록 하여 필라멘트 끝이 약간 휘어질 정도로 누름
  - 먼 쪽에서 가까운 쪽으로 진행(2.83에서 시작함)
  - 1.65~4.08 : 3회 적용 / 4.17~6.65 : 1회 적용
  - 인식하지 못할 경우 더 굵은 필라멘트로 평가함

12 정답 ②

② 환자에게 공통적으로 관찰되는 증상은 동일한 행동을 반복하는 것이다. 환자가 동일한 행동을 반복하는 것을 고집증(Perseveration)이라고 한다.

①·③·④·⑤ 편측무시, 실행증, 실인증, 공간관계장애는 동일한 행동을 반복하는 것과 관련 없는 질환이다.

13 정답 ⑤

성대내전운동(Vocal Cord Adduction Exercise)
- 성대폐쇄가 어려워 거친 소리나 떨리는 소리를 내는 환자에게서는 성대내전운동이 필요하다.
- 방 법
  - 상체를 곧게 하고 두 팔로 책상을 밀면서 '아'를 가능한 한 크고 일정한 소리로 지속 발성한다(10회).
  - 상체를 곧게 하고 두 팔로 책상을 당기면서 '아'를 가능한 한 크고 일정한 소리로 지속 발성한다(10회).
  - 숨을 깊이 들이쉰 상태에서 숨을 멈추고 아래로 누르듯이 가슴에 힘을 주면서 '아' 하고 크고 강하게 발성을 지속한다.
  - 앉거나 서거나 누운 자세에서 손바닥을 마주 대고 양쪽 손바닥을 서로 밀면서 힘을 주어 '아' 하고 크고 강하게 발성을 지속한다.
  - 보조자와 마주 앉은 상태에서 힘이 강한 손이나 팔을 마주 잡고 서로 손바닥에 힘을 주면서 '아! 아! 아!' 하고 짧은 발성을 가능한 한 크고 또렷하게 한다.

14 정답 ①

멘델슨기법(Mendelsohn Maneuver)
- 삼키는 동안과 삼킴 후 이완되기 이전에 후두복합체의 움직임이 최고 정점에 이를 때 수 초간 그 상태를 유지시키는 기법이다. 후두복합체를 지속적으로 상승하도록 유지시켜 측면 인두벽의 움직임을 오래 지속시키고, 턱밑근육을 활성화시키고 혀 기저부와 후인벽의 수축을 증가시키는 생리학적인 효과가 있다.
- 맨델슨기법의 순서
  1. 음식이나 한 모금의 음료를 입에 넣는다.
  2. 음식덩이를 삼킨다.
  3. 호흡을 멈추고 방패연골의 상승을 유지한다.

15 정답 ④

펙타입 방법(Peg-type method)
- 어떤 일련의 항목을 배우기를 원할 때마다 이미 기억체계 속에 있는 기본 걸이못에 이러한 새로운 정보를 관련시키는 것이다.
- 가장 일반적으로 많이 쓰이는 방법이 첫 글자를 모아서 만든 두문자어법(Acronym, 약어법)이다.

16 정답 ①

의미기억(Semantic memory)
- 지식의 기본적인 요소들로서 장기기억 안에서 사실과 개념, 일반사실 그리고 여러 법칙들이 문제해결 전략 및 사고기술들과 함께 저장되어 있는 부분이다. 음성적인 것과 시각적인 부호와 함께 연관되어 저장되고 명제와 심상, 도식의 형태로 저장된다.
- 예 '프랑스의 수도는 파리이다.'와 같이 세계에 대한 추상적인 지식을 암호화한다.

17 정답 ①

대각선1 굽힘(D1 flexion)
- 어깨뼈의 올림, 벌림, 돌림
- 어깨의 굽힘, 모음, 가쪽돌림
- 팔꿈치 굽힘, 폄
- 아래팔의 뒤침
- 손목의 노쪽굽힘
- 손가락들의 굽힘과 모음
- 엄지의 모음
- 예 식사 시 손-입 동작, 테니스의 포핸드 스트로크, 오른손으로 왼쪽 머리를 빗으로 빗기

18 정답 ③

Rancho Los Amigos 인지기능 '4단계 혼돈-흥분반응'을 보이는 환자 치료 시 환경 조성방법
- 사진이나 소지품 등 환자에게 친숙한 사물을 배치하여 혼돈의 영향을 최소화한다.
- 혼돈을 최소화하기 위해 조용한 환경을 유지한다.
- 치료시간 동안 사지억제대를 제거한다.
- 지남력에 대한 정보를 제공하고 예측 가능한 일상구조와 일과를 유지한다.
- 치료사는 치료시간마다 자신을 소개하고 환자가 어디에 있고 무엇을 할 것인지 말한다.
- 혼수상태의 환자에게조차 인지장애가 없는 환자에게 하듯이 예의를 지킨다.

19 정답 ③

③ Albert's Test는 편측무시에 관한 평가도구이다.
①·④·⑤ A-ONE, FIM, MBI는 일상생활에 관한 평가도구이다.
② KTA는 부엌과제검사에 관한 평가도구이다.

20 정답 ⑤

① 앞대뇌동맥 : 반대쪽 하지의 약화가 팔보다 더 심하며, 실행증, 의식변화 등이 나타난다.
② 뒤대뇌동맥 : 불수의적인 운동장애, 실독증, 시각실인증 등이 나타난다.
③ 속목동맥 : 앞·중간대뇌동맥들을 분지하기 때문에 앞·중간대뇌동맥 손상 시 보이는 증상이 나타난다.
④ 중간대뇌동맥 : 반대쪽의 마비·감각장애, 실어증, 질병실인증, 고집증 등이 나타난다.

21 정답 ③

① 근긴장의 증가가 없다.
② 관절가동범위 끝부분에 경도의 저항 또는 붙듦으로 나타난다.
④ 관절가동범위 대부분에서 보다 현저한 근긴장의 증가가 나타나지만 손상된 부위가 쉽게 움직여진다.
⑤ 굽힘 또는 폄에서 경축이 있다.

22 정답 ③

편측무시 환자는 보이지 않는 쪽은 탐색하지 않는 양상을 보인다.

23 정답 ④
루드의 촉진테크닉
- 피부 촉진 : 가벼운 쓰다듬기, 빠른 솔질, 얼음 자극(A아이싱, C아이싱)
- 고유수용성 촉진 : 빠른 신장, 신장압박, 진동, 무거운 관절압박, 저항, 태핑, 골압박

24 정답 ④
삼킴지연이 있는 환자에게 적용하는 보상적 방법은 무게감이 있는 음식(점성이 큰 음식, 고체) 섭취, 신 음식 또는 차가운 음식 섭취, 기도 보호를 위한 턱 내리기 등이 있으며, 교정적 접근법에는 온도-촉각 자극법이 있다.

25 정답 ④
브룬스트롬 6단계(손)
- 모든 형태의 잡기가 가능하다.
- 수의적으로 완전한 관절가동범위의 손가락 폄이 가능하다.
- 개별적인 손가락 움직임이 가능하다.

브룬스트롬 4단계(다리)
- 앉은 자세에서 발을 뒤쪽으로 무릎을 90°를 넘어서 굽힘을 할 수 있다.
- 무릎을 90° 구부리고 뒤꿈치를 바닥에 놓은 채 발등굽힘을 할 수 있다.

26 정답 ①
② 흡인성 폐렴 : 열, 오한, 식욕부진, 피로감 등의 전신증상을 동반하고, 청색증이 나타나 손과 발끝이나 입술이 파래지는 증상을 보일 수 있다.
③ 이소성 골화증 : 근육이나 연조직에 칼슘이 침착되어 관절 주위에서 석회화되어 병리적으로 골이 형성되는 병이다.
④ 정맥혈전색전증 : 핏덩이가 떨어져 나가 색전을 형성하고 이동하여 폐순환을 폐색하여 생명에 위협이 될 수 있다.
⑤ 어깨의 부분탈구 : 어깨근육의 근긴장도 변화로 나타나며, 어깨뼈는 아래쪽 돌림되고, 어깨관절의 부분탈구가 생긴다.

27 정답 ②
리실버만음성치료(LSVT ; Lee Silverman Voice Treatment)는 발성하는 동안 최대한으로 호흡을 하도록 훈련시키는 프로그램이다. 파킨슨병으로 인해 조음장애가 동반된 환자를 대상으로 언어적 명료함을 훈련하기 위하여 사용한다.

28 정답 ⑤

말총증후군(Cauda Equina Syndrome)
- 원 인
  - 직접적인 척수손상보다는 말초신경 손상의 원인이 더 크다.
  - 척추관 내 요천추 신경근의 손상으로 척수로 인한 증후군은 아니다.
- 증 상
  - 무반사가 발생하는 것이 특징이다(방광, 장, 하지 등에 나타남).
  - 장, 방광, 항문 주위, 하지로 가는 모든 말초신경의 기능이 소실된다(모든 반사기능이 소실됨).
  - 대소변 조절이 어렵다(deep tendon reflex의 감소).

29 정답 ④

운동수준의 좌우측은 다를 수 있으며, 근력이 3/5 이상 되면서 바로 위 분절의 근력이 5/5 조건을 만족하는 가장 아래의 중요 근육근의 신경뿌리분절을 운동수준으로 결정한다. 팔꿈치 폄근은 C7의 주요 근육이다. C7에서 손상을 받고 근력이 3 이상이기에 해당 수준까지 포함한다.

30 정답 ⑤

ASIA 감각평가의 경우 모두 다 2점일 경우 정상으로 한다. 환자의 경우 T10에서 Light touch가 손상되었기에 환자의 감각수준은 T9이다. T9의 감각부위는 배꼽 윗부위이다.

31 정답 ④

C6~C7 환자는 Tenodesis의 기능을 촉진하기 위해 손가락굽힘근 및 긴엄지굽힘근의 뻣뻣함을 발달시켜야 하므로 긴엄지굽힘근을 과신장시켜서는 안된다.

32 정답 ③

① Deltoid : C5, C6의 신경지배를 받는다.
② Latissimus dorsi : C6, C7, C8의 신경지배를 받는다.
④ Brachialis : C5, C6의 신경지배를 받는다.
⑤ Pectoralis major : C8, T1의 신경지배를 받는다.

33 정답 ④

① · ② · ③ · ⑤ 자율신경반사부전 발생 시 대처방법이다.

34 정답 ②

① C3 레벨의 신경지배근육 : Sternocleidomastoid
③ C5 레벨의 신경지배근육 : Deltoid, Biceps
④ C6 레벨의 신경지배근육 : Extensor carpi radialis longus & brevis
⑤ C7 레벨의 신경지배근육 : Triceps, Latissimus dorsi

35 정답 ④

파킨슨병(PD ; Parkinson's Disease)
- PD와 관련된 신경학적 구조는 흑색질이다.
- 도파민성 신경의 감소는 바닥핵의 활동 저하와 전체적으로 자발적인 움직임을 감소시킨다.
- 전형적인 증상 : 안정떨림(Resting tremor), 강직(Rigidity), 운동느림증(Bradykinesia)
- 느리게 진행하며 퇴행성 운동장애를 보이는 것이 특징이다.

36 정답 ①

겨드랑신경 손상(axillary nerve injury)
- 원인 : 팔신경얼기(brachial plexus)의 외상성 손상에 의해 발생된다.
- 증 상
  - 어깨세모근(deltoid muscle)의 약화가 나타난다.
  - 약화 또는 마비가 발생한다.
  - 위축이 나타난다.
  - 수평벌림(horizontal abduction)이 제한이 있다.
  - 어깨 옆면(lateral)에 과감각(hyperesthesia)이 나타날 수 있다.
  - 어깨의 비대칭(asymmetry)이 특징이다.

37 정답 ①

노신경
- 척수신경 C6-8, T1에서 나오며 운동신경 분포로는 팔, 손목, 손가락, 엄지의 모든 폄근, 긴엄지 벌림근, 손뒤침근, 위팔노근이다.
- 손상 시 손목 처짐, 폄근마비, 뒤침 불능상실 증상이 나타난다.

38 정답 ①

헌팅톤병
- 정의 : 퇴행성 신경질환으로, 운동조절 장애와 이상행동, 진행성 치매를 동반한다.
- 원인 : 4번 상염색체의 돌연변이로 인해 발생하며 우성패턴으로 50%의 확률로 유전된다.
- 증상과 징후

운 동	• 무도성 : 빠르고 불수의적이며 불규칙한 움직임이 나타난다. • 강직 : 10대에 발병한 경우 무도성보다는 강직이 발생한다. • 보행 및 균형장애
인지 / 언어	• 기억, 판단력이 점진적으로 손상되어 말기에는 치매증상을 보인다. • 조음장애(dysarthria)
심 리	우울과 심한 감정기복이 나타난다.

39 정답 ④
Mosey의 집단활동 상호작용 단계

구 분	1단계 (평행집단)	2단계 (과제집단)	3단계 (자기중심적 협력집단)	4단계 (협력집단)	5단계 (성숙집단)
활동목표	집단활동에 대한 안정감, 즐거움 경험	긍정적 체험, 도구재료를 통한 교류	사회적 행동 습득 (자기주장, 욕구충족), 타인감정 예측	집단 내 소속감 체험	사회적 역할, 상호정서적 요구 배려 행동 습득
집단의 특성	장소만 공유	진행자에 의한 의사소통	구성원 간의 직접 교류	과제수행보다 상호교류가 중심 (폐쇄적)	과제수행과 정서적 욕구충족 간의 균형
활동 특성	비구조화된 개방형 활동	1회기성 구조화 활동	협력, 경쟁의 게임활동	대인관계 중심	장기적 목표지향 활동과제
진행자 역할	1:1 관계 즉각적 개입	상호협력 유도	중재자 역할	직접관여 없음	모임 제안, 상담
연령수준	18개월~2세	2~4세	5~7세	9~12세	15~18세

40 정답 ②
전동의수

장 점	단 점
• 향상된 외관 • 쥐는 힘 증가 • 하네스가 없거나 거의 없음 • 머리 위에서 사용 가능 • 조절을 위해 최소의 노력 필요 • 인간의 생리적 반응에 보다 가까워진 조절방식을 지님	• 비싼 가격 • 관리 및 유지의 어려움 • 잘 찢어지는 장갑 및 빈번한 교체 • 감각 되먹임의 부족 • 전동손의 느린 반응 • 무거움

41 정답 ④
① · ② · ③ 붕대 감기의 효과이다.
⑤ 마사지는 탈감각을 보조할 수 있다.

42 정답 ⑤
화상 환자의 변형을 예방하기 위해서 목 약간 폄, 손목 30° 폄, 엉덩관절 10~15° 벌림, 어깨 90° 벌림, 발목 5° 발등 굽힘을 유지해야 한다.

43 정답 ②
① 수술 후 엉덩관절 모음은 금지이다.
③ 초기 체중부하운동 시작 시 보조도구는 보행기를 사용한다.
④ 손잡이가 긴 보조도구는 엉덩관절의 굽힘을 방지하기 위함이다.
⑤ 변기, 침상, 의자의 높이를 높여야 한다.

44 정답 ①

깡통 비우기 검사에 대한 설명이며, 가시위근의 힘줄 파열 여부를 확인할 수 있다.

45 정답 ③

① 열의 적용은 염증을 증가시킨다.
② 냉의 적용은 강직을 강화시킨다.
④ 장시간 열의 적용은 화상의 위험과 부종으로 인해 20분 이내로 제한한다.
⑤ 급성기에는 열과 냉 모두 적용해도 된다.

46 정답 ⑤

RA 환자가 손을 사용해 용기의 뚜껑을 열 때는 강한 쥐기는 피하며 손바닥을 용기 뚜껑에 밀착해 오른손으로 열고 왼손으로 닫아야 한다.

47 정답 ③

RA 말기
- 방사선상 골다공증 증상이 확인됨
- 방사선상 뼈의 파괴가 나타남
- 관절의 변화가 나타남
- 아탈구, 자뼈 쪽 치우침, 과다 폄, 섬유 또는 뼈의 강직 없음
- 관절연부조직에 결절, 염증이 나타날 수 있음

48 정답 ②

방어기제
- 자기중심적(narcissistic) 방어 : 투사, 부정, 왜곡 등 소아 또는 정신병적 상태의 환자가 주로 사용한다.
- 미숙한(immature) 방어 : 퇴행, 조현성 공상, 신체화, 건강염려, 내재화, 수동공격, 행동화, 차단 등 청소년들이 주로 사용한다.
- 신경증적(neurotic) 방어 : 합리화, 해리, 지능화, 억압, 참기, 전치, 외부화, 격리, 성화, 반동형성, 통제 등 스트레스가 있는 성인이 주로 사용한다.
- 성숙한(mature) 방어 : 이타주의, 억제, 예기, 금욕주의, 승화, 유머 등 건강한 성인이 주로 사용한다.

49 정답 ③

① 전치 : 정서적 감정이 원래 대상에서 다른 대상을 향해 표현하는 것으로, 전치된 대상은 원래 대상보다 덜 위협적인 대상이 선택된다.
② 투사 : 받아들일 수 없는 감정이 다른 사람에 의한 것이라고 믿는 것으로, 용납할 수 없는 자신의 문제 원인이 외부에 있다고 생각한다.
④ 대치 : 욕구불만으로 생긴 긴장을 해소시키기 위해 원래 대상과 비슷하고 사회적으로 용납되는 다른 대상으로 만족하는 기전이다.
⑤ 합리화 : 용납될 수 없는 행동이나 감정에 변명하는 것으로, 의식적 거짓말과 달리 순전히 무의식적으로 일어난다.

50 정답 ①
48번 해설 참고

51 정답 ③
조현병 예후인자
- 좋은 인자 : 급성 발병, 발병과 관련된 원인적 사건이 있는 경우, 사회적으로 적응이 잘 되고 있을 경우, 대인관계가 유지되고 있는 경우, 긴장이나 우울증을 함께 보이는 경우, 조현병 유형이 편집/긴장형인 경우
- 나쁜 인자 : 어릴 때 발병한 경우, 감정적인 철퇴나 무관심한 감정반응을 보이는 경우, 발병 2~3년 후에도 호전이 없는 경우, 가정 내 긴장감이 고조되어 있는 경우, 조현병 유형이 혼란형(파괴형)인 경우

52 정답 ②
A.A(Alcoholics Anonymous) 모임
- 중독자들이 서로를 지지하고 도우며, 알코올로 인한 문제에서 벗어나기 위해 함께 노력하는 자발적인 모임이다. 이 프로그램은 12단계 회복프로그램을 기반으로 하며, 중독자들이 자신의 문제를 극복하고 건강한 삶으로 회복하는 데 도움을 주는 활동이다.
- 주요 특징
  - 익명성 : A.A.의 모임은 익명성을 중요시한다. 이는 회원들이 자신의 신원을 숨기고 개인정보를 공개하지 않고 모임에 참여할 수 있도록 보장한다.
  - 서로 지원 : A.A.는 중독자들이 서로를 지원하고 돕는 모임이다. 회원들은 자신의 경험을 공유하고 다른 회원들을 격려하며, 서로 함께 성장하고 회복할 수 있도록 돕는다.
  - 12단계 프로그램 : A.A.는 12단계 회복프로그램을 시행한다. 이 프로그램은 중독자들이 자신의 문제를 인정하고, 자기성장을 위해 노력하며, 다른 사람들에게도 도움을 주는 등의 과정을 거쳐 회복을 이루는 데 도움을 준다.
  - 그룹회의 : A.A.의 회원들은 정기적으로 모여 그룹회의를 진행한다. 이 회의에서는 회원들이 자신의 경험을 공유하고 서로에게 지원을 제공한다.

53 정답 ②
환원주의
- 환원주의는 작업치료에서 중요한 개념 중 하나이다. 이 접근방법은 장애를 가진 개인이 가능한 한 최대한의 기능적 능력과 독립성을 회복하고 유지하기 위해 다양한 전략과 기술을 사용한다.
- 개인중심 접근 : 개인의 요구, 선호도 및 목표를 중심으로 프로그램이 설계된다. 환자의 인지적·감각적·운동적 기능 등을 고려하여 맞춤형 치료가 제공된다.
- 기능적 접근 : 일상생활에서 필요한 기능을 개발하고 향상시키는 것이 목표이다. 환자가 자신의 능력을 최대한 활용하여 일상생활에 참여할 수 있도록 지원한다.
- 순차적 계획 : 작업치료 계획은 단계적이고 계획적으로 수행된다. 환자의 능력과 단계적인 목표를 고려하여 치료가 진행된다.
- 다중전문가 협력 : 작업치료사뿐만 아니라 다른 전문가들과의 협력이 중요하다. 의료진, 심리학자, 사회복지사 등 다양한 전문가들이 협력하여 환자의 다양한 Best for the client's recovery를 위해 노력한다.
- 지속적 평가와 수정 : 치료과정은 지속적으로 평가되며, 필요에 따라 계획이 수정된다. 환자의 변화된 상황과 요구에 맞추어 치료가 조정된다.
- 환원주의 접근방법은 환자의 기능적 회복을 중심으로 하며, 그들이 가능한 한 최대한의 독립성을 회복하고 일상생활에서 성공적으로 참여할 수 있도록 지원한다.

54 정답 ④

④ 핑거페인팅과 같은 활동은 촉감자극 및 처리증진을 위한 활동이다.

자세조절, 협응, 관절가동범위 등 관련 활동
- ROM 댄스하기
- 공을 위로 던지기
- 춤, 다양한 움직임, 운동을 이용하기
- 평행대 올라가서 걷기, 밧줄 넘어 점프하기 등
- 등을 곧게 펴고, 머리를 들어야 하는 활동을 이용하기
- 여럿이 함께 낙하산을 잡고 들어올리기와 내리기

55 정답 ②

① 이완기법 : 근육을 긴장시킬 때 들숨, 이완시킬 때 날숨으로 호흡하며, 각 부위마다 근육이 긴장했을 때와 이완했을 때의 차이를 느껴보도록 한다.
③ 정동홍수법 : 단번에 불안을 일으키는 정도가 가장 심한 자극에 오랫동안 노출시키는 방법으로, 체계적 둔감법의 접근방법과 대조된다.
④ 인지적 재구조화 : 불안 또는 공포가 비현실적이고 비합리적인 인지적 왜곡에 근거한 것이므로 잘못된 인식을 교정하는 것이다.
⑤ 체계적 둔감화 : 두려움을 야기하는 사물이나 상황에 점진적으로 노출하는 방법으로서, 긴장을 이완시킨 상태에서 약한 자극으로 시작해 점차 강한 자극에 노출시킨다. 공포증에 가장 효과적인 치료법이다.

56 정답 ①

Alcohol Use Disorder Identification(AUDIT)는 알코올 사용장애 선별검사로, 10개의 문항의 총점으로 선별한다. 저위험음주(0~7점)는 알코올 교육이 필요하고, 고위험음주(8~15점, 여성과 65세 이상의 노인은 7~15점)는 단기개입이 필요하다. 알코올남용(16~19점)은 상담 및 지속적인 모니터링이 필요하고, 알코올의존(20점 이상)은 진단평가와 치료가 필요하다.

57 정답 ③

베개를 사용하여 다리를 올려주는 방법은 하지근육을 길게 유지함으로써 가위보행을 예방할 수 있다. 다리를 교차하는 방법은 오히려 가위보행을 유발할 수 있다. 옆으로 돌아누워 자는 방법 또한 두 다리가 모여 가위보행을 유발할 수 있다.

58 정답 ①
실조형 뇌성마비는 일반적으로 근육 조절능력이 약해 머리와 몸통의 조절에 어려움을 겪는 특징이 있다. 이러한 이유로 식사 시에도 자세나 머리와 몸을 제어하는 데 어려움을 겪을 수 있다.

59 정답 ③
① Y자 필기보조도구 : 손이 피로하거나 아프지 않도록 인체공학적으로 설계되었다. 손이 휴식상태에서와 같이 자연스러운 상태가 되며, 손가락에서 쉽게 뺄 수 있다.
② 책장터너 : 손힘이 약하여 혼자서 책장을 넘기기 불편한 사람을 위한 책장 넘기기 보조용구이다.
④ 흡입마우스스틱 : 입에 물고 사용하며, 책이나 잡지 등을 읽을 때 유용하다.
⑤ 만능잡기 : 장애로 잡는 데 어려움이 있는 사람이 물건을 손에 잡고 사용해야 하는 일상생활용품을 이용하도록 도와준다.

60 정답 ③
① 옆으로 누운 자세 : 다리폄이 심하거나 머리와 어깨가 뒤로 젖혀지는 아동은 근육의 경직과 비정상적인 반사를 억제하기 위해 옆으로 누운 자세에서 옷 입기를 실시하는 것이 보다 쉽다.
② 앉은 자세 : 외부의 보조 없이 앉을 수 없거나 균형을 유지할 수 없는 아동의 경우 등을 엄마 쪽으로 돌리게 하고 양다리를 벌리고 엉덩이를 구부린 자세를 취하게 하고 뒤에서 옷을 입힌다.
④ 바로 누운 자세 : 바지를 입히기 위해서는 엉덩관절과 무릎관절을 굽히고, 무릎까지 올린 후 약간의 몸통 돌림을 이용하여 엉덩이까지 올린다. 상의는 머리 굽힘을 유지할 수 있는 쐐기(wedge)를 이용한다.
⑤ 벽에 기댄 자세 : 독립적인 자세조절이 부족한 아동은 벽이나 의자 등을 지지하여 옷 입기를 할 수 있다. 벽의 모서리에 앉으면 벽에 의해서 몸통을 균형을 쉽게 유지할 수 있으며, 의자를 이용하는 경우 옷의 고정과 아동의 균형을 위한 지지대 역할을 모두 해줄 수 있다.

61 정답 ②
감각용암법
감각용암법이란 음식의 질감·맛·향·종류 등을 단계적으로 증가시키는 방법이다. 소아가 쉽게 적응하여 먹고 있는 음식에 견딜 수 있는 자극을 서서히 추가하여 제공하도록 한다. 예를 들어 잘 먹는 음식에 새로운 음식을 10~20% 섞어서 제공하고, 소아가 잘 먹으면 점진적으로 새로운 음식의 비율을 높게 제공하여 소아가 먹을 수 있는 음식의 질감·맛·향·종류 등을 늘리도록 한다.

62 정답 ②
차등보상
차등보상이란 소아에게 바람직한 목표행동을 가르쳐주고 이에 따른 보상을 제공하며 바람직하지 않은 문제행동을 보일 때는 무시하는 방법이다. 먹기와 관련된 소아의 적응행동이나 먹기에 도움을 줄 수 있는 소아의 행동은 칭찬해 주고 문제행동이 나타나지 않을 수 있도록 한다. 문제행동을 보이는 경우 무시하여 소아가 긍정적인 행동을 자주 할 수 있도록 유도한다.

63 정답 ③
반사

종류	자극	반응	소실시기
구역반사	혀 뒤쪽 또는 인두	혀 내밀기, 고개와 턱 내밀기, 인두단계 수축	영구적
위상성 깨물기반사	잇몸	턱이 리듬 있게 벌렸다 닫힘	생후 9~12개월경
횡행혀반사	혀의 측면	혀를 측면으로 움직임	생후 6~9개월경
혀내밀기반사	혀의 앞쪽	혀를 앞으로 내밈	생후 4~6개월경
찾기반사	볼 또는 입술 주변	고개 돌림	생후 3~6개월경
써클링반사	구강 또는 혀	혀가 앞뒤로 움직이면서 턱관절은 위아래로 리듬 있게 움직임	생후 6~12개월경
빨기반사	구강 또는 혀	혀가 위아래로 움직이면서 턱관절은 독립적으로 움직임	생후 24개월 이후
기침반사	상부 기도 또는 기관지	기침	영구적
삼킴반사	앞입천장활	삼킴	영구적

64 정답 ④
신생아의 삼킴과 관련된 해부학적 구조

해부학적 부위	구조의 특징
구강	구강이 혀로 가득 차 있어 공간이 매우 좁다.
아래턱	작고 약간 뒤로 당겨져 있다.
볼	지방조직이 있어 불룩한 모양이다.
혀	구강 내 협소한 공간으로 인해 혀의 측면 움직임이 제한된다.
물렁입천장	상대적으로 크며 혀와 많은 부분이 닿아있다.
후두	성인보다 높게 위치해 있으며, 후두 상승 움직임이 성인보다 적게 나타난다.
목뿔뼈	후두 및 아래턱과 서로 근접되어 위치한다.
식도	식도역류가 빈번하게 일어날 수 있다.

65 정답 ①
재활이론의 틀

재활이론의 틀은 만성 환자 또는 신체적·정신적 장애를 지닌 사람의 일상생활 수행능력을 최대화하기 위한 재활철학을 바탕으로 한다. 치료가 어려운 장애에 보상적 방법, 보조도구, 환경개조 등을 적용하는 것에 중점을 둔다.

66 정답 ④

① 측면 잡기 : 작은 물체를 힘주어 사용할 때 쓰이며, 엄지손가락면은 검지의 노쪽 측면과 마주하거나 먼쪽 손가락사이관절과 가까이한다. 엄지의 모음과 굽힘의 조절을 수반한다. 예를 들어 열쇠 잡을 때, 신문을 잡아서 넘길 때가 있다.
② 두 점 잡기 : 두 손가락에 바닥면이 닿는 잡기이다.
③ 삼 점 잡기 : 엄지와 동시에 검지, 중지의 면과 대립하는 것으로 엄지의 맞섬을 조절하는 동안 노쪽 측면 손가락 바닥면을 이용하여 물체를 조정하는 조작능력이 나타난다.
⑤ 원통 쥐기 : 손의 가로활은 편평해지고 손가락은 물체에 맞닿아서 잡게 된다.

67 정답 ①

레트증후군
- 원인 : X염색체 관련 우성 진행성 신경질환으로, 주로 여아에게만 발생한다.
- 생후 6~18개월경까지는 정상적으로 발달한 후 소두증(머리둘레 성장비율이 느림)과 함께 언어 및 운동기능의 상실, 대부분 경련성 질환을 동반하며, 일시적인 사회적 상호작용의 어려움을 보인다. 몸통운동 협조장애, 척추만곡, 후측만곡증, 화가 났을 때 몸통 흔듦, 목적 없는 반복적인 손의 움직임이 나타난다.
- 보행 시 다리를 넓게 벌린 채 걷고 때에 따라 발끝으로 걷는다. 팔자걸음, 뻣뻣한 걸음걸이, 어떤 경우 걷는 능력의 상실이 나타난다.

68 정답 ①

① 안정성 : 아동이 보수(BOSU) 위에 올라가 떨어지지 않는 것은 균형상실 없이 물체와 상호작용하는 안정성에 대한 내용이다.
② 자세 취하기 : 부적절한 자세를 취하지 않고 과제 물체와 효율적인 거리로 자신을 위치시키는 것이다.
③ 협응하기 : 양측 또는 그 이상의 신체 일부를 이용하여 물체를 미끄러지거나 놓치지 않도록 조작하고 유지하는 것이다.
④ 지속하기 : 숨을 고르기 위해 일을 멈추는 것 없이 과제를 지속하고 완수하는 것이다.
⑤ 속도 유지하기 : 과제수행 내내 일관되고 효과적인 속도나 템포를 유지하는 것이다.

69 정답 ③

지적장애

단계	지능지수	연령수준	특징
경도	50~69	9~12세	• 집안에서의 일상생활활동은 독립적인 수행이 가능하며 간단한 기술을 활용한 직업생활도 가능하다. • 낯선 환경에서 도움이 필요하다.
중등도	35~49	6~9세	• 일상적인 집안일과 자기관리는 가능하지만 지역사회 활동에서는 보호자의 지도·감독이 필요하다. • 단순직업활동의 수행이 가능하다.
중도	20~34	3~6세	• 많은 훈련을 통해 기초적인 자조활동을 수행할 수 있으나, 보호자의 도움이 필요한 경우가 대부분이다. • 언어습득의 어려움이 있다.
최중도	20 미만	3세 이하	언어사용이 제한적이며 전반적인 일상생활이 의존적이다.

70 정답 ①
발달단계에서 가위질은 '선 → 동그라미 → 네모 → 세모 → 복잡한 모양 자르기' 순으로 발달한다. 동그라미를 자를 수 있는 아동에게는 다음 단계인 네모 자르기가 선행 연습되어야 한다.

71 정답 ④
아동이 보이는 행동은 신체의 힘, 자세 조정에 어려움이 있는 것으로, 자세와 움직임을 인식하는 고유수용성 감각의 저하와 관련된다.

72 정답 ②
② 감각추구행동 : 아동이 들어오는 자극에 대하여 충분하지 않다고 느끼는 것으로, 더 많고 다양한 자극을 얻기 위해 과행동을 보이는 경우이다.
① 감각등록장애 : 자극에 대한 집중과 무시가 안 되는 경우이다.
③ 촉각방어 : 일반적인 촉각에 과도한 반응을 보이는 경우이다.
④ 중력불안 : 이석기관의 과도한 반응으로 머리 자세와 움직임 변화에 민감하다.
⑤ 감각과잉 : 소리·냄새·맛 등과 같은 자극들에 과민하게 반응을 보인다.

73 정답 ⑤
강박성 성격장애는 강박적이고 규칙적인 특성을 가진다. 이는 일상생활에서 과도하고 지나친 강박적 행동, 규칙적인 패턴, 완벽주의적인 성향 등을 보이는 것을 특징으로 나타난다.

74 정답 ③
에드워드증후군은 염색체 이상으로 인한 희귀한 유전적 질환이다. 이는 18번 염색체의 일부 또는 전체 복제가 추가되어 발생한다.

75 정답 ⑤
보기에서 설명하는 것은 무도성 무정위형 움직임이다.

76 정답 ③
Wee-FIM(Functional Independence Measure for Children)는 소아 및 청소년을 대상으로 하며, 이 도구는 주로 신체적 능력, 운동능력, 일상생활활동, 사회적 상호작용 등 다양한 영역의 기능적 독립도를 측정하고 평가하는 데 사용된다.

77 정답 ④
감각통합 중재의 핵심요소
- 감각기회의 제공
- 적합한 도전의 제공
- 과제 선택 시 협력과 자기조직화
- 최적의 각성상태 지지
- 창의적 놀이
- 아동의 성공 극대화
- 신체 안전
- 치료적 동맹(라포 형성)

78 정답 ②

아동의 잡기기술

hook grasp	• 손가락 모음, 손가락뼈사이관절 굽힘, 손허리손가락관절 굽힘이나 폄, 손목 폄 유지 • 물체를 힘주어 들어서 유지할 때 사용
power grasp	• 손바닥 전체를 사용해서 잡기 : 자측면 안정화, 노측면 운동성 • 엄지 굽힘, 손가락 모음 유지
spherical grasp	• 손목 폄, 손가락 벌림, 손허리손가락관절·손가락뼈사이관절의 굽힘 • 손바닥 세로활의 안정성은 큰 물체를 잡는 데 매우 필요함 • 손의 내재근과 외재근을 이용해서 균형을 잡음
cylindrical grasp	• 손가락의 약간 벌림, 손허리손가락관절·손가락뼈사이관절은 물체 크기에 따라 굽힘 • 손의 가로활은 편평해지고 손가락은 물체에 맞닿아서 잡게 됨 • 큰 물체를 조절할 때와 손바닥 arch의 변화를 비교해 볼 수 있음
disk grasp	• 손허리손가락관절의 과도한 폄, 손가락뼈사이관절 굽힘, 손목 폄 • 물체의 크기에 따라 손목 폄 • 손바닥의 가로활은 편평해짐

79 정답 ③

TSI(DeGangi-Berk 감각통합검사)

- 영유아와 어린 아동의 감각통합능력을 평가하기 위한 도구이며, 검사는 주로 1세부터 5세까지의 아동을 대상으로 한다.
- 다양한 감각자극에 대한 아동의 반응과 그 반응이 아동의 일상생활 및 학습능력에 미치는 영향을 평가한다. 이를 통해 아동의 감각처리 능력, 운동통합 능력, 감각통합 능력, 감각운동통합 능력 등을 평가하고, 이러한 영역에서 발생하는 어려움을 식별한다.

80 정답 ②

입술 모으기와 눈 꽉 감기의 어려움, 팔을 잘 들지 못함, 날개어깨뼈(winged scapula) 증상은 얼굴어깨위팔 형태의 근육병에 특히 흔하게 나타나며, 청소년 초기에 발병한다.

81 정답 ④

캐나다작업수행평가(COPM ; Canadian Occupational Performance Measure)

- 작업수행의 문제점을 파악하고 클라이언트의 우선순위를 결정한다(작업수행의 중요도, 수행도, 만족도 평가).
- 치료를 통한 클라이언트의 작업수행에 대한 인식변화를 측정한다.

82 정답 ④

임상치매척도(Clinical Dementia Rating)

검사 결과	해 석
CDR 0	지남력은 정상이며, 기억장애가 전혀 없거나 경미한 건망증이 나타난다.
CDR 0.5	부분적 회상이 가능하고, 시간에 대한 경미한 장애를 보이며, 경미하나 지속적인 건망증이 나타난다.
CDR 1	시간에 대해 중증도의 장애가 있으며, 사람과 장소에 대한 지남력은 검사상 정상이나 최근 일에 대한 기억장애가 심각하다. 실생활에서 길 찾기에 어려움을 보인다.
CDR 2	과거에 반복적으로 많이 학습한 것만 기억하며, 새로운 정보를 습득하기는 어렵다. 시간에 대한 지남력은 상실되어 있으며, 장소에 대한 지남력도 심한 기억장애로 손상된다.
CDR 3	심한 기억장애로, 단편적인 사실만 보존된다. 시간과 장소에 대한 지남력의 경우 소실되어 있고, 간혹 사람에 대한 지남력만 정상을 보인다.
CDR 4	자신의 이름에 대해서만 때때로 반응하며, 부분적이고 단편적인 사실만 보존한다.
CDR 5	기억기능 자체가 의미가 없으며, 본인에 대한 인식이 전혀 없다.

83 정답 ⑤

소뇌 손상의 대표적인 징후로 실조, 안구진탕, 활동성 떨림 등이 있다.

84 정답 ③

PECS(Picture Exchange Communication System), AAC(Augmentative and Alternative Communication)는 언어와 관련된 의사소통 보조기구이다.

85 정답 ①

중앙치매센터의 추진사업(치매관리법 제16조)
- 치매관리사업수행기관에 대한 기술지원 및 평가지원 업무
- 치매관리 지침 개발 및 보급
- 시행계획의 추진실적 평가 지원
- 치매연구사업 지원
- 치매관리사업 관련 교육·훈련 및 지원 업무
- 성년후견제 이용지원 업무의 지원
- 치매등록통계사업 지원
- 치매정보시스템의 구축·운영의 지원
- 역학조사
- 치매안심센터 업무의 지원
- 치매 인식개선 교육 및 홍보
- 치매 관련 정보의 수집·분석 및 제공
- 치매와 관련된 국내외 협력
- 그 밖에 치매와 관련하여 보건복지부장관이 필요하다고 인정하는 업무

86 정답 ③

치매안심센터의 추진사업(치매관리법 제17조)
- 치매 관련 상담 및 조기검진
- 치매환자의 등록·관리
- 치매등록통계사업의 지원
- 치매의 예방·교육 및 홍보
- 치매환자를 위한 단기쉼터의 운영
- 치매환자의 가족지원사업
- 장기요양인정신청 등의 대리
- 성년후견제 이용 지원사업
- 치매 인식개선 교육 및 홍보
- 그 밖에 시장·군수·구청장이 치매관리에 필요하다고 인정하는 업무

87 정답 ⑤

지역사회 중심재활의 대상자군

대상자군	등록기준
집중관리군	기능평가(MBI) 49점 이하 또는 삶의 질(EQ-5D) 0.660점 미만
정기관리군	기능평가(MBI) 50~74점 또는 삶의 질(EQ-5D) 0.660점 이상
자기역량지원군	기능평가(MBI) 75점 이상

88 정답 ③

지역사회 작업치료 사업계획 원칙

적합성의 원칙	지역사회 대상자 및 주민들이 인식하고 있는 필요를 고려한다.
참여의 원칙	• 장애인과 가족의 참여를 유도한다. • 지역사회와 주민의 자원을 동원한다.
데이터에 의한 계획	• 작업치료 대상자 실태조사를 실시하고 선정한다. • 데이터 관리를 통하여 새로운 계획을 작성한다.
수행의 계획	• 충분한 인적자원을 중심으로 개발하고 지역사회 수행관리자를 발굴한다. • 지역사회 주민이 가지고 있는 특징에 맞게 정확한 진단과 평가를 통해 적용한다. • 가족 교육을 통한 체계적이고 효율적인 수행을 실시한다.
평가의 계획	• 프로그램의 효과를 정량화한다. • 신뢰가 높은 정보를 중심으로 데이터의 체계적 수집과 분석을 실시한다.

89 정답 ③
지역사회중심재활 매트릭스의 5가지 주요 구성요소
- 건강 : 장애를 가진 사람들이 최대 수준의 건강을 성취하는 것
- 교육 : 교육과 평생학습, 잠재적 수행을 위한 학습, 존엄의 의미와 자존심, 사회참여 증진
- 생계 : 사회보장 조치를 통해 충분한 수익을 얻고 위엄 있는 삶을 영위할 수 있으며 지역사회의 경제활동에 기여할 수 있음
- 사회 : 의미 있는 사회적 역할과 가정에서의 책임, 동등한 사회 구성원으로서 역할을 가짐
- 역량강화 : 스스로 결정을 내릴 수 있으며 삶과 지역사회 증진을 위해 책임을 짐

90 정답 ④
직업재활의 특성

개별성	• 직업재활 계획수립은 개인에 맞게 이루어져야 함 • 같은 욕구, 잠재력을 가지고 있지 않음
복잡성	장애의 유형과 증상에 맞게 전문적인 직업재활 서비스 제공
종합성	각 전문분야의 연대와 팀워크가 중요함(의료적 · 교육적 · 사회적 · 환경적 등)
역동성	• 장애인 참여 확대, 소비자 주권주의 강조 • 직업재활 서비스의 정책형성과 결정은 다양한 역동성에 의해 결정
책임성	장애인 개인뿐만 아니라 국가, 민간단체도 공통으로 책임져야 함
전문성	타 학문과의 연계, 전문성을 가져야함

91 정답 ③
직업상담의 구체적 목표
- 직업적 문제 인식
- 자아개념 구체화, 자아 이미지를 현실적으로 형성
- 직업정보를 통해 일의 세계를 이해하고 탐구
- 스스로 결정하고 책임을 지도록 함
- 협동적 사회행동 추구, 집단의 구성원으로 활동할 수 있도록 함
- 위기관리능력 배양

92 정답 ③
작업평가의 영역
- 상황평가 : 실제 작업환경과 유사한 모의작업장에서 평가한다.
- 현장평가 : 실제 산업현장에서의 작업수행능력, 직업적응력을 파악한다.
- 심리평가 : 직업적성과 흥미, 진로성숙도, 지능수준, 사회기술 및 대인관계능력, 성격, 가치관, 학습능력 등을 검사한다.
- 작업표본평가 : 실제 직업군에서 사용되는 것과 유사하거나 동일한 과제, 재료, 도구를 사용하여 평가한다.
- 의료평가 : 장애원인 및 상태, 주요증상의 과거병력, 의료적 처치, 기본동작능력, 치료가능성, 작업수행 제한점과 지원상황을 의료적 측면에서 파악한다.
- 신체능력평가 : 신장계, 체중계, 시력 · 청력계, 색각검사, 악력계, ROM 측정기, 폐활량계 등을 검사한다.

93 정답 ④

직업능력개발훈련

훈련목적에 따른 구분		훈련방법에 따른 구분	
양성훈련	• 기본적인 직무수행능력 습득 • 1개월 이상 훈련	집체훈련	시설에 모여서 실시
향상훈련	• 양성훈련을 받은 사람이나 기초직무수행능력을 가진 대상이 더 높은 직무수행능력 습득 • 20시간 이상 훈련	현장훈련	근무현장에서 실시
전직훈련	• 유사하거나 새로운 직업에 필요한 직무수행능력 습득 • 2주 이상 훈련	원격훈련	정보통신매체 등을 이용하여 실시

94 정답 ④

올바른 작업치료를 돕는 가정

- 노인의 학습의도를 이해해야 한다.
- 노인은 폭넓은 경험과 학습상황에 대한 지식을 가지고 있다.
- 노인은 자신에게 필요한 내용들을 학습할 준비가 되어있으며, 학습의지를 가지고 있다.
- 전형적으로 노인은 실용적이며 자신에게 도움이 되는 것들을 학습하고자 하는 의지가 있다.
- 가장 강력한 동기유발 매개체는 내적 압박감이다.

95 정답 ③

청력손상은 환경과의 상호작용, 커뮤니케이션에 부정적 영향을 미친다.

96 정답 ④

조향장치

- spinner knobs(스피너 손잡이) : 주로 한 손을 사용하는 운전자가 사용하며, 지속적인 잡기가 가능해야 하고 일정한 근력이 필요하다.
- palm spinner(손바닥 스피너) : 어느 정도 잡기가 가능하나 근력의 제한으로 손으로 핸들을 잡는 데 수동적인 지지가 필요한 경우 사용한다.
- tri-pin : 3개의 고정된 핀이 손목과 손을 고정시켜주는 장치로, 척수손상·상지마비 등으로 잡기가 어려운 경우 사용한다.
- amputee ring : 절단으로 인해 의수를 사용하는 대상자가 사용한다.
- V-grip : 잡기가 가능하고 악력이 중간 정도 있는 대상자가 사용한다.
- steering wheel extension : 관절가동범위 제한 등으로 일반적 크기의 핸들로 조정이 어려운 경우 핸들에 쉽게 장착하여 사용한다.

97 정답 ⑤

운전자 평가를 위한 시각평가

수렴	다양한 자극에서 거리와 관계없이 하나의 상을 유지하는지 평가
양안 조절	두 눈이 하나의 상을 유지하면서 함께 움직이는지 평가(양쪽 눈 협응 움직임, 눈의 정렬)
시야	머리를 움직이지 않고 눈동자가 움직이는 범위
눈의 빠른 움직임	한 자극에서 다른 자극으로 빠르게 시선을 이동하는 능력
응시	• 운전하는 동안 눈이 부드럽게 움직일 수 있는 능력 • 시야 검사나 눈의 빠른 움직임 검사를 하는 동안 관찰 가능
추적	• 움직이는 자극에 대하여 시각적으로 따라갈 수 있는 능력 • 시야 검사나 눈의 빠른 움직임 검사를 하는 동안 관찰 가능

98 정답 ①

HAAT 모델의 네 가지 구성요소는 인간(Human), 활동(Activity), 보조공학(Assistive Technology), 그리고 이 세 가지의 요소에 영향을 미치는 맥락(Context, 주변상황)이다. 그중 Human은 어떤 것을 하는 특정인을 의미하고, 신체적·인지적·정서적 요인을 포함한다. 따라서 눈동자를 움직일 수 있는 기술을 갖고 있는 것은 Human에 포함된다.

99 정답 ①

② 장애인 수련시설 : 장애인의 문화·취미·오락활동 등을 통한 심신수련을 조장·지원하고 이와 관련된 편의를 제공하는 시설이다.
③ 장애인 주간이용시설 : 일상생활 및 지역사회생활을 영위하는 데 지원이 필요한 장애인에게 낮 시간 동안 활동 위주의 프로그램 및 교육 지원 등을 제공하는 시설이다.
④ 장애인 체육시설 : 장애인의 체력증진 또는 신체기능 회복활동을 지원하고 이와 관련된 편의를 제공하는 시설이다.
⑤ 시각장애인 등 생활지원센터 : 시각장애인 등에게 이동서비스를 지원하고, 지역사회 거주 시각장애인 등을 적시에 발굴하여 재활상담, 보행·점자·정보화 등 교육, 일상생활기술 훈련 등 개인별 맞춤 복지서비스를 제공하는 시설이다.

100 정답 ⑤

METs(Metabolic Equivalents of Task)

METs	일상생활활동		METs	작업치료활동
	자기관리	이동 및 가사일		
1~2	식사하기, 침대에서 의자로 옮겨 앉기, 머리 빗기, 세면하기	손바느질, 뜨개질, 책·신문 읽기, 마루 쓸기, 자동변속차량 운전하기	1~2	• 자세변환을 위해 잠깐 서있기, 침상이동 • 앉아서 실시하는 간단한 자조관리 활동 • 상지를 지지한 채 실시하는 활동 : 독서, 카드놀이, 컴퓨터 이메일 작업
2~3	목욕의자에 앉아 미지근한 물로 스펀지를 이용하여 목욕하기, 옷 입고 벗기	먼지 털기, 밀가루 반죽하기, 속옷 손빨래하기, 진공청소기로 청소하기, 식사 준비하기	2~3	• 앉은 상태에서 30분 이내로 상지를 지속적으로 사용하는 활동 • 5~30분 정도 서 있기 • 10분 이내로 서서 하는 작업수행 : 전신움직임 활동, 세면대 위생활동, 옷 입기 등
3~4	목욕의자에 앉아 따뜻한 물로 샤워하기, 변기에 앉아 대변보기	침대보 정리하기, 정원 손질하기, 창문 닦기, 서서 다림질하기	3~4	간단한 가정관리 활동
4~5	뜨거운 물로 샤워하기, 침상변기를 사용한 배변활동	침대보 교체하기, 정원의 잡초 뽑기	4~5	다양한 가정관리 활동
5~6	성 교	평지에서 빠르게 자전거 타기, 댄스, 낚시	5~6	댄스 여가활동
6~7	목발과 보조기 착용하여 걷기	삽질, 등산, 뛰기, 수영, 스키, 농구	6~	

제5회 정답 및 해설(3교시)

문제 p.197

01	02	03	04	05	06	07	08	09	10	11	12	13	14	15	16	17	18	19	20
⑤	③	④	⑤	③	③	④	⑤	④	⑤	③	②	⑤	③	③	②	①	④	②	①
21	22	23	24	25	26	27	28	29	30	31	32	33	34	35	36	37	38	39	40
③	②	④	⑤	⑤	②	⑤	③	①	③	⑤	②	⑤	④	⑤	①	①	②	①	②
41	42	43	44	45	46	47	48	49	50										
①	①	④	④	①	⑤	④	③	⑤	⑤										

01 정답 ⑤

보조콜과 관련된 설명이다. 와상 환자들이 많이 사용하며, 응급상황 시 상황을 알리기 위해 누르는 스위치이다.

02 정답 ③

그림은 시각적인 형상에 대하여 인식하는 기술과 관련된 그림이다. 예를 들면, 그림을 보았을 때 자동차, 망원경을 보고있는 사람, 알파벳 A 등을 떠올린다면 그 그림에 대한 형상인식 기술의 문제가 없는 것이다.

03 정답 ④

Dynavision은 편측무시 등을 치료할 때 많이 사용하는 도구로, 시지각장애 훈련 시 사용한다.

04 정답 ⑤

뇌졸중, 외상성 뇌손상 등으로 인해 신체모양, 자세, 능력의 감각이 종종 손상되는데 이것은 신체도식의 장애, 자세실인증 등으로 불린다.

05 정답 ③

난간이나 벽을 잡고 계단을 잘 오르고 내려갈 수 있는 연령은 24개월이다.

06 정답 ③

제시된 사진은 Manual Muscle Test 중 어깨 벌림(Shoulder adduction)의 Normal, Good, Fair 등급을 검사하는 방법이다.

07 정답 ④

그림은 중추신경계에서의 시지각 발달의 위계체계이다. (가)에 들어갈 내용은 시각인지로, 시지각의 수직-계층적 모형 중에서 가장 높은 기술이다. 시각인지는 시각입력을 조작하고 다른 감각정보와 시각을 통합하여 지식을 얻고 문제를 해결하고 계획을 세우고 의사결정을 내리는 능력이다.

08 정답 ⑤

사진은 주의력결핍 과잉행동장애(Attention Deficit Hyperactivity Disorder)와 관련된 아동이 수업시간에 보이는 행동이다.

09 정답 ④

사진은 아래팔 뒤침의 관절가동범위를 측정하는 장면이다.

10 정답 ⑤

사진은 pinch를 측정하는 도구로, 집기척도기이다. 동작은 lateral pinch를 측정하는 장면이다.

11 정답 ③

레트증후군과 관련된 문제이다. 레트증후군은 6세 이하의 여자 아동에게서 많이 발생되며, 성염색체 이상의 문제로 전반적인 인지기능과 손기능의 이상이 발현된다.

12 정답 ②

다음은 Wee-FIM의 평가 점수결과에 대한 척도 분류방법에 해당한다. 18점은 전적인 의존, 19~35점은 최대보조, 36~53점은 중간보조, 54~71점은 약간보조, 72~89점은 지도감독, 90~107점은 부분독립, 108~126점은 독립적인 활동을 의미한다.

13 정답 ⑤

사물에 대해 말하는 것이 어려운 증상은 명칭실어증에 해당한다.

14 정답 ③

대화를 미루어 보아 편측무시 증상이 의심된다. 가장 적합한 검사는 Line Bisection Test이다.

15 정답 ③

최 씨가 보이는 증상 중 밖으로 나가 혼자 대화하며 뛰어다니는 행동은 가성환각에 해당한다.

16 정답 ②

가상인물과 대화하는 행동은 조현병의 대표적인 양성증상 중 하나이다.

17 정답 ①

사례를 통해 환자에게는 혀의 움직임 저하로 인한 식괴 형성의 어려움이 있는 것을 알 수 있다. 혀와 관련된 중재는 차가운 얼음 먹기이다.

18 정답 ④

보호자의 인터뷰를 미루어 보아 편측무시(Neglect)에 해당할 수 있다. 편측무시(Neglect)와 관련된 평가는 Albert Test이다.

19 정답 ②

편측무시 증상이 지속적으로 발생할 경우 환경적인 수정을 통해 중재할 수 있다.

20 정답 ①

목에 과도한 폄, 출혈 및 부종 등으로 발생할 수 있는 증상은 Schneider Syndrome에 해당한다.

21 정답 ③

Schneider Syndrome에서 감각적인 문제가 발생되는 해부학적인 구조물은 Spinothalamic tract이다.

22 정답 ②

척수손상으로 인한 수술 후에는 척수를 보호하기 위하여 neck collar가 가장 필요하다.

23 정답 ④

운동기술을 평가하기 위해 적합한 도구는 Bayley 평가이다.

24 정답 ⑤

장난감을 잡을 때 손을 뻗은 쪽의 반대 손은 주먹을 쥔 채로 있다. 이는 비대칭성 긴장성 경반사에 해당하는 내용이다.

25 정답 ⑤

경직을 조절하고 상체 움직임을 촉진하기 위해 필요한 이론은 신경발달치료 FOR(NDT)이다.

26 정답 ②

사례에 해당하는 환자는 알코올 사용에 대하여 통제력이 상실된 상태이며, 일상생활에 지장을 끼치고 있다.

27 정답 ⑤

사례의 환자는 얼굴에는 붉은 반점이 있고, 기억상실, 거친 행동 등의 문제가 있다. 이 중 붉은 반점은 알코올의 독성으로 인해 발생한 것으로 해독과 관련된 의료적 처치가 필요하다.

28 정답 ③

알코올 의존은 독립적으로 끊기 어렵기 때문에 알코올의존환자모임(AA)과 같은 정기적인 단주모임을 통해 알코올 섭취를 완전히 차단시키는 중재를 적용한다.

29 정답 ①

sensory 검사에서 Left, Right 모두 2점의 가장 마지막 분절은 T2/T2이다.

30 정답 ③

Light Test에서 Left, Right 모두 만점이나 Pin Prick Test의 점수는 다른 것을 알 수 있다. 이는 브라운세카르증후군(Brown-Sequard Syndrome)의 양상인 것을 알 수 있다.

31 정답 ⑤

척수손상 환자에게 인터뷰로 진행한 일상생활활동 평가는 SCIM-3에 해당한다.

32 정답 ②

레트증후군은 여자 아이에게서 많이 발병하며, 상호작용과 운동의 어려움, 행동제한을 보인다. 대개 생후 6개월 이전까지는 정상발달을 하나 이후에 아동은 머리발달이 빠르게 퇴화하며, 손기술의 상실, 그리고 잘 조절되지 않는 걸음 또는 몸통 움직임을 보인다. 어느 정도 생존할 수 있지만 대부분 늦은 아동기가 되면 비보행적이고 비언어적이게 된다.

33 정답 ⑤

레트증후군은 6개월 이후 발병하는 특징을 보인다.

34 정답 ④

- 옷을 입을 때 보호자의 중등도 도움이 필요하다. → 옷 입고 벗기 5점
- 세수할 때 보호자의 감독이 필요하다. → 개인위생 4점

MBI 점수

옷 입고 벗기	개인위생 항목
0점(전적인 도움 필요)	**0점(전적인 도움 필요)**
환자는 팔을 움직이거나 옷을 당기는 등의 간단한 동작도 수행할 수 없다. 다른 사람이 옷을 입히고 벗겨 줘야 한다.	환자는 세수, 양치질, 면도, 빗질 등의 모든 개인위생 활동을 전혀 수행할 수 없으며, 다른 사람이 모든 단계를 도와줘야 한다.
2점(상당한 도움 필요)	**1점(상당한 도움 필요)**
환자는 상의나 하의를 입거나 벗는 데 상당한 도움이 필요하다. 예를 들어, 환자는 상의를 입는 것은 전적으로 다른 사람이 도와줘야 하지만, 하의는 스스로 입을 수 있을지도 모른다.	환자는 세수를 스스로 할 수 있지만, 양치질, 면도, 빗질 등의 나머지 활동은 다른 사람이 도와줘야 한다.
5점(일부 도움 필요)	**3점(일부 도움 필요)**
환자는 상의나 하의 중 하나를 스스로 입을 수 있지만, 다른 하나를 입는 데는 약간의 도움이 필요하다. 예를 들어, 환자는 상의를 스스로 입을 수 있지만, 하의를 입는 데는 일부 도움을 필요로 한다.	환자는 세수와 양치질을 스스로 할 수 있지만, 면도나 빗질 등의 활동에서는 약간의 도움이 필요하다. 예를 들어, 면도기를 사용하거나 빗질을 할 때 다른 사람의 약간의 도움을 필요로 한다.
8점(최소한의 도움 필요)	**4점(최소한의 도움 필요)**
환자는 대부분의 옷을 스스로 입을 수 있지만, 단추를 잠그거나 지퍼를 올리는 등의 어려운 부분에서 약간의 도움이 필요하다. 또는 환자는 옷을 준비해 주는 도움만 필요할 수 있다.	환자는 대부분의 개인위생 활동을 스스로 할 수 있지만, 면도기나 빗을 준비하는 데 아주 약간의 도움이 필요할 수 있다.
10점(완전한 독립)	**5점(완전한 독립)**
환자는 옷을 입고 벗는 모든 단계를 완전히 독립적으로 수행할 수 있으며, 추가적인 도움이나 보조기구가 필요하지 않다.	환자는 세수, 양치질, 면도, 빗질 등의 모든 개인위생 활동을 완전히 독립적으로 수행할 수 있으며, 추가적인 도움이 필요하지 않다.

35 정답 ⑤

혀 오른쪽 부분의 운동조절능력 감소로 혀 내밀기가 잘 안되어서 나타나는 현상이다.

36 정답 ①

환측으로 고개를 돌려 음식물의 진행방향을 건측으로 치우치도록 하고, 반지인두조임근의 압력을 감소시키고 방패연골에 압력을 가하게 됨으로써 성대 폐쇄를 촉진시켜 흡인의 발생을 감소시킨다.

37 정답 ①

아이들이 잠들기 전 등교할 때 입을 옷을 다 입고 양말까지 신어야 본인이 안심하고 잘 수 있는데 이를 받아들이기 어려운 아이들과 마찰이 심해져 병원을 찾는 점을 미루어 보아 강박장애가 의심된다.

38 정답 ②

환자가 불안하고 마음이 급해지는 등의 행동은 불안한 마음의 상상으로 이루어지는 경우가 많다. 이 경우 인지적 재구조화 중재 등을 통해 불안한 마음을 줄여줄 수 있다.

39 정답 ①

사례는 자폐스펙트럼장애와 관련된 진단이다. 주된 증상으로 상호작용과 의사소통이 저하되고 반복행동을 보인다. 대부분 3세 이전 발병하며, 삶에서 지속된다. 반복적인 행동과 흥미가 있는 행동을 하려 하고 예측하지 못하는 자극에는 반응하거나 필터링을 하지 못한다.

40 정답 ②

자폐스펙트럼장애 아동의 예상되는 증상은 10가지이다. 대인관계를 형성하지 못하며, 언어습득이 지연된다. 언어발달상 대화할 수 없는 언어를 사용하고 반향어를 하는 경향이 있다. 대명사를 반전하여 사용하며, 틀에 박힌 놀이를 반복한다. 동일성 유지에 대한 강박욕구를 가지고 있으며, 상상력의 결여를 보인다. 외견상 전형적인 신체발달은 보이고 기계적 암기력이 좋다.

41 정답 ①

자폐스펙트럼장애 진단 시 고려사항은 다음과 같다. 처음으로 자폐증상에 관심을 갖게 된 연령, 과거 확립된 기술의 상실이 동반되었는지에 대한 유무, 자폐의 심각도뿐만 아니라 지적손상의 동반 유무, 구조적 언어손상 동반의 유무, 의학적·유전적 또는 환경적·후천적 조건과 연관성의 유무, 다른 신경발달과 정신 및 행동장애와의 연관유무가 있다.

42 정답 ①

섬유근육통(Fibromyalgia)에 대한 사례이다. 근육과 뼈의 부착물에 광범위한 통증이 있으며, 통증 이외에 피로, 불면증, 우울증, 불안, 두통, 아침강직, 신경과민성 배변증후군, 과민성 방광, 마비, 팔다리의 저림, 혈액순환장애와 추위에 대한 내구력 약화, 기억력과 집중력 저하 등을 보인다. 대부분 20~55세 사이에 나타나며, 여자가 남자보다 10배나 많이 발생한다.

43 정답 ④

사례의 대상자는 Boutonniere deformity에 해당한다. 이때 보조기는 boutonniere splint를 사용한다.

44 정답 ④

전정감각의 문제가 발생하면 엘리베이터, 에스컬레이터 등의 사회적 이동수단 이용과 시소 등의 놀이에 어려움이 발생한다.

45 정답 ①
탈감각을 위한 치료적 놀이로 해먹놀이가 가장 적합하다.

46 정답 ⑤
위 환자는 점도가 낮은 음식에서 흡인이 발생하고, 중간 정도의 음식도 삼킴반사가 지연되어 훈련하기 어렵다. 충분한 응집력 있는 점도가 높은 음식으로 훈련해야 한다.

점도에 따른 음식
- 점도가 낮음 : 물, 커피, 주스, 아이스크림 등
- 점도가 중간 : 밀크셰이크, 토마토주스, 요거트 등
- 점도가 높음 : 바나나와 혼합된 유동식, 과일과 혼합된 유동식, 죽 등

47 정답 ④
① 삼킴 후 기침을 하거나 목소리를 내어 기도로 들어간 음식물이 빠져나오도록 해야 한다.
② 혀 움직임의 저하가 있는 환자에게는 혀 뒷부분에 음식물을 제공하여 최소한의 노력으로 삼킬 수 있도록 해야 한다.
③ 일반적으로 삼킴장애 환자는 더 적은 양에서 흡인 없이 안전하게 음식을 섭취할 수 있다.
⑤ 음식물을 시각적으로 인식하게 하여 삼킴에 대한 준비를 할 수 있도록 해야 한다.

48 정답 ③
소규모 장난감 제조공장의 작업은 빠르고 섬세한 손기능을 요구한다. 미세협응력을 평가할 수 있는 Grooved Pegboard Test와 같은 직업평가를 실시해야 한다.

49 정답 ⑤
과제를 완수하는 행동주의 치료법으로 과제의 가장 첫 번째 단계인 시간에 맞추어 집에서 출발하기를 실시해야 한다.

50 정답 ⑤
소규모 장난감 제조작업에서 작업대의 높이가 높거나 낮다면 부적절한 자세 등으로 근골격계 유해요인이 될 수 있다.

좋은 책을 만드는 길, 독자님과 함께하겠습니다.

2025 시대에듀 작업치료사 최종모의고사

개정1판1쇄 발행	2025년 09월 15일 (인쇄 2025년 07월 17일)
초 판 발 행	2024년 10월 15일 (인쇄 2024년 08월 14일)
발 행 인	박영일
책 임 편 집	이해욱
편 저	최봉근 · 박한글
편 집 진 행	노윤재 · 장다원
표지디자인	조혜령
편집디자인	박지은 · 장성복
발 행 처	(주)시대고시기획
출 판 등 록	제10-1521호
주 소	서울시 마포구 큰우물로 75 [도화동 538 성지 B/D] 9F
전 화	1600-3600
팩 스	02-701-8823
홈 페 이 지	www.sdedu.co.kr
I S B N	979-11-383-9636-3 (13510)
정 가	30,000원

※ 이 책은 저작권법의 보호를 받는 저작물이므로 동영상 제작 및 무단전재와 배포를 금합니다.
※ 잘못된 책은 구입하신 서점에서 바꾸어 드립니다.